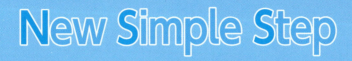

小児科

第2版

● 監修 西　　基 北海道医療大学生命基礎科学講座・教授
　　　 小林 良二 札幌北楡病院・副院長／小児思春期科・主任部長
　　　 信太　知 江別市立病院小児科

総合医学社

本書のコピー，スキャン，デジタル化等の無断複製は，著作権法上での例外を除き禁じられています。本書を代行業者等の第三者に依頼してスキャンやデジタル化することは，たとえ個人や家庭内の利用でも著作権法違反です。

『New Simple Step 小児科』第2版刊行にあたって

　本書の前身である『Step 小児科』が刊行されたのは2003年12月のことでした。この後，数回の改訂を経て，現在の『New Simple Step 小児科』に至ったわけですが，『Step 小児科』の初版発行以来，20年以上の歳月が経過したことになります。この間における小児科学を含む医学の変化は，秒進分歩と呼ばれるごとく，瞠目すべきものがあります。ところが，わが国の小児を取り巻く保健環境は，必ずしも改善される一方であるとは言えません。例えば，学校保健統計においては，「裸眼視力1.0未満」の割合が，とうとう2022年に，幼稚園から高等学校に至るまで第1位となりましたが，これはスマートフォンなどのデジタル機器を，幼い頃から与えられている結果であるとされています。このことは，将来，眼科的な問題，さらには脳の発達に関する問題が多発する恐れがあることを暗示していると考えられます。

　確かに，医師国家試験の問題で最新の資料・トピックが問われる場合はさほど多くなく，ある程度の時間が経過して，ほぼ定説として受け入れられたもの，あるいはほぼ周知を終えたと考えられるものが出題されることが多いと思われます。しかしながら，このような急速な医学の進歩や激しい環境の変化を受け，我々は，改訂の都度，内容をアップデートする必要性を痛感してきました。今回は，現時点で入手し得る最新の資料を取り入れ，今までにない大幅な改訂を行ったつもりです。

　本書は，初版からの方針として，医師国家試験の準備だけでなく，日々の講義や定期試験の参考書として，また卒業してからの臨床現場においても活用できるように，さらには医学生・医師のみならず，看護師・保健師などのコ・メディカルの方々にも使っていただけるように編集されてきました。国家試験対策，臨床の場での情報の確認，保健指導での活用など，本書を幅広く使っていただければ，著者にとってこれに勝る幸いはありません。

2024年11月

西　　基

【本書の利用法】

🔵 ペンライト

その項で，これから解説する内容のイントロダクションであり，ガイダンスでもあります。

🔵 STEP

STEP その項で，確実に押さえておかなければならないポイント事項です。必ず記憶してください。

🔵 本文中の色文字とゴチック体文字

色文字は，過去10余回の医師国家試験で問われた（あるいは問題の病歴に記載されていた）事項です。**ゴチック体文字**は，医学生が身につけておくべき重要な事項であり，今後，医師国家試験で問われる可能性が大きいものです。

🔵 脚　注

＊ 「アレ！何だったかな？」と思い，他書を調べる手間を省くために付加しました。本書は one stop service を目指しています。

🔵 参　考

参考 不可欠ではありませんが，知っておくと重宝する内容を記載しました。

＊本書では，原則として，薬剤によって熱(体温)を下げた場合を解熱，熱（体温）が自然経過で下がった場合を下熱としています。また，繊維は栄養学関係，線維は医学関係の記載に使用しています。

目　次

総　論

第1章　成長・発達

A．小児の成長 ……………… 2
- 1．成長期の分類 ……………… 2
- 2．成長パターン ……………… 3

B．身体計測 ……………………… 4
- 1．身　長 ……………………… 4
- 2．体　重 ……………………… 5
- 3．頭　囲 ……………………… 6
- 4．体表面積 …………………… 7
- 5．水分組成 …………………… 7

C．成長の評価 …………………… 8
- 1．発育指数 …………………… 8
- 2．成長曲線 …………………… 9

D．臓器の形態的・機能的発育 11
- 1．骨格系の発育 ……………… 11
- 2．歯牙の発育 ………………… 12
- 3．血液系の発育 ……………… 13
- 4．循環器系の機能的発育 …… 16
- 5．呼吸器系の発育 …………… 17
- 6．消化器系の発育 …………… 18
- 7．腎・泌尿器系の発育 ……… 20
- 8．内分泌系の発育 …………… 21
- 9．神経系の発達 ……………… 23
- 10．精神機能の発達 …………… 29
- 11．運動機能の発達 …………… 31
- 12．発達のまとめと評価 ……… 33

第2章　栄　養

A．日本人の食事摂取基準 …… 37
- 1．推定エネルギー必要量 …… 37
- 2．蛋白質の食事摂取基準 …… 37

- 3．脂質の食事摂取基準（脂質の総エネルギーに占める割合） ………… 38
- 4．炭水化物と食物繊維 ……… 38
- 5．ビタミンの食事摂取基準 … 39
- 6．無機質の摂取基準 ………… 39

B．母乳および乳製品 ………… 40
- 1．母　乳 ……………………… 40
- 2．人工栄養 …………………… 42
- 3．母乳，牛乳，乳児用調製粉乳の特徴 ……………………… 42

C．母乳栄養 ……………………… 44
- 1．母乳栄養の利点と欠点 …… 44
- 2．母乳栄養の確立 …………… 45
- 3．母乳栄養の授乳技術 ……… 46
- 4．混合栄養 …………………… 46
- 5．授乳の禁忌 ………………… 47

D．離　乳 ………………………… 47
- 1．離乳のスケジュール ……… 47
- 2．離乳期の栄養不足 ………… 49
- 3．幼児期以降の栄養について … 49

E．栄養不良 ……………………… 49

第3章　診察と治療

A．小児診察の基本 …………… 51

B．小児に対する薬剤投与の留意点 ……………………………… 53
- 1．投与法と投与量 …………… 53
- 2．副作用と医原病 …………… 53

C．発熱への対処法 …………… 54

D．小児の救急治療 …………… 56
- 1．誤飲と急性薬物中毒 ……… 56
- 2．異　物 ……………………… 59
- 3．熱　傷 ……………………… 62
- 4．被虐待児症候群 …………… 63

E．脱水症 ……………………… 64
F．輸液療法 …………………… 68
　1．維持輸液量 ………………… 68
　2．ナトリウム必要量 ………… 69
　3．輸液成分と輸液の実際 …… 70
　4．case study ………………… 72

各　論

第1章　先天異常

A．遺伝性疾患 ………………… 76
　1．遺伝形式の種類 …………… 76
　2．出生前診断 ………………… 80
B．染色体異常 ………………… 81
　1．染色体異常の分類 ………… 82
　2．常染色体異常 ……………… 83
　3．性染色体異常 ……………… 86
C．外因による先天異常 ……… 88
　1．原因による分類 …………… 88
　2．先天性風疹症候群 ………… 89
D．その他の代表的な奇形症候群 …… 90

第2章　新生児の生理と病態の特異性

A．新生児とは ………………… 92
B．胎児および新生児の生理 … 93
　1．体　温 ……………………… 93
　2．呼　吸 ……………………… 94
　3．循　環 ……………………… 95
　4．消　化 ……………………… 97
　5．腎機能 ……………………… 98
　6．免　疫 ……………………… 98
C．新生児の生理的所見 ……… 98
D．新生児の異常徴候 ………… 101
　1．分娩損傷 …………………… 101
　2．二分脊椎 …………………… 103
　3．チアノーゼ ………………… 104

　4．呼吸障害 …………………… 104
　5．嘔　吐 ……………………… 105
　6．けいれん …………………… 105
　7．発熱と低体温 ……………… 106
　8．その他の異常徴候 ………… 107
E．成熟異常（ハイリスク児） …… 107
　1．低出生体重児 ……………… 107
　2．母体糖尿病児 ……………… 110
　3．双胎間輸血症候群 ………… 110
　4．胎盤機能不全症候群 ……… 111
F．黄　疸 ……………………… 111
　1．高ビリルビン血症 ………… 111
　2．ビリルビンとその代謝 …… 111
　3．高ビリルビン血症の原因 … 112
　4．黄疸の出現時期と検査 …… 113
　5．黄疸の治療 ………………… 115
　6．血液型不適合による黄疸 … 116
　7．核黄疸（ビリルビン脳症） … 117
　8．生理的黄疸 ………………… 118
　9．母乳黄疸 …………………… 119
　10．ビリルビン代謝異常による黄疸（体質性黄疸） ……………… 119
G．乳幼児突然死症候群 ……… 120

第3章　免疫疾患

A．免疫機構 …………………… 122
　1．非特異的防御機構 ………… 122
　2．特異的防御機構 …………… 123
B．免疫不全症 ………………… 125
C．免疫疾患各論 ……………… 126
　1．重症複合免疫不全症 ……… 126
　2．X連鎖無γ-グロブリン血症 … 127
　3．乳児一過性低γ-グロブリン血症 … 127
　4．高IgM症候群 ……………… 128
　5．IgGサブクラス欠損症 …… 128
　6．IgA欠損症 ………………… 129
　7．胸腺低形成 ………………… 129
　8．Wiskott-Aldrich症候群 … 130

9. 毛細血管拡張性失調症 ……………… 131
10. 慢性肉芽腫症 ………………………… 132
11. Chédiak-Higashi 症候群 ………… 134

第4章　感染症

A. 小児感染症の特徴と検査 ……… 136
1. 小児感染症の特徴 ………………… 136
2. 小児感染症の検査 ………………… 136
3. 感染症に関わる重要な症候 ……… 137
B. ウイルス性疾患 ………………… 140
1. 麻　疹 ……………………………… 140
2. 亜急性硬化性全脳炎 ……………… 144
3. 風　疹 ……………………………… 145
4. 伝染性紅斑 ………………………… 146
5. 単純ヘルペスウイルス感染症 …… 147
6. 水痘，帯状疱疹 …………………… 149
7. サイトメガロウイルス感染症 …… 150
8. 伝染性単核（球）症 ……………… 152
9. 突発性発疹 ………………………… 154
10. 流行性耳下腺炎 …………………… 155
11. 急性灰白髄炎（ポリオ）………… 156
12. ヘルパンギーナ …………………… 157
13. 手足口病 …………………………… 158
14. インフルエンザウイルス感染症 … 159
15. アデノウイルス感染症 …………… 160
16. RS ウイルス感染症 ……………… 161
C. クラミジア感染症 ……………… 162
1. *Chlamydia trachomatis* 感染症 … 162
2. *Chlamydophila pneumoniae* 感染症
……………………………………… 163
D. 細菌感染症 ………………………… 164
1. グラム陽性球菌感染症 …………… 164
2. グラム陽性桿菌感染症 …………… 172
3. グラム陰性桿菌感染症 …………… 173
E. 結　核 ……………………………… 176
F. 真菌症 ……………………………… 180
1. 表在性カンジダ症 ………………… 180
2. 深在性カンジダ症 ………………… 181

第5章　アレルギー疾患

A. アレルギーとは …………………… 183
1. アレルギー反応の分類と小児アレル
ギー疾患の特徴 …………………… 183
2. アレルギーの検査と診断 ………… 185
3. アレルギーの薬物療法 …………… 186
B. 気管支喘息 ………………………… 187
C. アナフィラキシーショック …… 193
D. アトピー性皮膚炎 ……………… 194
E. 食物アレルギー …………………… 196

第6章　膠原病および類縁疾患

A. 若年性特発性関節炎 …………… 197
B. 全身性エリテマトーデス ……… 199
C. 皮膚筋炎／多発性筋炎 ………… 202
D. リウマチ熱 ………………………… 203
E. 川崎病 ……………………………… 205
F. IgA 血管炎 ………………………… 208

第7章　内分泌疾患

A. 主要症候 …………………………… 211
1. 肥　満 ……………………………… 211
2. 低身長症 …………………………… 212
B. 下垂体疾患 ………………………… 215
1. 下垂体前葉機能低下症 …………… 215
2. 成長ホルモン分泌不全性低身長症
……………………………………… 216
3. 尿崩症 ……………………………… 218
4. ADH不適合分泌症候群 ………… 220
C. 甲状腺疾患 ………………………… 221
1. 先天性甲状腺機能低下症
（クレチン症）…………………… 221
2. 後天性甲状腺機能低下症 ………… 223
3. 甲状腺機能亢進症 ………………… 223
D. 副甲状腺疾患 ……………………… 226
1. 副甲状腺機能低下症 ……………… 226
2. 偽性副甲状腺機能低下症 ………… 227

3．低カルシウム血症 ……………… 228

E．副腎疾患 …………………………… 230
　1．先天性副腎皮質過形成 ………… 230
　2．副腎皮質機能低下症 …………… 234
　3．Cushing症候群 ………………… 235
　4．褐色細胞腫 ……………………… 237

F．発育の異常 ………………………… 239
　1．思春期早発症 …………………… 239
　2．思春期遅発症 …………………… 241
　3．一過性で狭義の思春期遅発症 …… 242

G．性分化疾患 ………………………… 243
　1．性決定 …………………………… 243
　2．性染色体異常 …………………… 244
　3．卵精巣性性分化疾患 …………… 245
　4．46,XX性分化疾患 ……………… 245
　5．46,XY性分化疾患 ……………… 245
　6．アンドロゲン不応症
　　　（精巣性女性化症候群） ………… 245

第8章　代謝疾患

A．先天代謝異常概説 ………………… 247
B．先天性アミノ酸代謝異常症 ……… 250
　1．フェニルケトン尿症 …………… 250
　2．メープルシロップ尿症（楓糖尿症）
　　　………………………………… 251
　3．ホモシスチン尿症 ……………… 252
　4．その他のアミノ酸代謝異常 …… 253
C．有機酸代謝異常症 ………………… 254
D．糖原病 ……………………………… 256
　1．糖原病とは ……………………… 256
　2．糖原病各論 ……………………… 257
E．ガラクトース血症 ………………… 260
F．先天性乳糖不耐症 ………………… 262
G．ムコ多糖症 ………………………… 262
　1．ムコ多糖症とは ………………… 262
　2．各型の病態と症状 ……………… 263
　3．ムコ多糖症の治療・予後 ……… 265
H．リピドーシス ……………………… 266

1．GM₁ガングリオシドーシス ……… 266
2．GM₂ガングリオシドーシス ……… 267
3．Fabry病 …………………………… 267
4．Krabbe病 ………………………… 268
5．Gaucher病 ………………………… 269
6．Niemann-Pick病 ………………… 270

I．Lesch-Nyhan症候群 ……………… 271
J．糖尿病 ……………………………… 272
K．低血糖 ……………………………… 278
　1．低血糖とは ……………………… 278
　2．新生児一過性低血糖症 ………… 280
　3．ケトン性低血糖症 ……………… 280
　4．ロイシン過敏性低血糖症 ……… 281
L．その他の糖質代謝異常症 ………… 282
　1．アセトン血性嘔吐症 …………… 282
M．ビタミン類の代謝異常 …………… 284
　1．ビタミンD欠乏性くる病 ……… 284
　2．ビタミンK欠乏症 ……………… 286
　3．その他のビタミン欠乏症と過剰症
　　　………………………………… 287
N．微量元素欠乏 ……………………… 288

第9章　呼吸器・胸壁・縦隔疾患

A．主要症候 …………………………… 290
　1．呼吸困難 ………………………… 290
　2．喘　鳴 …………………………… 290
　3．チアノーゼ ……………………… 292
B．新生児の呼吸器疾患 ……………… 292
　1．新生児仮死 ……………………… 292
　2．呼吸窮迫症候群 ………………… 295
　3．新生児一過性多呼吸 …………… 297
　4．胎便吸引症候群 ………………… 298
　5．慢性肺疾患 ……………………… 299
C．上気道疾患 ………………………… 302
　1．感冒（かぜ症候群）／急性鼻咽頭炎
　　　………………………………… 302
　2．急性咽頭炎 ……………………… 303
　3．扁桃炎 …………………………… 303

4. 咽後膿瘍 ·········· 305
5. クループ症候群，急性声門下喉頭
炎，仮性クループ ·········· 306
6. 急性喉頭蓋炎 ·········· 307
7. 先天性喘鳴 ·········· 307

D. 下気道疾患 ·········· 308
1. 急性気管支炎 ·········· 308
2. 急性細気管支炎 ·········· 309
3. 細菌性肺炎 ·········· 311
4. マイコプラズマ肺炎 ·········· 313
5. ウイルス性肺炎 ·········· 315
6. 肺嚢胞症 ·········· 315
7. 肺分画症 ·········· 316

E. 胸膜・縦隔疾患 ·········· 318
1. 胸膜炎 ·········· 318
2. 気 胸 ·········· 319
3. 縦隔腫瘍 ·········· 321

第10章　心臓・脈管疾患

A. 主要症候 ·········· 324
1. チアノーゼ ·········· 324
2. 心不全 ·········· 324

B. 心雑音と心電図異常所見 ·········· 326
1. 診察に重要な心雑音 ·········· 326
2. 心電図検査の異常所見 ·········· 328

C. 先天性心疾患 ·········· 331
1. 心房中隔欠損症 ·········· 331
2. 房室中隔欠損症 ·········· 335
3. 心室中隔欠損症 ·········· 338
4. 動脈管開存症 ·········· 342
5. Fallot 四徴症 ·········· 344
6. Ebstein 奇形 ·········· 347
7. 三尖弁閉鎖症 ·········· 348
8. 大動脈縮窄症 ·········· 351
9. 肺動脈狭窄症 ·········· 353
10. 純型肺動脈閉鎖症 ·········· 355
11. 総肺静脈還流異常症 ·········· 356
12. 完全大血管転位症 ·········· 358

D. 新生児の循環器疾患 ·········· 360
1. 新生児遷延性肺高血圧症 ·········· 360
2. 未熟児動脈管開存症 ·········· 361

E. 心筋症 ·········· 363
1. 肥大型心筋症 ·········· 363

F. 川崎病の心血管障害 ·········· 365

G. 起立性調節障害 ·········· 366

第11章　消化管・腹壁疾患

A. 主要症候 ·········· 368
1. 下 痢 ·········· 368
2. 嘔 吐 ·········· 370
3. 便 秘 ·········· 371
4. 吐血，下血 ·········· 371
5. 腹 痛 ·········· 372

B. 食道疾患 ·········· 372
1. 先天性食道閉鎖症 ·········· 372
2. 胃食道逆流症 ·········· 374

C. 胃・十二指腸疾患 ·········· 376
1. 肥厚性幽門狭窄症 ·········· 376
2. 新生児胃破裂・胃穿孔 ·········· 378
3. 先天性十二指腸閉鎖症・狭窄症 ··· 379

D. 小腸・結腸疾患 ·········· 380
1. 先天性小腸閉鎖症・狭窄症 ·········· 380
2. 腸回転異常症，腸軸捻症 ·········· 381
3. Hirschsprung 病 ·········· 382
4. 呼吸不良症候群 ·········· 385
5. 壊死性腸炎 ·········· 386
6. 腸重積症 ·········· 386
7. Meckel 憩室 ·········· 388
8. 急性虫垂炎 ·········· 389
9. ウイルス性胃腸炎 ·········· 391
10. 細菌性腸炎 ·········· 392

E. 直腸・肛門の疾患 ·········· 392
1. 鎖 肛 ·········· 392
2. 肛門周囲膿瘍 ·········· 394

F. ヘルニア ·········· 394
1. 臍帯ヘルニア ·········· 394

2．臍ヘルニア ……………… 395
3．腹壁破裂 ……………… 395
4．外鼠径ヘルニア ……………… 395
5．横隔膜ヘルニア ……………… 396

第12章　肝・胆道・膵疾患

A．肝疾患 ……………… 398
1．B型肝炎 ……………… 398
2．新生児肝炎 ……………… 399
3．肝硬変 ……………… 400
4．肝内胆汁うっ滞 ……………… 400
5．Wilson病 ……………… 401
B．胆道系疾患 ……………… 402
1．胆道閉鎖症 ……………… 402
2．先天性胆道拡張症 ……………… 405
3．先天性肝内胆管拡張症 ……………… 406
C．膵疾患 ……………… 407
1．輪状膵 ……………… 407
2．急性膵炎 ……………… 407

第13章　悪性腫瘍

A．小児悪性腫瘍の特徴 ……………… 410
B．神経芽腫 ……………… 411
C．Wilms腫瘍（腎芽腫） ……………… 415
D．肝芽腫 ……………… 418
E．軟部腫瘍 ……………… 420
1．横紋筋肉腫 ……………… 420
2．Ewing肉腫 ……………… 421

第14章　血液・造血器疾患

A．赤血球系疾患 ……………… 423
1．貧血とは ……………… 423
2．鉄欠乏性貧血 ……………… 424
3．骨髄機能低下による貧血 ……………… 427
4．巨赤芽球性貧血 ……………… 430
5．溶血性貧血 ……………… 431
6．新生児赤血球増加症 ……………… 436
B．白血球の数的変動と機能異常 …… 437

1．白血球減少症 ……………… 437
2．白血球機能異常症 ……………… 437
C．白血病 ……………… 437
1．白血病とは ……………… 437
2．急性白血病 ……………… 438
3．慢性骨髄性白血病 ……………… 447
4．若年性骨髄単球性白血病 ……………… 448
D．出血性疾患 ……………… 449
1．新生児出血性疾患 ……………… 449
2．血友病 ……………… 450
3．免疫性血小板減少症 ……………… 453
4．血栓性血小板減少性紫斑病 ……………… 456
E．リンパ・細網内皮系疾患 ……………… 458
1．悪性リンパ腫 ……………… 458
2．血球貪食症候群 ……………… 462
3．Langerhans細胞組織球症 ……………… 464

第15章　腎・泌尿器疾患

A．主要症候 ……………… 465
1．蛋白尿 ……………… 465
2．血　尿 ……………… 467
3．浮　腫 ……………… 467
B．糸球体疾患 ……………… 468
1．急性糸球体腎炎 ……………… 468
2．急速進行性腎炎症候群 ……………… 471
3．IgA腎症 ……………… 472
4．ネフローゼ症候群 ……………… 474
C．全身疾患に伴う腎疾患 ……………… 480
1．紫斑病性腎炎 ……………… 480
2．ループス腎炎 ……………… 481
D．溶血性尿毒症症候群 ……………… 482
E．遺伝性腎疾患 ……………… 484
1．Alport症候群 ……………… 484
2．基底膜菲薄化症候群 ……………… 485
F．腎不全 ……………… 485
1．急性腎不全 ……………… 485
2．慢性腎不全 ……………… 488
G．先天性腎尿細管機能異常 ……………… 491

1．腎性尿崩症 ･････････････････････ 491

2．Hartnup 病 ･････････････････ 492

3．尿細管性アシドーシス ･････････ 492

4．Fanconi 症候群 ･･･････････････ 494

H．尿路感染症 ･････････････････････ 494

1．非特異的尿路感染症 ･････････････ 494

2．出血性膀胱炎 ･･････････････････ 495

I．夜尿症 ･････････････････････････ 496

第16章　神経系疾患

A．主要症候 ･･･････････････････････ 498

1．けいれん ･･････････････････････ 498

2．意識障害 ･･････････････････････ 499

B．脳神経学的な診察と検査 ･･･････ 500

1．基本的な診察 ･･････････････････ 500

2．脳波検査 ･･････････････････････ 501

C．けいれん性疾患 ･････････････････ 503

1．熱性けいれん ･････････････････ 503

2．てんかん ･････････････････････ 504

3．代表的なてんかん ･･･････････････ 508

4．てんかん重積状態 ･･･････････････ 513

5．憤怒けいれん ･････････････････ 513

D．急性小児片麻痺 ･････････････････ 514

E．急性脳症 ･･･････････････････････ 515

1．原因不明の急性脳症 ･･･････････ 516

2．Reye 症候群 ･････････････････ 517

3．急性小脳失調症 ･･･････････････ 518

F．感染症，炎症性疾患 ･･･････････ 519

1．単純ヘルペス脳炎 ･･･････････････ 519

2．脳膿瘍 ･･････････････････････ 520

G．脳性麻痺 ･･･････････････････････ 521

H．脊髄性筋萎縮症 ･････････････････ 523

I．神経皮膚症候群，母斑症 ･･･････ 525

J．白質ジストロフィー ･･･････････ 527

K．神経・筋疾患 ･･･････････････････ 529

1．フロッピーインファント ･･･････ 529

2．先天性筋ジストロフィー ･･･････ 531

3．筋強直症候群 ･････････････････ 534

4．先天性ミオパチー ･･･････････････ 535

5．ミトコンドリア病 ･･･････････････ 537

6．周期性四肢麻痺 ･･･････････････ 539

7．重症筋無力症 ･････････････････ 540

第17章　精神疾患

A．神経発達症群／神経発達障害群

･･･････････････････････････ 543

1．知的能力障害

（知的発達症／知的発達障害）･･････ 543

2．自閉スペクトラム症／自閉症スペク
トラム障害 ･･････････････････ 543

3．注意欠如・多動症／注意欠如・多動
性障害 ･･･････････････････････ 545

4．チック症群／チック障害群 ･･･････ 545

5．小児期発症流暢症（吃音）／小児期発
症流暢障害（吃音）･･･････････････ 546

和文索引 ･･････････････････････････ 548

欧文索引 ･･････････････････････････ 565

カラー口絵

● 胎便（107-G-44） ☞ p.19

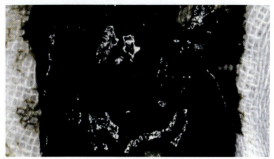

● 唇裂・口蓋裂 ☞ p.80

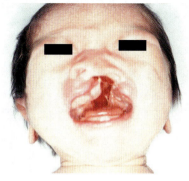

● Down症候群（89-C-1〜3） ☞ p.84

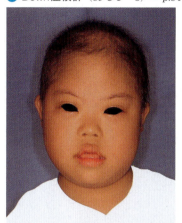

● 18-トリソミー症候群の手（107-D-21） ☞ p.85

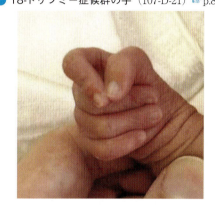

● 18-トリソミー症候群の足（107-D-21） ☞ p.85

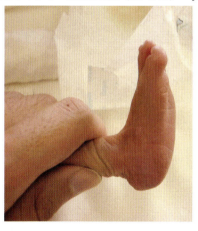

● 蒙古斑（105-G-26） ☞ p.99

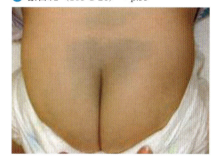

● 正中部母斑（105-G-26） ☞ p.99

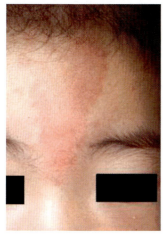

● Unna母斑（104-A-57） ☞ p.100

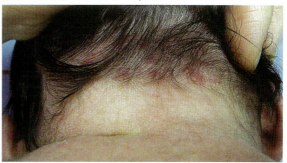

● 脊髄髄膜瘤（109-A-48） ☞ p.104

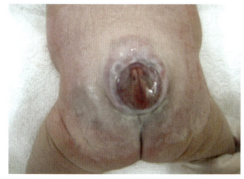

● 麻疹（Koplik斑） ☞ p.141

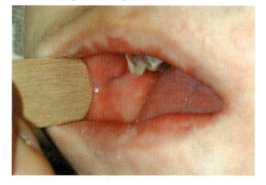

● 麻疹 ☞ p.141

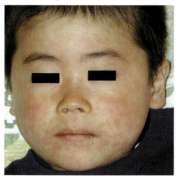

● 伝染性紅斑 ☞ p.146

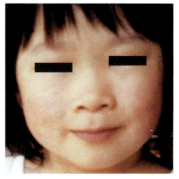

● 水痘 ☞ p.150

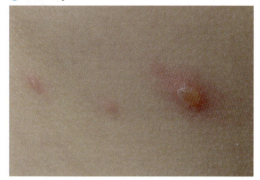

● 帯状疱疹 ☞ p.150

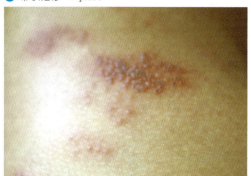

● 伝染性単核（球）症 ☞ p.152

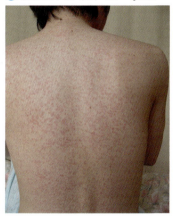

● 伝染性単核（球）症の咽頭（106-A-45）☞ p.152

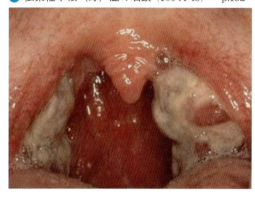

● 突発性発疹 ☞ p.154

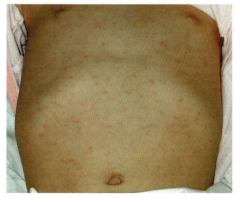

● 流行性耳下腺炎（104-D-47）☞ p.156

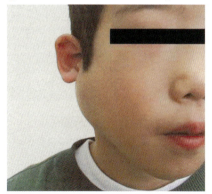

● 手足口病 ☞ p.158

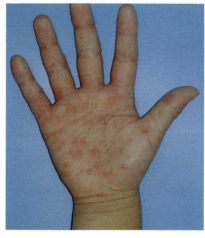

● ヘルパンギーナの咽頭（106-I-41）☞ p.157

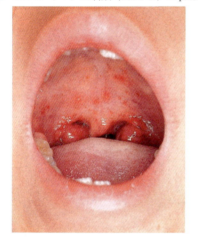

● 溶連菌感染症による化膿性扁桃炎 ☞ p.165

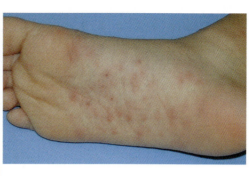

● 溶連菌感染症によるイチゴ舌 ☞ p.165

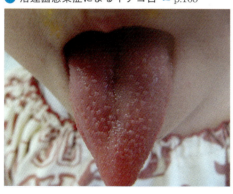

● 下肢蜂巣炎 ☞ p.166

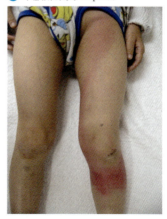

カラー口絵 7

● ブドウ球菌性熱傷様皮膚症候群 ☞ p.171

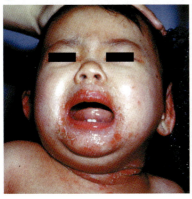
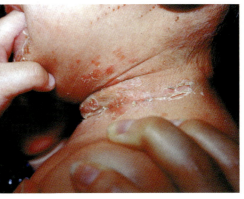

● 伝染性膿痂疹 ☞ p.170

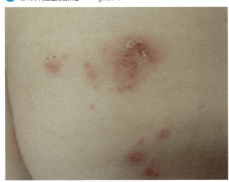

● Koch現象（105-D-49）☞ p.179

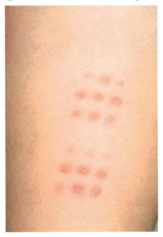

● 鵞口瘡（97-A-59）☞ p.181

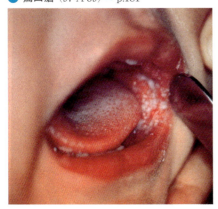

● アトピー性皮膚炎（116-A-59）☞ p.195

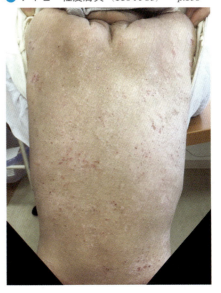

● 新生児ループス ☞p.201

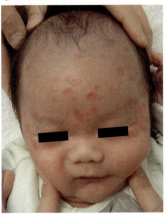

● 川崎病（103-D-39）☞p.206

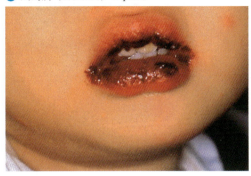

● 川崎病のBCG接種部位（100-A-6）☞p.206

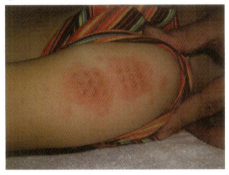

● IgA血管炎 ☞p.209

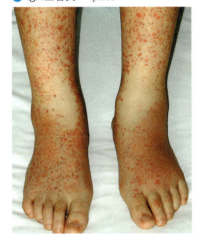

● 21-OHlase欠損症（女児）☞p.231

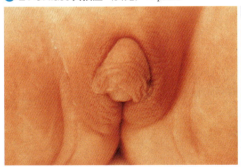
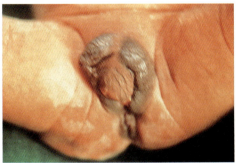

カラー口絵 11

● 成長ホルモン分泌不全性低身長症 ☞p.217

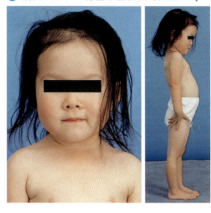

● Lesch-Nyhan症候群（83-F-50）☞p.272

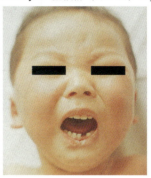

● 亜鉛欠乏症候群（93-E-3）☞p.288

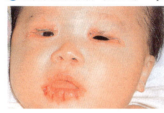

● 腸回転異常症・中腸軸捻転の注腸造影と超音波カラードプラ検査（117-A-66）☞p.382

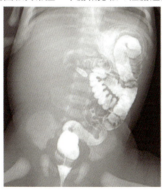
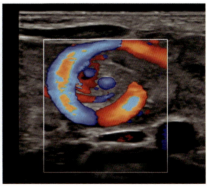

● アデノウイルスによる扁桃炎 ☞p.304

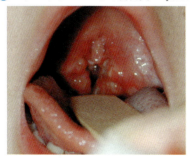

● 心房中隔欠損症（104-D-26）☞p.333

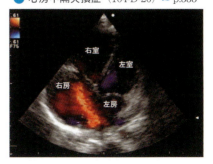

カラー口絵　13

● 心室中隔欠損症（92-C-1〜3） ☞ p.341

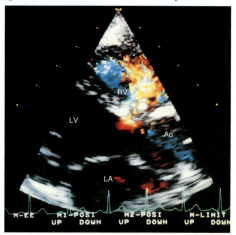

● 動脈管開存症（102-A-60） ☞ p.362

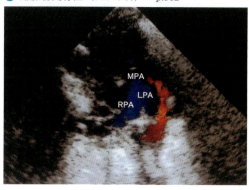

● 新生児-乳児消化管アレルギー ☞ p.370

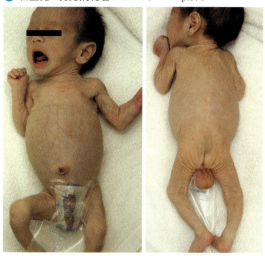

● 肥厚性幽門狭窄症（104-I-44） ☞ p.377

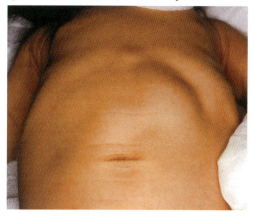

● Hirschsprung病（104-A-21） ☞ p.383

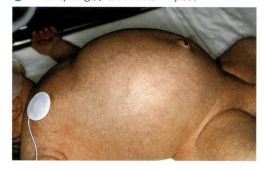

● 鎖肛（108-A-44） ☞ p.393

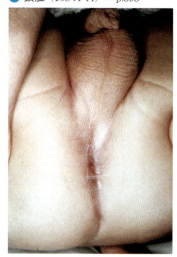

カラー口絵 15

● 臍帯ヘルニア ☞ p.394

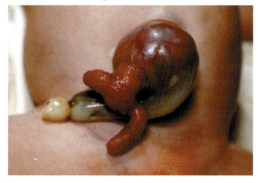

● 臍ヘルニア（102-D-40）☞ p.395

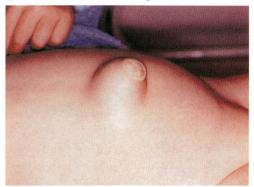

● Wilson病 ☞ p.402

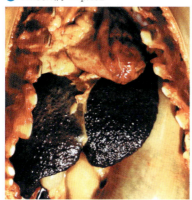

● 胆道閉鎖症の便（107-D-37）☞ p.403

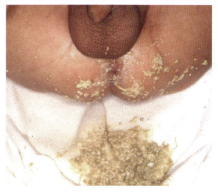

● 神経芽腫の頭蓋骨転移 ☞ p.413

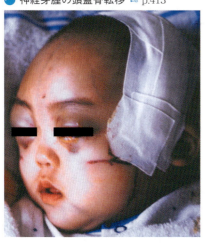

● Wilms腫瘍 ☞ p.417

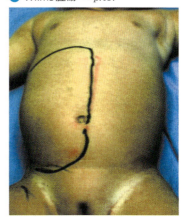

● 肝芽腫の術中写真 ☞ p.419

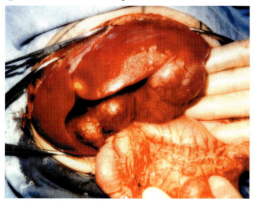

● 横紋筋肉腫（胞巣型）の殿部 ☞ p.420

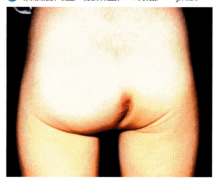

● 鉄欠乏性貧血の末梢血塗抹標本 ☞ p.426

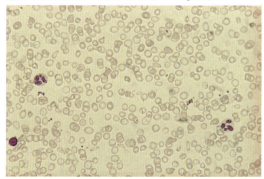

● 遺伝性球状赤血球症の末梢血塗抹標本 ☞ p.433

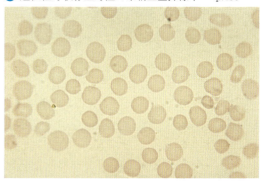

● Kasabach-Merritt症候群による巨大血管腫（110-I-48） ☞ p.457

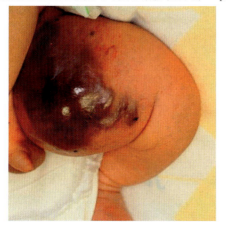

● 非Hodgkinリンパ腫 ☞ p.460

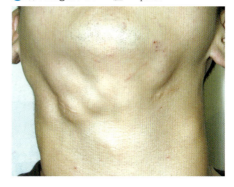

● Burkittリンパ腫の骨髄血塗抹標本 ☞p.461

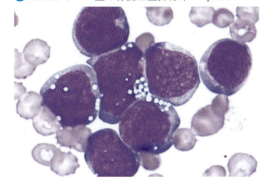

● 急性糸球体腎炎の蛍光抗体標本 ☞p.470

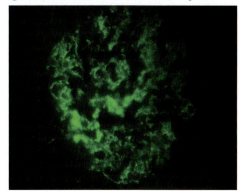

● 血球貪食症候群の骨髄血塗抹標本 ☞p.463

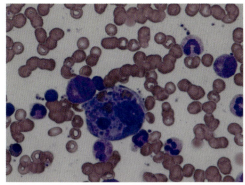

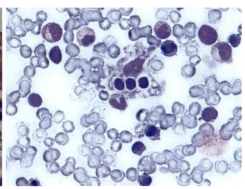

● IgA腎症のPAS染色標本 ☞p.473

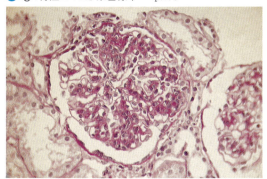

● IgA腎症の蛍光抗体標本 ☞p.473

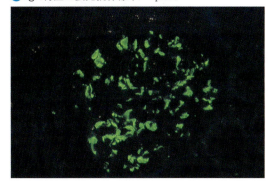

● 巣状糸球体硬化症のPAS染色標本 ☞p.478

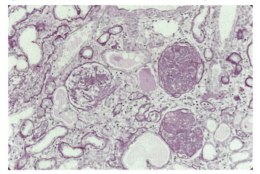

● 巣状糸球体硬化症の蛍光抗体標本 ☞p.478

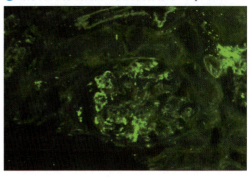

● 溶血性尿毒症症候群の末梢血塗抹標本 ☞p.483

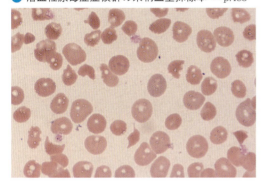

● 重症筋無力症の右眼瞼下垂（92-F-40）☞p.541

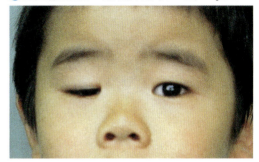

● 葉状白斑（96-A-44）☞p.526

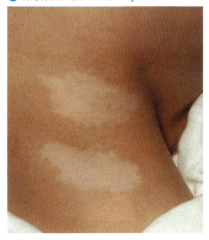

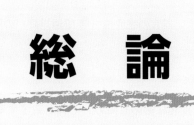

第1章 成長・発達
growth and development

A 小児の成長
child growth

1 成長期の分類（図1）

出生前

- **胚芽期** germinal period
  受精から最初の2週間で，受精卵期 period of fertilized ovum とも呼ばれます。遺伝子病や染色体異常症が問題となります。

- **胎芽期** embryonic period
  胎生第3〜8週です。細胞の分裂・分化が急速に進行し，第8週にはヒトの形となります。この胎芽期は臨界期 critical period（厳密には約12週まで）とも呼ばれ，内的・外的障害により奇形を来しやすい時期です。

- **胎児期** fetal period
  胎生第9週〜出生までです。器官の完成後（第12週以降）の障害は，発育の遅延を生じます。

出生後

- **新生児期** neonatal period
  子宮内から体外への環境変化に適応し始め，それが完了するまでの時期で，出生後4週（28日）未満です。生後1週（7日）未満は早期新生児期 early neonatal period と呼びます。

- **乳児期** infantile period **〜思春期** puberty
  乳児期（出生〜1歳未満），幼児期（1〜6歳未満），学童期（6〜12歳未満）と経過し，思春期（第二次性徴の開始〜骨端線の閉鎖：成長の終わり）に至ります。
  なお，乳児期は新生児期，早期新生児期を含み，新生児期は早期新生児期を含みます。

図1 成長期の区分

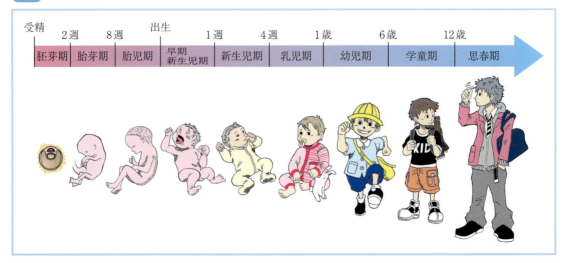

❷ 成長パターン pattern of growth

> 成長growthとは身長や体重など身体の**量的増加**を指し，発達developmentとは精神・運動・生理など**機能面の成熟**を指します。そして，**両者を包括**する概念として発育（growth）があります。

▐ Scammonの発育曲線

> **STEP** 小児期の体の各器官の成長パターンは，一般型，リンパ系型，神経系型，生殖器型の4つ

発育は連続して進行しますが，その速度は一定ではありません。また，体の各器官の成長速度は年齢によって異なります。**重量**からみた各臓器の年齢別成長の様子から，20歳時を100％として大きく4つに分類したのがScammonの発育曲線です（図2）。

図2 Scammonの発育曲線

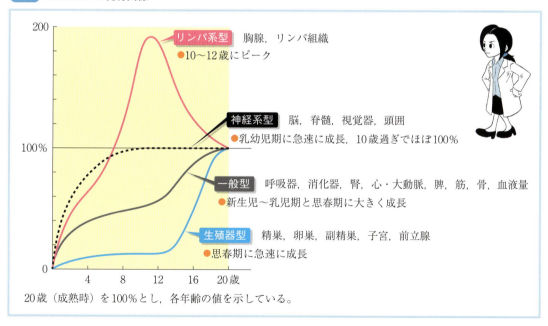

20歳（成熟時）を100％とし，各年齢の値を示している。

● **一般型**
　身長や体重など，**新生児期～乳児期と思春期**に大きく成長するパターンです。発育曲線はS字状を示します。なお，身体計測値のうち，頭囲は神経系型に属することに注意してください。

● **リンパ系型**
　10歳くらいまで急速に成長し，**成人の2倍**に達しますが，その後は**減退**します。これは，児

が病原体に満ち溢れた自然界で生き残るためには，**免疫能を急いで発達**させることが必要だからです。小児の末梢血では，好中球よりリンパ球優位の時期がありますが，これもその事実を反映しています（☞p.15）。また，胸腺も大きく，胸部X線撮影では大きな陰影として確認されます（☞p.322参考）。

● 神経系型

乳幼児期に急速に成長し，脳の発達は5歳で成人の約90％となり10歳を過ぎるころにはほぼ100％に達します。中枢神経の軸索延長，シナプス・髄鞘形成は，乳幼児期に驚くべきスピードで進行します。これが，原始反射が次第に消失していく（☞p.23）ことや，運動機能の発達に関連しています。

● 生殖器型

思春期までの成長は緩徐で，**思春期以後に急速に成長**します。

B　身体計測
anthropometry

① 身　長 body height

STEP
- 身長は4歳で出生時の2倍になる
- growth spurt は女児の方が早く，10〜12歳では女児の方が高身長

■ 身長の伸び

身長の伸びは男児・女児ともに乳児期と思春期に著しくみられます。

出生時の男児の身長は約50cm です。その後は，生後1年間で約25cm伸び，4歳で出生時の2倍（100cm）に達します（表1）。また，思春期には最大約9cm/年の速さで伸びるのが一般的です。

表1　身体計測値

	身長 (cm)	体重 (kg)	頭囲 (cm)	胸囲 (cm)	体表面積 (m²)
出生時	50	3	33	32	0.2
3か月	60	6 (2倍)	40		0.3
12か月	75 (1.5倍)	9 (3倍)	45	45	0.4
24か月	85	12	48		0.5
36か月	95	14	50		0.6

■ 成長速度

上述のように，身長の伸びは男児・女児ともに乳児期と思春期に著しくみられますが，**二度目の急激な成長**growth spurt は**女児の方が早く**出現することがポイントです（p.5図3）。これは二

次性徴（☞p.22）が女児の方が2年ほど早く出現することと関係します。その結果，10〜12歳では女児の方が背が高くなります。11歳時では，体重，胸囲などの他の指標でも女児が男児を上回ります。

図3　身長発育速度の年齢による変化の例

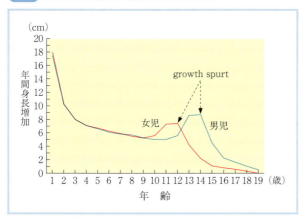

② 体　重 body weight

STEP
- 出生後4日間の生理的体重減少は10%未満
- 体重は3か月で出生時の2倍になる

■ 新生児の生理的体重減少 neonatal weight loss, physiological weight loss

　出生時の体重は3kg前後が標準ですが，出生後約4日間で150〜300g（約5〜10%）減少します。これが生理的体重減少です。したがって，体重減少が10%を超えるようなら要注意です。

　この新生児の生理的体重減少は，胎便排泄，排尿，不感蒸泄[*1]などによって体外に排出される量に見合うだけの水分（母乳や人工乳など）が，摂取されないことなどから生じます。

　後述するように，新生児は成人に比べ，水分の体に占める割合，とりわけ細胞間質に存在する細胞外液[*2]の割合が大きく（つまり浮腫気味），これが多量に排泄されるのです。その後，児の体重は1〜2週間で出生時と同じまでに回復します。

---

*1　不感蒸泄 insensible perspiration
　排尿や排便，あるいは発汗などとは異なり，気付かないうちに体外へ水分を排出することをいいます。呼気に含まれる水分と，皮膚からの排出が主です。不感蒸泄の量は，成人で1日当たり約900mL程度です。

*2　細胞外液 extracellular fluid
　文字どおり細胞外に存在する体液のことで，水分，血液，リンパ液，組織液などで構成されています。ちなみに，細胞内液 intracellular fluid とは細胞内に存在する水分で，細胞膜を隔てて組織液と接しています。

体重増加 body weight gain

小児の健康状態の判定には，身長と体重のほか，1日当たりの体重増加が役に立ちます（表2）。生後3か月くらいまでは30g/日ほどのスピードで増加し，3～4か月で出生時の2倍，1年で3倍となります（p.4表1）。したがって，1日当たりの体重増加が順調でない場合は，重大な疾患がなければ，母乳不足を第一に考えます。

一般に，男児なら小学校入学時には約20kg，12歳では約40kgとなります。

表2 正常乳児における1日当たりの体重増加

0～3か月	3～6か月	6～9か月	9～12か月
25～30g	20～25g	15～20g	10～15g

参考

頭尾の法則

体の発育は，一般に頭に近い部位の方が身体下部や末梢部に比べて先行しますが，これを頭尾の法則と呼びます。つまり，身長に占める頭部の割合は，乳幼児期が大きいということです。体を部分ごとにみたとき，そのサイズやバランスについて新生児期→幼児期→学童期→思春期とたどって思い起こせば容易に理解できるはずです。新生児は四頭身，6歳で六頭身といったところです（図4）。

図4 身体各部のつり合い

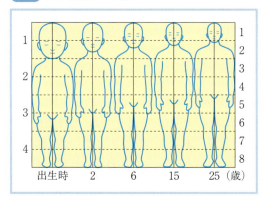

3 頭 囲 head circumference

STEP 出生時は，胸囲より頭囲が大きい

出生時は胸囲より頭囲の方が上回っています。分娩時，頭が娩出されれば出産はスムーズに進むのはこのためです。乳児期では頭囲と胸囲がほぼ等しく，1歳を過ぎるころから胸囲が上回るようになります（p.4表1）。

新生児期～乳児期に頭囲の拡大をみたら，最初に考えるべきは水頭症[*1]です。

❹ 体表面積 body surface area

新生児では0.2m²，10歳では1m²，成人では1.6m²です。人間の基礎代謝量[*2]はこの体表面積に比例します。また，薬剤投与量を決定するうえでも体表面積は重要なのですが，これを実際に測定するのは技術的に容易ではありません。比較的よく用いられるのは，以下に示したDuBois（デュボア）の式です。厳密には，成人と乳幼児，白人と日本人では係数が異なります。

$$S = W^{0.425} \times H^{0.725} \times 71.84 \quad [S：体表面積（m^2），W：体重（kg），H：身長（cm）]$$

小児は体重に比して体表面積が大きいため，皮膚から失われる体温や，不感蒸泄として失われる水分も多く（皮膚の角質層もまだ十分機能していない），容易に脱水症（☞p.64）や高ナトリウム血症[*3]を起こしやすくなります。

❺ 水分組成 water composition

新生児は成人と比べ，体重当たりの体内総水分量が多く，体重の約75%を占めています。また，体重当たりの水分比率は1歳になると成人とほぼ同じとなりますが，乳児期までは細胞外液が多いため，容易に脱水に陥ります（図5）。

なお，低出生体重児（☞p.92）は脂肪成分が少ないので，正常正期産児より水分含有率は高くなります（脂肪は水を含まない）。

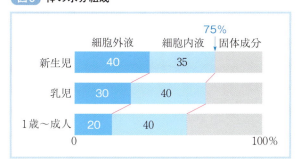

図5 体の水分組成

[*1] 水頭症 hydrocephalus
髄液が脳室内に過剰に貯留したために，脳室が拡大した状態です。原因不明の特発性水頭症のほか，Arnold-Chiari奇形やDandy-Walker症候群，またトキソプラズマやサイトメガロウイルスの胎内感染などに起因します。

[*2] 基礎代謝量 basal metabolic rate（BMR）
体温の保持，心臓の拍動，呼吸運動，安静臥床（睡眠時ではない）での筋肉の緊張などの生命維持に必要な最低限のエネルギー量のことです。性別，年齢によって異なります。

[*3] 高ナトリウム血症 hypernatremia
血清ナトリウム値が正常範囲の上限を超えた状態です。原因としては，下痢や発汗過多による脱水，Cushing症候群やアルドステロン症などがあります。不穏，興奮，頭痛などの神経症状で始まり，進行すると振戦やけいれんを起こし，最終的には昏睡に陥ります。治療は，原則として低張食塩水の投与です。

C 成長の評価 growth evaluation

1 発育指数 growth quotient

身長は全身の発育を，体重は栄養状態を，頭囲は脳の発育を反映しています。なかでも指標として頻用されるのは体重ですが，単純に体重が多ければ発育状態が良いとはいえません。成人と同様，身長とのつりあいが大切です。Kaup指数（body mass index：BMI）とRohrer指数，またときには肥満度が用いられます。

STEP 成長の評価は発育指数で行う
- Kaup指数は乳幼児期の栄養状態の指標（基準値は15以上19未満）
- Rohrer指数は学童期の栄養状態の指標
- どちらも基準値より，高値で肥満，低値でやせ

Kaup指数（カウプ）

乳幼児期の栄養状態の指標として用いられます。原法では，体重（g）÷身長^2（cm）ですが，わが国では慣習上，これを10倍して用い（つまり成人のBMIと同じ単位），基準値は15以上19未満で，それより大きいと肥満，小さいとやせです。厳密には月齢によって正常範囲が多少異なります。

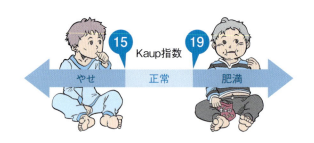

$$\text{Kaup指数} = \frac{\text{体重（kg）}}{\text{身長}^2\text{（m）}} \quad \text{または} \quad \frac{\text{体重（g）}}{\text{身長}^2\text{（cm）}} \times 10$$

Rohrer指数（ローレル）

学童期の栄養状態の指標に用いられ，その基準値は110以上160未満（115以上145未満とする場合もある）としています。Kaup指数とRohrer指数の年齢による変化は図6に示すとおりです。

$$\text{Rohrer指数} = \frac{\text{体重（kg）}}{\text{身長}^3\text{（m）}} \times 10$$

図6 Kaup指数とRohrer指数

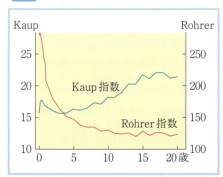

■ その他の発育指標

$$肥満度 = \frac{被検者体重 - 標準体重}{標準体重} \times 100$$

という指標もあり，幼児では15％以上を太り気味，20％以上をやや太りすぎ，30％以上を太りすぎと，学童では20％以上で軽度，30％以上で中等度，50％以上で重度の肥満とそれぞれ判定します。また，マイナス20％以下をやせとします。

また，18か月までの児では，頭囲と体重との間に

$$\frac{頭囲^3 （cm）}{体重 （g）} = 10 \pm 2$$

という関係もあり，小頭症[*1]や水頭症のスクリーニングや経過観察に用いられます。

以上の諸指数には，男女間において大差はありません。

② 成長曲線 growth curve

出生後から身長や体重を定期的に計測し，得られた数値を結んでグラフにしたものが成長曲線です。母子健康手帳には，厚生労働省が全国規模で10年ごとに行う乳幼児身体発育調査のデータを基に作成した標準的な成長曲線（パーセンタイル曲線）が掲載されています。

■ パーセンタイル曲線 percentile curve

小児の成長の様子を統計学的に評価する場合は，パーセンタイル値[*2]を用います。

パーセンタイル曲線は，身長と体重を**7本の発育曲線基準線**（97，90，75，50，25，10，3パーセンタイル）で表したもので，97パーセンタイル値は同じ年齢の子ども100人を体重もしくは身長の小さい方から大きい方に並べた場合，小さい方から大きい方に数えて97番目，3パーセンタイル値は小さい方から大きい方に数えて3番目にあたる身長または体重を意味しています。

7本の基準線と基準線の間を**チャンネル**といいます。体重あるいは身長の発育曲線が，このチャンネルを横切って上向き，水平あるいは下向きになった場合に**異常がある**と判断されます。

■ 成長曲線の実際

3～97パーセンタイルに収まる児童の発育は**正常**と考えます（母子健康手帳にはこの2本の

[*1] **小頭症** microcephaly
脳が十分に発達しなかったために，頭蓋骨も拡大する必要がなく，結果的に小さな頭（頭囲が平均 − 2SD 以下）になったものです。トキソプラズマやサイトメガロウイルスの胎内感染で起こることもあります。

[*2] **パーセンタイル値** percentile value
その値より下の部分に，全体の何％が入るのかを表す数字です。50パーセンタイル値は中央値と同じで，この数値より下の部分に50％が，上の部分に50％が入ります。

第1章　成長・発達　9

曲線が描かれている）。一方，3パーセンタイル未満や97パーセンタイル以上に属する児，急に伸びが落ちてきた児などは経過観察，場合によっては詳しい検査が必要です。

図7に示したパーセンタイル曲線を見てください。**男児に記入されている発育曲線（青色）は肥満**となってきたことを，**女児に記入されている発育曲線（赤色）はやせ**となってきたことを，それぞれ示しています。

図7 成長曲線（パーセンタイル曲線）

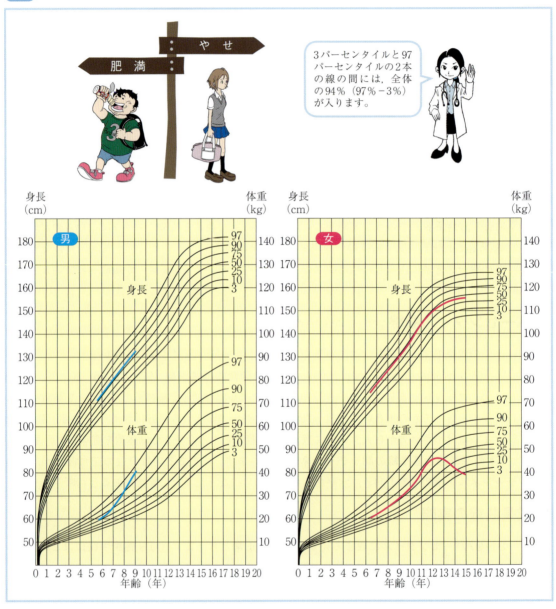

D 臓器の形態的・機能的発育

1 骨格系の発育 development of skeletal system

■ 頭蓋骨 bones of skull

小児は成人に比べ，顔（顔面頭蓋骨）より頭（脳頭蓋骨）が大きくなっています。その後，体の成長に伴って顔面頭蓋骨がよく成長し，成人の頭の形となります。

> **STEP**
> ・大泉門は1歳6か月で閉鎖
> ・小泉門は生後1か月で閉鎖

● 泉門 fontanel

児頭は左右1対の前頭骨，頭頂骨，側頭骨と1個の後頭骨から構成され，これが靱帯によって緩やかに結合しています。この結合は縫合と呼ばれ，前頭縫合，冠状縫合，矢状縫合，人字縫合（λ縫合），側頭縫合の5つがあります。そして各縫合が交叉する部位が泉門と呼ばれ，大泉門，小泉門，前側頭泉門，後側頭泉門があります。

● 大泉門 anterior fontanel と小泉門 posterior fontanel

矢状縫合の前端にあるのが大泉門（図8）で，1〜4cmくらいの大きさがあり，通常は1歳6か月ころに閉鎖します。そして，矢状縫合の後端にあるのが小泉門（図8）で，遅くとも生後1か月で閉鎖します。

閉鎖前の泉門部は触れるとブヨブヨしており，心拍に同調した拍動を感じます。疾患によっては，大泉門の閉鎖が早まったり遅れたり，膨隆したり陥凹したりするため，触診は欠かせません（表3）。

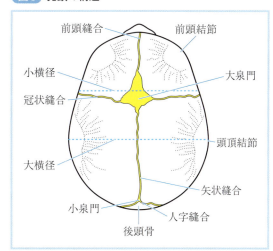

図8 児頭の構造

表3 大泉門の状態と原因疾患

状 態	原因疾患
閉鎖遅延	くる病，クレチン症，Down症候群，水頭症
早期閉鎖	小頭症，頭蓋骨癒合症
陥 凹	脱水症
膨 隆	髄膜炎，脳腫瘍，硬膜下血腫などによる脳圧亢進

化　骨

骨の発育は，単純X線撮影やCTによる化骨の数や，骨端線に代表される軟骨結合，大泉門に代表される縫合の骨化度などを用いて判定しますが，最も客観的かつ簡便なのは**化骨数**によるものです。

> **STEP** 骨年齢は化骨の数で判定
> ・出生時は膝に出現
> ・生後5～6か月ころは膝部と足根部に出現
> ・1歳以降は手根部の化骨数で確認

● **膝部と足根部**

出生直後に骨の発育が適切か否かを調べるときには，まず膝関節部をX線撮影します。健常児では出生直後から**大腿骨遠位端と脛骨近位端の化骨**が存在しますが，**クレチン症**（☞p.221）では**認められません**。また，健常児では生後2週ころになれば，**足根部の立方骨の化骨**が確認できます。

このように，生後5～6か月ころまでは，膝部と足根部の化骨の有無で骨年齢を評価します。

● **手根骨** carpal bone

1歳以降では**手根骨の化骨**で骨の発育を評価します（1歳未満では，手根骨にはまだ化骨が出現していないため判定できない）。手根骨の**化骨核**は手掌・橈尺骨遠位端と合わせて**10個**です（図9）。その数と年齢の関係は，正常なら9歳ぐらいまでは"満年齢＋1"と考えてよく，12歳で完成します。6歳以降では肘部の化骨の状態を参考にすることもあります。

● **発育の男女差**

骨の発育（骨年齢）は，**女児**の方が男児よりも**早い**傾向がみられます。5歳で1～2年，思春期で1～3年の差があるともいわれます。また，**骨端線の閉鎖**も女児の方が男児より**早い**傾向があります。そのほか，女児の**初経年齢**は暦年齢よりも**骨年齢**と高い相関を示します。

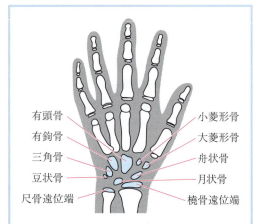

図9 1歳以降の骨発育の評価

有頭骨　　　　　　　小菱形骨
有鉤骨　　　　　　　大菱形骨
三角骨　　　　　　　舟状骨
豆状骨　　　　　　　月状骨
尺骨遠位端　　　　　橈骨遠位端

② 歯牙の発育 dental development

> **STEP**
> ・乳歯は生後6～9か月から生え始め，2～3歳で完結
> ・永久歯は5～6歳で生え始め，16～20歳代で完結

個体差はありますが，乳歯 milk teeth は生後6〜9か月から生え始め，2〜3歳で合計20本の萌出で完結します（図10）。おおよその乳歯数は"月齢－6"と覚えてください。

母乳栄養が中心である間はほとんどみられず，離乳食が食べられるころに生えてくるというのは合目的的といえます。

一方，永久歯 permanent tooth は5〜6歳で生え始め，合計32本の萌出が16〜20歳代で完結します（図10）。完結時期に幅があるのは"智歯（親しらず）"が生えるのにばらつきがあるためです。

また，歯牙の生える順序はほぼ一定しています（図11）。通常，生後6〜9か月ころに下の前歯が生えてきて，生後9〜10か月ころに上の前歯が生えてきます。

図10 歯牙の萌出時期

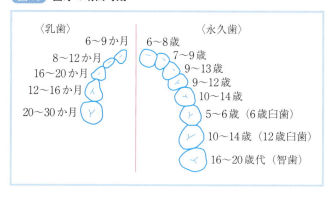

図11 生歯順序

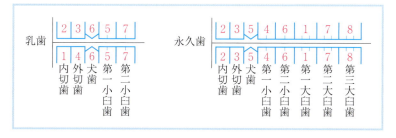

③ 血液系の発育 development of hemic system

造血の場の変化 （p.14 図12）

STEP 胎生期の造血は，肝臓と脾臓による髄外造血が主体

● 胎生期〜出生

造血は，胎生第2週ころより，卵黄嚢壁内の血島（中胚葉組織）で始まります。その後，造血幹細胞は胎児に送り込まれ，主に肝臓と脾臓に造血巣を作ります。したがって，胎生2〜7か月

のころは肝臓と脾臓が造血を行う主要組織（ただし，肝臓が主で，脾臓の造血能力は肝臓と比べると弱い）となります（髄外造血）。そして，骨髄でも胎生4か月ころから造血が始まりますが，主役となるのは40週以降，つまり出生後です。

● 新生児期〜成人

また，小児期には大腿骨や脛骨など長管骨の骨髄での造血が盛んです。しかし，幼児期〜青年期にかけて，これらは脂肪化して造血機能を失い，胸骨に代表される扁平骨や椎体骨での造血が主体となります。

D
臓器の形態的・機能的発育

図12 成長に伴う造血の場の変化

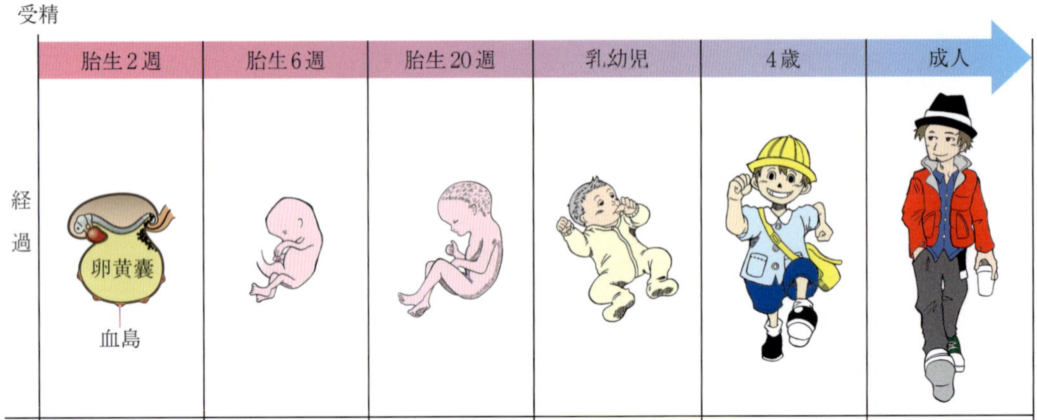

	胎生2週	胎生6週	胎生20週	乳,幼児	4歳	成人
造血部位	卵黄嚢の血島	主として肝臓（脾臓も少し）	肝脾から骨髄へ移行し始める	骨髄のみ	長管骨の骨髄での造血が次第に停止	胸骨，椎骨，肋骨，骨盤骨などの骨髄に限定

受精　経過　卵黄嚢　血島

正常血液像

STEP　小児期における血球数の変化
- 新生児期は多血ぎみで，赤血球は10歳ころに成人値
- 白血球系は出生直後高値を示すが，生後1〜2週で著減し，以降は成人値

● 赤血球 red blood cell（RBC）

● 胎児ヘモグロビン（HbF）から成人ヘモグロビン（HbA）へ

胎児の赤血球は，80〜90％以上がHbF（Fは胎児fetusの頭文字）ですが，妊娠末期にはHbA（Aは成人adultの頭文字）をもつ赤血球が作られ始めるため，出生時にはHbFは70％ほどに減少しています。その後，肝臓と脾臓主体の造血から，骨髄主体の造血に移行するに伴い，生後4〜5か月になるとHbAが90％を占めるようになります。この一連の過程が，生理的溶血およびその結果としての新生児黄疸として確認できます。

14　総　論

● 赤血球数

赤血球は，**出生直後では600万/μL** と成人より多く，新生児期は多血状態です（表4）。ヘモグロビン（Hb）濃度もかなり高く約20g/dL（表4），ヘマトクリット（Ht）値も50～55％と高値を示します。また，赤血球は出生直後には細胞外液の減少に伴っていったん濃縮された後，急速に減少し，**生後2～3か月で約350万～400万/μL** と最小値を示します。そして徐々に増加して，**10歳くらいで成人値**となります。生後2～3か月では，急激に進んでいる体の成長とも相まって，相対的にみても最も造血機能が低下しているといえます。

上述のとおり，赤血球数と連動するように，新生児期では20g/dL前後を示すHb値も，生後3～4か月で急減し，**幼児期にかけて一度低値を示すようになり**（10～13g/dL），その後増加して**10歳ころに13g/dL程度**になります。したがって，**生後3～4か月ころでは，生理的な鉄欠乏性貧血**がしばしば認められます。

赤芽球 erythroblast は正常正期産児で生後3日，低出生体重児で7日くらいまで末梢血に認められます。

網赤血球 reticulocyte は出生時2～8％と高値を示していますが，生後4日ころより急速に減少し，1週以降は1％前後となります。

表4 血液の基準値

	出生時	1か月	3か月	1歳	8～15歳	成人	
						男性	女性
赤血球数 (10⁶/μL)† 正常域	5.9 4.1～7.5	4.7 4.2～5.2	4.0 3.5～4.5	4.6 4.1～5.1	5.0 4.5～5.4	5.4 4.6～6.2	4.8 4.2～5.4
Hb (g/dL)† 正常域	19 14～24	14 11～17	11 10～13	12 11～15	14 13～15.5	16 13～18	14 11～16
白血球数 (/μL)† 正常域 (10³/μL)	17,000 8～38	11,500 5～15	10,500 5～15	10,000 5～15	8,000 5～12	7,000 5～10	
血小板数 (/μL)†	350,000	280,000	260,000	260,000	260,000	260,000	

† 平均値

● 白血球 white blood cell（WBC）

● 白血球数

出生時の白血球数は約17,000/μL です（表4）。**生後2～3日で白血球は減少し始め，生後1週で約2/3**（約12,000/μL）となった後，さらに減少し続け，**4歳で約9,000/μL** となり，**以降は成人値に近づいていきます**（成人の白血球数の変動は赤血球・血小板に比べ大きい）。

● 好中球 neutrophil leukocyte とリンパ球 lymphocyte

白血球でポイントとなるのは，小児期には"**好中球とリンパ球の比率が変化する**"ことです（p.16図13）。リンパ系型（☞p.3）の説明でも記したように，**出生直後は好中球優位**であったものが**生後2週を過ぎるとリンパ球優位**（60％以上）となります。二者の比率が1：1となるのは生後2週ころと4～5歳ころです。リンパ球優位の時期が，いろいろなウイルス感染を起こしやすい生後2週から4～5歳ころまでの時期に一致している，というのは合目的的です。

生理学的特徴

　新生児の肺胞面積は，成人の50％しかないのにもかかわらず，基礎代謝基準値は成人（約20kcal/kg/日）の3倍（約60kcal/kg/日）にも及ぶため，ガス交換能力は成人の1/6程度に過ぎないことになります。また，新生児期はまだ胎児ヘモグロビン（HbF）が多いので，酸素運搬には不利です（酸素との結合能が高い HbF は，低酸素環境下でこそ本来の性能を発揮）。

　新生児期は**末梢気道が短い**ため，**無気肺**[*1]や**肺気腫**[*2]を起こしやすくなっています。

呼吸数 respiratory rate

　小児の呼吸数の基準値は表6に示しましたが，新生児で60回/分以上，乳児で50回/分以上，幼児で40回/分以上は多呼吸に陥っていると考えます。

表6 呼吸数と心拍数

	呼吸数（回/分）	心拍数（回/分）
新生児	30〜50	120〜140
乳　児	30〜40	110〜130
幼　児	20〜30	90〜110
学　童	18〜20	80〜100
成　人	16〜18	60〜100

※単位体表面積当たり心拍出量は3L/m²/分で，新生児〜成人までほぼ一定

⑥ 消化器系の発育 development of digestive system

消化 digestion・吸収 absorption

● 消化酵素と消化管の運動

　消化酵素が成人レベルに達するのは1歳ころです。新生児は，物を噛んで食べるのではなく，母乳を飲んでいるため，**唾液分泌量は少なく**，アミラーゼ[*3]活性も成人の1/5ほどです。**胃液分泌量も少なく**，最初は pH も高めですが，経口摂取が開始されると胃酸分泌が促進され（病原体の消毒が必要なため），生後3か月ころには成人値の上限に到達します。胃液の pH が急降下するのは青年期です。

　消化管の運動も成人に比して緩徐です。長鎖脂肪酸を含むような高カロリー食の場合は，胃の通過に要する時間はさらに長くなります。

● 小腸の消化・吸収機能

　新生児期の蛋白質に対する消化・吸収機能は乳児期より良好ですが，膵リパーゼ活性が低く，胆汁分泌も少ないことから，**脂質（特に飽和脂肪酸）の吸収はあまり良くありません**。これらの

[*1]　**無気肺 atelectasis**
　肺の含気量が減少したために，肺が萎んだ状態のことで，疾患ではなく症状です。新生児の呼吸窮迫症候群（☞p.295）では，表面活性化物質が不足し，肺胞が膨らまなくなった粘着性の無気肺が生じやすくなります。

[*2]　**肺気腫 pulmonary emphysema（PE）**
　肺胞壁が破壊され，終末細気管支より末梢の気腔が不可逆的に拡張した疾患です。

[*3]　**アミラーゼ amylase**
　唾液と膵液に含まれ，炭水化物を麦芽糖や限界デキストリンに分解するデンプン分解酵素です。

働きは1歳を過ぎるころから成人レベルに近づきます。また，離乳期以前では膵アミラーゼ活性が低く，**多糖類の分解能もあまり良くありません**。一方で，二糖類（乳糖，つまり母乳）はよく分解されます。

🔵 薬物吸収と腸内細菌叢

新生児期は薬物の吸収は悪く，最高血中濃度も低値となり，到達時間も遅くなりがちです。

腸内細菌叢は生後数日で現れ始め，乳児期に入るとその活動が高まり，4歳ころになって成人レベルに到達すると考えられています。

🗂 糞　便 stool

🔵 胎　便 meconium

在胎時や分娩時に嚥下した羊水や腸の分泌物が主体で，無菌，無臭，黒褐色あるいは暗緑色，粘稠な便です（図14）。通常は，初回の排出が出生後24時間以内にみられ（約97％），**生後4日くらいまで**排泄されます。その後，いわゆる乳児便となっていきます。

図14 胎便（107-G-44）

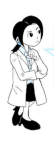

在胎39週，3,010gで出生した新生児の，生後20時間で排泄された胎便です。黒褐色あるいは暗緑色という表現がピッタリでしょう。

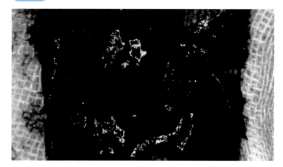

🔵 乳児便

乳児便の性状は母乳栄養児か人工栄養児かで異なります（p.20表7）。腸内細菌叢も両者で異なり，**排便回数も通常は母乳栄養児の方が多く**なっています。

母乳栄養児はときどき緑色で粘液状の便を呈することがあります。これは，便に含まれるビリルビン*が酸化されてビリベルジン biliverdin（緑色を呈した中間代謝産物）となることによるものです。

人工栄養児の便は黄色系ですが，これはヒドロビリルビン hydrobilirubin（黄色の胆汁色素）によるものです。

---

*　ビリルビン bilirubin
赤血球内にあるヘム蛋白に由来するもので，黄褐色の胆汁色素の主成分です（bilirubin の bil は胆汁，rub は赤の意）。ビリルビンは，血中ではアルブミンと結合して存在していますが，肝臓に入ると分離されグルクロン酸抱合し，毛細胆管内に輸送されます。そして，胆汁の一成分として十二指腸内に分泌されます。ここでは，腸内細菌叢の還元作用を受けてウロビリノーゲン urobilinogen などのウロビリン体となり，大半は糞便中に排泄されますが，一部は腸管から再吸収されます。ちなみに vert は仏語で緑の意。

表7 乳児便の性状

	臭　い	色	形	液　性	細菌叢	回数（／日）
母乳栄養児	酸　臭[†1]	卵黄〜緑色	軟膏様	弱酸性	ビフィズス菌優位	2〜3回
人工栄養児	腐敗臭[†2]	淡黄色	有　形	弱アルカリ性	大腸菌，腸球菌，ウェルシュ菌優位	1〜2回

†1　甘酸っぱいと表現されることもある。　†2　いわゆる便の臭い。

⑦ 腎・泌尿器系の発育 development of kidney and urinary system

■ 腎機能

STEP
- 糸球体機能は，生後4〜5か月でようやく成人レベル
- 尿細管の希釈能は，乳児期にはほぼ成人レベル

● 糸球体機能

糸球体の主な仕事は血液濾過（限外濾過）です。**新生児の体表面積当たりの糸球体濾過量**（GFR）と**腎血流量**（RBF）は，ともに**成人の30％程度**で，生後4〜5か月でようやく成人レベルに達します。この糸球体機能は尿細管機能よりも早期に成熟します。

● 尿細管機能

原尿を再吸収する最大量が最大尿濃縮力を表します（再吸収力が弱い＝尿濃縮力が弱い）。成人の尿濃縮力が1,400mOsm/Lであるのに対し，生後3か月くらいまでは700mOsm/Lと半分程度しかありません。したがって，成人のように，夜寝て朝まで尿を濃縮させて蓄えることができません。濃縮力が成人レベルとなるのは2歳ころです。

最低限必要な尿量は，尿中に排泄すべき溶質量に規定されます。濃縮力が低いということは，不要物を排泄するのにたくさんの尿が必要であるということです。一方，尿細管の希釈機能は，尿細管のもつ再吸収能が働かないときに起こる状態ともいえるため，比較的早期から高く，乳児期には成人レベルと同程度と考えられています。とはいっても，生後1週くらいでは，負荷された水分を一定時間内に排泄する機能はまだ成人の半分しかなく，生後2か月以内の乳児では，過剰な輸液や水分投与が行われると，容易に低ナトリウム血症や水中毒[*1]を来してしまいます。

● 酸・塩基平衡の調節能

新生児〜乳児は，重炭酸イオン（HCO_3^-）の再吸収能と酸排泄能が低くなっています。これはアシドーシス[*2]を起こしやすいことに関係します。

---

*1　**水中毒** water intoxication
　水分が過剰になると，血漿浸透圧（Posm）は大幅に低下します。すると，浸透圧の高い細胞内に水が送り込まれ，細胞が水膨れになります。中枢神経細胞はこの変化に敏感に反応し，脳浮腫を来して意識障害やけいれんを呈することがあります。これが水中毒です。

*2　**アシドーシス** acidosis
　細胞外液（血液など）に H^+ が過剰に蓄積する病態です。アシドーシスでは，動脈血の pH が7.4未満となるため，酸血症とも呼ばれます。

■ 排尿機構と排尿量

　乳幼児の排尿回数は，成人のそれより圧倒的に多いのですが、これには，前述した尿濃縮力の高低に加え，排尿中枢機能も関係しています。上位中枢（大脳）は抑制的に，下位中枢（$S_2 \sim S_4$）は促進的に働いています。乳幼児はまだ上位中枢が未熟なため排尿回数が多くなります。この抑制機構は**1歳6か月**ころに**働くようになり始め**，**3歳**ころに**完成**します（このときオムツがとれる）。膀胱自体が尿をしっかり蓄えられるようになるのもこのころです。

　尿量と回数の目安は表8のとおりです（成人は1,500mL/日）。

表8 平均排尿量と平均排尿回数

	新生児期	乳児期	幼児期	学童期
排尿量（mL/日）	50〜300	300〜500	500〜700	700〜1,400
排尿回数（回/日）	18〜25	15〜20	8〜12	5〜8

⑧ 内分泌系の発育 development of endocrine system

> **STEP** 新生児期のホルモン分泌
> ACTH，TSH，ADH，およびサイロキシンは新生児期から成人値を示す

■ 下垂体 pituitary gland

● 成長ホルモン growth hormone（GH）

　下垂体前葉から分泌されるペプチドホルモンで，その名のとおり成長促進効果と各種の代謝に関する効果をもっています。この**GH**が**乳児期**と**思春期**に**高値**となるのは，Scammonの成長曲線の一般型からよくわかります（p.3図2）。

● 卵胞刺激ホルモン follicle stimulating hormone（FSH），黄体形成ホルモン luteinizing hormone（LH）

　ともに下垂体前葉から分泌されるゴナドトロピン[*1]の1つです。胎生期では，**FSH**は**女児**で**高値**を示しますが，**男児**はテストステロン[*2]の影響で**抑制**されています。

　出生直後は，血清ゴナドトロピンの一過性上昇がみられますが，その後は8〜9歳まで検出感度以下となります。これは，視床下部下垂体系が未発達状態であることを示します。

＊1　ゴナドトロピン gonadotropin
性腺刺激ホルモンとも呼ばれます。下垂体前葉から分泌される卵胞刺激ホルモン（FSH），黄体形成ホルモン（LH），それに胎盤絨毛が分泌するヒト絨毛性ゴナドトロピン（hCG）を指します。

＊2　テストステロン testosterone
男性ホルモンのことです。LHの刺激を受けて精巣のLeydig細胞から分泌される性ステロイドホルモンで，胎生期には男性器の性分化を促す作用を有し，思春期以降は男性の二次性徴を発現・維持し，蛋白を同化する作用をもちます。

10歳ころからゴナドトロピン分泌は増加し始め，精巣や卵巣に作用することで，性ステロイド分泌が本格的に始まります。このFSHとLHの高まりから**思春期**が始まります。

● **副腎皮質刺激ホルモン** adrenocorticotropic hormone（ACTH），**甲状腺刺激ホルモン** thyroid stimulating hormone（TSH），**抗利尿ホルモン** antidiuretic hormone（ADH）

ACTHは下垂体前葉から分泌されるホルモンで，副腎皮質でコルチゾールの分泌を促します。

TSHは下垂体前葉から分泌される糖蛋白ホルモンで，主な作用は甲状腺ホルモンの産生を促進することです。

ADHは下垂体後葉から分泌されるペプチドホルモンで，血管収縮ホルモンとして発見されましたが，体内では抗利尿作用を発揮します。腎集合管細胞の受容体と結合して水チャネルを発現させ，水の再吸収を促進します。バソプレシン vasopressin とも呼ばれています。

これらのホルモンは，すべて**新生児期から成人値を示します**。ADHが成人値であるのに新生児期の腎臓の尿濃縮力が弱いのは，腎臓のADHに対する感受性が低いためと考えられます。

甲状腺 thyroid gland

代謝を促進するホルモンである**サイロキシン***は，**出生時に成人値を示しています**。新生児の新陳代謝が活発であることを反映するかのようにその値は高く，生後2日をピークに，1～2週で成人値に戻る，という経過をとります。

副甲状腺 parathyroid gland

妊娠中，胎児の副甲状腺機能は抑制されています。出生と同時に児はこの環境から切り離されますが，すぐには副甲状腺機能が追いつきません。このため，児は出生後に**一過性の低カルシウム血症を起こしやすい状態**にあります。なお，早期低カルシウム血症は低出生体重児や糖尿病の母親から生まれてきた児などのハイリスク児にみられるものです（☞p.107）。

二次性徴 secondary sex character の発現

男女の性差は8歳を過ぎるころから明らかとなります。

男子では，胎生期に外性器を形成したテストステロンは一時的に分泌を停止し，思春期に至って再開します。その結果，まず精巣の発育が始まり，次いで陰茎・陰嚢の発育と恥毛の発生，そして腋毛の発生と変声が起こります。

一方，女子では卵巣は何も分泌しないままの状態が続き，思春期に至ってエストロゲンを分泌します。その結果，乳房の発育が始まり，次いで恥毛と腋毛の発生と続き，最後に初潮が発来します（p.23表9）。

また，前述のように身長の growth spurt は，女子では10歳ころから，男子では11歳ころから始まります（p.5図3）。体重の growth spurt は身長より約6か月遅れて始まります。

---

* サイロキシン thyroxine（T_4）

チロシン tyrosine から合成され，ヨードを4個もっている甲状腺ホルモンで，甲状腺から分泌されるホルモンの93％を占めています。働きは，脂質・糖質・蛋白質の代謝の亢進と，カテコールアミン catecholamine の分泌亢進などです。ドイツ語読みで，チロキシンとも呼ばれます。

表9 二次性徴発現の経過

年齢（歳）	男	女
9～10		骨盤・乳頭の発育
10～11	精巣・陰茎の肥大開始	乳房の発育
11～12	前立腺の活動開始	恥毛の発生，腟粘膜（腟上皮，腟脂膏）の変化，内外性器の発育，小陰唇色素沈着
12～13	恥毛の発生	乳頭の色素沈着，乳房の著明な発育
13～14	精巣・陰茎の急速な発育，乳頭下に結節を生じる	腋毛の発生，初潮
14～15	腋毛の発生，声変わり，陰嚢の色素沈着	正常妊娠可能
15～16	精子の成熟	痤瘡，声変わり
16～17	ひげ・体毛の発生	骨端閉鎖
21	骨端閉鎖	

⑨ 神経系の発達 development of nervous system

中枢神経系は，胎生期に発生・分化が進行しますが，出生時に完成しているわけではありません。また，出生直後に神経細胞は存在していますが，その機能は未完成です。ヒトとしての機能も，脳神経細胞同士の連絡ができあがって初めて十分に発揮できるようになります。そのためには神経線維の軸索が伸び，髄鞘化が起こり，樹状突起を伸ばして互いに連絡を取るようになる必要があります（シナプス形成）。

神経の発達

新生児期に神経発達が認められるのは**脊髄**，**延髄**，**橋の一部**にすぎず，**中脳は生後6か月ころ**に，**大脳は12か月ころ**になってようやくその**一部**が**機能し始めます**。このため低出生体重児として早期に生まれた児と，満期まで十分に胎内で育ってから生まれた児では，発達状態に大きな隔たりがあります。

原始反射 primitive reflex

- 原始反射は生後3～4か月ころまでに消失
  ただし，足底把握反射は10か月くらいに消失
- 本来は病的反射であるBabinski反射は出生時に存在し，2歳ころに消失

● どのような反射か？

新生児や乳児期早期では，脊髄や脳幹レベルでの行動がみられるだけで（知覚刺激を与えても

随意運動を起こせない），大脳は未熟でほとんど機能していません。

反射reflex は，末梢から入力された知覚刺激が，途中で短絡されて起こるものです。**新生児期～乳児期早期**にみられる行動には，成人には通常みられない反射的なものがあり，その中枢である脊髄と脳幹が，ヒトの中枢神経系のなかでも**最も原始的な部分**であることから，**原始反射**と呼ばれます。

ヒトも，生後6か月くらいまでは反射で動いているといえます。反射は高度な脳機能がまだ存在しない時期では便利なものです。また，**原始反射**はその後に起こる寝返り，起立，歩行などの準備段階であり，**正常発達の必要条件**です。

消　失

生後しばらく経過すると，**原始反射は順番に**消失していきますが，これは大脳からの命令が届くようになった，つまりはその身体部位に関連した**随意運動**ができるようになったことを意味します。この大脳皮質抑制系が発達してくるのは，**生後3〜6か月**ころです。

残　存

原始反射がいつまでも**残存**している場合は，反射を抑制するはずの**中枢機能の発達が遅れている**など，何らかの障害が存在します。原始反射に異常が出現する代表例は**脳性麻痺**です。代謝異常などでも運動発達に遅滞が起こることがあります。

脊髄レベルでの反射

ここに属する反射は出生時すでに認められます。詳細は以下のとおりです。

把握反射 grasp reflex

手掌把握反射と足底把握反射の2つがあります（p.25図15）。手掌把握反射は，児の手掌に検者の指先を押しつけると，これを握りしめるものです。この反射が3〜4か月で消失すると，自由に物を掴んだり放したりできるようになります。ただし，この反射は随意運動との区別が難しく，実際にはいつの間にか消失しています。足底把握反射は，検者が児の第一趾基部を押すと，刺激した側の全趾が屈曲するものです。反射消失は9〜10か月です。

この2つの把握反射の消失時期に差があるのは，中枢に近い方が早い時期に大脳の支配下に入ることを意味しています。

交叉性伸展反射 crossed extensor reflex

一側の下肢を伸展させ膝を固定したのち，同側の足底を圧迫したり擦ったりすると，対側の下肢をまず屈曲させたのち，伸展，内転したうえ（つまり伸展，交叉する形），足趾を開くというものです（p.25図16）。反射消失は1か月です。

背反射 trunk incurvation reflex, Galant反射

児を腹臥位に抱いた状態で，下部胸椎レベルで脊柱の脇を沿うように擦りおろすと，同側に体を傾けるというものです（p.25図17）。反射消失は2〜3か月です。

歩行反射 stepping reflex

児の両脇を手で支えて立たせ，足を着地させた状態で体を前に傾けると，下肢を交互に動かして歩くといものです（p.25図18）。反射消失は1か月です。

図15 手掌把握反射（左）と足底把握反射（右）

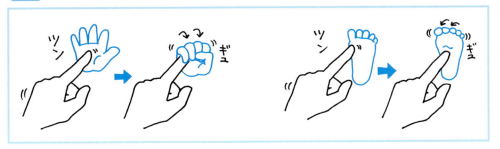

図16 交叉性伸展反射

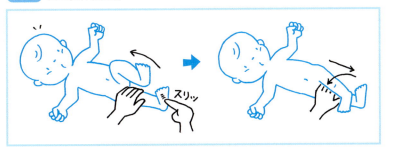

図17 背反射，Galant反射

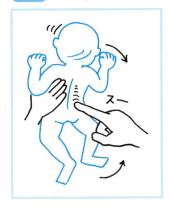

図18 歩行反射

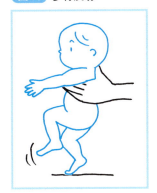

脳幹（延髄・橋）レベルでの反射

Moro反射 Moro reflex

　児を背臥位として頭を約30°もち上げておき，急に支えるのをやめて落とす（頭を落下させるのは10cm程度！）と，児は腕を外転・伸展して指を広げたのち（第1相：p.26図19），内転・屈曲させて抱きつくような反射（第2相）をみせます。反射消失は3～4か月です。

　Moro反射の消失に伴って首がすわり（頸定），自由に首が動かせるようになります。脳障害があると消失が遅れ，左右差があるときには腕神経叢麻痺や鎖骨骨折などの異常が疑われます。

図19 Moro反射

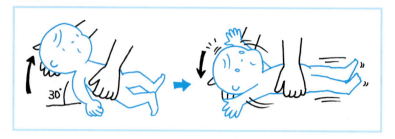

● 哺乳反射 feeding reflex

追いかけ反射 rooting reflex と吸啜反射 sucking reflex の2つがあります。目の機能が発達すると，その方が役に立つので，哺乳反射は消失していきます。

追いかけ反射は，指で児の口唇を刺激すると頭を回して追いかけるというものです（図20左）。反射消失は1か月です。

吸啜反射も追いかけ反射と同様で，口唇を刺激すると唇を閉じて吸い付くというものです（図20右）。反射消失は2〜3か月です。

図20 哺乳反射

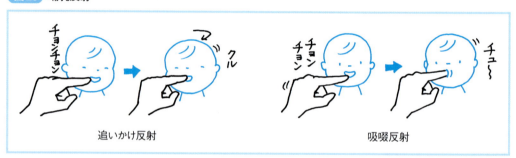

追いかけ反射　　　　　　　　吸啜反射

●（非対称性）緊張性頸反射 tonic neck reflex

例えば，背臥位で児の胸部を軽く押さえておいて，児の頭を左に回すと，左上下肢が伸展し右上下肢は屈曲します（フェンシング肢位：図21）。反射消失は5か月です。この反射がいつまでも残存していると，指しゃぶりや寝返りができません。脳性麻痺では強く長く持続してみられます。

図21 （非対称性）緊張性頸反射

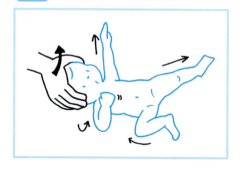

小児におけるそのほかの反射の理解

　新生児〜乳児期には深部腱反射が認められなかったり，逆に病的反射がみられたりすることがありますが，原始反射の出現時期と消失時期の重要度に比べると，新生児〜乳児における意義は大きくありません。

　例えば，Babinski反射*は病的反射の1つですが，出生時から1〜2歳くらいまでは健常児にもみられます。これは，錐体路が未熟で抑制が効かないからです。

　もちろん，深部腱反射に左右差が見られる場合は，神経系の異常を疑わなければなりませんが，これらの反射が成人同様の意味をもつようになるのは学童期以降です。

姿勢反射 postural reflex

> **STEP**
> 姿勢反射は生後6〜10か月くらいで出現
> ・Landau反射は2歳半で消失
> ・パラシュート反射は生涯持続

中脳レベルでの反射

　大脳が発育するにつれて脊髄および脳幹レベルの原始反射は消失し，中脳〜大脳皮質レベルからの姿勢反射がみられるようになります。これらは，体の位置が変化したとき，それを元に戻そうという立ち直り反射です。

Landau反射 Landau reflex

　腹臥位で胸部を支えて水平に吊した状態とします。児の頭を後屈させると脊柱と下肢が伸展し，頭を前屈させると脊柱と下肢が屈曲します（p.28図22）。6か月ころに出現し，2歳半くらいまでみられます。この立ち直り反射は，歩行より這う方が優位に行われる年齢で便利な反射です。

パラシュート反射 parachute reflex

　児を腹臥位で抱きかかえながら水平の状態にしておき，頭と肩を急に下に傾けます。すると，児は首を伸展し，両上肢を伸ばして体を支え，墜落を防ぐような肢位をとります（p.28図23）。パラシュートで降下する姿勢に似ているのでこのように呼ばれます。生後6〜9か月ころ出現し，生涯持続します。つまり，立位をとれるような年齢になると，倒れそうになったときに必要な反射ということになります。脳性麻痺では出現しにくい反射です。

頸立ち直り反射 neck righting reflex

　児を仰臥位とし，例えば頭を左に向けると，体も全体として左に回旋するというものです（p.28図24）。反射消失は6か月です。

＊　Babinski反射
　表在反射の1つである足底反射を調べるものです。足底の外側を大型の安全ピンの先などで擦ったとき，正常であれば，足は足底に向かって屈曲しますが，錐体路の上位ニューロン障害があると，母指が足の甲に向かって背屈するというものです。

図22 Landau反射

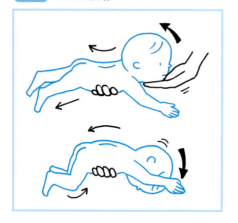

図23 パラシュート反射

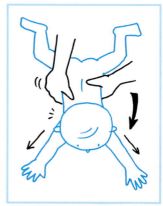

図24 頸立ち直り反射

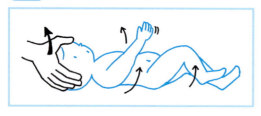

🔵 皮質レベルでの反射

生後6か月を過ぎると，健常児では大脳皮質，小脳，基底核が関与するさまざまな**平衡反応**が現れます。そして，これらは**生涯持続**します。

例えば，**跳び直り反応**（飛び跳ね反応）hopping reaction は自分で立てるようにならないとみられないもので，**15か月ころに出現**します。これは，立位の児を前後・左右に倒すと，前後の場合はどちらかの足を一歩前に出し，左右の場合は倒した方向と反対側の足が交叉して体を支える，というものです（図25）。

図25 跳び直り反応

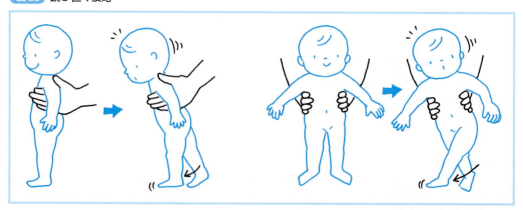

■ 感　覚 sensation

● 視　覚 vision

出生時の視力は0.03〜0.04で，成人と同程度となるのは3歳ころです。したがって，出生直後の児の目の前で物を動かしてもあまり反応を示しません。生後1か月で固視できるようになり，**生後1〜2か月ころ**から，**目で追いかける**ようになります。

3歳児健診では，視力に関して家庭で簡易検査を行わせます。視力が不良なら遠視や斜視，先天性白内障などが隠れていないかを精査する必要があります（放置されると弱視を招く）。最近，健診会場で機械を用いた屈折検査を実施する自治体が増えています。

● 聴　覚 auditory perception

新生児は，耳のそばで手を打つと閉瞼します。大きな音には，びっくりしたようにMoro様の反射を示します。聴覚は言語発達のうえで重要なので，出生直後に新生児聴覚スクリーニングを行っています（音に対する脳幹の反応を調べる）。**音を認識**するようになるのは**生後1か月くら**いで，音と人の声の区別が可能となるのは6か月ころ，**聴覚が成人レベルに達するのは4歳ころ**といわれています。3〜4か月児健診以降すべての乳幼児健診では，聴覚に関する問診や検査を行います。

● 味　覚 gustatory

新生児でも，舌に甘いものや苦いものをのせると反応が異なることや，味蕾の生理反応がみられることから，味覚があることがわかります。しかし，この反応は徐々に弱まり，生後3〜5か月ころには味覚の閾値が低下し，さまざまな味を受け入れるようになります。そのため離乳食を開始したばかりのころは，何でもよく食べるといった印象を受けます。

● 皮膚感覚 skin sensibility

新生児では，強くつねれば泣きますが，軽度では反応しません。大人なら熱いものに触れれば反射的に逃げますが，そのようなこともありません。つまり，痛覚pain sense，温度覚temperature sense，触覚tactile sense は存在しますが鈍いのです。

■ 睡　眠 sleep

新生児は1日18時間前後は眠っていて，その約50％はレム睡眠です。ただし，寝たり起きたりなので（多相性），1回当たりの睡眠時間はさほど長くありません。生後3か月くらいになると，単相性つまり昼間は起きていて夜眠るような状態に近づき，睡眠時間も約14時間となりますが，それでも睡眠回数は3〜5回/日です。

成人と同じ睡眠覚醒リズムとなるのは5歳ころです。

⑩ 精神機能の発達 development of mental function

■ 発達の概略

精神機能が正常に発達しているかどうかは，各年齢の標準発達の程度を知り，対象となる子どもをこれと比較することで判断できます。

第1章　成長・発達　29

● 生後1か月以内

まず，生まれて1か月以内でも，空腹になったり，便や尿でおむつが濡れたりすると，泣いたり機嫌が悪くなったりします。そして，母乳や人工乳をもらったり，おむつを替えてもらったりするとご機嫌になります。

● 生後1か月半〜5か月

前述したように，生後1か月半ころになると近くに来た人を見つめるようになり，2か月になると**目で人の動きを追う**ようになります（追視）。あやすと笑って喜ぶようになるのもこのころです。そして，わけのわからない言葉（「アーアー」「ウーウー」などの**喃語**）をしゃべるようになります。自閉スペクトラム症ではこのころから視線を合わせない，あやしても反応がない，などのエピソードが目立つようになります。

母親をはっきり認識するようになるのは4〜5か月ころです。

● 生後6か月〜

6か月になり，**寝返りをうてる**ようになると，ニコニコしながら転がって親の方に寄っていきます。われわれには理解できませんが，しゃべりかけてきます。音楽が流れると，そちらを振り向きます。

● 生後9か月〜

9か月くらいになると**自分の名前がわかって**きます。しかし，**人見知りをする**時期でもあるので，呼んだのが親ならば振り返り微笑みますが，知らない人ならば顔を背けたり，母親の胸に顔を埋めたり，などの反応を示します。

● 1歳〜

1歳前後では（通常，離乳も完了するころ），取っ手付哺乳瓶を自分で持ってミルクを飲むようになり，**ひとり歩き**も始まります。そして，親の後を追いかけたり，人の持っているものを欲しがったりします。

2歳くらいまでなら，機嫌が良ければ素直に言うことを聞いてくれ，"バイバイ"や"こんにちは"をするとそれに反応します。「おめめは？」と聞けば，触って教えてくれます。音楽に合わせて体を動かすようになります。「うんち！」と教えてくれるのも2歳ころです。

しかし，**2歳も過ぎる**と，3歳ころまでは**第一反抗期**（自己主張期）になります。その後さらに成長することで，ようやく，自分の「〜したい」という感情を抑制できるようになります。反抗期は自我の芽生えなのです。

これらからわかるとおり，2歳ころでは自分のことしか考えられず，集団で遊ぶことはできません（1人遊びや平行遊び）。**3歳前後**になると"ごっこ遊び"ができるようになります。**4歳**になるとたくさん質問するようになります。**社会性も発達**してきますから，幼稚園に通って集団生活を行うことができるようになるのです。

📖 言語の発達

言語の機能には，"言語を理解する"，"言葉に出して話す"の2つがあります。前者の言語理解が正常に発達し，かつ聴覚が正常であれば話すことが可能になります。**理解する方が話す方より先に発達**するのです。

ちなみに，運動失語とは，言語理解が可能なのにもかかわらず正しく話すことができないものですが，失語症は一度獲得された言語機能が失われた場合に使われる概念なので，原則として3歳以下の児には該当しません。

⑪ 運動機能の発達 development of motor function

発達の概略

　運動機能には，座る，立つ，歩く，走るといった体全体でバランスをとって行う**粗大運動** gross motor movement と，手先で協調して行う**微細運動** fine movement があります。新生児期にみられる運動は反射的，本能的，かつアテトーゼ*様です。

● 粗大運動の発達

　運動発達は頭に近い部分から始まり遠位に向かって進んでいきます（p.32図26）。つまり，頭尾の法則（☞p.6参考）に従っています。

● 微細運動の発達

　代表的な微細運動の発達を図27（p.33）に示します。

● 発達の順序

　この運動機能の発達にも順序があります。例えば，上肢では，最初は上肢全体を動かす運動であったものが，物を触るようになる，次いで手でつかむようになり，指で摘むようになる，という具合で，粗大運動→微細運動の順で，さらに，中枢から末梢へ向かって発達していくのです。

　そして，この発達には脳の発育が重要であることはもちろんのこと，環境，教育，栄養も重要ですし，外傷や疾患が存在すればこれらは妨げられます。

---

* **アテトーゼ** athetosis
　一定の姿勢を維持しようとするときに，ゆっくりとした不随意運動が出現するために，姿勢が保持できなくなる現象をいいます。ちなみに，athetosis はギリシャ語由来で，a は否定の接頭辞，thetos は置くの意味です。つまり"置かれていない（置いておけない）"となります。

第1章　成長・発達

図26 粗大運動の発達

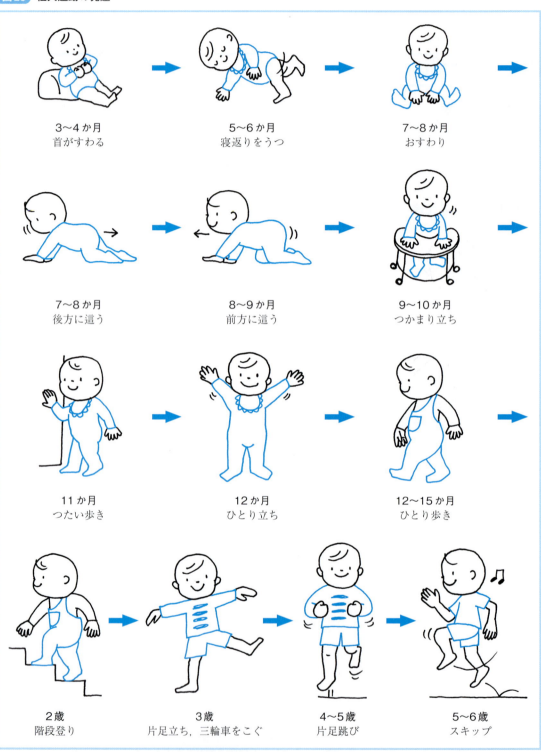

図27 微細運動の発達

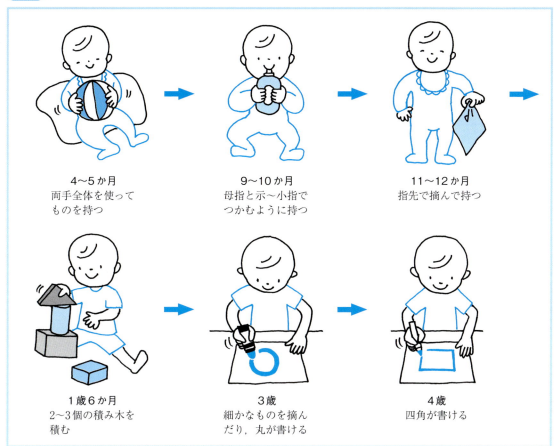

⑫ 発達のまとめと評価

小児の行動発達のまとめ

　言語，情緒・社会性，生活動作・運動の面から，表10（p.34）にまとめました。

表10 小児の行動発達

年　齢	言語理解	言語表現	情緒・社会性	生活動作・運動
1か月 2か月 3か月 4か月			あやすと微笑む 喃語を話す 音がする方を見る 笑うようになる	
5か月 6か月 7か月 8か月	リズム音を喜ぶ	音をまねる	母親がわかる 人見知りする	離乳の開始 ものに手を伸ばす
9か月 10か月 11か月	自分の名前がわかる	マンマなど意味のない言語を発する	バイバイをしはじめる ボールで大人と遊ぶ	小さなものもつかめるようになる
1歳		単語2語を話す「バイバイ」	「おいで」「ちょうだい」などの大人の簡単な命令を実行できる 「いけません」がわかる	コップでものが飲める
1歳 6か月	名前を呼ぶとすぐ振り向く	ママ，パパなど意味のある単語（有意語）を3語以上話す	相手になってやると喜ぶ ほかの子どもに関心をもつ おもちゃで遊ぶ 人のまねをする 絵本に興味を示す 興味のあるものを指さしする	スプーンが使える 転ばずに歩ける 手を引いてやると階段を昇る 鉛筆でなぐり書きする 上衣を脱ごうとする
2歳	眼・耳などの身体部分がわかる	5まで数える 2語文を話す「ワンワンきた」	自己中心的，反抗的になる 1人遊び 平行遊び	本の頁がめくれる 大便を教える
3歳	男女の区別がつく 高い低い，重い軽いなどがわかる	疑問詞を使ってたずねる「なぜ？」 自分の名前を言う 3語文〜会話を話す	遊びの順番が待てる	排尿自立 靴が履ける 丸を書ける 1人で服を着る
4歳	幼稚園での出来事を話す 悪い言葉を覚えてわざと使う 左右がわかる		大人の生活に適応し始め，よく質問する	排便自立 でんぐり返しができる ボタンをはめる 自分で鼻をかむ
5歳			羞恥，心配，嫉妬，羨望，嫌悪，競争心，自他の物の区別	
6歳	形（円，三角，四角）が区別できる 10まで数える（言えるだけでなく，理解して物を数えることを意味している）			
7歳				靴のひもを結ぶ

発達遅滞

代表的な徴候

保護者または健診医が気づき，来院の契機となる発達遅滞の徴候で圧倒的に多いのが，"**首のすわりの遅れ**"です。

そのほか，出生後早期に異常に気づく契機として多いのは，嚥下困難，多量の嘔吐，啼泣が弱い，易刺激性を認める，嗜眠性睡眠，不穏，硬直，けいれんなどです。

初めて異常に気づくのは，生後1～6か月ころが多く，1か月以内は数％程度です。

発達遅滞の原因

発達遅滞の原因には，表11に示すものがあります。

表11　発達遅滞の原因

原因となる病態	原疾患
神経成熟の遅れ	
脳障害	脳性麻痺，脳障害による二次性の知的能力障害，微細脳損傷
運動器障害	フロッピーインファントに代表される先天性ミオパチー，ニューロパチー
代謝異常	フェニルケトン尿症，メープルシロップ尿症，ホモシスチン尿症，Tay-Sachs病，Krabbe病，Gaucher病，Niemann-Pick病

発達遅滞の評価方法

- 乳幼児は発達指数（遠城寺式）
- 年長児は知能指数（田中-Binet式，WISC-Ⅳ）

発達検査としては，遠城寺式乳幼児分析的発達検査法や津守・稲毛式乳幼児精神発達診断法などがあります。

遠城寺式乳幼児分析的発達検査法は，0か月～4歳8か月を対象とします。本検査では運動，社会性，言語の3分野から質問項目が構成され，移動運動，手の運動，基本的習慣，対人関係，発語，言語理解の各領域で診断します。また，**発達指数の測定**もできます。

津守・稲毛式乳幼児精神発達診断法は，0歳～7歳児を対象として，保護者へ面接して行う精神発達診断法です。なお，本検査では**発達指数は算出しません**。

発達遅滞が疑われたときの客観的評価として用いられるのは，次の発達指数と知能指数が代表的です。

● 発達指数 developmental quotient（DQ）

後述する知能指数の測定ができない**乳幼児が対象**となります。保健所などでの定期健診や保護者の訴えを基に診察して，知能や運動の発達遅滞が疑われる児に対し専門の医療機関で行われるもので，正常に発達している児には行われません。

遠城寺式乳幼児分析的発達検査法では，その児童の発達年齢を測定し，

$$DQ = \frac{発達年齢}{暦年齢} \times 100$$

として，数値化して評価しますが，大切なのは評価ではなく，原因となっている障害が何かを見つけることと，それから始まる治療です。

● **知能指数** intelligence quotient（IQ）

年長児（2歳〜学童）を対象とするもので，以下のように数値化します。

$$IQ = \frac{精神年齢}{暦年齢} \times 100$$

2歳〜学童期前では田中-Binet式知能検査が，**学童期**（5歳0か月〜16歳11か月）ではWechsler児童用知能検査（WISC-Ⅳ）が代表的です。IQ が低い児童は何がその原因なのか，そしてどのような治療を行うかが重要です。

ちなみに，WISC-Ⅳ では，130以上を非常に高い，120〜129を高い，110〜119を平均の上，90〜109を平均，80〜89を平均の下，70〜79を低い（境界域），69以下を非常に低いと分類しています。

第2章 栄養 nutrition

A 日本人の食事摂取基準

> 現在用いられているのは「日本人の食事摂取基準（2020年版）」で，使用期間は2020年度〜2024年度までです。
> ここでは，小児に関連する部分についてのみ，簡単にまとめます。なお，乳児の食事摂取基準は母乳栄養の場合を想定しています。

STEP
- 0〜5か月の母乳栄養児の推定エネルギー必要量は，男550kcal/日，女500kcal/日
- 0〜5か月児の脂肪エネルギー比率は50％が目安

1 推定エネルギー必要量 estimated energy requirement（EER）

エネルギーが不足した場合，種々のリスクが発生します。一方，過剰になった場合にもリスクが発生します。両者のリスクが最小になるような摂取量は，成人の場合はエネルギー出納が0となる確率が最も高い量で，推定エネルギー必要量（kcal/日）と呼ばれますが，小児の場合は身体の成長を考え，「エネルギー蓄積量」を加算した値が公表されています（表1）。

乳児（0〜11か月）の年齢区分は3つに細分されています。これは，成長の著しい時期をより正確に反映させるためです。

表1 推定エネルギー必要量（kcal/日）（身体活動レベルⅡ）

性別 年齢	男性	女性
0〜5か月	550	500
6〜8か月	650	600
9〜11か月	700	650
1〜2歳	950	900
3〜5歳	1,300	1,250

日本人の食事摂取基準（2020年版）より抜粋

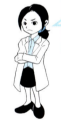

身体活動レベルは，低い（Ⅰ），普通（Ⅱ），高い（Ⅲ）の3つに分けられています。ただし，5歳まではⅡのみで基準が設定されています。

2 蛋白質 protein の食事摂取基準

蛋白質の食事摂取基準は表2（p.38）のとおりです。必須アミノ酸*は体内で合成できないた

---

* **必須アミノ酸** essential amino acid
食品の蛋白質は，約20種のアミノ酸から作られていますが，そのなかには生体では合成されない8種（幼児は9種）のアミノ酸があり，これを必須アミノ酸と呼びます。バリン，ロイシン，イソロイシン，スレオニン，フェニルアラニン，トリプトファン，メチオニン，リジンの8種に，幼児にはヒスチジンが加わります。

め，食事から摂取する必要があります。

表2 蛋白質の食事摂取基準（g/日）（男女とも同じ）

年　齢	推定平均必要量[†1]	推奨量[†2]	目安量[†3]
0〜5か月	−	−	10
6〜8か月	−	−	15
9〜11か月	−	−	25
1〜2歳	15	20	−
3〜5歳	20	25	−

日本人の食事摂取基準（2020年版）より改変

[†1]　推定平均必要量：ある母集団に属する50%の人が必要量を満たすと推定される摂取量
[†2]　推奨量：ある母集団に属するほとんど（97〜98%）の人が充足している量
[†3]　目安量：推定平均必要量と推奨量が設定できない場合に算定されるもので，特定の集団におけるある一定の栄養状態を維持するのに十分な量

③ 脂質 lipid の食事摂取基準（脂質の総エネルギーに占める割合）

　脂質の場合，推定平均必要量，推奨量などを算定できるだけの科学的根拠がないため，設定されているのは**目安量と目標量**です。体重，運動量が決まれば必要となる総エネルギーも決まるため，例えば，脂質の摂取量が増えれば炭水化物の摂取量は減ることになります。このような理由から，脂質の食事摂取基準は**総エネルギーに占める割合**で表すことになります（表3）。

　0〜5か月の乳児では脂質の総エネルギーに占める割合（脂肪エネルギー比率）は**50%エネルギーが目安量**となっています。これは，乳児にとっては母乳が理想的な栄養源であることから，母乳の脂質成分と哺乳量から算出されたものです。

表3 脂質の食事摂取基準〔脂質の総エネルギーに占める割合（脂肪エネルギー比率）：%エネルギー〕（男女とも同じ）

年　齢	目安量	目標量[†]
0〜5か月	50	−
6〜11か月	40	−
1歳以上	−	20〜30

日本人の食事摂取基準（2020年版）より抜粋

[†]　目標量：生活習慣病の予防のために，現在の日本人が当面の目標とすべき摂取量

④ 炭水化物 carbohydrate と食物繊維 dietary fiber

　炭水化物の望ましい摂取量は，蛋白質と脂質をそれぞれ適度に摂取している条件下において，これらに由来するエネルギーと推定エネルギー必要量の差として決定されます。**1歳以上の小児・成人では男女ともその目標量（炭水化物エネルギー比率）は50〜65%エネルギー**と定められています。なお，乳児（0〜11か月）については，目標量を設定する根拠がないため定められていません。

　また，**食物繊維**の食事摂取基準については，1〜5歳の小児における摂取量の評価が難しく，摂取実態の詳細が明らかになっていないため，**乳児・小児（0か月〜5歳）の目標量（g/日）は定められていません**。小学生（6〜11歳）は10〜13g/日以上，中学生（12〜14歳）は17g/日以上とされています。

⑤ ビタミン vitamin の食事摂取基準

　水溶性ビタミン[*1]は尿中に排泄されるので，たくさん与えても問題ありませんが，**脂溶性ビタミン**[*2]は**過剰摂取に注意**が必要です（表4）。ビタミン欠乏症とその症状については「ビタミン類の代謝異常」の項（☞p.284）で確認してください。

表4 **ビタミンの食事摂取基準**（数値は目安量で，男女とも同じ）

	ビタミンB_1（mg/日）	ビタミンB_2（mg/日）	ビタミンC（mg/日）
0〜5か月	0.1	0.3	40
6〜11か月	0.2	0.4	40
	ナイアシン（mgNE/日）	ビタミンA（μgRAE/日）	ビタミンD（μg/日）
0〜5か月	2	300（600）	5.0（25）
6〜11か月	3	400（600）	5.0（25）

日本人の食事摂取基準（2020年版）より抜粋

※ （ ）内数値は耐容上限量で，健康障害をもたらすリスクがないとみなされる習慣的な摂取量の最大限度量

⑥ 無機質 mineral の摂取基準

　ここでは小児でも不足しがちなカルシウムと鉄について解説します。

■ カルシウム calcium

　母乳に含まれているカルシウムは，児に吸収されやすいという利点があります。しかし，不足しがちな無機質であり，乳児用調製粉乳等で補う必要があります。カルシウムが不足するとテタニー[*3]を招きます。

　カルシウムの食事摂取基準を表5に示します。

表5 **カルシウムの食事摂取基準**（mg/日）

性別	男性		女性	
年齢	推奨量	目安量	推奨量	目安量
0〜5か月	−	200	−	200
6〜11か月	−	250	−	250
1〜2歳	450	−	400	−
3〜5歳	600	−	550	−

日本人の食事摂取基準（2020年版）より抜粋

■ 鉄 iron

　乳児が成長していくうえでは，母乳の鉄分だけでは足りません。生後6か月くらいまでは，胎児期に蓄えた鉄を消費しながら成長します。十分に鉄を蓄える間もなく生まれてしまった早産児

＊1　水溶性ビタミン water-soluble vitamin
　ビタミンは，栄養素のうち糖質，蛋白質，脂質，無機質以外の人体に必要な微量の有機物の総称で，体内の代謝を調節する働きがあります。水溶性ビタミン（ビタミンB群，ビタミンC）は，体内で補酵素として機能します。
＊2　脂溶性ビタミン fat-soluble vitamin
　水溶性ビタミンとは異なり，酵素作用はありませんが，活性化されて各種の機能に関与します。ビタミンA，D，E，Kがあります。
＊3　テタニー tetany
　低カルシウム血症の場合，神経の興奮が強まって手指が硬直し，やがて全身の筋肉に攣縮が生じます。これをテタニーと呼びます。重症になると，喉頭筋や呼吸筋にまで攣縮が及んで窒息したり，てんかん様の意識消失発作に発展することもあります。

第2章　栄養

は，鉄欠乏性貧血を起こしやすくなります（晩期貧血）。

また，**離乳**が始まると**鉄欠乏**を来す危険は一層高まるため，緑黄色野菜，卵，肉（レバー）など，鉄分を多く含んだものを与える必要があります。鉄欠乏の一般的症状は，動悸，めまい，息切れなどですが，小児では顔色が悪い（青白い），機嫌が悪い，元気がない，などの状態で気づかれます。また，神経伝達物質の代謝が阻害されることから，中枢神経の機能障害が現れます（幼児期以降では，多動，無表情，短気，注意力散漫など）。

鉄の食事摂取基準を表6に示します。

表6 鉄の食事摂取基準（mg/日）

性別	男　性				女　性			
年齢	推定平均必要量	推奨量	目安量	耐容上限量	推定平均必要量	推奨量	目安量	耐容上限量
0〜5か月	–	–	0.5	–	–	–	0.5	–
6〜11か月	3.5	5.0	–	–	3.5	4.5	–	–
1〜2歳	3.0	4.5	–	25	3.0	4.5	–	20
3〜5歳	4.0	5.5	–	25	4.0	5.5	–	25

日本人の食事摂取基準（2020年版）より抜粋

B　母乳および乳製品

離乳が完了する1歳ころまでの食事は，母乳と人工乳が主体です。母乳が最も好ましいということに異論はありませんが，母乳にも人工乳にも長所と短所があるのも事実です。これは，その組成に起因するところが大です。

① 母　乳 breast milk

> **STEP**
> 母乳は，初乳→移行乳→成熟乳と変化する
> 初乳は栄養源としてよりも，感染防御としての役割が大きい

■ 乳汁分泌 lactation

下垂体前葉から分泌される**プロラクチン**[*1]および後葉から分泌される**オキシトシン**[*2]の働き

---

*1　プロラクチン prolactin
アミノ酸で構成されるペプチドホルモンの一種です。乳汁分泌作用，乳腺発育作用，性腺抑制作用をもちます。
*2　オキシトシン oxytocin
プロラクチンと同様に，アミノ酸で構成されるペプチドホルモンの一種です。子宮筋収縮（陣痛）促進作用のほか，乳児の乳頭吸引刺激によって分泌され，乳管から乳頭への乳汁射出作用を発揮します。

により，分娩後に乳汁分泌が始まります。また，児が乳首を吸うこと（吸啜刺激）もこれら2つのホルモンの分泌を促して乳汁分泌を促進させます。分娩直後は，エストロゲン*1 とプロゲステロン*2 の作用が残っていることや児からの吸啜刺激が弱いことから乳量は少ないのですが，時間の経過とともに増加していきます。

母乳の成分も次第に変化し，10日ほど経過すると一定した成熟乳（永久乳）となります。

初　乳 colostrum

分娩後最初の数日間にみられる乳です（図1）。帯黄色，粘稠，濃厚，アルカリ性を示し，量も少なめです。

初乳には分泌型IgA，リゾチーム lysozyme，ラクトフェリン lactoferrin といった抗菌性物質が含まれるという特徴があります。つまり，初乳は栄養源としてよりは，免疫力の低い新生児に対して，それを補うように働くことを主たる役割としています。

また，初乳には胎便の排泄を促す作用があります。

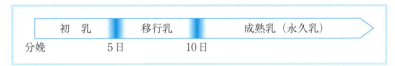

図1　母乳の変化

成熟乳（永久乳） mature milk

出産後数日を経過すると，**乳汁潮来**と呼ばれる乳の分泌量が急増する時期を経て（**移行乳**），白〜帯黄白色，芳香を有する，甘い**成熟乳**となります。

母体から排泄されているプレグナンジオール*3 が含まれるため，生後1週ころから**母乳黄疸**の出現する原因となります（☞p.119）。人工栄養のみで育てられている児にはこの黄疸は認められません。

初乳と成熟乳の比較

成熟乳より初乳に多いのは，蛋白質（ラクトアルブミン lactalbumin，グロブリン globulin）と灰分（有機物を完全に燃やした後に残る不燃性の残留物質で，カリウム，カルシウム，ナトリウム，鉄，リンなど，つまりミネラル）です。

---

*1　エストロゲン estrogen
　下垂体前葉から分泌されるゴナドトロピン（☞p.21脚注）の刺激によって卵胞と黄体から分泌される性ステロイドホルモンで，卵胞ホルモンあるいは女性ホルモンとも呼ばれます。

*2　プロゲステロン progesterone
　下垂体前葉から分泌されるゴナドトロピンの刺激で，卵胞が黄体に変化することによって分泌される性ステロイドホルモンで，黄体ホルモンとも呼ばれます。妊娠中期以降では胎盤からも分泌され，妊娠を維持します。

*3　プレグナンジオール pregnanediol
　卵巣の黄体や胎盤，精巣あるいは副腎において産生されたプロゲステロンの代謝産物です。

逆に，成熟乳より初乳に少ないものは，乳糖，脂肪，熱量です。

② 人工栄養 artificial feeding

母乳が十分に分泌されない場合や母乳を与えられない場合などに，加えて母乳の欠点を補う目的で人工栄養が開発されました。明治時代には牛乳や加糖練乳（コンデンスミルク）が用いられたこともありましたが，現代になってからは乳児用調製粉乳が主体となっています。

③ 母乳，牛乳，乳児用調製粉乳の特徴

▌母乳と牛乳の比較

> **STEP**
> 母乳と牛乳では
> ・総エネルギー，脂質，水分，鉄分はほぼ同じ
> ・母乳に多いのは糖質とビタミン類（K以外）
> ・牛乳は，乳児の腎臓や消化器系への負荷が大きい

現在では牛乳をそのまま母乳の代替として用いることはありませんが，医師国家試験では近年まで母乳と牛乳の成分を比較する問題が出題されていたため，本項を設けました。

母乳と牛乳は，総エネルギー，脂質，水分，鉄分はほぼ同量です。母乳の方が多いものは糖質（牛乳の約2倍）とビタミン類（K以外）です。母乳では乳糖が主体です（腸管内を酸性に保ち，ビフィズス菌の活動を促進させ，カルシウム吸収も促進させる）。

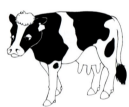

● **蛋白質** protein

母乳は牛乳に比べ，アルブミンとグロブリンが多く，カゼインが少なくなっています。総蛋白量は牛乳の方が多く（p.43表7），腎臓への負担が大です。カゼインは，リン酸を含む複合蛋白質で，母乳の蛋白の40～50％，牛乳の80％を占めます。

アミノ酸でみると，シスチン cystine のみが母乳に多く，それ以外は牛乳の方が多くなっています。

● **脂　質** lipid

母乳では不飽和脂肪酸が多い（必須脂肪酸の割合も高い）のに対し，牛乳では飽和脂肪酸が多くなっています。牛乳はカゼインも多いため，消化吸収が良くありません。

● **ビタミン** vitamin

ビタミンA，C，D，E，ニコチン酸（ナイアシン）は母乳＞牛乳ですが，それでもビタミンDは母乳のみでは不足しがちです。さらに母乳の問題点はビタミンKが少ないことです。ただし，牛乳も母乳同様にビタミンKは少なくなっています。

● **無機質** mineral

牛乳の方がカルシウム calcium もリン phosphorus も多く含んでいます（p.43表7）。母乳の方

が多いのは銅だけです。カルシウムが多い牛乳は，乳児の成長には良い影響を与えるだろうと思うのは誤りです。**牛乳**はリンも多く含むので，**過剰に摂取**すると**低カルシウム血症やテタニー**（☞p.39脚注）を起こすことがあります。

🔵 牛乳はいつから与えるか？

ナトリウム，カルシウム，リンが多く含まれる牛乳は乳児の腎に対する負荷が大きく，乳児期の栄養源としては適していないといえます。したがって，牛乳を与えるとすれば，離乳の完了する**1歳以降が望ましい**時期となります。

乳児用調製粉乳 powdered infant formula（PIF）

🔵 乳児用調製粉乳とは

いわゆる"育児用粉ミルク"の正式名称が乳児用調製粉乳です。代用乳というべき牛乳の欠点，および**母乳に不足している鉄とビタミンKを補強**しつつ，母乳の長所を生かした理想の人工乳を目指して誕生したのが調製粉乳で，健康増進法による**特別用途食品**です。**原料は牛乳**ですが，蛋白質，カルシウム，無機質，脂肪酸などの諸成分の組成を母乳に近づけるべく種々の改良を加えられて現在に至っています。乳児用調製粉乳の成分と分量は"乳児用調製粉乳たる表示の許可基準"で定められています。なお，乳児用調製粉乳のエネルギーは67kcal/100mL前後です（表7）。

🔵 乳児用調製粉乳の成分と特徴

● 蛋白質 protein

牛乳に含まれている消化しにくいカゼインとラクトグロブリン lactoglobulin を減らして，シスチンとラクトアルブミンを添加しています。100mL当たりの蛋白質を比較すると，母乳1.1g, 牛乳3.3g, 乳児用調製粉乳1.5gとなりますが（表7），質が異なることに注意してください。尿素サイクル活性化を期待してアルギニン*を添加している乳児用調製粉乳もあります。

表7 母乳（成熟乳），牛乳，調製粉乳の成分比較

栄養成分	母 乳 (100g)	牛 乳 (100g)	調製粉乳 100mL† (標準濃度13%)
エネルギー（kcal）	61	61	66.4〜68.3
蛋白質（g）	1.1	3.3	1.5〜2.2
脂質（g）	3.5	3.8	3.5〜3.6
炭水化物（g）	7.2	4.8	7.0〜7.7
カルシウム（mg）	27	110	44.4〜51.3
リン（mg）	14	93	24.7〜28.3
ナトリウム（mg）	15	41	15.2〜19.5
鉄（mg）	0	0	0.70〜0.90

† 調製粉乳の成分は製造メーカーによって多少異なるので，その大まかな範囲を記載した。
母乳および牛乳は〔日本食品標準成分表2020年版（8訂）より〕

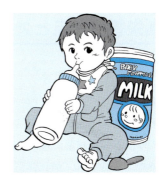

---

* アルギニン arginine
アミノ酸の一種で，尿素サイクルの中間体です。成長ホルモンの分泌促進に関与しています。

⬤ 脂　質 lipid

　牛乳の脂肪分を約70％取り除き，代わりに植物油を添加することで不飽和脂肪酸（特に必須脂肪酸のリノール酸）含有量を増量させています。乳児用調製粉乳に含まれる脂質は，100mL当たり約3.5gと母乳と同等です。

⬤ 炭水化物 carbohydrate

　不足する炭水化物の補充としては，ショ糖ではなく，乳糖やビフィズス菌育成因子と考えられているオリゴ糖を添加しています。炭水化物の含有量は7.3g/100mL前後で，わずかに母乳より多い程度です。

⬤ 無機質 mineral

　特にナトリウム含有量を低下させ，腎臓に対する溶質負荷を軽減しています。また，カルシウムとリンも母乳に近づけています。

　また，前述したように，**母乳のみでは6か月以降に鉄欠乏を生じやすく**なります。したがって，4か月以降は乳児用調製粉乳などによる鉄の補充が必要です。

⬤ 微量元素 trace element とビタミン vitamin

　乳児用調製粉乳には，亜鉛や銅などの微量元素が添加されています。

　ビタミン類として添加されているのは，ビタミン A，B_1，B_2，ナイアシン（ニコチン酸），C，D，K です。

🔲 乳児用調製粉乳の作り方

　"濃すぎると高電解質血症，脱水症，夏季の発熱の原因となり，薄すぎると栄養が低下する"という理論のもとに，12〜14％に調製します。

C　母乳栄養

❶ 母乳栄養の利点と欠点

🔲 利　点

🔵 免疫能

　母乳に含まれる IgA（☞p.123「出生後の抗体値の変化」の項）の働きで，腸管病原性大腸菌などのグラム陰性桿菌に対する腸管の免疫能が高まります。また，ラクトフェリン，補体，リゾチームなども含まれ，消化管粘膜表面を病原体から保護する受動免疫として働きます。ただし，IgA は初乳には多いものの，1か月を過ぎるころには著減します。IgA は消化管壁を守れますが，呼吸器感染は予防できません。

　一方，腸内細菌叢がビフィズス菌優位となることは免疫能を高める要因の1つです。したがって，母乳栄養児では腸内細菌叢がビフィズス菌優位になるため，人工栄養に比べて便が軟らかくなり，排便回数も多くなります。

自然な脱水予防

外気温34℃で考えた場合，母乳のほかに水分を補充しなくても児が脱水に陥ることはありません。体が最終代謝産物を排泄するのにはある程度の水が必要となりますが，母乳なら水分を別途摂取しなくても十分に老廃物を排出できます。

他の疾病に対する特徴

乳児用調製粉乳には異種蛋白が存在することから抗原となり得るのに対して，母乳栄養児では気管支喘息（☞p.187）などの**アレルギー疾患が生じる率も低く**なっています。また，壊死性腸炎（☞p.386）は，複数の要因が働いて特に極低出生体重児において，腸管壁に壊死が起こる疾患ですが，本症の発症率は人工栄養児より母乳栄養児の方が低くなっています。

栄養効率と簡便性

栄養効率

母乳は，乳児にとって消化しやすい成分が多く，栄養効率が高いとともに，下痢を来すことも多くありません。母乳は生後3か月までに限るなら天然の完全栄養食品といえます。

簡便性

人工栄養の場合には，哺乳瓶やゴム乳首などの洗浄や消毒，そして清潔に保存しなければならないなどの面倒な作業を要しますが，母乳ならば児が欲しがるときにすぐに与えることができるというメリットがあります。

■ 欠　点

> **STEP**
> 母乳のみで育てる場合の問題点は，遷延性黄疸と，ビタミンD，ビタミンK，鉄の不足

母乳は，新生児の**遷延性黄疸**（☞p.119「母乳黄疸」の項）の原因となることがあります。この場合は，胆道閉鎖症（☞p.402）や新生児肝炎（乳児肝炎）（☞p.399）との鑑別が必要になります。また，鉄不足による**鉄欠乏性貧血**を来すこともあります。

そのほかに，ビタミンD欠乏性くる病（☞p.284）や，ビタミンK欠乏により新生児メレナや頭蓋内出血（☞p.286）に代表される新生児出血性疾患を招くことがあります。

② 母乳栄養の確立

> **STEP**
> 授乳時間が15～20分/回，授乳回数が7～8回/日をもって母乳栄養確立とする

児に母乳を与えることは免疫や栄養の面だけでなく，母子の絆を強めるうえでも非常に重要で，児の情緒面の発達に欠かすことができないスキン・シップ（skin-ship というのは和製英語で，正確には physical contact と表現すべき）と考えられています。

ちなみに，ユニセフと世界保健機関（WHO）が，母乳育児の推進のために産科施設とその施

設で働く人が実行すべきことを示した『母乳育児を成功させるための10か条』には，"母親が分娩後30分以内に母乳を飲ませられるように援助をすること"が挙げられています。

ただし，前述したように，生後数日で訪れる乳汁潮来までは十分な量の母乳が分泌されないため（成熟乳となってようやく分泌量が増加），この間は必要に応じて乳児用調製粉乳で補うようにします。新生児期を含む乳児期のはじめころは，児が望むだけ母乳を与えて構いません。したがって，この時期の授乳回数は1日に15回に及ぶこともまれではありません。

成熟乳となったら1回15～20分程度，1日に7～8回の授乳となり，ここで母乳栄養が確立します。

③ 母乳栄養の授乳技術

STEP 体重増加不良，哺乳に20分以上かかる，児が乳首を離さない，授乳後すぐ泣き始める，便秘がち，などの場合は母乳不足を考える

授乳回数

生後2か月くらいまでは1日に7～8回の授乳を行います。これは約3時間に1回の間隔で，成長に従って4時間おきに4～5回/日と授乳回数は減少します。

しかし，ここで大切なのは正確に4時間間隔で授乳するのではなく，上述したように，児が欲しがるときに満足するだけ与えるということです。母乳は飲みすぎても，消化・吸収はもちろん，腎臓への負荷も全く心配する必要はありません（乳児用調製粉乳も，改良された現在では，それほど問題にはならない）。

母乳不足

母乳分泌が良好で児が健康であれば，哺乳力が良好な場合，1回の授乳時間は15～20分です。児は初めの5分で哺乳量の約2/3を，次の5分間に約1/3を，最後5～10分間に残りのわずかな量を飲みます。

体重増加が不良，哺乳が20分以上，児が乳首をはなさない（通常，満ち足りると飲むのをやめ，授乳後すぐに眠る），授乳後すぐ泣き始める，夜泣きが多い，2時間ごとに哺乳している，便秘がちである，などの場合，しばしば母乳の分泌量が不足しています。1か月健診で体重増加不良をきっかけとして母乳不足が判明することもあります。母乳が不足しているときは原則として乳児用調製粉乳で補充します。

④ 混合栄養 mixed feeding

母乳と乳児用調製粉乳を併用する方法を混合栄養といいます。母乳が十分に分泌されないときや，生活上の利便性などから用いられます。ただし，既述のように生後3か月までは母乳のみで栄養することが望ましく，母乳分泌の生理面でも，母乳を与えることが少なくなると分泌そのものが悪くなることもあります。

⑤ 授乳の禁忌

> **STEP** 授乳の禁忌は，母親の HIV や HTLV-1 の感染，向精神薬の長期内服など

母乳の禁忌や与えるべきでない場合があるため，表8に列挙します。

表8 母乳の禁忌および与えるべきでない場合

- 母親に，心不全，慢性腎炎，悪性腫瘍など体力の消耗を助長するような重篤な疾患がある。
- 母親が，甲状腺機能亢進症，てんかん，精神疾患などのために乳汁へ移行する薬物を長期間にわたり投与されている。
- 母親が，活動性結核や急性感染性疾患に罹患している場合，HIV感染者の場合，成人Ｔ細胞白血病（HTLV-1感染）の場合は，母乳から感染し得るため，人工栄養にする方が安全とされている（長期母乳栄養の15～40％の児がHTLV-1キャリアになるといわれている）。なお，HBキャリアの場合，HBワクチンとHBグロブリンを児がきちんと受けていれば母乳は可である。
- 次児を妊娠している場合，母乳を与えていると胎児に対する栄養補給が低められてしまうと考えるのが一般的である。

D 離 乳
weaning

> 離乳とは，母乳や乳児用調製粉乳を完全に止めたことをいうのではなく，"乳汁だけの栄養を受けている乳児に，いろいろな半固形食を与えて，徐々にその硬度，量，種類を増やし，固形食へ移行させる過程"をいいます。また，果汁，野菜スープ，みそ汁の上澄みを与え始めても離乳の開始とはなりません。

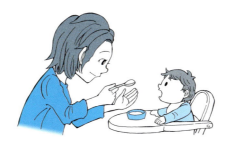

① 離乳のスケジュール

開始時期と初期の目的

離乳開始の目安となるのは，"首のすわりがしっかりしている"，"支えてやると座れる"，"食

べ物に興味を示す（親の食事をじっと見ている，よだれを流すなど）"，"スプーンを口に入れても，舌で押し出すことが（舌の挺出反射）少なくなる"などが挙げられ，時期としては生後5〜6か月ころです（表9）。

　　にも記載したように，穀類，卵，魚肉，野菜を混ぜて半固形食にしたものを与え始めたときをもって離乳を開始したといいますが，離乳初期はまだ乳汁が児の栄養の大部分を担っています。この時期は，ものを噛んで飲み込むという行為に慣れることが主な目的です。

進め方の目安

　　生後5か月の乳歯の数は0本なので，なめらかにすりつぶした状態で与えます。表9の調理形態のところに，7〜8か月ころには"舌でつぶせる固さ"，9〜11か月ころには"歯ぐきでつぶせる固さ"，という記載がありますが，これには乳歯数も関係しています。

表9　離乳食の進め方の目安

| | | | 離乳の開始　　　　　　　　　　　　　　　　　　　　　　➡　離乳の完了 | | | |
			生後5〜6か月ころ	7〜8か月ころ	9〜11か月ころ	12〜18か月ころ
食べ方の目安			1日1回1さじずつ	1日2回	1日3回	1日3回
食事の目安（調理形態）			なめらかにすりつぶした状態	舌でつぶせる固さ	歯ぐきでつぶせる固さ	歯ぐきで噛める固さ
1回当たりの目安量	Ⅰ	穀類（g）	つぶしがゆ	全がゆ（50〜80）	全がゆ（90）〜軟飯（80）	軟飯（90）〜ご飯（80）
	Ⅱ	野菜・果物（g）	すりつぶした野菜	20〜30	30〜40	40〜50
	Ⅲ	魚（g） または肉（g） または豆腐（g） または卵（個） または乳製品（g）	慣れてきたらつぶした豆腐・白身魚・卵黄等	10〜15 10〜15 30〜40 卵黄1〜全卵1/3 50〜70	15 15 45 全卵1/2 80	15〜20 15〜20 50〜55 全卵1/2〜2/3 100

授乳・離乳の支援ガイド（厚生労働省，2019年改定版）より抜粋

調製粉乳の併用と離乳の完了

　　栄養の大部分が母乳や調製粉乳でなく，離乳食から賄われるようになったときをもって離乳が完了したと判断しますが，これは通常生後12〜18か月ころです（表9）。この間は離乳食のほかにも母乳または乳児用調製粉乳やフォローアップミルク（9か月以降に不足しがちなビタミン，鉄，カルシウムなどを強化して作られている）も摂取しています。

　　その目安として，生後5〜6か月ころには母乳または乳児用調製粉乳は児の欲するまま，7〜8か月ころには母乳は児の欲するまま，乳児用調製粉乳は1日3回程度，9〜11か月ころには母乳は児の欲するまま，乳児用調製粉乳やフォローアップミルクは1日2回程度それぞれ与えます。離乳の完了する12〜18か月ころには母乳または乳児用調製粉乳やフォローアップミルクは，児の離乳の進行や完了の状況に応じて与えます。なお，蛋白質や鉄が食事から摂れていれば，フォローアップミルクは不要です。

② 離乳期の栄養不足

　母乳のみでは，5か月を過ぎると栄養素の不足が生じてくるため，離乳期の食品内容には注意が必要です。特に離乳後期には**カルシウム**や**鉄**が**不足しがち**ですから，それらを含む食品を離乳食として与えるようにする必要があります。

- カルシウムを多く含む食品：煮干し，いわし丸干し，ひじき，ごま，牛乳
- 鉄分を多く含む食品：ひじき，めざしの煮干し，豚レバー，ほうれん草

　また，フォローアップミルクは鉄やカルシウム，ビタミンC・Dなどの補給を主目的として，生後9か月以後〜1歳6か月くらいまでの児に飲ませることがあります。

③ 幼児期以降の栄養について

　現在のわが国では，食べるものがなくて栄養失調症に陥るということは事実上存在しないにもかかわらず，スナック菓子を代表とするジャンクフードの氾濫から，必ずしも子どもの成長にふさわしい食生活環境とはいえません。

　近年は，ビタミンB_1を含まないジャンクフードや清涼飲料水の摂りすぎに起因する脚気[*]がみられるようになっています。

　また，カロリー過多とならないように，蛋白質も動物性と植物性のバランスをとるように心がけ，不足しがちな鉄分やカルシウムをはじめ，ビタミンA，Dの摂取に留意する必要があります。

E｜栄養不良
malnutrition

● 原　因

　食事の欠陥が第一で，栄養失調症の多くが開発途上国に認められます。わが国では，小児の消化・吸収障害，代謝障害，体質といった原因が主ですが，**栄養の知識に乏しい保護者**による**調理**であったり，**虐待**により食事を与えなかったり，といったケースもあります。

● 消化・吸収障害

　主なものとして，慢性下痢症，肥厚性幽門狭窄症（☞p.376），噴門弛緩症（☞p.374「胃食道逆流症」の項）などが挙げられます。

● 代謝障害

　主なものとして，脳障害，先天代謝異常，感染症，甲状腺機能亢進症（☞p.223）などが挙げられます。

● 体　質

　主に早産・低出生体重児で，これらの児は，乳糖や脂肪の消化吸収力が弱いために栄養不良を来します。

---

* 　脚　気 beriberi
　ビタミンB_1の欠乏によって生じる疾患で，多発性神経炎，浮腫，心不全を三徴とします。

第2章　栄　養　49

● 症　状

　当然，**体重増加は不良**です。顔色は悪く，貧血，便秘や下痢を認めたり，易感染性を示します。

　また，**ツルゴール** turgor（皮膚の緊張）**の低下**がみられます。実際には，上腕，臍の横，大腿内側などの皮膚を皮下脂肪と一緒に2秒ほど指先でつまんで，その弾力性を確認します。正常乳児ではゴムボールのような弾力がありますが，栄養障害や脱水症などが存在すると弾力性が低下し，"軟らかい餅を摘んだとき"のように感じられ，重症例では，摘んだ跡がそのまま皺の状態で残ります。

第3章
診察と治療
clinical examination and emergency treatment

A | 小児診察の基本

■ 診察の手順

> **STEP** 舌圧子や耳鏡などの苦痛を与える検査は最後に行う

● 先ず初めは

児の入室時の表情を観察し，保護者に児の名前を言ってもらい，本人であることを確認します。その後問診へと移ります。問診は全身症状と臓器症状に分けて行います。

● 次いで

理学的診察を行いますが，その一般的な手順としては大泉門を触れ，胸部聴診，腹部聴診，触診〔腹部，鼠径部（ヘルニアの有無），陰嚢（停留精巣，陰嚢水腫の有無）〕を行い，頸部リンパ節を触れ，結膜の診察，腰・背部視診（仙骨部皮膚洞の有無）を行います。

また，深部反射などの神経学的検査も児がリラックスしていないと評価が難しいため，児が泣いてしまうような診察の前に行います。

● 最後に

舌圧子を使用する咽頭の診察や，耳鏡を用いた鼓膜の診察など，苦痛を伴う診察は最後に行います。これらの診察を先に行うと児が泣いてしまい，以後の診察の協力を得られなくなってしまうからです。

● 診察時の姿勢

寝返りをしない5か月以前の乳児は診察台に寝かせて診察しますが，5か月以降の乳児は寝かせると嫌がるので，母親の膝に抱かせて座らせます。2歳以上では診察用椅子に座らせるか，立たせます。落ち着きがなかったり不安が強かったりする場合は，母親に軽く抱かせて診察します。

■ 診察のポイント

家族（親）からの医療面接を行う際には，親の話を丁寧に聞くことが信頼関係の確立のために重要です。

また，幼児の場合には不安感を与えないように，診察しながら声をかけたり，児と同じ目線で話しかけたりすることが，診察を円滑に行うためのポイントになります。

落ち着きがなく歩き回ったり，泣いたり騒いだりする児にも，その行動を観察しながら，忍耐強く接します。

■ 全身状態の診察

まず，入室時の児の観察が重要です。乳児では，元気がないあるいは活動性の低下の判断には，低体温，不規則な呼吸や無呼吸，無欲顔貌，皮膚緊張低下，冷感なども参考になりますが，第一は泣き声です。**泣き声が弱々しいと感じられたら要注意**です。

第3章　診察と治療　51

身体各部の診察

頸部

頸部リンパ節の触診では，大きさ，形状，個数，圧痛の有無などに注意します．正常乳幼児でも頸部に米粒大のリンパ節をいくつか触れることはしばしばあることです．

口腔・咽頭

口蓋の様子（高口蓋など），咽頭および咽頭扁桃の状態（発赤，腫脹など）に注意します．小児では**口蓋扁桃は生理的肥大**があり，**5〜7歳で最大**となります．

口蓋扁桃肥大の分類を表1に示します．小児の多くは**第2度肥大**を来していますが，病的ではありません．

> **表1　口蓋扁桃肥大の分類**
>
> - 第1度肥大：口蓋扁桃が前口蓋弓よりわずかに突き出る程度の軽度な肥大
> - 第2度肥大：口蓋扁桃が前口蓋弓よりかなり突き出た状態
>   （ただし，これは幼児期には生理現象として起こる通常の状態）
> - 第3度肥大：口蓋扁桃が口蓋垂の近くにまで肥大した状態

腹部

触診では，腹筋の緊張，腹水，腫瘤，圧痛などの有無に注意します．なお，圧痛がある場合には触診は温和に行い，圧痛の最強点には最後に触れるようにします．

乳幼児で，肝を右肋骨弓下に2〜3cm触れるのは**正常所見**です．また，乳幼児で脾の下端を左肋骨弓下に触れるのも正常所見ですが，2cm以上触れれば病的と判断します．

鼠径部に小豆大のリンパ節を触知することは，正常児でもみられる所見です．

> **参考**
>
> **腹部腫瘤** abdominal mass
>
> 新生児や乳幼児では，正常でもしばしば肝臓や脾臓を触知します．硬さ，境界の整・不整，表面の性状から，正常か否かを判定します．もちろん，腹部超音波検査は診断に有用です．
>
> 腹部腫瘤を呈する特徴的な疾患の触診位置を図1にまとめます．

図1　小児腹部腫瘤の触診所見・位置の特徴

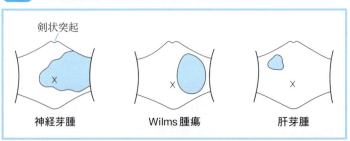

B 小児に対する薬剤投与の留意点

① 投与法と投与量

STEP 薬の投与量は，3歳で大人の1/3，8歳で1/2

投与法は可能な限り経口投与とします。ただし，**6歳未満では誤飲の危険**があるため，錠剤やカプセルは避けてシロップのような**液剤**で与えます。

薬剤の**投与量の算出**には，体重よりも**体表面積を基にして換算**する方が好ましいといえます。薬物血中濃度は，薬剤が分布する容積に影響を受け，この容積に相当するのが細胞外液量です。そして，細胞外液とよく相関する身体計測値が体表面積です。体表面積算出には，次に示すAugsberger式が頻用されています。

$$小児薬用量＝成人薬用量×（年齢×4＋20）/100$$

また，このAugsberger式をさらに単純化したものとして Harnack換算表（表2）があります。この表には新生児がありませんが，新生児については1/10〜1/8とします。

表2 Harnack換算表

3か月	6か月	1歳	3歳	7.5歳	12歳
1/6	1/5	1/4	1/3	1/2	2/3

※成人の薬用量を1としたとき

② 副作用 side effect と医原病 iatrogenic disease

STEP 薬剤による医原病の可能性
- **クロラムフェニコール→灰白症候群，再生不良性貧血**
- **テトラサイクリン→歯牙黄染，骨発育障害，光線過敏症**
- **ビタミンK，サルファ剤→核黄疸**

薬剤による主な医原病を表3（p.54）に示します。抗菌薬のクロラムフェニコール chloramphenicol とテトラサイクリン tetracycline，ビタミンK，化学療法薬のサルファ剤sulfa drug は特に有名です。

乳幼児に対するクロラムフェニコールの投与は再生不良性貧血の危険があり，テトラサイクリンの投与は歯牙黄染を起こすことがあることから，通常小児には使用を避けます。また，感染症における第一選択薬は，広域スペクトルを有するペニシリンのアンピシリン ampicillin（アミノベンジルペニシリン aminobenzylpenicillin：ABPC）が原則となっていますが，耐性菌の出現から，一概にこれを投与する訳にもいかなくなりつつあります。

また，**低出生体重児**および**新生児**では**サルファ剤の投与は禁忌**です。これは血清アルブミンに結合しているビリルビンがサルファ剤に置換されて遊離し，脳に入り核黄疸（ビリルビン脳症

☞p.117）を起こすからです。

サルファ剤はこれと同じ理由で妊娠末期の妊婦への投与も禁忌です。また，ST合剤も妊婦あるいは妊娠の可能性のある女性への投与は避けなければなりません。

表3　薬剤による主な医原病

時　期	薬剤，その他	医原病
新生児期	ビタミンK₃，K₄ サルファ剤	高ビリルビン血症→核黄疸（ビリルビン脳症）→脳性小児麻痺
	クロラムフェニコール	灰白症候群（理由はよくわからないが，皮膚が灰色になる）
	テトラサイクリン	カルシウムとのキレートによる骨発育障害，エナメル質形成不全，歯牙黄染，脳圧亢進（よって骨形成の盛んな乳幼児には原則として用いない）
	過剰酸素	後水晶体線維形成症（未熟児網膜症）
乳児期	ビタミンA	脳圧亢進，骨腫脹，皮膚変化
	ビタミンD	高カルシウム血症
	ニューキノロン	関節障害
全小児期	ステロイドホルモン	高血圧症，易感染症，低カリウム血症，精神障害，胃・十二指腸潰瘍，身長発育抑制，骨粗鬆症，Cushing症候群
	蛋白同化ホルモン	肝障害
	利尿薬	低カリウム血症
	ペニシリン	アナフィラキシーショック
	テトラサイクリン	Fanconi症候群，光線過敏症，胃腸障害（菌交代現象），尿毒症
	クロラムフェニコール	骨髄機能抑制，再生不良性貧血
	ストレプトマイシン カナマイシン	第Ⅷ脳神経障害（アミノグリコシド系）
	サルファ剤 ピリン剤	薬　疹
	筋肉注射	末梢神経障害，大腿四頭筋短縮症（特に大量筋肉注射の反復による）

C　発熱への対処法

● 発熱 fever とは

体温（腋窩温）の基準値は，新生児が36.5～37.5℃，乳児は36.8～37.3℃，幼児は36.6～37.3℃，学童は36.5～37.3℃，そして成人で36.0～36.5℃です。したがって，小児では一般に腋窩温37.5℃以上で発熱していると考えます。発熱は，抗体産生を促す，ウイルスの増殖を抑制する，白血球の貪食能を高めるなど，正常な防御反応といえます。また，**熱の高さは必ずしも重症度と比例しないことに注意します**。例えば，突発性発疹では39℃を超える高熱を示すこともありますが，通常，全身状態は良好です。

発熱で危険を考慮しなくてはならないのは，さほど高熱でもないのに，元気がない，不機嫌，眼や四肢の動きが活発でない，物事に対する反応が鈍い（一方で易刺激性のこともある），哺乳力が低下した，下痢，嘔吐，腹部膨満，呼吸異常などを伴っている場合です。

● 原　因

年齢別にみると，**6歳未満では急性感染症**に起因するものが多く，6歳以上になると感染症以

外のものが占める割合が高くなります。急性感染症では，かぜ症候群，中耳炎，扁桃炎，気管支炎，肺炎に代表される呼吸器感染症，カンピロバクター，サルモネラに代表される消化器感染症，腎盂腎炎などの尿路感染症，さらには髄膜炎や脳炎などの中枢神経系感染症があります。

学童期での感染症としては，冬期ではインフルエンザウイルス感染，夏期ではアデノウイルス感染が最多です。

治　療

STEP　小児の発熱にアスピリン投与は避ける

解熱薬投与の条件

解熱薬を投与すると，熱型を修飾して発熱の原因の診断を困難にする危険があるので，不用意に解熱薬を投与してはいけません。解熱薬の投与は，発熱によって食欲が落ちている，十分な水分摂取ができない，睡眠不足で体力が回復できない，興奮して安静が保てず衰弱が激しい，などの場合に限って行うべきでしょう。

さらに，乳児の場合には原則として解熱薬は使用せず，使用する場合も，過度の体温上昇を呈したときなど，止むを得ない場合に限定します。

解熱薬の種類

解熱薬の作用機序の基本は，プロスタグランジン*の生合成阻害です（抗炎症作用も同様）。

小児に推奨されているのは，アセトアミノフェン acetaminophen のみです。特にアスピリン aspirin は，Reye症候群（☞p.517）のリスクファクターと考えられるため，水痘やインフルエンザ罹患児には用いませんし，他の原因による発熱であっても，小児には用いません（川崎病やリウマチ熱などを除く）。

剤型としては，経口投与では嘔吐の可能性もあることから，坐薬が好まれます（経口より効果の出現も速い）。

発熱の際の一般的介護

小児の環境を快適・清潔に保ち，エネルギー消耗を抑制することが基本です。一般的な上気道感染では，下痢とは異なって電解質喪失は少ないと考え，水分補給は麦茶やみそ汁で十分です。

発熱時に頭を冷やすという行為は，冷却面積が狭く，解熱効果は薄いと今日では考えられています。これは冷却により，涼感が得られるために行っているととらえましょう。

むしろ，首，腋窩などを冷やす方が効果的です。

---

*　プロスタグランジン prostaglandin
　不飽和脂肪酸のリノレン酸，アラキドン酸，エイコサペンタエン酸から，シクロオキシゲナーゼ系を介して合成される生理活性物質で，血管拡張作用や血小板凝集作用などを有しています。

第3章　診察と治療　55

D 小児の救急治療

① 誤飲と急性薬物中毒

異物が消化管に入ってしまった状態が**誤飲** accidental ingestion で、異物が気道に入ってしまった状態が**誤嚥** aspiration です。生後8か月を過ぎ、ハイハイ→つかまり立ち→つたい歩き、というころになると、何でも口に入れるようになります。これは発達の一過程で、正常なことです。したがって、誤飲は6〜11か月の乳児が最も多く、12〜17か月がこれに次いでいます。

なお、誤飲の原因として最も多いのはタバコですが、コインやボタン電池も比較的多くみられます。

誤飲への対処

以下の3つに分けて行いますが、特に一般的処置が重要です。

● 毒物の証明

吐物および排泄物より調べます。また、誤飲時の状況を保護者からよく聴取します。

● 一般的処置

消化管内に入ってしまったが、まだ吸収されていない場合は、催吐と胃洗浄を行います。

● 催　吐

口腔に指を挿入し、咽頭を刺激して行います。また、吐根シロップや塩酸アポモルヒネなどの催吐薬も用います。ただし、吐かせる場合は飲み込んでから**4時間以内**であり、**意識障害を伴っていないこと**が原則です。意識障害があるのに吐かせると誤嚥の危険があります。

なお、意識がしっかりしていても**催吐が禁忌**な場合もあります。それは、酸、アルカリ（ボタン電池の誤飲）、漂白剤といった**腐食性物質**、**灯油**や**ガソリン**、**シンナー**を誤飲した場合です。特に腐食性物質は消化管に壊死や穿孔を起こす危険があります。また、灯油などは気化しやすく、吐かせると気体として気管内に吸い込まれ、少量でも気道粘膜障害から誤嚥性肺炎へ至る可能性があります。

● 胃洗浄

一般的には誤飲後**4時間以内**が有効と考えます。ただし、溶けにくい錠剤や、誤飲前にミルクを飲んでいるなど、まだ吸収され始めていないことが期待できる場合は、4時間を経過しても積極的に行うべきです。胃洗浄は胃内容が透明となるまで繰り返し行います。

単純な胃洗浄は、飲み込んだものが腐食性物質や、灯油などの揮発性物質のときには、吐かせる場合と同様の理由で行えません。したがって、揮発性物質の場合には挿管して呼吸管理を行いながら胃洗浄します。

● 解毒薬

　吸収を遅らせるものと，吸収されたものを中和するものが用いられます。酸やアルカリのような**腐食性物質**では，消化管粘膜に少しでも届かないようにするため，緊急処置として**卵白**や**牛乳**を飲ませます。そのほか，**活性炭**，**酸化マグネシウム**，**タンニン酸**など，毒物を吸着しやすい物質を混ぜて作った解毒薬もあります。

中毒物質とその治療の実際

> **STEP**　乳幼児の誤飲に際しては
> ・金属水銀はほとんど無害
> ・タバコは催吐と胃洗浄を行う
> ・ボタン電池はマグネットカテーテルで摘出

● **医薬品** medicine，**水銀** mercury

　医薬品の誤飲の場合は，何を飲んだかによるので一概にいえませんが，多くの場合で胃洗浄が行われます。

　また，体温計の水銀は金属水銀であり，消化管からはほとんど吸収されません。したがって，誤飲しても無害です。なお，水俣条約により，水銀体温計・水銀血圧計は製造も販売もされなくなりました。

● **タバコ** tobacco

　タバコ1～2本に含まれるニコチンは，致死量に相当します。しかし，実際は乳児が1本全部食べても，ニコチンの催吐作用によって必ず嘔吐するので，実際に胃に残っているのは少量ということがしばしばです。ただし，タバコのニコチンは水に溶出しやすいため，飲み残しの缶ジュースの容器を灰皿として使用し，これを乳幼児が飲み込んでしまった場合には，ニコチンの摂取量ははるかに多くなって危険です。

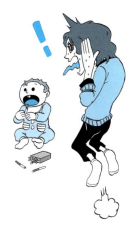

慌てない　乳児はそれほど食べられない！　危険なのはタバコの浸出液の誤飲

◉ 症　状

　嘔吐と顔面蒼白のみの場合は軽症と考えられます。興奮，頻脈，発汗，縮瞳を呈している場合は中等症と考えます。また，けいれん，呼吸困難，血圧低下，散瞳を呈している場合は重症と考えます。

◉ 治　療

　応急処置として，まず嘔吐させます。また，誤飲後の経過時間を確認することも重要です。ニコチンの作用は吸収後1時間前後で最も強くなります。したがって，4～5時間を経過して無症状であれば，経過観察でよいと判断できます。

　中等～重症の場合は，酸化・排出を効率的に行うため，1万倍過マンガン酸カリ溶液で胃洗浄

します。上述したように，**水や牛乳**はタバコからニコチンが溶出し，体内吸収を促進するおそれがあるため，**飲ませてはいけません**。

次に，呼吸筋麻痺を防ぐために，酸素吸入と副交感神経作用の抑制目的でアトロピン[*1]の投与を行います。

● ボタン電池 button battery

● 症 状

ボタン電池の溶出によって，およそ72～144時間後に強アルカリ液が産生されます。その結果，潰瘍を形成し，最悪の場合には消化管穿孔を来します。

● 治 療

ボタン電池は腐食性物質なので，嘔吐させてはいけません。食道や胃にある場合は，X線透視下（図2）で，マグネットカテーテルで摘出します。マグネットカテーテルがない場合や摘出できない場合は，全身麻酔下に内視鏡による摘出を行います。

腸へ移動している場合は，ほとんどが経過観察または下剤投与で排泄されます。腸内で移動が認められない場合，やはり内視鏡による摘出や，外科的処置を行うこともあります。

図2 ボタン電池誤飲のX線写真（110-I-44）

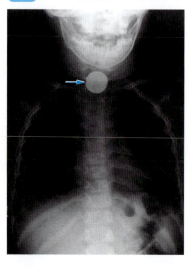

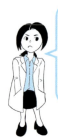

症例は1歳の男児です。ボタン電池（→）を飲み込んだことを主訴に，母親に連れられて来院しました。流涎と軽度の咳嗽を認めますが，呼吸音に異常を認めません。

● 灯油 kerosene，ガソリン gasoline

● 症 状

灯油やガソリンは，消化管からの吸収はあまり多くなく，揮発性を有することからむしろ呼吸器系への障害（誤嚥性肺炎）が問題視されます。したがって，少量の誤飲でも**あえぎ呼吸**[*2]や咳嗽を呈します。大量に誤飲した場合は，呼吸困難やチアノーゼを呈し，肺炎を来して致命的に

[*1] アトロピン atropine
気道分泌物の増加，蠕動運動に伴う腹痛，散瞳，流涎，流涙などのムスカリン様作用を抑える薬剤です。

[*2] あえぎ呼吸 gasping respiration
口を開けて行う深い努力様呼吸で，長い呼吸停止を伴い，1分間に数回の徐呼吸です。

なることもあります。

● 治　療

　前述したように，嘔吐させる，あるいは**胃洗浄**を行うなどは，消化管の壊死や穿孔を惹起することがあるので**禁忌**です。対症的に治療しますが，重症の場合には全身麻酔下で気管挿管のうえで胃洗浄を行います。

● パラジクロルベンゼン paradichlorobenzene

● 症　状

　一般家庭用の**防虫剤**の主成分として，最もよく用いられている成分の1つです。悪心・嘔吐，下痢，腹痛から始まり，興奮，運動失調を呈します。

● 治　療

　緊急時には水を飲ませて嘔吐させます。**牛乳を飲ませて嘔吐させるのは禁忌**です。これは，防虫剤が脂溶性で，牛乳の脂肪分に溶けて吸収を促進するおそれがあるためです。嘔吐させた後は，胃洗浄と塩類下剤の投与を行います。

● ナフタリン naphthalene

● 症　状

　パラジクロルベンゼンよりはるかに高い毒性を有する**防虫剤**です。顔面潮紅，腹痛，下痢，嘔吐，乏尿，血尿，溶血とそれによる貧血，黄疸，メトヘモグロビン血症，けいれん，昏睡を起こします。

● 治　療

　パラジクロルベンゼンと同様に，緊急時は水を飲ませ嘔吐させます。**牛乳が禁忌**なのも同じ理由です。さらに胃洗浄，塩類下剤投与，重曹投与（尿細管において酸性ヘマチン結晶が沈着するのを防ぐ），フロセミド furosemide による強制利尿を行います。

② 異　物 foreign body

🔳 咽頭・喉頭異物

● 原因・症状

　魚骨を原因とするものが多くみられます。

　症状は**嗄声**や**咳嗽**のほか，訴えられる年齢であれば**嚥下障害**が多くみられます。高度なものでは喉頭部の狭窄・閉塞による**クループ**（☞p.306）様の症状が出現します。

　また，こんにゃくを原料とする菓子は，幼小児に誤嚥をもたらして気道が完全に閉塞され，死亡することがあります。

● 治　療

　呼吸困難を呈している場合には，1歳未満では胸部突き上げ法や背部叩打法で，1歳以上では Heimlich（またはハイムリック）法で対処します。緊急を要さない場合は，単純X線撮影やCTで異物の存在をまず確認し，喉頭鏡で摘出します。魚骨などでは直視下に除去できますが，誤嚥物によっては挿管が必要となることもあります。

第3章　診察と治療　59

■ 気管・気管支異物

STEP
乳幼児の気管・気管支異物は
・圧倒的にピーナッツが多い
・Holzknecht徴候が特徴的

● 原 因

原因物質としては，ピーナッツなどの豆類が多く，気管や気管支などの上気道が閉塞します。1〜3歳児の気道異物の90%をこれらの豆類が占めています。

● 症 状

突然，吸気性喘鳴（☞p.291），咳嗽，呼吸困難，体位変換性チアノーゼが出現したときに本症が疑われます。声門下や気管の異物では，窒息死する危険もあることを忘れてはいけません。ただし，気管支に嵌入し少し時間が経過すると，一度無症状となり，さらに少し経過してから異物による刺激と炎症で，咳嗽・喘鳴が再び出現するというパターンも多くみられます。また，無症状で経過して肺炎，無気肺，肺気腫で発症することもあります。

● 検 査

まず，吸気時および呼気時の胸腹部の正・側面を単純X線撮影します。X線非透過性の異物はすぐわかりますが，ピーナッツなどの透過性異物では明らかになりません。

吸気時は気管支が太くなるため気管支と異物の隙間から空気が流入しますが，呼気時には気管支が狭くなるために呼出できなくなります。このような場合は，気管と縦隔には偏位が起こることがあります。また，異物がちょうど気道にはまり込んでチェックバルブ状になると，吸気時に患側肺には空気が入らず，呼気時には空気が出ないようになります（p.61図3）。すると縦隔は，吸気時には患側へ移動し，呼気時は健側へ移動するのが確認されます。これをHolzknecht徴候
ホルツクネヒト
と呼びます。

異物で気道が完全に閉塞すると，その部位より末梢の肺胞内の空気が次第に吸収されるに従って無気肺となります。

異物に気づかずに時間が経つと，肺炎を呈することもあります。その一方，異物が完全に気管支に嵌入していないと正常所見を示すこともあります。

● 治 療

全身麻酔下で，気管支ファイバースコープを用いて直視下に摘出します。なお，気道異物摘出術を始めるより前に救急処置が必要となることもあります。窒息を来しそうな場合は，気道を確保するために甲状軟骨と輪状軟骨の間の甲状輪状膜に太い注射針を刺入したり気管切開を行ったりします。

図3 気管支異物の胸部X線写真と胸部CT

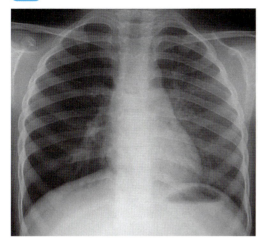
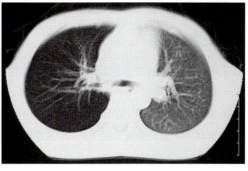
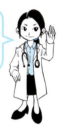

右気管支にはまり込んだピーナッツにより、右肺がチェックバルブ状で肺気腫の状態です。

消化管異物

原因・症状

魚骨や硬貨，そしてボタン電池の誤飲は，第1狭窄部である食道入口部にみられることが多く，患児は突然，涎（よだれ）を垂らすようになったり嘔吐したりします。

検査・治療

硬貨などのX線非透過性の異物は胸腹部X線撮影で確認します（図4）。硬貨が食道に停滞していない限り，救急処置は必要ありません。X線に写りにくいものは食道鏡で確認し，食道に停滞していれば麻酔下に食道鏡下での摘出や，食道切開での摘出を余儀なくされます。

胃にまで達したものは，通常は便と一緒に自然に排泄されるのを待ちます。ただし，ボタン電池の場合は，早急な対処が必要な場合があります。

図4 消化管異物の胸腹部X線写真

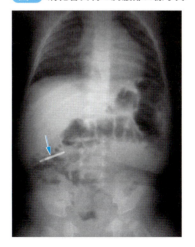

腸管にX線非透過性のクリップ（↓）が見られます。

❸ 熱　傷 burn

■ 広さと重症度

　成人の熱傷の広さを計測するには9の法則*が用いられますが，小児は成人とは体型が異なるため，この9の法則をそのまま適用すると，頭部が過小評価され，四肢が過大評価されてしまいます．そこで，小児に対しては5の法則（図5）が用いられます．

　また，熱傷の重症度はArtz（アルツ）の基準（表4）に従って分類し，治療先を決定します．

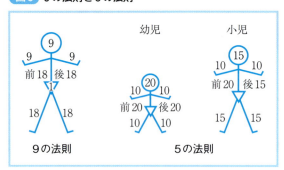

図5　9の法則と5の法則

表4　Artzの基準（1969年）

Ⅰ	重症熱傷
特定の医療機関や救命センターでの治療を要する 1.　Ⅱ度熱傷　30%以上 2.　Ⅲ度熱傷　10%以上 3.　気道熱傷の合併 4.　軟部組織の損傷や骨折の合併 5.　顔面，手，足のⅢ度熱傷 6.　電撃傷	
Ⅱ	中等度熱傷
一般病院で入院治療を要する 1.　Ⅱ度熱傷　15〜30% 2.　Ⅲ度熱傷　10%以下（顔面，手，足を除く）	
Ⅲ	軽症熱傷
外来治療可能 1.　Ⅱ度熱傷　15%以下 2.　Ⅲ度熱傷　2%以下	

※Ⅱ度熱傷：真皮までの傷害で，水疱形成
　Ⅲ度熱傷：皮膚全層の傷害で，壊死がみられる

■ 小児熱傷の注意点

　小児は成人より皮膚が薄いため，深部まで熱傷が及びやすく，熱傷の広さが成人と同等でも**重症化しやすい**傾向にあります．また，小児は成人より水分量が多いために，細胞外液やナトリウムの喪失が大きく，**ショックに陥り**やすくなります．

　また，**治癒後も身体の発育に伴って瘢痕拘縮に起因する機能障害**が生じることがあるため，再手術が必要となることもしばしばです．

＊　9の法則
　熱傷の面積を，"頭部が9%，身体の前面が9×2＝18%，後面も9×2＝18%，左右の上肢はそれぞれ9%，下肢は片側で18%" と計算するものです．ごくおおまかには，成長につれて頭部は20→15→10，足は10→15→20，手は10，体幹は20で一定と覚えましょう．

④ 被虐待児症候群 battered child syndrome

児童虐待（子ども虐待）は身体的虐待，心理的虐待，性的虐待，保護の怠慢ないし拒否（ネグレクト neglect）の4つに分けられます（児童虐待防止法）。

保護者の人格形成が未熟な場合や社会的に孤立している場合，保護者が子どものころに虐待されていた場合，そして保護者夫婦が不仲などの場合が，児童虐待の保護者側リスク要因として挙げられます。

● 症　状

点状出血，皮下出血，擦過傷，火傷や骨折がよくみられます。注意深く診察すると，過去のものと思われる同様の痕を見つけることができます。また，X線撮影で新旧の多発骨折の痕が混在してみられることがあります。

精神症状としては，診察の際に不安やおびえを見せることが多いのですが，易興奮性や多動を示したり，無表情や冷たい感じの凝視を見せたりすることもあります。また，遺尿，頻尿，下痢などの排泄行動の異常がみられることもあります。多くの場合でやせや低身長がみられます。

● 対処法

「児童虐待の防止等に関する法律」で，"児童虐待を受けたと思われる児童を発見した者は，速やかに，これを市町村，都道府県の設置する福祉事務所もしくは児童相談所または児童委員を介して市町村，都道府県の設置する福祉事務所もしくは児童相談所に通告しなければならない"と定められています。

虐待が疑われる児を診察したときには，合併疾患の精査・治療を行い，生命の危険があるときには，入院させるなど患児を家族から隔離します。

参考

乳幼児揺さぶられ症候群 shaken baby syndrome（SBS）と AHT

乳幼児が激しく揺すぶられたときに，重篤な頭部外傷が起こる病態です。乳幼児は頭部が大きく重いことに加え，頸部の筋力がまだ脆弱で支持力に乏しい，脳が発達途上なのでくも膜下腔が広いため，激しく揺さぶられたときには脳組織が大きく動く，脳表面の血管も脆弱であるなどの理由から，①急性硬膜下血腫（最も多い）や②脳浮腫，③眼底出血を引き起こしやすいです（SBSの三徴）。

保護者の認識不足から，不用意に揺さぶることで発症することもありますが，多くは児童虐待の際にみられ，これは AHT（Abusive Head Trauma in Infants and Children 虐待による乳幼児頭部外傷）と呼びます。

第3章　診察と治療　63

> **参考**
>
> **代理によるミュンヒハウゼン症候群** Münchausen syndrome by proxy（MSBP）
>
> 　子どもに病気を作り，かいがいしく面倒をみることにより，保護者が自らの心の安定を図るものです。児童虐待の1つで，パーソナリティ障害群の一種とされます。加害者は母親に多くみられます。本症候群のタイプには，虚偽の訴え（存在しない症状を訴え続ける）や捏造による訴え（検査所見の捏造，身体への人為的操作による症状の捏造など）があります。
>
> 　ミュンヒハウゼンは「ほら吹き男爵」の主人公の名前です。

E｜脱水症
dehydration

> 　消化管，肺，皮膚，腎臓などの経路から，体液が失われた状態が脱水症です。小児の発熱，発汗，嘔吐，下痢，急性腹症，さらには食欲がなく水分が十分に摂取されていない場合には，脱水症の危険を想定する必要があります。

■ 主な原因とその理由

> **STEP**
> ・乳児の1日必要水分量は150mL/kg/日で成人の3〜4倍
> ・不感蒸泄量は自分でコントロールできないうえ，体表面積に大きく影響される

● 原　因

　水分摂取不足（食欲低下や意識障害による自発摂取の低下）と体液喪失に大別されます。多いのは体液喪失に起因するものです（p.65表5）。

● なぜ小児に好発するのか？

　まず，単位体重当たりの**細胞外液量の割合が多い**（一方，体内に保有する水分絶対量は少ない）ことと，単位体重当たりの**必要水分量**[*1]と**不感蒸泄量**[*2]が多いことによります。次いで，腎臓の尿濃縮力が未熟で，溶質の排泄に多量の水が必要なことによります。そして，体液量を調

[*1]　必要水分量
　必要水分量は，エネルギー産生量に規定されます。これは年齢に関係なく，1kcal産生のためには1mLが必要です。成長期にある小児はエネルギーが必要であり，結果，水分必要量も成人に比して多くなります。
[*2]　不感蒸泄量
　気づかないうちに，水分を対外へ放出することを不感蒸泄と呼びます。主に，呼気に含まれる水分と，皮膚からの排出があります。小児の不感蒸泄量が成人に比べて多い一番の理由は，単位体重当たりの体表面積が大きいことです。

節する役割をもつアルドステロン，心房性ナトリウム利尿ペプチド（ANP），ADHの分泌調節が未熟なことにもよります。最後に，摂取する水分量が不足しやすいことが挙げられます。

以上を勘案した1日必要水分量は，おおまかに，表6のように覚えてください（単位体重当たりで記載されていることに注意）。

表5 体液喪失の主な原因

消化管	消化不良症，慢性下痢，嘔吐（肥厚性幽門狭窄症，アセトン血性嘔吐症など）
腎　臓	尿崩症，糖尿病，副腎疾患（先天性副腎過形成，下垂体機能低下症，原発性高アルドステロン症など），尿細管性アシドーシス，慢性腎不全
肺	肺炎，気管支喘息
その他	熱中症，熱傷

表6 1日必要水分量

区　分	1日必要水分量
新生児	100mL/kg/日[†]
乳　児	150mL/kg/日
幼　児	100mL/kg/日
学　童	80mL/kg/日
成　人	40mL/kg/日

[†]　生後48時間以内では50mL/kg/日くらい

脱水量による分類と症状

脱水で失われるのは，まず水とナトリウム（Na）です。ここでは，脱水量による分類を解説します。脱水量により，軽症，中等症，重症の3つに分類されます（p.66表7）。

STEP

脱水症は

- 重症度は，体重減少率で判断
- 乳幼児では10%の体重減少があれば重症

● 脱水の判断は？

"水が不足している"というのは何から判断するのでしょうか？　ヘマトクリット（Ht）や血清総蛋白量，血清Na値を調べる，症状から判断する，などが思い浮かぶでしょうか？　実は，一番の判断材料は**体重の変化**です。試験問題では，体重の変化が記載されていれば，解答を出すうえでとても役立ちます。しかし，実際の臨床では正常時に体重が何kgあったかわからないこともあり，われわれを悩ませるところです。Ht値に至っては普段どの程度であったかなどわかるはずもありません。

● 症　状

脱水量による症状を表7（p.66）にまとめました。

成人では体重の20%程度の脱水になると死亡すると考えられています。また，**乳幼児では10%の体重減少があれば重症の脱水症**と判定されます。

脱水量による分類で，軽症の場合は，まだ腎での調節が機能しているため，血清Na濃度は正常範囲にあることが多いのですが，中等症や重症では低くなることも（低張性脱水）高くなることも（高張性脱水）あります。

第3章　診察と治療　65

表7 脱水量による脱水症の分類

		軽　症		中等症		重　症	
		水分喪失量 （mL/kg）	体重減少率 （％）	水分喪失量 （mL/kg）	体重減少率 （％）	水分喪失量 （mL/kg）	体重減少率 （％）
	乳幼児	50	5	100	5〜10	150	10
	学童〜成人	30	3	60	6	90	9
神経症状	意識状態	ウトウトしている		傾眠傾向		昏　睡	
	けいれん	−		±		＋	
循環障害	脈　拍	速　い		触れにくい		ほとんど触れない	
	チアノーゼ	−		±		＋	
脱水徴候	皮膚ツルゴール低下	＋		＋＋		＋＋＋	
	大泉門・眼球陥凹	＋		＋＋		＋＋＋	
	乾　燥	口唇は乾いているが，舌は湿っている		口唇も舌も乾いている		口唇，舌，粘膜がひどく乾いている	
消化器症状	下　痢	1日数回以内		1日10回以内		1日10回以上	
	嘔　吐	発病以来1〜2回		発病以来5回以内		発病以来6回以上	
血液生化学 （mEq/L）	Na^+	正常範囲		低張性脱水では120以上 高張性脱水では160未満		低張性脱水では120未満 高張性脱水では160以上	
	HCO_3^-含量	15〜20		10〜15		10未満	
	BE	−5〜−10		−10〜−15		−15未満	

※循環器症状と脱水徴候は，高張性脱水の場合は認めにくいので注意が必要となる。神経症状は，高張性，等張性，低張性でそれぞれ異なる（p.67表8）。

■ 血清ナトリウム（Na）濃度による分類と症状

STEP
脱水症の分類（血清Na濃度による分類）
- 高張性脱水（150mEq/L以上）
- 等張性脱水（130〜150mEq/L）
- 低張性脱水（130mEq/L未満）

　高張性脱水，低張性脱水，等張性脱水の3つに分類されます（p.67表8）。頻度からは，等張性脱水が約95％，高張性脱水は数％，低張性脱水はまれ，となっています。

表8 血清Na濃度による脱水症の分類

	高張性脱水	等張性脱水	低張性脱水
血清Na（mEq/L）	150以上	130〜150	130未満
細胞外液量 細胞内液量	↓ ↓↓↓	↓↓↓ 正　常	↓↓↓ ↑
皮膚症状 　皮膚色 　皮膚ツルゴール 　皮膚温	 蒼　白 正常〜低下 不　定	 蒼　白 低　下 冷たい	 蒼　白 著明に低下 冷たい
粘膜（舌）	高度な乾燥	乾　燥	湿　潤
大泉門	陥　凹	陥　凹	陥　凹
神経症状	不安・興奮・反射亢進	傾眠・反射減弱	昏睡・反射減弱
循環器症状 　血　圧 　脈　拍 　末梢循環不全	 軽度低下 軽度頻脈 ±	 中等度低下 頻　脈 +	 著明に低下 頻　脈 ⧺
検査所見 　血清Cl（mEq/L） 　BUN・血漿蛋白 　Ht・Hb	110以上 ｝↑	110未満 ↑↑↑	
原　因	高熱，熱中症，尿崩症，水分摂取不足，減少しているのは主に細胞内液，栄養状態良好な乳児に多い，急激（5日以内）な下痢発症で低張体液が失われたとき，特に白色便性下痢症	腎不全，副腎不全（低アルドステロン症），代謝性アシドーシス（糖尿病性アシドーシスなど），代謝性アルカローシス（先天性肥厚性幽門狭窄症など），減少しているのは主に細胞外液，栄養状態不良の乳児に多い，下痢の持続期間が長い	

● 高張性脱水 hypertonic dehydration

> **STEP**
> 高張性脱水では主に細胞内液が減少
> 　細胞内脱水の程度が強く細胞外脱水の程度は軽い

　体から水分が失われた状態で，体液の浸透圧が上昇するタイプです。つまり，高張性脱水は水分ばかりが失われてNaが残存した状態です。したがって，"発熱が持続しているのにもかかわらず水が飲めない"あるいは"急激な下痢によって，細胞外液より低張な液を喪失する"などが原因となります。

　この高張性脱水では細胞内液が細胞外へ移動するので，脈は比較的触れやすく，頻脈もそれほど目立ちません。また，末梢循環は比較的保たれているので，ツルゴール turgor も正常なことが多く，重症感の目立たない症状となります。また，高張性脱水では細胞外液の浸透圧が高くなります。渇中枢はこの浸透圧の上昇に敏感に反応するため，顕著な口渇を呈します。また，細胞の脱水によって角質層を欠く粘膜が乾燥するとともに，中枢神経興奮性が亢進します。

● 等張性脱水 isotonic dehydration

> **STEP** 等張性〜低張性脱水では主に細胞外液が減少
> 細胞内からの水の移動は起こらず，特に低張性脱水ではむしろ細胞内は溢水状態

　Naと水分が体液と同じ割合で失われたものです。**下痢**や**嘔吐**によって，一挙に体液が失われると生じます。

　体液浸透圧には変化がないため，細胞内と細胞外に水分の移動はありません。理論上は，細胞外液のみが失われるため，循環血液量が減少します。したがって，脈拍は触れにくく（**血圧低下**），細胞外液量の減少を心拍数の増加で補おうとするため**頻脈**となります。表在静脈は虚脱し，腎循環障害（尿量減少，BUN上昇）も来します。

● 低張性脱水 hypotonic dehydration

　水分よりもNaの方が多く失われ，体液が薄くなった状態です。下痢に際して，Na濃度の低い輸液が行われたときに生じます。

　等張性脱水と同様，主に細胞外液が失われます。さらに，低張であるために水分は細胞内に移動して顕著な脱水を呈します。このように，細胞は溢水（細胞内浮腫）ぎみで粘膜は潤っているため，口渇もあまり呈しません。

● その他の症状における注意点

　臨床では，表8（p.67）に記載された症状のみから脱水症を推定・分類するのは極めて困難です。そこで，以下ではそれ以外の症状とその注意点をとり上げます。

⚫ 倦怠感

　これは末梢循環不全が強い**低張性脱水**で強く出ます。立ちくらみも同様です。Naは細胞外液を支配している電解質であるため，これが不足すると末梢循環障害が非常に強くなり，腎血流も減少してBUNが上昇し，重症感の強い脱水症となります。

⚫ 尿　量

　浸透圧が高くなると，これを視床下部の浸透圧受容体が感知してADH分泌が亢進し，**尿量は減少**します。しかし，Naが低下している場合には浸透圧が上昇しないため，ADH分泌は亢進せず，尿量は末期まで正常を呈します。つまり，脱水があっても尿量が減少するとは限りません。

F 輸液療法
fluid therapy

① 維持輸液量

> **STEP** 成人の維持輸液量は，尿量＋不感蒸泄量（1,000mL）／日

体内では，水はナトリウム（Na）と切り離して考えることができないので，輸液療法の第一は水とNaのバランスを考えることです。

飲食のできない成人に，輸液で水分を補充することを考えてみましょう（まずは，脱水が認められない平常状態から考える）。輸液のみの場合は，大便も大した量ではないので**糞水分量は無視**します。入るのは輸液量と代謝水（約300mL）で，出るのは尿と不感蒸泄（皮膚と肺）量（約1,000mL）だけです。したがって，最低の維持輸液量は次のようになります。

脱水が認められなくて，**全身状態が安定**しているなら，

　　　　輸液量＝尿量＋不感蒸泄−代謝水

となりますが，輸液量を計算する際には**代謝水も無視**するのが一般的です。先ほど無視した糞水分量と相殺される分もあるため，代謝水の300mLほどは誤差の範囲内となります。よって，覚えるべきは，

　　　　維持のための輸液量＝尿量＋不感蒸泄＝尿量＋1,000

となります。

② ナトリウム （Na）必要量

STEP 無難な1日食塩維持量は生理食塩水500mL（Na$^+$77mEq）

■ 濃度の基本

食塩4.5gは何mEqでしょうか？　原子量はNaが23でClは35.5，電荷が＋1なので58.5gが1Eqです。4.5gをEqで表すと4.5/58.5＝0.0769Eqとなり，これに1,000をかけておよそ77mEqとなります。1L輸液する場合では，その輸液のNaCl濃度がそのまま量となるわけで，つまり1日で77mEq/Lの液を1L輸液すれば食塩としては4.5gを与える計算になります（ただし，補充すべき水分量については1Lでよいわけではありません）。

■ 生理食塩水 physiological saline

生理食塩水（浸透圧を細胞外液に等しくしたもの）の塩分濃度は0.9％なので，1L中には9gの食塩が含まれ，その濃度は9/58.5＝153.8，およそ**154mEq/L**です。細胞外液中にはいろいろな電解質がありますが，それらをすべてNaとClで換算し直しているので，血清Na値140mEq/Lの約1割増しの値となっています。生食を500mL点滴すると，154の半分77mEqのNaを入れることになり，これは4.5gとほぼ一致します。つまり，生理食塩水でNaを補給しようとする場合では，500mLが大体の1日必要Na量ということがわかります。

③ 輸液成分と輸液の実際

■ 輸液成分

表9に代表的な輸液の成分を挙げます。

表9 代表的な輸液製剤

製　剤	Na^+ (mEq/L)	K^+ (mEq/L)	Ca^{2+} (mEq/L)	Cl^- (mEq/L)	lactate (mEq/L)	HPO_4^{2-} (mEq/L)	総電解質 (mEq/L)	糖 (%)	Osm (mOsm/L)
血　清	142	5	5	103					
生理食塩水	154			154			308		
リンゲル液	146	4	4	155	–		310	–	310
ハルトマン液	130	4	4	111	27		276	–	276
ソリタ®T1号	90			70	20		180	2.6	320
ソリタ®T2号	84	20		66	20	18	208	3.2	386
ソリタ®T3号	35	20		35	20		110	4.3	350
ソリタ®T4号	30			20	10		60	4.3	300

注）・ハルトマン液（乳酸リンゲル液）は，大量投与時の代謝性アシドーシスを防ぐ目的で乳酸を加えている。
　　・ソリタ T_1～T_4 はブドウ糖液を加えて等張となっている。ブドウ糖は代謝されると水になるので，T_1～T_4 は低張液に分類される。

● 総電解質濃度

　　リンゲル液とハルトマン液は等張液（生理液）です。ソリタ®T1～T4は程度の差はあるものの低張液です。特にリンゲル液の電解質の成分は血清によく類似しています。

● 糖

　　リンゲル液とハルトマン液には糖が含まれていません。したがって，乳幼児（特に低栄養の存在が考えられる症例）に長期間用いると低血糖を招く危険があります。

● ナトリウム（Na）濃度，カリウム（K）濃度

　　輸液を考えるとき，この2つの電解質には注意が必要ですが，その他はまず気にしなくて構いません。ソリタ®でみると T1と T2は Na が約90mEq/Lと比較的多く含まれ，そしてソリタ®T1と T4には K が含まれていません。

　　ちなみに，ソリタ®の T1は点滴開始液，T2は細胞内修復液，T3は等張維持液，T4は等張術後回復液の別名があります。

■ 輸液の実際

　　脱水症に対しては，急速初期輸液と緩速均等輸液の2段階で行われます。

急速初期輸液

> **STEP**
> 急速初期輸液は
> ・循環障害の改善が主目的
> ・脱水症の型に関係なく，細胞外液型輸液を用いる
> ・排尿がなければKを含まない液を用いる

　循環血液量を増やすと同時に腎血流量も増やして，腎機能の回復を目指すものです。そのためには，細胞外液型の輸液が必要になります。

輸液の量とスピード

　理論的には，輸液量は循環血漿量のうちの失われた分，別の見方では血圧・尿量が回復するための量ということになります。輸液スピードは，該当量を2時間前後で行います（具体的にはおよそ10〜20mL/kg/時）。これは急速に大量輸液を行うと心不全や脳浮腫を招くこともある，ということを考慮した値です。Na濃度については2mEq/時のスピードを超えて低下しないように心がけます。

輸液製剤

　排尿が出現するまでは，蓄積→高K血症が怖いので，Kを含まないものにするのが鉄則です。また，アシドーシス補正には乳酸lactic acidを含んだものが適当といえます。

　"急速初期輸液は生理食塩水でよいのでは？"と思うかもしれませんが，生理食塩水はNaClが高濃度で，自由水*が含まれないという理由から小児には適当とは考えません。

　以上より，代表的な急速初期輸液はNa 90mEq/L，K 0，Cl 70mEq/L，乳酸20mEq/L，ブドウ糖2％くらいのものが基準となります。ソリタ®でいえば1号液です。高張性脱水だからといって，低張液やNaを含まない5％ブドウ糖液のみで輸液を行うと，水中毒（☞p.20脚注）の危険が生じます。

> **参考**
>
> **等張性〜低張性脱水の急速初期輸液**
>
> 　循環障害を呈しているわけですから，急速初期輸液は循環血液量を回復させることが目的となります。したがって，高張性脱水と同様に電解質組成が細胞外液に近いNa濃度で，Kを含まないもの，つまり1号液を輸液します。輸液は，排尿が確認されるまで（通常2〜4時間）行います。アシドーシスが存在するなら，その程度にもよりますが，重曹または乳酸加輸液で補正します（ソリタ®液には入っている）。

＊　自由水 free water
　例えば，かなり低濃度の食塩水を煮詰めて，生理食塩水まで濃度を高めた場合，蒸発していった水が自由水に相当します。

緩速均等輸液

> **STEP**
>
> 緩速均等輸液は
> - 細胞内・外液補正が目的
> - 電解質喪失が高度のときにはソリタ®2号液，さほどでもないときには3号液，Na補正を急いではならない

急速初期輸液によって排尿が確認され，脱水の急性期を乗り切った後に考えるのが緩速均等輸液です。つまり，排尿がみられれば，もはやショックによる急性腎不全は脱していると考えられるので，Kを含んだ均衡的な輸液がよいということです。

輸液の量とスピード

失われた体液の補充を目的としているので，量的には喪失量＋維持水分量，すなわち100〜200mL/kg/日を，第1日目なら急速初期輸液に要した時間約2時間を除いた，残りの22時間くらいで入れます。つまり，5〜9mL/kg/時，乳児なら50〜70mL/時くらいが目安となります。

輸液製剤

緩速均等輸液を行う際には，初期の脱水パターンでNa濃度を変更すればなおよいでしょう。低張性脱水では，不足のNaを計算して加えられればよいわけです。そして，ここでポイントになるのが，水の喪失量もNa喪失量も一気に補正することを狙わず，まずは"半分くらいを目指す"という考え方です。つまり，低張性〜等張性脱水ではNa濃度が細胞外液に近くKを含むもので，ソリタ®でいえば2号あるいは3号液です。高張性脱水ではNa濃度が細胞内液に近くKを含むもの，したがって3号液で経過をみるのが一般的です。なお，低張性脱水に対しても，**急激に補正を行うと橋中心髄鞘崩壊症***を起こす危険が高いので要注意です。

アシドーシスは，HCO_3^-が10〜12mEq/L以下では$NaHCO_3$による補正を行います。しかし，ここまで至らない場合は，脱水症の改善に伴って正常化することが多いので，あまり積極的には行いません。

臨床ではしばしば遭遇する**軽症の脱水**の場合（等張性脱水で尿も出ている）は，とりあえず**維持輸液（3号液）**でスタートするのが一般的です。また，何らかの原因で経口摂取ができないときに，生理的に必要となる水分と電解質を補充する目的で行う場合にも，通常は3号液を採用します。

④ case study

症　例

8か月の男児。4日前より嘔吐と下痢が始まり，どちらも最初は4〜5回/日であったが，昨日は10回くらいに及んでいる。ほとんど水分をとることができていない。今日昼より顔色が悪く

＊　橋中心髄鞘崩壊症 central pontine myelinolysis
低Na血症を補正するために，細胞が急速に高浸透圧状態になると，細胞内脱水が生じ，橋を中心とした脱髄を呈するものです。意識の低下，めまい，四肢麻痺，嚥下困難，呼吸障害，けいれんなどを来し，重篤化すると死の転帰をとることもあります。

なり，呼びかけに対して反応しなくなったので，母親があわてて受診してきた。チアノーゼやけいれんは認めない。熱は38.5℃。目はくぼんでおり，皮膚は乾燥し，皮膚ツルゴールは著明に低下，傾眠状態。昨夜から尿は出ていない。便は米のとぎ汁様で白色，もともと10kgだった体重がこの3日間で約1.2kg減少している。

検査所見は，末梢血で赤血球数462万/μL，Ht値47％，尿アセトン＋，血液生化学でNa 162mEq/L，Cl 124mEq/L，K 3.4mEq/L，BUN 72.1mg/dL，動脈血pH 7.166，BE －13.2mEq/L，pCO_2 24Torrである。胸部X線写真には特に異常はない。

● 現　症

皮膚乾燥やツルゴール低下，傾眠などは等張～低張性脱水を連想させるものの，体重は3日間で1.2kg（率にして12％）の減少で，Na 162mEq/Lですから高張性脱水です。表9（p.70）に分類した典型例となることはむしろまれで，症状が混合している方が一般的です。BE －13.2mEq/L，動脈血pH 7.166からは代謝性のアシドーシス，BUN 72.1mg/dLからは腎機能の低下が疑われます。

以上より，病態としては高張性脱水で，代謝性アシドーシスも存在する，といった状況でしょう。

● 実際の輸液成分

この症例の初期輸液を次表のなかから選ぶとすればどれが適当でしょうか。

	生理食塩水	5％糖液	1モルKCl	1モル乳酸Na
a	250	250	10	10
b	250	250	－	10
c	50	450	10	10
d	50	450	－	10
e	100	450	10	－

（単位はmL）

細胞外液型の緊急輸液では，Kを含めないのが原則でした。また，末梢でのアシドーシスに対して乳酸を入れ緩衝液bufferの補給をしなければいけませんでした。したがって，探すべきは細胞外液型の組成でKを含まず，乳酸が加わっているものです。結果，表中のa，c，eの輸液製剤は除外されます。そしてポイントとなるのはNa量です。

bは生理食塩水250mLで，1モル乳酸Na10mL中にはNaが10mEq入っているので，Na量総計は，

154（生理食塩水の濃度）× 0.25 ＋ 10 ＝ 48.5mEq

総量510mL（250 ＋ 250 ＋ 10）なので，その濃度は，

48.50 ÷ 0.51 ＝ 95mEq/L

となり，ソリタ®T1液のNa濃度とほぼ同じとなります。

同様にdのNa量総計は，154 × 0.05 ＋ 10 ＝ 17.7mEq，濃度は35mEq/Lとなりますが，これではNa濃度が低すぎ，不適当です。

したがって，正解はbとなります。

各 論

第1章
先天異常
congenital defect

A 遺伝性疾患
genetic disease

Mendel の遺伝法則に従って遺伝する**単一遺伝子病** single gene disorder（全先天異常の約20％）と，多数の遺伝子と環境の作用によって遺伝する**多因子遺伝性疾患** multifactorial genetic disease（同じく約65％）があります。単一遺伝子病では先天代謝異常が代表的です。

① 遺伝形式 hereditary form の種類

STEP
- 常染色体潜性遺伝は，世代を飛び越えて出現
- 常染色体顕性遺伝は，上の世代から次の世代へ連続して出現
- X連鎖潜性遺伝は，男は半数が有症者で半数が健常者，女は半数が保因者で半数が健常者
- X連鎖顕性遺伝は，男は死亡するが女は生存可能なタイプあり

常染色体潜性遺伝 autosomal recessive inheritance

遺伝形式

変異遺伝子の座位が常染色体上に存在するもので，その**ホモ接合体**で発病し，ヘテロ接合体は**症状のない保因者**となります（p.77 図1）。

保因者同士の婚姻で生まれる場合（血族結婚に多い）の確率は25％で，男女いずれにもみられます（p.77 図1a）。**世代を飛び越す発生**が多く，上の世代からその次の世代へと連続することはまれです。

常染色体潜性遺伝を示す疾患

非常に多くの遺伝子病（表1）がこの形式を示すため，常染色体顕性とX連鎖潜性以外のものが，この常染色体潜性遺伝に該当すると覚えてください。

表1 常染色体潜性遺伝を示す代表的疾患

フェニルケトン尿症，ホモシスチン尿症，アルカプトン尿症，メープルシロップ尿症，糖原病，ガラクトース血症，Hurler症候群，Tay-Sachs病，Niemann-Pick病，Gaucher病，Wilson病，Louis-Bar症候群，先天性筋ジストロフィー，Werdnig-Hoffmann病，Bardet-Biedl症候群，先天性副腎皮質酵素欠損症

図1 常染色体潜性遺伝

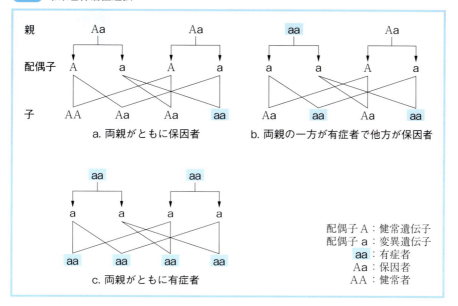

配偶子 A：健常遺伝子
配偶子 a：変異遺伝子
aa：有症者
Aa：保因者
AA：健常者

a. 両親がともに保因者
b. 両親の一方が有症者で他方が保因者
c. 両親がともに有症者

● 頻度の計算

● 保因者の頻度

常染色体潜性遺伝疾患において，保因者の頻度を x とすると，保因者同士で夫婦となる確率は x^2 となります。この夫婦から生まれる児の4人に1人は有症者となりますから（図1a），有症者の頻度は $x^2/4$ と表されます。例えば，有症者の頻度が1/40,000である場合には x = 1/100となります。つまり保因者の頻度は100人に1人ということになります。

● 異常遺伝子の頻度

異常遺伝子の頻度を p とすると，正常な遺伝子の頻度は 1 − p です。父親由来の染色体に異常遺伝子が乗っている確率は p ですし，母親由来の染色体に正常遺伝子が乗っている確率は 1 − p ですから，この"父異常・母正常タイプ"の保因者の頻度は p (1 − p) となります。同様に，"父正常・母異常タイプ"の保因者の頻度も p (1 − p) となります。全体としての保因者の頻度はこれらの合計になりますから，2p (1 − p) となります。今回は，2p (1 − p) = 1/100として計算してみましょう。

この二次方程式を解くと，p = (10 ± 7√2)/20 となりますが，異常遺伝子の頻度は低いので，小さい方の解を取って p = 1/200とします。つまり異常遺伝子は200人に1人の頻度となります。

● 有症者の頻度

上述のように，保因者の頻度 x と異常遺伝子の頻度 p の間には x = 2p (1 − p) という関係があり，さらに有症者の頻度を A とすると，保因者の頻度 x との間には $A = x^2/4$ という関係があるので，これらの式をつなぎ合わせると，A = {2p (1 − p)}²/4という関係ができ上がります。変形すると $A = p^2 (1 − p)^2 = p^2 (1 − 2p + p^2) = p^2 − 2p^3 + p^4$ となりますが，p^3 と p^4 は極めて小さい数なので無視できます。したがって，$A = p^2$ となります。つまり，$p = \sqrt{A}$ となり，上述した A = 1/40,000を当てはめれば，p = 1/200となり，遺伝子異常の二次方程式の解と一致します。

参考

対立遺伝子 allele

ヒトの染色体は23対（46本）のペアになっていて，このペアを相同染色体homologous chromosomeと呼びます。そして，染色体がペアであるため，遺伝子も2つあることになり，これを対立遺伝子と呼びます。対立遺伝子が同じである場合をホモ接合体homozygote，異なっている場合をヘテロ接合体heterozygoteと呼びます。

常染色体顕性遺伝 autosomal dominant inheritance

遺伝形式

患児は変異遺伝子のヘテロ接合体です（図2）。ホモ接合体は致死的なことが多いので遭遇することはまれです。ハプロ不全，顕性障害，変異蛋白蓄積で発症します。男女いずれにもみられ，その比は1：1です。患者は上の世代からその次の世代へ連続して出現します。児に現れる危険率（分離比，再発危険率）は，両親が有症者と健常者の場合，理論上は50％です。

図2 常染色体顕性遺伝

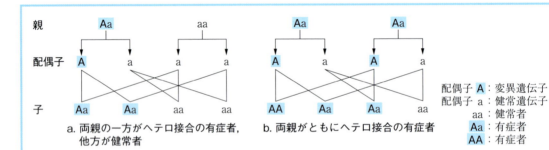

a. 両親の一方がヘテロ接合の有症者，他方が健常者
b. 両親がともにヘテロ接合の有症者

配偶子 A：変異遺伝子
配偶子 a：健常遺伝子
aa：健常者
Aa：有症者
AA：有症者

常染色体顕性遺伝を示す疾患

1家族に1例のみ認める場合を孤発例と呼びますが，多くは父親の配偶子の突然変異が原因となります（表2）。

表2 常染色体顕性遺伝を示す代表的疾患

Huntington舞踏病，結節性硬化症，Ehlers-Danlos症候群，Marfan症候群，遺伝性球状赤血球症，先天性筋緊張症，Apert症候群，von Willebrand病，腎性糖尿病，神経線維腫症1型，軟骨無形成症

X連鎖潜性遺伝 X-linked recessive inheritance

遺伝形式

男児では，母親由来のX染色体が変異遺伝子である場合に発症します（変異遺伝子ヘミ接合）

（図3）．確率的には，健常者の父親と保因者の母親の間に生まれる児が，男児なら50％が有症者，50％が健常者，女児なら50％が保因者，50％が健常者です（図3a）．

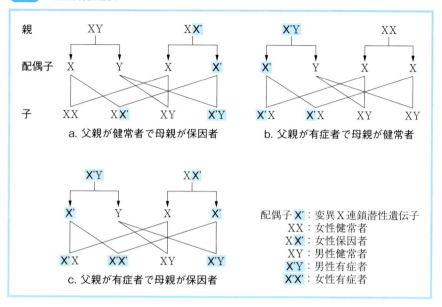

図3 X連鎖潜性遺伝

a. 父親が健常者で母親が保因者
b. 父親が有症者で母親が健常者
c. 父親が有症者で母親が保因者

配偶子 X'：変異X連鎖潜性遺伝子
XX：女性健常者
XX'：女性保因者
XY：男性健常者
X'Y：男性有症者
X'X'：女性有症者

● X連鎖潜性遺伝を示す疾患

女児で発症するのは，その女児が保因者でありかつ正常のX染色体の不活性が起こっている場合と，母親が保因者で父親が有症者の場合，X連鎖潜性遺伝子に突然変異が生じた場合などです（表3）．

表3 X連鎖潜性遺伝を示す代表的疾患

腎性尿崩症，Hunter症候群，血友病A・B，Bruton型無γ-グロブリン血症，Duchenne型筋ジストロフィー，Becker型筋ジストロフィー，G-6-PD欠損症，Wiskott-Aldrich症候群，慢性肉芽腫症，副甲状腺機能低下症，Lesch-Nyhan症候群，Fabry病，Kallmann症候群，赤緑色覚異常

X連鎖顕性遺伝 X-linked dominant inheritance

● 遺伝形式

理論上，患児のX染色体が変異遺伝子を有する場合は，男女を問わず必ず発症します．男女両方に発症するもの（男児も死亡しない）と，男児は死亡し女児のみ生存可能なものがあります．一般に女性患者の症状は軽症です．

男児が有症者の場合，そのX染色体は母親由来なので，母親も必ず有症者です．しかし，逆は真でなく，母親が有症者であっても，健常なX染色体が男児へ伝われば男児は発症しません．

● X連鎖顕性遺伝を示す疾患

代表的な疾患は，Alport症候群（☞p.484），低リン血性ビタミンD抵抗性くる病などです。

■ 多因子遺伝性疾患 multifactorial genetic disease

複数の遺伝子が相加的に働いて，1つの形質を示します。そして，前述したように多数の遺伝子と環境因子が発症に関与するものを多因子遺伝病と呼びます。代表例としては以下のようなものが挙げられます。

整形外科疾患の発育性股関節形成不全や先天性内反足，消化器疾患の肥厚性幽門狭窄症やHirschsprung（ヒルシュスプルング）病などです。そのほか，唇裂・口蓋裂（☞参考），心奇形，てんかんなどもみられます。これら以外に，身長，体重，皮膚の色など通常のヒトの身体的特徴や，糖尿病，高血圧などの生活習慣病が該当します。

家族集積性を認める，頻度に性差がある，同胞に再発する率は数％程度である，などの臨床的な特徴があります。

参考

唇裂・口蓋裂 cleft lip-cleft palate の実際

上口唇が離開して披裂を生じたのが唇裂で，上顎が離開して披裂を生じたのが口蓋裂です。そして，双方が同時に生じたのが唇裂・口蓋裂です（図4）。

唇裂や口蓋裂だけでなく，**外鼻変形**，**歯列異常**，**嚥下障害**，**構音障害**のほか，**扁桃炎や中耳炎**も生じやすくなります。

治療は，生後3～4か月ころに口唇裂の閉鎖形成術を行い，1歳6か月～2歳ころに口蓋形成術を行います。

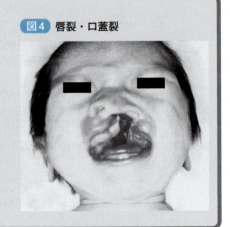

図4　唇裂・口蓋裂

---

② 出生前診断 prenatal diagnosis

■ 出生前診断とは

遺伝性疾患や先天奇形などの診断を出生前に行うものです。

● 適応

まず，染色体異常を疑う場合です。これは，母体が35歳以上のとき，染色体異常患者がいる家族，親が染色体構造異常の保因者（特にDown（ダウン）症候群や5p-症候群の転座型保因者）が適応となります。そのほか，先天代謝異常患者が家族にいる場合，X連鎖遺伝病患者が血縁者にいる女性の場合，妊娠時のウイルス感染や放射線被曝，遺伝性奇形症候群患者が家族にいる場合などです。

検査の時期

染色体異常や遺伝子病（表4）は，妊娠初期に胎盤絨毛生検や羊水細胞培養で検査します。多くの先天奇形では，妊娠16週以降（中期〜後期）に胎児の超音波検査で診断がなされます。つまり，妊娠の比較的早期では染色体分析，生化学分析，DNA分析が中心で，中期以降では画像分析が中心になります。

表4 出生前診断が可能な先天代謝異常

Fabry病，Gaucher病，Tay-Sachs病，Sandhoff病，異染性白質ジストロフィー，Niemann-Pick病，ムコ多糖類蓄積症，メープルシロップ尿症，糖原病Ⅱ型，ガラクトース血症，先天性副腎皮質酵素欠損症，Lesch-Nyhan症候群，メチルマロン酸血症

検査法

絨毛診断

妊娠11週以降に，超音波ガイド下にカテーテルを経腟的に挿入し，絨毛を吸引採取します。染色体分析の場合は，絨毛を培養して行います。

後述する羊水診断と比較すると，妊娠のより初期に行えるのが利点です。DNA診断や生化学検査の場合は，培養せずに行えます（つまり，すぐ結果がわかる）。ただし，流産誘発の危険があるほか，実施施設もまだ限られています。

羊水診断

妊娠15〜16週以降に行います。超音波ガイド下に経腹的に穿刺して羊水を採取し，胎児由来の細胞を培養して染色体分析，DNA分析，生化学分析を行います。

絨毛診断と比較すると，すでに広く行われている，胎児や母体に対する危険の度合いがすでに確認されている，などが利点として挙げられます。しかし，培養を行うことを含めて時間を要することが欠点です。

その他

母体血清マーカー検査，非侵襲的出生前診断などがあります。

B 染色体異常
chromosome aberration

配偶子病とも呼ばれます。染色体異常であるため，複数の遺伝子において発現亢進や抑制が認められます。よって，ときに遺伝性を示し，全先天異常の約5%を占めます。大部分の染色体異常は染色体の突然変異によるもので，単一遺伝子病に比べると再発危険率は低いといえます。

1 染色体異常の分類

数的異常

配偶子（精子や卵子）形成過程で，減数分裂が起こる際に相同染色体が2つに分かれず，片方の細胞に集まることによって起こります（**染色体不分離**）。Down症候群を来す21-トリソミーが最も有名です。

構造異常

配偶子形成過程で，染色体に異常な切断や再結合が起こります。**転座** translocation（1個の染色体の一部分もしくは全部が，他の染色体に付着した状態），**挿入** insertion（染色体の一部が同じ染色体の別の部分もしくは別の染色体に入り込んだ状態），**逆位** inversion（1個の染色体の一部分が逆転した状態），**重複** duplication（染色体の一部分が連続して2つ以上に過剰になった状態），**欠失** deletion（染色体の一部分が断裂して消失した状態），**同腕染色体** isochromosome（相同染色体が縦に分裂せず，動原体部で横に分裂し，相同の腕が縦に伸びて1個の染色体となったもの），**環状染色体** ring chromosome（1個の染色体の長腕と短腕の両端に切断が起こり，切断部同士が結合して環状となったもの）などがあります（図5）。

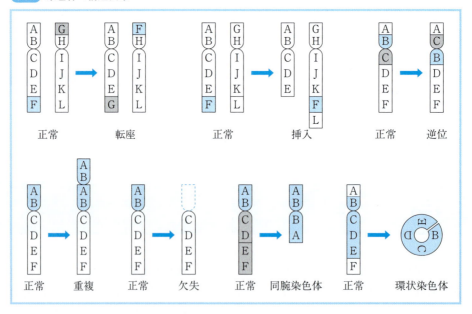

図5 染色体の構造異常

モザイク mosaic とキメラ chimera

1個体において，1つの受精卵由来にもかかわらず，染色体構成が異なる2系統以上の細胞集団が混在するものを**モザイク**，それが異なる2個以上の受精卵に由来する場合を**キメラ**と呼びま

す。
　キメラとはギリシャ神話に登場する頭がライオン，胴体がヒツジ，尻尾がヘビという怪物ですが，ここでは元々異なった形質を導く遺伝子が，融合した状態をいいます。

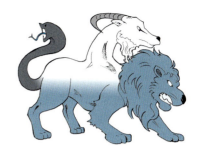

② 常染色体異常 autosome abnormality

📘 Down症候群

> **STEP** Down症候群は
> - 母親が35歳を過ぎると発生率は急速に上昇
> - 原因として21-トリソミーが最多
> - 主症状は，低身長，つりあがった目尻，両眼開離，鼻根部扁平，太い首，精神発達遅滞
> - 合併症として，心奇形，消化管奇形，急性白血病，滲出性中耳炎，環軸関節不安定性，甲状腺機能低下などがみられる

● **病態・疫学**

　常染色体異常のなかでは最も多く，発生率は600〜700の出生に対し1例程度とされていますが，35歳を過ぎた女性の出産では発生率は急速に上昇します。一般に，35歳の女性から21-トリソミー児が出生する確率は1/300で，40歳以上では1/100とされています。
　患児の平均寿命は50〜60歳くらいです。

● **原　因**

　異常核型で大きく3つに分けられます。

● **21-トリソミー** trisomy-21

　文字どおり21番目の染色体が3本（男性の場合，47,XY, + 21）あるもので（図6），本症候群の90〜95％を占めています。90％は母親由来の21番染色体過剰，10％は父親由来です。患児の次に産まれる児もDown症候群である確率（再発危険率）は，正常児の次の児より5〜10倍高くなります。

● **転座型**

　本症候群の5％程度です。同胞再発危険

図6　21-トリソミー（104-G-47）

染色体核型報告書

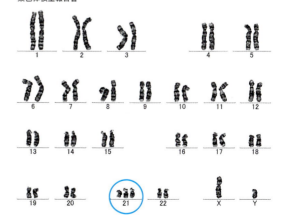

率は，通常は10％前後です．同胞再発危険率を知るために，両親の染色体検査を行うことがあります．

● モザイク型

本症候群のわずか2～3％に過ぎません．症状が軽い傾向がみられます．

◉ 症　状

● 身体症状

つりあがった目尻，**両眼開離**orbital hypertelorism，**内眼角贅皮**epicanthic folds，**鼻根部扁平**，**太く短い首**などを示します（図7）．また，胴長，四肢が短く，手足も小さいなどの**身体発育遅延**がみられます．

子宮内での発育は正常範囲内ですが，出生後に次第に遅延が目立つようになり，その傾向は幼児期より一層著明となります．低身長を示す一方，体重は一般集団と比べても差が少なく，**体型は肥満傾向**を示します．

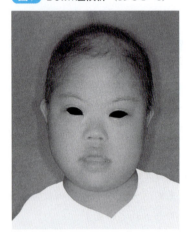

図7　Down症候群（89-C-1～3）

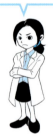

症例は6歳2か月の男児です．つり上がった目尻，両眼開離，内眼角贅皮，鼻根部扁平と，Down症候群に特徴的な顔貌を呈しています．

● その他の症状

精神発達遅滞を認めますが，その程度はまちまちです．その他，**筋緊張低下**（このため，哺乳力が弱く，授乳に時間がかかる），腹直筋離開，臍ヘルニア，停留精巣，発育性股関節形成不全，**第5指の短縮**などがみられます．皮膚紋理の異常では**猿線**とarch tibial（母趾球部の脛側弓状紋）が有名です．屈折異常，斜視，弱視，**白内障**，円錐角膜，**滲出性中耳炎**の頻度も高くなっています．また，**先天性甲状腺機能低下症**（☞p.221）を合併することもあります．

● 性格的特徴

本症では，陽気である，愛嬌がある，物まね上手，人なつこくやさしい，その一方で頑固で強情など共通する性格的特徴があります．ただし，思春期を過ぎると，無関心，うつ傾向，攻撃的になるという傾向もみられます．

◉ 合併症

半数に**房室中隔欠損症**，心室中隔欠損症，心房中隔欠損症，動脈管開存症など，何らかの心奇形合併がみられます．また，十二指腸狭窄症，食道狭窄症，鎖肛などの先天性消化管奇形の合併

がみられるほか，急性白血病（特に急性巨核芽球性白血病）や環軸関節不安定性*，(後天性の)甲状腺機能低下がみられることもあります。

18-トリソミー症候群 trisomy-18 syndrome

> **STEP** 18-トリソミーの特徴は，胎児期からの成長障害，小顎，手指の重なり，揺り椅子状の足底

病態・疫学

文字どおり原因のほとんどは18-トリソミー（47,XX, +18または47,XY, +18）で（転座型やモザイク型はまれ），男：女＝1：3と女児に多くみられます。また，発生頻度は，出生5,000～10,000に1人程度と推定されています。

生命予後は不良で，大多数は1年以内に死亡します。本症はEdwards（エドワーズ）症候群とも呼ばれます。

症　状

主症状は，胎児期からの成長障害，特異な顔貌（耳介変形と低位，小顎，後頭突出，高い鼻根など），身体症状（手指の重なり，揺り椅子状の足底など：図8），精神発達遅滞などです。先天性心疾患，腎奇形などの泌尿器系合併症，腸回転異常などの消化器系合併症も呈します。

図8 18-トリソミー症候群の手足の写真（107-D-21）

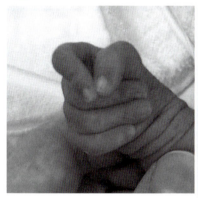
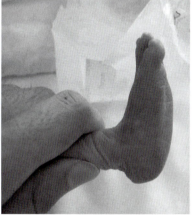
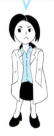

症例は生後8時間の新生児です。切迫早産のため妊娠34週で経腟分娩となりました。出生体重1,850gで顎は小さく，左の写真からは，指の屈曲拘縮と重なりが，右の写真からは，踵部の後方突出および揺り椅子状の足底がわかります。

13-トリソミー症候群 trisomy-13 syndrome

病態・疫学

本症候群は，13番染色体が1本過剰（47,XY, +13または47,XX, +13）で，3本独立している

---

*環軸関節不安定性 atlantoaxial instability
環椎（C1）が軸椎（C2）に対して前方へずれる不安定な状態をいいます。Down症候群の10～20%にみられるとされています。

標準型が70%，過剰な1本が他の染色体についている転座型が20%，正常細胞とトリソミー細胞が混在しているモザイク型が5%となっています。発生頻度は18-トリソミーより低く，出生2万〜3万に1人程度と推定されています。Patau症候群とも呼ばれます。

予後は極めて不良で，生後1か月以内にほとんどが死亡します。

● 症　状

耳介低位や小頭症，全前脳胞症（脳内の構造的奇形や顔面の奇形）のほか，小眼球や虹彩欠損，多指症や合指症を呈します。また，18-トリソミー症候群と同様に，先天性心疾患，腎奇形などの泌尿器系合併症，腸回転異常などの消化器系合併症も呈します。

■ 5p欠失症候群

● 病態・疫学

原因は染色体の構造異常で，5番染色体の短腕が欠失しています。以前は猫鳴き症候群cri-du-chat syndromeと呼ばれていました。女児に圧倒的に多くみられ，発生頻度は出生15,000〜50,000に1人程度と推定されています。

● 症　状

新生児期〜乳児期に仔猫が鳴くような声で泣くほか，小頭症，両眼開離，内眼角贅皮，アーモンド様眼裂，斜視などの特異顔貌を呈します。

生命予後はそれほど悪くありませんが，精神発達遅滞は必発です。

③ 性染色体異常 sex chromosome aberration

STEP
- Turner症候群は約半数が45,XO
   低身長，翼状頸，外反肘，楯状胸，二次性徴の欠如
- Klinefelter症候群は47,XXY
   高身長，長い手足，女性化乳房，精巣の萎縮

■ Turner症候群
（ターナー）

● 病　態

本症候群は，X染色体が1本少なく，約半数が45,XOとなっています。

● 症　状

主症状は，低身長，翼状頸，外反肘，楯状胸，毛髪線の低位などです（p.87図9）。また，二次性徴が欠如するため，恥毛の発生も乳房の発育も認められません。したがって，本症では子宮は存在しますが，卵巣は退行変性して痕跡的（索状）となり，原発性無月経を呈します。このため血中FSHは高値を示します。無月経を主訴として医療機関を受診して発見される例は少なくありません。

そのほかに，大動脈縮窄，大動脈弁閉鎖不全，大動脈弁狭窄などの心疾患を伴う場合があります。通常，知能は正常です。

図9 Turner症候群 (91-F-2)

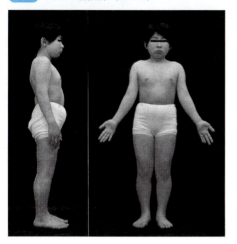
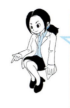

症例は14歳の女子です。低身長を主訴として来院しました。身長129cm, 体重32kg, 骨年齢12歳6か月です。父親の身長172cm, 母親の身長158cmです。写真からは, 乳房の発育は認められず, 翼状頸, 楯状胸, 外反肘を認めます。

● 治　療

　小児期には成長ホルモンを投与して身長の発育を図り, 思春期以降はエストロゲンとプロゲステロンを投与して二次性徴の発現と維持を図ります。

Klinefelter症候群
(クラインフェルター)

● 病　態

　X染色体の不分離によって, 性染色体が47,XXYとなったものです（三毛猫のオスがこれに相当）。

● 症　状

　身長が高く, 手足も長いのが特徴です。また, 女性化乳房のほか, 高い声, 少ない体毛, 脂肪沈着などが認められます。陰茎と陰嚢の外見は正常ですが, 精巣は萎縮し無精子症を呈しています。このため, 男性不妊を主訴として来院し, 精査を受けて初めて本症候群と診断されることもしばしばです。通常, 知能は正常ですが, 軽度の知能低下を伴うこともあります。

　通常の男性に比べ, 乳癌などの悪性腫瘍の合併は多くみられますが, 一般に生命予後は良好です。

● 検査・治療

　血中テストステロンは低値を, 尿中ゴナドトロピンは高値を示します。

　治療は, テストステロンの投与です。

C 外因による先天異常

> 胎生4～7週には重要な臓器が形成されるため（感受期sensitive periodと呼ばれる），この時期に外因を受けると，種々の器官の**大奇形**を生じる危険が高まります（胎生4週未満では，器官形成は始まっていないため，無傷で生き残るか，流産するかのいずれか）。したがって，**遺伝性はありません**。
>
> 奇形のうち，**生命に影響を与えたり，社会生活を送るうえでの機能面に支障を来したりする**重度のものが**大奇形**です。そして，整容的な問題のみのものを含め，顔面非対称，下顎突出，眼球突出，耳介変形，小鼻，大口，短頸などの**日常生活において支障のないものが小奇形**です。なお，小奇形は正常変異normal variationの極端なものとみなす場合もあります。
>
> これらの奇形の原因は，約20％が遺伝子病，5～10％が胎内における環境因子，約5％が染色体異常，約70％が不明です。

1 原因による分類

薬剤によるもの

- **サリドマイド** thalidomide

    1960年ころに催眠鎮静薬などとして販売されたサリドマイド製剤を妊婦が服用し，副作用として，出生児に**体肢部分欠損症** meromelia や**耳の障害**等の先天異常が多発しました。ただし，精神発達はほとんどの場合で正常です。

    このような理由から，サリドマイドは長い間製造が中止されていました。しかし，近年になって**多発性骨髄腫**および**らい性結節性紅斑**の治療薬としての有効性が認められたため，2008年から製造販売が再開され，妊娠が否定できるなどの条件のもとに投与が可能となっています。

- **抗けいれん薬** anticonvulsant

    てんかん（☞p.504）を有する母親が，フェニトイン phenytoin やバルプロ酸ナトリウム sodium valproate などの抗けいれん薬を服用することによって，主に子宮内発育障害，精神発達遅滞，顔面奇形を来すものです。

- **アルコール** alcohol

    母体が摂取したアルコールは容易に胎盤を通過するため，胎児血のアルコール濃度は速やかに母体と同じになり，分解能が未熟な胎児にとっては神経毒として作用します。その結果，児の発育障害（出生後も），顔面奇形，骨・関節奇形，心・腎・性器奇形，精神発達遅滞がみられます。

- **ビタミンA誘導体** vitamin A derivative

    レチノイド（ビタミンAおよびその関連化合物の総称）は，乾癬，

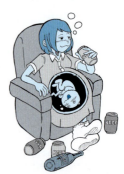

掌蹠膿疱症，毛孔性紅色粃糠疹，魚鱗癬，Darier病（ダリエ）などの遺伝性および炎症性角化症の治療に用いられます。副作用に**催奇形性**（頭蓋・顔面奇形，心奇形，中枢神経系異常，精神発達遅滞，耳介・外耳道形成不全など）があることから，**妊娠の可能性のある女性への多量の投与は禁忌で**す。

■ 感染によるもの

TORCH症候群*が代表的です（表5）。共通症状として，妊娠12週ころまでは胎児死亡と種々の奇形がみられます。妊娠後期では胎児発育不全，中枢神経異常（水頭症や小頭症，脳炎，脳内石灰沈着に伴う知的能力障害やけいれん），肝脾腫，黄疸，眼底変化（網脈絡膜炎），骨変化（骨膜炎，骨端炎，軟骨炎），皮疹などがみられます。

表5 TORCH症候群

疾 患		症 状	備 考
先天梅毒	早期先天梅毒	第2期症状，骨軟骨炎，Parrot仮性麻痺	胎盤の完成する妊娠20週以降に感染を受けた場合
	晩期先天梅毒	第3期症状，Hutchinsonの三徴	
サイトメガロウイルス感染症		低出生体重，肝脾腫，黄疸，紫斑，知的能力障害，水頭症，小頭症，脳内石灰化，網脈絡膜炎，難聴	かつては成人の約90%が抗体保有であったが，現在は約70%，感染を受けた胎児の約20%が発症
トキソプラズマ感染症		水頭症，小頭症，脳内石灰化，知的能力障害，低出生体重，肝脾腫，網脈絡膜炎	母親が動物（ネコなど）を飼っていると感染の危険
単純ヘルペスウイルス感染症		肝脾腫，脳炎，網脈絡膜炎，小頭症	母体が単純ヘルペス（2型が多い）に感染していると，特に出産時に感染
B型肝炎ウイルス感染症		HBキャリア化	HBe抗原（＋）の母体より生まれた児はHBキャリアとなりやすい

■ 放射線および栄養障害によるもの

放射線によるものでは，胎内死亡や新生児死亡，発達発育遅延，奇形，悪性腫瘍，性腺障害，小頭症，眼異常（白内障，視神経萎縮，小眼球），骨格奇形などがみられます。

栄養障害によるものでは，胎内発育・発達障害からSGA児（☞p.93「在胎不当軽体重児」の項）で脳発達障害を伴うこともあります。

② 先天性風疹症候群 congenital rubella syndrome

STEP 先天性風疹症候群の症状は，眼症状（特に白内障），心奇形，感音難聴

＊ TORCH症候群

経胎盤感染によって，胎児に重篤な奇形や恒久的な障害を来す病原体〔トキソプラズマ Toxoplasma，Others（梅毒，水痘，コクサッキーウイルス，B型肝炎），風疹ウイルス Rubella virus，サイトメガロウイルス Cytomegalovirus，単純ヘルペスウイルス Herpes simplex virus〕の頭文字を取って命名した症候群です。

第1章　先天異常

病　態

妊娠20週未満までに母体が風疹ウイルスに感染すると，胎盤を通じて風疹ウイルスが胎児に移行し，ウイルス血症を生じたのが本症候群です。

症　状

眼症状（白内障，網脈絡膜炎，緑内障，角膜混濁，小眼症），心奇形（動脈管開存症，心室中隔欠損症，肺動脈狭窄症），感音難聴の古典的三徴のほか，発達遅滞，血小板減少症，知的能力障害，肝脾腫，髄膜炎なども来します。

本症候群の患児の多くは，生後数か月は風疹ウイルスを排出します。

診　断

母体に風疹感染の可能性があった場合は，風疹IgM抗体価の上昇を認めます。また，ペア血清でIgG抗体価が4倍以上の上昇を認めた場合は感染があったと判断します。

ウイルス分離やウイルス遺伝子検出も可能です。

D　その他の代表的な奇形症候群

STEP

- Marfan症候群の主症状は，高身長，くも指，僧帽弁逸脱症候群
- Prader-Willi症候群の主症状は，筋緊張低下，低身長，肥満

Noonan症候群（ヌーナン）

病　態

主に12q24の*PTPN11*遺伝子変異に起因する疾患で，多くは孤発例としてみられますが，常染色体顕性遺伝を示すものもあります。発生頻度は，およそ出生1,000～2,500に1人程度と推定されています。男女ともに生じます。

症　状

翼状頸，低身長，外反肘などのTurner症候群類似の症状のほか，知的能力障害，両眼開離，肺動脈狭窄症などの心奇形，男児の場合は小陰茎や停留精巣も生じます。

Apert症候群（アペール）

病　態

10q26の*FGFR2*遺伝子変異に起因する疾患で，多くは孤発例としてみられますが，常染色体顕性遺伝を示すものもあります。

症　状

尖頭（冠状縫合が早期癒合する），頭蓋内圧亢進，両眼開離，眼球突出，眼圧亢進（緑内障），オウム状の鼻，上顎低形成，下顎突出，皮膚性および骨性の合指がみられます。

Marfan症候群

病　態

FBN1 遺伝子，TGF-β1型およびTGF-β2型受容体遺伝子の変異に起因する疾患で，常染色体顕性遺伝します。発生頻度は，出生5,000に1人程度と推定されています。出生前診断が可能なものもあります。

症　状

弾力線維の異常で，高身長，骨関節異常（長い四肢，くも指，脊椎変形，関節弛緩），眼症状（水晶体脱臼），心・血管系異常（解離性大動脈瘤，大動脈弁・僧帽弁閉鎖不全，僧帽弁逸脱症候群），気胸の合併などを認めます。

なお，僧帽弁逸脱症候群を合併した場合には収縮中期クリックが，僧帽弁閉鎖不全を合併した場合には高調性の収縮後期逆流性雑音が，大動脈弁閉鎖不全を合併した場合には拡張期逆流性雑音がそれぞれ聴取されます。

検　査

本症の治療方針を決定するためには，水晶体脱臼の有無を確認するための眼科検査と，心・血管系異常の有無を確認するための心エコー検査を行う必要があります。

Prader-Willi症候群

病　態

15q11-q13に父親由来の染色体欠失部分が存在したり，15番染色体に母親性ダイソミーがみられます。

症　状

新生児〜乳児期に，自力で母乳を飲めないことで疑われます。筋緊張は低下し，眼はアーモンド様と表現される特有の顔貌，皮膚は白く，手足が小さい，男児では小さな陰茎なども認められます。

幼児期以降になると，低身長，過食による肥満や糖尿病発症のほか，知的能力障害，性腺機能不全を認めます。

生命予後は，糖尿病や肥満の程度が影響しますが，一般に良好です。

> **参考**
>
> 片親性ダイソミー uniparental disomy
> 通常1対の相同染色体は，父親と母親から受け継ぎますが，両方とも片方の親から受け継いでしまうことがあり，これを片親性ダイソミーと呼びます。

第2章 新生児の生理と病態の特異性

A 新生児とは

定　義

生後28日未満（満27日まで）の児を**新生児**newborn infant（neonate），生後7日未満（満6日まで）の児を**早期新生児**early neonate といいます（出生当日は生後0日）。

分　類

● 在胎週数による分類（図1）

■ 早産児 preterm infant

在胎37週未満で出生した児を**早産児**と呼びます。早産児のなかでも在胎22週以上28週未満で出生した児は**超早産児**extremely immature infant と呼ばれます。

■ 正期（満期）産児 term infant

在胎37週〜42週未満までの間に出生した児が**正期産児**です。

■ 過期産児 postterm infant

在胎42週以上で出生した児が**過期産児**です。

図1 在胎週数による新生児の分類

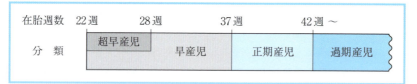

> **参考**
>
> 流　産 abortion
>
> 児の生存が可能な"妊娠22週未満の妊娠の中絶"を流産と定義します。妊娠12週未満の妊娠の中絶を早期流産と呼び，妊娠12週以降22週未満の流産を後期流産と呼びます。

● 出生体重による分類

■ 低出生体重児 low birth weight infant

出生体重が2,500g未満の児が**低出生体重児**です。1,500g未満は**極低出生体重児**very low birth weight infant，1,000g未満は**超低出生体重児**extremely low birth weight infant と呼びます。ちなみに，未熟児premature infant とは胎外環境に適応して生きていくのに必要とされる成熟状態に到達していない徴候，つまり未熟な徴候を有する児を示しますが，医学的な診断名ではありません。

● **高出生体重児** high birth weight infant

出生体重が4,000g以上の児で，いわゆる**巨大児**macrosomia です。母親に糖尿病がしばしばみられます。分娩外傷や出生児仮死の頻度が高くなります。

● **在胎週数と出生体重の両者を加味した分類**

● **在胎相当体重児** appropriate for dates infant（AFD児）/appropriate for gestational age infant（AGA児）

在胎期間に相当する体重の児です。10パーセンタイル〜90パーセンタイルまでをその基準としています。

● **在胎不当軽体重児** small for gestational age infant（SGA児）

統一された定義はないものの，通常，出生身長に関係なく，出生体重が10パーセンタイル未満の児です。出生体重が10パーセンタイル未満でかつ身長も10パーセンタイル未満の児については**在胎不当過小児**small for dates infant（SFD児）と呼びます。

● **在胎不当過体重児** heavy for dates infant（HFD児）/heavy for gestational age infant（HGA児）

在胎期間に比して出生体重が重い児のことで，出生体重のみが90パーセンタイル以上の児をいいます。

B 胎児および新生児の生理

① 体　温 body temperature

新生児期の**正常体温**は腋窩では**36.5〜37.5℃**，直腸ではそれより**0.5℃**ほど高くなっています。

■ 体温の喪失

STEP 新生児は，輻射，対流，蒸散，伝導による体温の喪失に注意

ヒトは体温が低下したときには，基礎代謝，運動，震えによって熱を産生し，これに対処しますが，新生児のうちは震え shivering による熱産生機構はあまりみられません。その代わりに肩，脊柱，腎臓周辺に血管と交感神経組織が豊富な**褐色脂肪組織**をもっていて，低温に曝されるとノルアドレナリン*を分泌することによって**熱を産生**しています。それでも出生直後の新生児の体温は，外気温に合わせて急激に低下します。つまり，新生児では輻射（皮膚と外部環境の温度差による），対流（周囲の気流による），蒸散（呼吸器系，皮膚よりの蒸発に伴う），伝導（接触皮

---

* ノルアドレナリン noradrenaline
生体内ではチロシンから合成され，交感神経の節後線維から分泌される神経伝達物質です。

第2章　新生児の生理と病態の特異性　93

膚面からの）の4つの経路（図2）から失われる熱量は相当量に達します。特に単位体重当たり体表面積が成人と比べ約3倍にもなる新生児では，**輻射による体温喪失**が最も問題となります。また，皮下脂肪が未発達なことも拍車をかけます。そのため，出生直後は，羊水で濡れている体を乾布で拭き取り，低体温に陥らないように保温します。

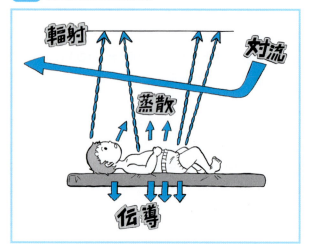

図2 新生児の体温喪失経路

体温の維持

> **STEP** 中性温度環境は，出生体重が小さいほど高く，生後日数が経過するほど低くなる

　ヒトが体温を一定に保つことのできる範囲が体温調節可能温度域ですが，新生児では当然その範囲は狭く，これを超えると死の危険にさらされます。

　体温を一定に保つために必要とされるエネルギー消費量が最も少なくてすむ温度環境を**中性温度環境（至適温度環境）**と呼びます。これは，出生体重や日齢などによって異なりますが，皮膚温が**36.5℃**となる環境が新生児の**中性温度環境**に近いといえます。出生体重1,000gの児では，出生直後で35℃，生後10日以降で34℃くらい，2,000gの児ではそれぞれ34℃と33℃くらいです。このように，出生体重が軽いほど中性温度環境は高くなります。低体温状態は，低血糖症，低酸素症，アシドーシス，高カリウム血症を招きます。

　なお，健常新生児の場合では，着衣していることも考慮し，**新生児室の室温は23℃前後**が好ましいとされています。

② 呼　吸 respiration

胎児の肺胞

　胎児の肺胞内は，肺上皮細胞に由来する液体（肺水）で満たされています。この肺水は，**レシチン** lecithin を主成分（少ないながらも，ホスファチジルグリセロール phosphatidylglycerol やスフィンゴミエリン sphingomyelin も含まれる）とする**肺サーファクタント***を含み，羊水の一

---

*　**肺サーファクタント** pulmonary surfactant
　肺胞上皮Ⅱ型細胞で産生される肺の表面活性物質で，表面張力を弱める働きをもっています。これによって，出生直後の数回の呼吸で肺が膨張することができます。

部を構成します。羊水中の**レシチン／スフィンゴミエリン（L/S）比**は，**胎児の肺成熟度の指標**として重要です。胎児が外界で呼吸できる程度までに肺胞が発育・形成されるのは在胎24週以降と考えられています。脂質蛋白である**肺サーファクタントは34週ころから増加**し始めます。羊水中のL/S比の急激な上昇が起こるのは35週ころです。

新生児の呼吸

　新生児の**第一呼吸**は，分娩時の低酸素状態およびその結果としての高二酸化炭素血症とpH低下が，呼吸の化学受容体を刺激するために起こると考えられています。肺胞レベルでみたとき，この出生直後の数回の呼吸で，そこに存在する表面張力を上回らないと，肺は膨らむことができず，しぼんでしまい，引き続き息を吸うことができません。**肺サーファクタント**が肺胞内部に脂質の薄膜を作ることで**表面張力を低下**させているのです。

　新生児の呼吸は，胸郭が軟らかく，呼吸筋も発達途上ということから，横隔膜に頼った腹式呼吸が主体です。

❸ 循　環 circulation

ヘモグロビン hemoglobin（Hb）

　胎児赤血球は，80〜90％以上が**HbF（胎児ヘモグロビン）**です。HbFは酸素親和性が高いため酸素分圧が低くても酸素飽和度が高く，低酸素環境である胎内における酸素輸送を司るうえで合目的的です。一方，出生後の高酸素環境では，酸素との結合能が高すぎることは酸素運搬という働きからはマイナス要因になります。ちなみに，**胎児の動脈血酸素分圧（PaO$_2$）は25Torr**くらいです。

　HbFは満期新生児では約80％に減少し，以後は急速に減少して生後4〜5か月で90％がHbA（成人ヘモグロビン）となります。

胎児循環 fetal circulation

STEP
- **静脈管は，臍静脈→下大静脈のバイパス**
- **卵円孔は，右房→左房のバイパス**
- **動脈管は，肺動脈→下行大動脈のバイパス**

● 胎児の酸素利用

　胎児は外界の酸素を呼吸によって取り入れることはできないので，母体からの血液に含まれる酸素を使っています。そこで，ガス交換は胎盤で行われます。胎盤から酸素を受け取った動脈血は臍静脈へ流れ，体を循環して戻ってきた静脈血は，左右の内腸骨動脈から臍動脈を経て胎盤に入ります。また，胎児の肺は機能していないので，肺に血液を送っても無意味です。このような状況下で効率良く酸素を体に送るため（あるいは肺に行く血液を最小限にするため），胎児循環は，**静脈管，卵円孔，動脈管の3つのバイパスを備えています**（p.96図3）。

第2章　新生児の生理と病態の特異性　95

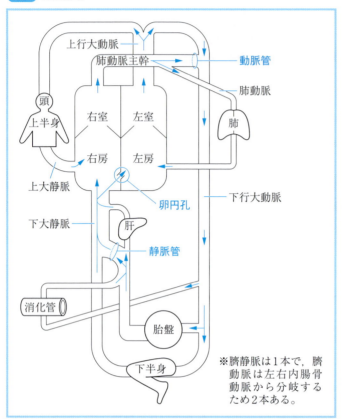

図3 胎児循環

● 3つのバイパス

　静脈管 venous duct は，胎盤から臍静脈を経て，胎児に入ってくる酸素や栄養分の最も多い血液を下大静脈へつないで，門脈・肝臓を経ることなしに最短経路で右房へ運ぶバイパスです。これが肝臓を通過すると，時間がかかるうえに，栄養分が肝臓に蓄えられてしまったり，酸素が使われてしまったりします。

　卵円孔 foramen ovale は，右房に運ばれた血液を，右室ではなく，左房へ運ぶためのバイパスで，心房中隔に開いている孔です。卵円孔が存在しなければ，血液は右室から肺動脈へ行ってしまい，肺の毛細血管を経て左房・左室に帰ってくることになり，時間がかかりすぎます。

　たとえ卵円孔があっても，右房に来た血液の一部は右室へ送られ，肺動脈へ駆出されます。それではもったいないので，肺動脈に行った血液を大動脈へ運ぶためのバイパスが動脈管 ductus arteriosus です。

　つまり，肺へ血液を送らない目的で，卵円孔と動脈管の2段構えとなっているのです。これらのバイパスをうまく機能させるためには，肺動脈の血圧が大動脈の血圧より高くなくてはならないので，胎児は生理的に肺高血圧となっています。ちなみに，胎児では動脈管に心拍出量の50％以上が流れています。

■ 体循環の転換

> **STEP** 卵円孔は生後2〜3分で，動脈管は生後約15時間でそれぞれ機能的に閉鎖

　胎児循環では，動脈管や卵円孔を介して右室が体循環に関与するため**右心系優位**ですが，出生後（成人循環）は左室のみで体循環を賄います（**左心系優位**）。

　この胎児循環から成人循環への転換は，新生児期に起こる一大イベントです。出生によって胎盤循環が失われると左心系の圧が上昇し，**呼吸が開始**されて肺が広がり（同時に PaO_2 上昇により肺血管抵抗も低下），肺血流量も急速に増加し，それまでの動脈管における右＞左であった**圧較差は逆転**します。すると，肺から左房への血流も増加し，**卵円孔での右→左短絡も途絶**します。こうして成人の血液循環へと移行します。

　卵円孔は生後2〜3分で機能的に閉鎖して卵円窩 oval fossa に，動脈管は生後約15時間で機能的に閉鎖して動脈管索 arterial ligament に，臍動脈は生後3〜5分で機能的に閉鎖して臍動脈索 umbilical ligament に，静脈管は生後3〜6日で機能的に閉鎖して静脈管索に，臍静脈は生後5〜10分で機能的に閉鎖して肝円索 round ligament of liver にそれぞれ変わります。肝円索は肝鎌状間膜に包まれています。

■ 動脈血酸素分圧 （PaO_2） と酸素飽和度 （SpO_2）

> **STEP** 低出生体重児では動脈管の閉鎖が起こりにくい

　新生児期の PaO_2 は60〜80Torr，酸素飽和度は93〜98％を示すようになっています。そして，動脈管の機能的閉鎖は PaO_2 上昇により起こりますが，この反応も低出生体重児では弱く，結果として低出生体重児に動脈管開存症が比較的高い頻度でみられる原因となります（未熟児動脈管開存症：☞p.361）。これは左心不全の誘因となります。

④ 消　化 digestion

■ 胎　便 meconium

　胎便は胎生16週から作られ始め，**満期時では60〜200g**に及びます。健常児では，出生後（97％が24時間以内）にこれが排泄され，さらに尿排泄や不感蒸泄などにより，**新生児の生理的体重減少**がみられます。ところが，**胎児に低酸素症**が起こると，出生前に羊水中に排泄してしまいます（羊水混濁）。一方，出生後に胎便排泄遅延がみられるときには Hirschsprung病（ヒルシュスプルング）（☞p.382）を疑います。

■ 新生児の消化機能

　吸ったものを飲み込める（嚥下反射）ようになるのは**胎生32週以降**です。したがって，この時期より早く出生してしまった早産児では，経管栄養管理が必要になります。

糖類の消化吸収能力については，麦芽糖やショ糖の分解酵素は胎生24週くらいの早い時期から成人レベルを示しますが，最も大切な乳糖分解酵素（ラクターゼ）は30週に至ってもほとんど認められないため，早産・低出生体重児では母乳やミルクの消化吸収に際して問題となります（ミルクなどによる乳糖負荷を通じて，その機能は急速に発達する）。

胆汁酸や膵リパーゼは低値を示しており，脂肪吸収能力は低くなっています。一方，蛋白質の消化吸収能力は早期から認められます。

⑤ 腎機能 renal function

新生児の腎機能の特徴は，濃縮力，GFR，RBF が低く，希釈力は良好ということです（☞p.20「尿細管機能」の項）。ただし，過剰な水分の排泄能力には限度があります。

⑥ 免　疫 immunity

■ 細胞性免疫 cell-mediated immunity

T細胞由来の免疫で，新生児期にすでに確立していますが，生体レベルとしての免疫能は全く不十分です。マクロファージ機能の発達が不十分なため，実際のところはウイルス，結核菌に対する感染免疫（移植免疫も含む）は不完全です。

■ 液性免疫 humoral immunity

B細胞由来の免疫です。出生時すでに認められる免疫グロブリンは IgG で，これは **100%母体由来**のものです。自己由来IgG は出生後に増加してきます。このため，IgG レベルは生後3〜4か月が最低です。液性免疫で重要なのは自己由来IgG（1〜6歳で成人レベル，ただし個人差が大きい），IgM（1歳で成人レベル），IgA（1歳で成人の50%，10歳で成人レベル）の3つです。

C　新生児の生理的所見

一見異常に思われるものの，実際には異常ではない新生児の生理的所見がいくつかあるので解説します。

■ 皮膚所見 skin findings

> **STEP** 胎脂，蒙古斑，新生児中毒性紅斑，正中部母斑は正常の生理的皮膚所見で，自然消退する

● 色　調 skin color

出生後2〜3時間までは，手足を中心に**末梢性チアノーゼ**がみられても**異常ではありません**。これは，静脈血うっ滞や寒冷によるものです。未熟な児の皮膚は角化も未完成で，薄く赤みを帯

びています。

- **胎　脂** vernix caseosa

体の表面に付着している**白い脂肪性の物質**で，皮膚皮脂腺の分泌物と表皮剝脱細胞がその本態です。胎児の皮脂腺機能は胎生20週ころから活発化し，妊娠34週ころに最も多量となります。その後は徐々に消失し，39週ころには四肢屈曲部と背部にみられるだけになります。出生後に90％以上の新生児に認められるこの過程が**新生児落屑**です。

- **蒙古斑** mongolian spot

胎生期の真皮メラノサイト*が残存したものです。通常は，出生時から殿部や腰仙部に青色斑として認められます（図4）。生後1〜2年を経過してから増強し，明らかになることもあります。四肢，頭部，腹部などの異所性のもの以外は，就学するころまでに自然消退します（異所性かつ濃いもので，消退しない場合は，レーザー治療を考慮）。

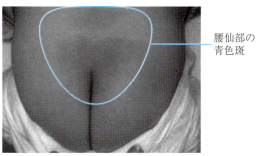

図4　蒙古斑（105-G-26）

腰仙部の青色斑

ここでいう蒙古は，Mongoloid（モンゴル人）の蒙古ではなく，黄色人種という意味のMongoloidからきています。

- **新生児中毒性紅斑** neonatal erythema toxicum

生後1〜3日ころ，体幹を中心として大小さまざまな境界不明瞭な紅斑が多発し，しかも散在します。黄白色丘疹や粟粒大の膿疱が混ざっていることもあります。自覚症状も全身症状もなく，3日〜1週間で自然消退します。

- **正中部母斑** nevus teleangiectaticus medianus et symmetricus

機能性の毛細血管拡張で，新生児期〜乳児期に，眉間，前額正中部，項部，人中（上口唇正中部）などに，境界不鮮明で隆起しない色調の薄い紅斑として生じます（図5）。サーモンパッチ salmon patch と呼ばれることもあり，ほとんどが2歳くらいまでに消退します。しかし，項部にみられるものはUnna母斑（p.100図6）と呼ばれ，成人に至るまで残ることもあります。

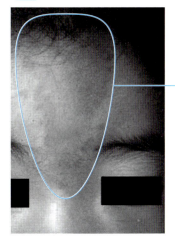

図5　正中部母斑（105-G-26）

隆起を伴わない薄い紅斑（毛細血管拡張）

---

*　メラノサイト melanocyte

黒褐色の色素であるメラニン melanin を産生する細胞です。基底層や毛母，脳軟膜，黒質，青斑核，網膜色素上皮，消化器粘膜などに存在します。melan はギリシャ語で黒の意。

図6 Unna母斑（104-A-57）

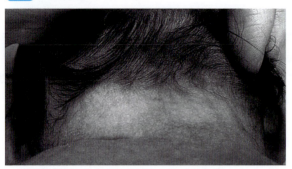

産　瘤 caput succedaneum

> STEP　産瘤は24時間で消失

分娩の際，胎児の先進部が産道で圧迫されることによって頭皮と骨膜の間に生じる軟らかい腫瘤（浮腫）が産瘤で，縫合や泉門を越えて広がることもあります（p.101図7左）．正常分娩では後頭部に生じます．出生時に最も著明ですが，通常24時間くらいで消失します．

その他の所見

> STEP　臍ヘルニア，女児の性器出血，眼球結膜出血，眼底出血などは異常徴候ではない

女児では，性器出血（新生児月経）がみられることもありますが，これは母親のエストロゲン*1 の影響です．また，乳房が腫脹し，ときには乳汁分泌がみられることがあります．これは母体由来のエストロゲンとプロラクチン*2 の影響によるもので，魔乳witch's milk（あるいは奇乳）と呼ばれます．

臍ヘルニア（☞p.395：俗に言う「出ベソ」）は予後良好ですが，臍帯ヘルニア（18トリソミーなどの染色体異常に伴うことが多い）は不良です．

また，正常分娩であっても眼球結膜出血，眼底出血，軽度くも膜下出血などが認められることがあります．

＊1　エストロゲン estrogen
　卵胞と黄体から分泌される性ステロイドホルモンです．子宮内膜の増殖，乳腺の発育，子宮頸管粘液の分泌，腟扁平上皮の角化，卵巣内の種々の細胞における卵胞刺激ホルモン受容体の誘導，プロゲステロン受容体の誘導，子宮筋の収縮，血液凝固能の促進，ナトリウムの蓄積，妊娠の維持などの作用をもちます．ギリシャ語estroは発情の意．
＊2　プロラクチン prolactin（PRL）
　下垂体前葉から分泌されるアミノ酸で構成されるペプチドホルモンの一種です．乳汁分泌作用，乳腺発育作用，性腺抑制作用をもちます．ラテン語lactは乳の意．

D 新生児の異常徴候

 新生児は，自分で症状を訴えることができません。したがって，他覚的に得られる情報から疾患を絞り込んでいかなくてはなりません。

診察時のポイントは，"新生児らしい元気の良さがあるか？"ということです。"元気の良さが感じられない"新生児では，まず敗血症や髄膜炎を疑い，次いで低血糖や低カルシウム血症，脱水などの電解質・代謝異常や，心不全などを疑います。

1 分娩損傷 birth injury

児頭骨盤不適合，軟産道強靱，骨盤位分娩に伴って起こる物理的分娩損傷と，低酸素状態が長引くことにより起こる低酸素脳症・脳室内出血とに大別できます。

■ 頭血腫 cephalohematoma

● 病　態

分娩時の外力で頭に変形が起こることで，骨膜と頭蓋骨間にずれが生じ，骨膜下に血腫を作ると考えられます。頭血腫は波動を触れる軟らかい腫瘤です。また，1つの骨の骨膜下であるため，頭蓋縫合線を越えて広がることはありません（図7中）。その機序から，出血量もさほど多くなく，3か月くらいで自然に吸収されます。

● 治　療

まれに血腫周辺部から化骨を生じるため，感染に注意しながら穿刺吸引することもあります。

図7　産瘤と頭血腫・帽状腱膜下出血

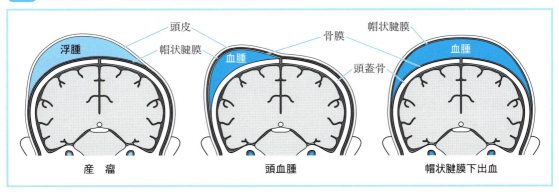

■ 帽状腱膜下出血 subaponeurotic hemorrhage

● 病　態

分娩に際して頭部に圧迫が加わることで，帽状腱膜下に出血を起こしたものです。頭蓋骨骨膜

の上に血腫が生じ，その上をまるで帽子を被っているように**帽状腱膜が覆っている**状態です（p.101 図7右）。出生直後は明らかではありませんが，時間とともに厚みのない紫斑のような外観を呈し，次第に拡大していきます。通常は2〜3週で吸収されます。頭血腫とは異なり，拡大を遮る境界線がないので，**頭全体にまで広がり**，**大量出血**した場合はショックやDICを来し，**失血死**することもあります。また，重い黄疸を起こすこともあります。

● 治　療

輸血が主体となります。大出血を来すことがあるので**穿刺は禁忌**です。

☐ 頭蓋内出血 intracranial hemorrhage

> **STEP** 硬膜外出血と硬膜下出血は正期産児に多く，くも膜下出血と脳室内出血は早産児に多い

頭蓋内出血の主因は，外力による物理的損傷と低酸素症です。出血部位から，硬膜外出血，硬膜下出血，くも膜下出血，脳室内出血に分けられます（表1）。

表1　分娩損傷による頭蓋内出血

出血部位	児の特徴	頻　度	重症度
硬膜外	正期産児＞早産児	ま　れ	血腫の程度による
硬膜下	正期産児＞早産児	多　い	部位による
くも膜下	早産児＞正期産児	少ない	軽　症
脳室内	早産児＞正期産児	多　い	重　症

● 硬膜外出血 epidural hemorrhage

● 病　態

頭蓋内側骨膜下の出血で，静脈洞や中硬膜動脈の破綻に起因します。新生児には極めてまれですが，難産の正期産児にみられることがあります。

● 症　状

重症例では出生後早期から，大泉門膨隆，けいれん，落陽現象*などの**頭蓋内圧亢進症状**がみられます。また，頭血腫や頭蓋骨骨折を合併することもあります。

● 硬膜下出血 subdural hemorrhage

● 病　態

分娩時に，児頭に外力が加わり，大脳鎌や小脳テントが牽引され，直静脈洞や架橋静脈から出血したものです。遷延分娩，難産，墜落分娩，骨盤位などでみられやすく，また少ないながら，正期産児にみられることがあります。

● 症状・検査

テント上の出血では易刺激性を示す程度で，無症状のこともあります。テント下のものは重症

---

*　**落陽現象** sunset phenomenon
下方共同偏視（上転障害）によって，沈む夕日のように虹彩が下眼瞼に半分隠れてしまうものをいいます。

となることも多く，その場合は出生直後から，昏睡，眼位異常，大泉門膨隆，後弓反張などを示し，血腫の増大に伴って脳幹部が圧迫され，呼吸停止を来すこともあります。

腰椎穿刺は脳ヘルニアの危険があるので**禁忌**です。

● くも膜下出血 subarachnoid hemorrhage

● 病　態

成人のくも膜下出血は動脈性ですが，新生児はほとんどが脳表層の小静脈破綻に伴うもの（静脈性）です。正期産児では分娩損傷が，早産児では低酸素症が関与しているようですが，原因は不明です。

● 症状・検査

正期産児の場合では，生後2日目ころからけいれんを認めることがありますが，出血が少量の場合はほとんど症状がありません。大量の出血や脳幹の圧迫を来すこともまれです。**腰椎穿刺**で**血性髄液**を認め，CTではトルコ鞍上槽とシルビウス裂に出血像を認めます。

● 治　療

多くは無治療でも吸収されますが，**出血後水頭症**には**外科治療**が必要です。ほかに合併症がなければ予後良好です。

● 脳室内出血 intraventricular hemorrhage

● 病　態

早産児，特に在胎期間が短い児ほど発症しやすいもので，脳血管構造が未完成であるところに周産期の低酸素症が加わることにより発症すると考えられています。脳室周囲白質の出血性梗塞や軟化症，水頭症を合併することもあります。正期産児の場合は，まれにしかみられず，原因として外傷や周産期の低酸素症が挙げられていますが，不明なこともしばしばです。

● 症　状

症状や経過は原因や合併症により異なりますが，一般にけいれん，昏睡，無呼吸発作などの神経症状がみられることがあります。

● 治　療

輸血，昇圧薬や抗けいれん薬投与などの保存的治療，水頭症の治療を行うことになりますが，生後数日で死亡したり，生存しても脳性麻痺，知的能力障害を残します。

② 二分脊椎 spina bifida

● 病　態

脊柱管は，胎生期に椎骨が左右から手を合わせるように伸びてきて輪状となりますが，これがうまくいかず，輪の一部が**欠損**している状態が二分脊椎です。

二分脊椎の原因は不明ですが，妊婦のバルプロ酸やカルバマゼピン服用はリスクを上げ，妊娠前からの葉酸摂取はリスクを下げます。

● 分　類

開放性（顕在性）と潜在性に分けられます。**開放性二分脊椎（顕在性二分脊椎）** spina bifida aperta は脊髄髄膜瘤 myelomeningocele とも呼ばれ，脊髄が露出しています（p.104 図8）。エコー検査で出生前に診断されることも少なくありません。脊髄機能が障害され，下肢運動障害や

第2章　新生児の生理と病態の特異性　103

排尿・排便障害などを来します。水頭症やキアリⅡ型奇形の合併も多くみられます。放置すると感染が起こるため，出生後24時間以内に外科手術が行われます。

潜在性二分脊椎 spina bifida occulta は，皮膚で覆われているもので，仙骨部先天性皮膚洞や脊髄脂肪腫がこれに含まれます。脊髄がこの部分に繋留されている場合があり，幼児期までは無症状でも，成長とともに脊髄が引っ張られるため，下肢運動障害や排尿・排便障害を来すことがあります。

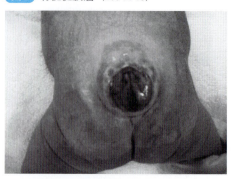

図8 **脊髄髄膜瘤**（109-A-48）

③ チアノーゼ cyanosis

● 病　態

毛細血管内還元ヘモグロビンが5g/dL以上となり，口唇，頬，耳朶，爪床などが土気色（紫色）となった状態がチアノーゼです。

● 原因・検査

チアノーゼをみたら，まず中心性（口唇や舌）か末梢性（四肢末端）かを見極めます。生後数時間の新生児では，末梢性チアノーゼを認めることは異常ではありません。しかし，中心性チアノーゼを呈している場合には呼吸器系および循環器系の重篤な疾患の存在を疑い，注意して（例えば，エコーで心奇形の有無を確認の後）高濃度酸素負荷試験を行います。そして，動脈血酸素分圧を測定すると，呼吸性チアノーゼでは明らかな改善がみられますが，循環系で50％以上の右→左短絡が存在する場合では，100％酸素濃度で投与しても70Torr以上となりません。

④ 呼吸障害 respression disorder

> **STEP**
> 多呼吸，無呼吸，陥没呼吸，呻吟，鼻翼呼吸，シーソー呼吸は，呼吸障害の症状

● 症　状

多呼吸（呼吸数60回／分以上），**無呼吸発作**（20秒間以上の呼吸停止あるいは20秒未満でも徐脈を伴うもの），陥没呼吸（吸気時に肋間，胸骨上縁，胸骨下などが凹む），呻吟（呼気時に声門を狭めることによって，呼気終末に陽圧を加えて肺胞の虚脱を防ぐときに聞かれるうめき声），鼻翼呼吸（吸気時に鼻孔を拡大して呼吸量の増大を図るもの），シーソー呼吸（呼吸時に腹部が上がると胸部が下がる，というようにシーソーのような動き）などがみられれば，呼吸障害が存在すると考えます。

● 原　因

新生児期に呼吸障害や呼吸困難を呈する原因として重要なものには，呼吸窮迫症候群（☞p.295），胎便吸引症候群（☞p.298），慢性肺疾患のⅠ・Ⅱ型（☞p.300）とⅢ型（☞p.301）が

あります。

> **参考**
>
> **新生児期の無呼吸発作について**
>
> 　自律的呼吸運動は，延髄の呼吸中枢 respiratory center と，その上位にある橋の呼吸調節中枢 pneumotaxic center でのコントロールが考えられていますが，この機能が未熟な児ではちょっとした要因で抑制され，無呼吸となります（早産児無呼吸発作，特発性無呼吸発作）。呼吸中枢の機能が成熟し，無呼吸発作が起こらなくなるのは34週以降と考えられています。

⑤ 嘔　吐 vomiting

　新生児の嘔吐の原因は，消化器系の障害によるものと，それ以外に原因があるものに大別できます。また，嘔吐の出現する時期で，ある程度疾患を鑑別できます（表2）。

表2 新生児期に病的嘔吐を来す疾患

消化器系	出生直後	先天性食道閉鎖症
	新生児期	肥厚性幽門狭窄症，横隔膜ヘルニア，先天性腸閉鎖症，腸回転異常症，鎖肛，Hirschsprung病
消化器系以外	出生直後	頭蓋内出血，脳浮腫
	新生児期	代謝疾患（フェニルケトン尿症など），先天性副腎皮質過形成，感染症（化膿性髄膜炎など），牛乳アレルギー

⑥ けいれん convulsion

> **STEP**
>
> 新生児期のけいれんは
> ・大発作のような症状ではないので見落としに注意
> ・原因としては，低血糖症と低カルシウム血症に注意

● 症　状

　新生児期のけいれんは単に口をモグモグさせる，目をパチパチさせる，凝視する，といった程度のことが多く，注意して観察しないとけいれんであることを見落とします。これには，新生児期にはすでに脳幹が発達しているのに，大脳がまだ未発達であることが関係しています。

● 原　因

　けいれんを起こす疾患としては，頭蓋内の疾患はもとより，低血糖症や低カルシウム血症に起因するものに注意する必要があります。

　新生児，特に早産，SGA児，母体糖尿病児，仮死児では比較的高頻度にみられます。

　なお，ちょっとした刺激で手足をピクピクさせたり，Moro反射が出現したりする状態を，**易**

刺激性といい，けいれんの前駆症状ととらえられています。

けいれんの対処法

　まずは**血糖**および**血清電解質**を調べます。低血糖（40mg/dL以下）が確認されれば，症状改善のために20％グルコースを静注します。低血糖が認められなければ電解質異常を疑います。そして，血中カルシウム（Ca）とマグネシウム（Mg）を調べ，それらが低値（Ca：正期産児8mg/dL以下，早産児7mg/dL以下，Mg：1.5mg/dL以下）ならCaやMgの静注で対処します。

　これらの処置でもけいれんが治まらないときは，抗けいれん薬のフェノバルビタールphenobarbital などを投与します。

　また，血糖や血清電解質に異常がない場合は，頭蓋内出血を疑って，大泉門から頭部超音波検査を行います。ほかにも，髄膜炎などの感染も考慮することになります。

　血中アンモニア濃度の上昇がみられる場合は，頻度は少ないながらも，アミノ酸代謝異常や有機酸代謝異常が考えられます。したがって，血清や尿のアミノ酸分析が必要になります。

⑦ 発熱 pyrexia と低体温 hypothermia

■ 発　熱

定　義

　厳密な定義はありませんが，一般には新生児では，**皮膚温で37.5℃以上**（38℃以上とする場合もある），**直腸温で38.0℃以上**を発熱としています。

原　因

　感染，脳障害，不適当な保育環境のほか，脱水や飢餓（母乳不足）でも高体温となることがあります。

　脱水状態では（母乳不足も脱水の原因の1つ），血清浸透圧値とナトリウム値は上昇します。このときは，代償的に四肢への血流を減らしているため，直腸温が上昇しているのに四肢は冷たくなります。

■ 低体温

定　義

　新生児の正常体温は36.5〜37.5℃とされていて，これも厳密な定義はありませんが、通常，36.0〜36.5℃未満を低体温としています。

原因・病態

　不適当な保育環境，高度の栄養障害，重度感染症（発熱のみでなく，低体温もあることに注意），副腎機能不全，下垂体機能不全，クレチン症などが考えられます。

　体温下降の程度は，環境への適応力が未熟で，皮下脂肪が少ない低出生体重児ほど大きくなります。直腸温で35℃以下を示すような低体温では，心肺機能や代謝機能が障害されるため危険です。

⑧ その他の異常徴候

白内障がみられるときは先天性風疹症候群（☞p.89）を疑います。

新生児の啼泣時に，口の開き方が左右で非対称なときには，顔面神経麻痺が考えられます。比較的多いのは顔面神経下顎枝の麻痺で，患側の口角が下がります。

口腔粘膜や舌に白色のかすのようなものがみられるときには，口腔カンジダ症（☞p.180）を疑います。

生後2〜3週を経過して，頸部（胸鎖乳突筋部）に腫瘤がみられるようになってきたときには，先天性筋性斜頸*1が疑われます。

肝臓，脾臓，腎臓は正常でも触知されることがありますが，腹部に腫瘤を触知するときは（☞p.52の図1参照），水腎症*2，多発性嚢胞腎*3，Wilms腫瘍（☞p.415），神経芽腫（☞p.411），肝芽腫（☞p.418）も考えなくてはいけません。

男児で精巣を触知しないときは異常所見で，まず停留精巣（☞p.497参考）を疑います。

E 成熟異常（ハイリスク児）
dysmaturity（high risk infant）

既往や所見より，**新生児期に疾病に罹患したり死亡したりする危険**が予想され，一定期間の経過観察や特別な治療を必要とする新生児を**ハイリスク児**と呼びます。全出生児の約10％にみられます。

ハイリスク児のなかでも重要なのは，低出生体重児，糖尿病母体児，双胎間輸血症候群，胎盤機能不全症候群です。

---

① 低出生体重児 low birth weight infant

● 原　因

出生時に低体重となるものには，発育（体重の増加）は順調なのに早く生まれてしまった場合（AFD児）と，もともと在胎日数に比べて発育が悪い場合（SGA・SFD児）とがあります。

発育遅延の原因としては，妊娠高血圧症候群*4，母体の呼吸器・循環器疾患，多胎，喫煙など

---

*1　**先天性筋性斜頸** congenital muscular torticollis
乳児期にみられる斜頸で，骨盤位分娩などの異常分娩の際に，胸鎖乳突筋が過伸展されて線維化し，成長障害を来すことによって発症すると考えられています。

*2　**水腎症** hydronephrosis
腎から尿道に至る尿路に，器質的あるいは機能的な原因による尿流阻害が起こり，停滞した尿の内圧で腎盂・腎杯や尿管が拡張され，形態的変化を示す状態です。先天的に腎盂尿管移行部が狭窄している場合には，腎盂形成術が適応となります。hydroは水，nephroは腎の意のギリシャ語。

*3　**多発性嚢胞腎** polycystic kidney
発生の過程で，集合管と尿細管の結合が行われずに，腎に多数の嚢胞が形成される疾患です。常染色体顕性のものと潜性のものがあります。

第2章　新生児の生理と病態の特異性　　107

の不適当な胎内環境によるものがあります。また，AFD児が単なる分娩の異常が原因となることが多いのに対し，胎児発育不全fetal growth restriction（FGR）児やSGA・SFD児は，染色体異常などの先天異常，TORCH症候群などの胎内感染症，奇形症候群などが原因であることが少なくありません。

● 生理的特徴と適応不全症候群

● 生理的特徴

低出生体重児の生理的特徴は，次のとおりです。

- 環境系：温度変化に弱く，外界温度の高低ですぐに高体温あるいは低体温となる。
- 呼吸器系：呼吸が下手で，無呼吸発作や一過性多呼吸（☞p.297），呼吸窮迫症候群（☞p.295），慢性肺疾患のⅠ・Ⅱ型（☞p.300）とⅢ型（☞p.301），誤嚥性肺炎を起こしやすい。
- 循環器系：胎児循環から成人循環への移行がうまく進まない（例えば，未熟性動脈管開存症）。
- 消化器系：乳糖やでんぷんの消化力が弱い。蛋白の吸収は良いがその代謝は不良。脂肪の消化吸収が悪い。低アルブミン血症や壊死性腸炎を起こしやすい。
- 代謝系：高ビリルビン血症や黄疸，低血糖，低カルシウム血症，ビタミンK欠乏症，電解質異常（脱水，浮腫，アシドーシス）を起こしやすい。
- 神経系：低出生体重児の脳性麻痺の原因として，脳室内出血および脳室周囲白質軟化症が最も重要。
- その他：貧血，出血傾向，未熟児網膜症，易感染性（肺炎，髄膜炎，敗血症）。

● 適応不全症候群

児は，分娩とともに子宮内環境から子宮外環境へ突然移行させられ，大変なストレスを受けます。このストレスは悪い面ばかりではなく，適応しようとすることで器官の成熟が進行するともいえます。しかし，なかにはこの環境変化への適応が下手な新生児もいて，その結果生じる（生理的特徴で記載した）低体温，無呼吸発作，一過性多呼吸，動脈管開存症，低血糖，低カルシウム血症などを**適応不全症候群**と呼びます。

● 予 後

出生体重が低いものほど出生後の障害も生じやすく，死亡の危険も高くなります。したがって，AFD児よりSGA・SFD児の方が死亡リスクは高くなります。死亡の原因としては，生後3日以内は**呼吸窮迫症候群**と**頭蓋内出血**が多く，生後7日以後に多いのは感染症です。

● 治 療

STEP 低出生体重児の治療は
- 1,500g未満の児は保育器内において中性温度環境で保育するのが原則
- 電解質異常に注意して輸液を行う

＊4　妊娠高血圧症候群 hypertensive disorders of pregnancy（HDP）
妊娠時に高血圧を認めた場合，妊娠高血圧症候群とする。妊娠高血圧症候群は妊娠高血圧腎症，妊娠高血圧，加重型妊娠高血圧腎症，高血圧合併妊娠に分類されます。

🌑 温度変化に対して

生理機能が未熟な新生児は温度変化に弱いので，**保温で対処**します。つまり，**中性温度環境**におき，皮膚からの不感蒸泄も減少させます。

在胎34週未満もしくは出生体重1,500g未満の児は，保育器内で保育するのが原則です。保育器内の温度は35℃（直腸温が36～36.5℃となるように），湿度は60％くらいを目安とします。

🌑 呼吸が下手なことに対して

無呼吸発作とそれによる脳障害の危険を避けるため，呼吸モニタリングを怠らないようにし，マスクでPaO_2を60～80TorrとなるようにO_2投与を行います。ただし，あまりPaO_2を上げると，未熟児網膜症*を招くおそれがあります。

🌑 栄　養

在胎34週未満や出生体重1,800g未満の児では，嚥下もうまく行えないため，無理にミルクを飲ませると誤嚥性肺炎を起こす危険があります。また，低出生体重児は呼吸障害を合併する頻度も高いので，呼吸状態が安定する出生後72時間までは経管栄養も控えます。この間は5～10％グルコースを基本とした輸液を行います。呼吸障害を合併していない児であっても，生後24～48時間は経管栄養は控えます。経管栄養を行う場合は，胃までカテーテルを入れて行います。

🌑 その他

代謝性アシドーシスや腎機能が未熟であること，細胞膜のナトリウムポンプが未発達であることから，高カリウム血症を起こしやすいので注意します。アシドーシスでは**輸液**に重曹液を加えます。

参考

Dubowitz新生児神経学的評価法
（デュボヴィッツ）

Dubowbitzの新生児神経学的評価法では，神経学的検査を点数化しています。その内容は，姿勢と筋緊張（姿勢，上肢リコイル，膝窩角，腹臥位懸垂など），筋緊張のパターン（屈筋緊張，下肢伸展緊張など），反射（腱反射，手掌把握反射，Moro反射など），動き（自発運動，腹臥位での頭部挙上など），異常所見／パターン（振戦，驚愕など），反応と行動（聴覚的方位反応，過敏性，啼泣など）の6セクションからなります。

---

*　**未熟児網膜症** retinopathy of prematurity（ROP）
　早産児では眼も胎外環境に順応できるレベルに達していません。そこで，治療目的で高濃度酸素を投与すると，網膜血管が成長不十分なことも相まって，硝子体への血管新生が生じ，そこから出血や網膜剝離を起こしてしまうことがあります。したがって，必要以上の酸素投与は行わないようにします。

第2章　新生児の生理と病態の特異性　109

❷ 母体糖尿病児 infant of diabetic mother（IDM）

> **STEP** 糖尿病母体の児にみられやすいのは呼吸窮迫症候群，巨大児，低血糖症，低Ca血症など

■ インスリンと呼吸窮迫症候群

通常，副腎皮質ステロイドはⅡ型肺胞上皮の成熟を促します．しかし，母体が高血糖の場合は，胎児はインスリン*分泌が亢進しています．このインスリンは，Ⅱ型肺胞上皮のステロイド感受性を低下させるので，**呼吸窮迫症候群の発症率が高くなる**原因となります．

■ 巨大児

胎児の高インスリン血症は，グルコースから脂肪やグリコーゲンの合成を促進し，アミノ酸を蛋白質に同化する酵素を活性化させ，成長が促進されるため，糖尿病母体の児のほとんどは**巨大児**となります（コントロールが良好であるとAFD児のこともある）．したがって，出生時には仮死を呈したり，分娩外傷を伴ったりすることもあります．

■ その他

代謝系では**低血糖症**や**低カルシウム血症**を，血液・循環系では多血症，黄疸，心筋症を，中枢神経系や消化器系では奇形などを認めることがあります．母体の糖尿病が重症であれば，血管障害から胎盤機能異常などを伴って，胎児発育不全 fetal growth restriction（FGR）となることもあります．

❸ 双胎間輸血症候群 twin-to-twin transfusion syndrome

● 病態

一絨毛膜双胎では，両児の胎盤の血管吻合を介してシャントが生じます．そして，胎盤血管の分布が異なると，両児の間で**血液量の不均衡**が生じ，胎児の発育に差が生じます．これが双胎間輸血症候群で，血液を多くもらう方を受血児 recipient，少なくもらう方を供血児 donor と呼びます．

● 症状

受血児は，Ht値上昇，過粘稠度症候群，高ビリルビン血症，心肥大，浮腫を来します．そして供血児は，低体重，貧血，低血圧，脱水を来します．

---

* インスリン insulin
　血糖値を低下させる唯一のホルモンです．インスリンは膵臓のランゲルハンス島（膵島）のβ細胞（B細胞）から分泌され，血糖が上昇すると分泌量が増えます．インスリンが結合するのは，標的細胞の膜上に存在する受容体です．糖尿病は，このインスリン分泌量が低下するなどの原因で起こります．

● 治療・予後

一絨毛膜双胎では妊娠中から十分に経過観察を行い，出生後にも体重やHt値などから本症候群が疑われるようであれば治療を開始します。

予後は，受血児の方が心不全や胎児水腫を来すため，圧倒的に悪くなります。

④ 胎盤機能不全症候群 placental dysfunction syndrome

胎盤が退行性変化を起こし，胎児に対する栄養や酸素の供給が減少することで生じる状態です。20〜30%が過期産児にみられますが，妊娠高血圧症候群や胎盤異常でも起こります。

F 黄疸
jaundice

血清総ビリルビンが上昇して（高ビリルビン血症），皮膚や眼球結膜が黄色に染まった状態を黄疸といいます。母乳栄養の正常正期産児には後述する生理的黄疸（☞p.118）がみられます。しかし，生後24時間以内に始まる早発黄疸では，血液型不適合（ABO型あるいはRh型）による溶血性黄疸の可能性が高いなど，重篤な疾患が隠れていることがあるので注意深く診察し，経過観察します。

① 高ビリルビン血症 hyperbilirubinemia

児の血清総ビリルビン値は，ピークとなる生後5日ころでは10mg/dL前後ですが，約10%の児では18mg/dLにも達します。一般的には高ビリルビン血症は，正常正期産児では生後72時間以内の血清総ビリルビン値15mg/dL以上（出生体重が低ければそれに応じ12，8，6mg/dLなどと基準が厳しくなります☞p.115表3），直接ビリルビン値2mg/dL以上の状態を指します。

② ビリルビンとその代謝

■ ビリルビン bilirubin

赤褐色の胆汁色素で，主に老化した赤血球が網内系で分解されて出てくるヘモグロビンhemoglobinから作られます。このビリルビンは，グルクロン酸抱合された直接ビリルビン（抱合ビリルビン）と，抱合されていない間接ビリルビン（非抱合ビリルビン）に分けられます。

■ ビリルビン代謝 bilirubin metabolism

図9（p.112）に示すように，間接ビリルビンは肝臓でグルクロン酸抱合を受けて水溶性の直接ビリルビンとなります。そして，胆汁の一成分として十二指腸内に分泌され，腸内細菌叢の還元作用によりウロビリノーゲンurobilinogenなどのウロビリン体となり，その多くは糞便中に排泄されます。また，一部は腸管から再吸収され，再度門脈を経て肝臓に戻り（腸肝循環），下大静

第2章 新生児の生理と病態の特異性　111

脈から心臓を経由して動脈系→腎臓へと至り，尿中にウロビリノーゲンとして排泄されます。

血液中の直接ビリルビンの一部は，尿ビリルビンとして排泄されます（間接ビリルビンは水に溶けないので，尿中には出現しない）。

新生児では，腸肝循環が盛んに行われているため，つまり**ビリルビンの再吸収が盛ん**なため，**黄疸**が起こりやすくなっています。

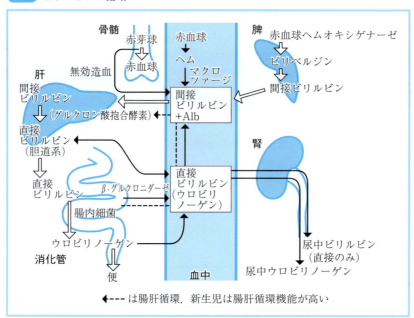

図9 ビリルビンの循環

③ 高ビリルビン血症の原因

高間接ビリルビン血症

● 間接ビリルビンの産生が増加したことによるもの

血液型不適合による溶血性黄疸，赤血球の酵素欠損による溶血性疾患（遺伝性球状赤血球症，G-6-PD欠損，PK欠損，また，新生児では正常でも赤血球寿命は約80日と短い），多血症（新生児の生理的多血症も原因となる），体内出血（帽状腱膜下出血，頭血腫，副腎出血），真性メレナ，仮性メレナなどがあります。

● 産生された間接ビリルビンの抱合がうまくいかないもの

低出生体重児では，肝臓の機能が弱く間接ビリルビンを十分に抱合できません（グルクロン酸抱合が下手）。先天異常のCrigler-Najjar症候群（☞p.119），Gilbert症候群（☞p.119）に起因するものもここに含まれます。

グルクロン酸転換酵素のグルクロニルトランスフェラーゼ glucuronyl transferase活性を抑制する状態が存在する場合も，抱合はうまく行えません。母乳栄養児にみられる母乳黄疸や薬物の

影響がこれに相当します。

ほかにも，生理的黄疸（新生児特発性高ビリルビン血症）や甲状腺機能低下症もここに含まれます。

● 腸肝循環の障害

機械的および機能的イレウスなどで腸管運動が障害されると，腸肝循環が亢進してしまい，間接ビリルビン上昇が起こります。胎便排泄遅延や飢餓の際にも，腸肝循環は亢進します。

■ 高直接ビリルビン血症

原因は種々存在しますが，新生児肝炎（☞p.399）と胆道閉鎖症（☞p.402）が重要です。この2つは予後が全く異なるにもかかわらず，その鑑別が難しいのです。直接ビリルビンの尿中排泄が増加すると，尿は褐色を呈するようになります（便は灰白色）。

● 肝機能の異常

感染症（敗血症，尿路感染症，肝炎，TORCH症候群），先天性代謝異常による肝障害（ガラクトース血症，チロシン血症），先天性胆汁排泄障害（Alagille症候群：☞p.401，Dubin-Johnson症候群：☞p.120，Rotor症候群：☞p.120），新生児肝炎があります。

● 胆道系の異常

胆道閉鎖と先天性胆道拡張症があります。

④ 黄疸の出現時期と検査

> **STEP** 新生児黄疸は，生後何日目に出現したかが重要

■ 出現時期

● 出現時期と経過

新生児に黄疸が出現するとき，生後どれくらいの日時が経過しているかによって，最初に考えるべき原因疾患が異なります。黄疸を来す代表的な疾患における黄疸の出現時期と経過を図10（p.114）に示します。

● 出現時期における注意点

新生児では，高間接ビリルビン血症となる溶血性黄疸が頻度も高く重要です。肝細胞性黄疸および閉塞性黄疸では高直接ビリルビン血症となることが多く，新生児期よりも乳児期前半にその頻度が高くなるといえます。

新生児期に黄疸が出現し，直接ビリルビンが上昇している場合は，それだけで異常を疑う必要があります。

■ 検　査

前述したように，新生児の病的黄疸で頻度が高いのは，血液型不適合による溶血性黄疸（☞p.116）です。もちろんビリルビン値にもよりますが，間接型が高値なら基本的には母児の血

第2章 新生児の生理と病態の特異性 　113

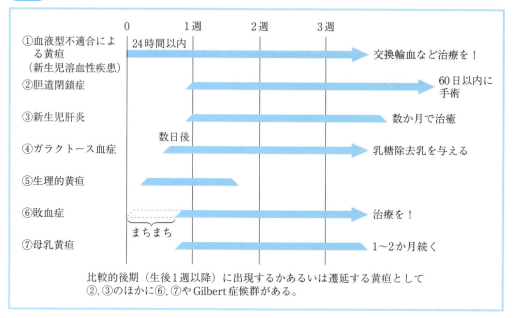

図10 代表的疾患における黄疸の出現時期と経過

液型検査と，児の直接Coombs試験，母親の間接Coombs試験を行います。重症かつ一刻を争う血液型不適合か否かを早急に確定させることが大切です。

したがって，新生児黄疸の診断の進め方は次のようになります。

● 間接ビリルビンが高値を示した場合

- Ht値を測定して，静脈血で65%以上なら多血症を疑う。
- 血液型不適合を疑い，母親と子の血液型を確認する。
- 児の直接Coombs試験と母親の間接Coombs試験を行い，血液型不適合か否かを診断する。
- 甲状腺機能低下症の可能性もあるので，甲状腺機能を検査する。
- 溶血性疾患や遺伝性球状赤血球症の可能性もあるので，赤血球の形態・膜抵抗および網状赤血球を検査する。
- 尿路感染症の有無を確認するために尿検査と尿培養を行う。
- G-6-PDなど酵素異常を調べるため，赤血球酵素検査を行う。
- Crigler-Najjar症候群やGilbert症候群の可能性もあるので，ビリルビン代謝を確認する。

以上を確認したうえで，**黄疸が高度でなく，しかも生後3～4日がピークで回復に向かう場合は生理的黄疸**（☞p.118）とみなします。

● 直接ビリルビンが高値を示した場合

頻度からは感染症（先天性感染も含む）と新生児肝炎，そして胆道閉鎖症を第一に考えるべきです。

感染症については，血清IgM値や髄液検査，そして単純ヘルペス，風疹，サイトメガロウイルスなどのウイルス抗体価を参考に診断します。

新生児肝炎（☞p.399）や胆道閉鎖症（☞p.402）は，血中リポ蛋白X，十二指腸チューブ留置による十二指腸液検査，腹部CTや腹部超音波検査で診断します。

⑤ 黄疸の治療

STEP 血清総ビリルビン値が高値を示す場合の治療法は，光線療法と交換輸血

■ 治療の基準

　高ビリルビン血症が認められ，原因疾患が確認できれば，当然その疾患の治療を開始します。しかし，原因疾患が確認できない場合は，**核黄疸**（ビリルビン脳症☞p.117）**の危険があるか否かで，治療開始の可否を決定します。

　核黄疸（ビリルビン脳症）の危険性は，多くの要素で異なってくるので，一概にはいえませんが，治療のポイントは“**血清総ビリルビン値が20mg/dL以上にならないようにする**”ことです。具体的には，光線療法と交換輸血があります。治療の基準を表3に示します。

■ 開始時期

　Rh血液型不適合では，出生後数時間のビリルビン値の上昇する様子から，その重症度を予測することが可能なため，**早期に治療を開始する**のが一般的です。

　ABO式血液型不適合や生理的黄疸では，通常，**ビリルビン値が一定値に達してから治療を始めます**。

　なお，血液型不適合も同様ですが，溶血性疾患が発見された場合は貧血の治療も忘れてはいけません。

表3 光線療法・交換輸血の適応基準（中村の基準）

血清総ビリルビン濃度による基準（単位：mg/dL）

出生体重	<24時間 P/ET	<48時間 P/ET	<72時間 P/ET	<96時間 P/ET	<120時間 P/ET	>5日 P/ET
<1,000g	5/8	6/10	6/12	8/12	8/15	10/15
<1,500g	6/10	8/12	8/15	10/15	10/18	12/18
<2,500g	8/10	10/15	12/18	15/20	15/20	15/20
≧2,500g	10/12	12/18	15/20	18/22	18/25	18/25

　P：光線療法　　ET：交換輸血

血清非結合型ビリルビン濃度による基準

出生体重	光線療法	交換輸血
<1,500g	0.3μg/dL	0.8μg/dL
≧1,500g	0.6μg/dL	1.0μg/dL

（神戸大学医学部小児科，1991）

■ 治療の実際

● 光線療法

　黄疸治療の**第一選択**です。皮膚に光を当てると，そのエネルギーで**皮下の間接ビリルビンが光**

異性体へと変化して水溶性となり，**腎臓や肝臓から排泄され**やすくなることを利用した治療法です。波長が460〜490nmの緑色光を中心として用います（400〜450nmの光源はDNA鎖切断作用があり，発癌の危険性があるため使わない）。光線療法を行っても血清総ビリルビン値が上昇傾向を示す場合は，次項で解説する**交換輸血**を検討することになります。

　光線療法は，母子分離を余儀なくされ，発疹や下痢が出現したり，不感蒸泄の増加を認めたりすることがあります。なお，**直接ビリルビン値が高い症例**に対して光線療法を行うと，副作用としてブロンズベビー症候群[*1]を起こすことがあります。

● 交換輸血

　光線療法のみでは不十分と思われる症例（血液型不適合で多い）には，末梢動静脈や臍動静脈を用いて交換輸血を行います。ABO式血液型不適合では，O型赤血球とAB型血漿の合成血が理想的ですが，O型血液が使用されることもしばしばです。Rh血液型不適合ではRh（−）の血液を輸血します。通常循環血液量の2倍の血液を用いることによって約85％が交換されます。

　交換輸血の際には，感染，血栓形成，出血傾向，低カルシウム血症，高カリウム血症，アシドーシス，低体温を起こす危険もあるので，これらに気を配りながら行います。

⑥ 血液型不適合による黄疸

> ^{S T E P}
> **血液型不適合による黄疸は，通常は生後24時間以内に出現**
> ・Rh不適合は，母体血清→間接Coombs試験（＋）
> 　　　　　　　児赤血球→直接Coombs試験（＋）
> ・ABO不適合は，児赤血球→直接Coombs試験（−）

　血液型不適合blood group incompatibilityがあると，胎児の赤血球（抗原）が母体血液を感作し，母体内に抗体が産生されます。その抗体IgG（胎盤透過性）が胎盤を介し胎児に移行し，抗原抗体反応を起こして**溶血**が生じます。

　この溶血に反応して**骨髄機能が刺激**され，また，造血機能が肝臓などで亢進し（髄外造血），末梢血中に赤芽球が出現するようになった状態を**胎児赤芽球症**と呼びます。

　胎児赤芽球症を起こしやすいのは，ABO式血液型不適合よりもRh血液型不適合の方です（p.117表4）。重症例は，胎児水腫[*2]と同様の症状を呈するほか，呼吸不全，筋緊張低下，傾眠，肝脾腫などもみられます。

　血液型不適合による黄疸はほとんどが生後24時間以内に出現しますが，出生時にすでに発症していることもあります（羊水中ビリルビン濃度測定，臍帯血ビリルビン濃度測定などより診断可能）。

[*1]　**ブロンズベビー症候群** bronze baby syndrome
　光線療法によってビリルビン光分解産物が蓄積し，皮膚や血清および尿がブロンズ色（緑褐色）を呈するものです。光線療法の終了に伴って終結する一過性の症状とされています。

[*2]　**胎児水腫** hydrops fetalis（**先天性胎児全身水腫**）
　血液型不適合によって胎児に高度な溶血が起こると，重症貧血となります。すると，胎児には心不全と低蛋白血症が生じ，著明な浮腫状態を呈して胎児水腫と呼ばれる状態となります。したがって，子宮内死亡のリスクは大です。また，溶血に反応して胎児の造血機能は亢進し，末梢血中に多数の赤芽球が出現します（胎児赤芽球症）。

| 表4 | 血液型不適合のポイント |

	Rh不適合による	ABO不適合による
特　徴	Rh（－）の母親がRh（＋）の胎児を妊娠したとき，胎児のRh（＋）の赤血球は分娩時に母体へ移行するので，初回妊娠では生じない[†1]。IgGに属する。	O型の母親がAまたはB型の胎児を妊娠したとき，初産でも生じる[†2]。母体の抗A抗体，抗B抗体はIgGに属する。
	病型 ⎰ 胎児水腫｜重症 ⎱ 重症黄疸 ⎰ 貧　血　▼軽症	わが国ではこちらの方が頻度が高い。
	黄疸は生後24時間以内に出現し，重症なことが多い（胎児の間は，生じたビリルビンは母体で処理されている）。	児へ移行する抗体量はRh不適合の場合より少ないので，貧血，黄疸ともRh不適合より軽いことが多い。
診　断	母体血清中の間接Coombs試験（＋）抗D抗体上昇	母体血清中の免疫抗体価上昇
	新生児赤血球の直接Coombs試験（＋）	新生児赤血球の直接Coombs試験は，必ずしも陽性を示さない[†3]。
治　療	交換輸血〔Rh（－）の血液を用いる〕	交換輸血，合成血（O型血球＋AB型血漿）

†1　初回のRh不適合分娩で児のRh抗原が母体を感作し，2回目以降の妊娠で不適合が起こることから（初回妊娠でもゼロというわけではないが），高リスクの症例については，妊娠28週ころおよびRh（＋）児を出産後に母体に抗Rh免疫グロブリンを筋注しているため，事実上心配ない。
†2　ABO不適合が初回分娩でも生じるのは，O型の人は抗A抗体，抗B抗体をもっているため。
†3　ABO不適合における児の直接Coombs試験が陰性となる理由は，胎児赤血球のA抗原，B抗原に対する結合部位に問題があるためと考えられている。

❼ 核黄疸 kernicterus（ビリルビン脳症）

● 病　態

　何らかの理由によって赤血球が破壊されると，間接ビリルビンが血中に出現します。これは脂溶性のビリルビンで，アルブミン*と結合しています。しかし，**血清蛋白質が少ない場合**には，血液に溶けきれない間接ビリルビンが血液脳関門を通過して，大脳基底核や視床下部，海馬回をはじめとする組織に沈着します。なかでも，間接ビリルビンの沈着によって**大脳基底核が黄染**したものが**核黄疸**と呼ばれるようになりました。

　血清蛋白質が少なく，かつ**血液脳関門が未完成**である新生児や低出生体重児では，この核黄疸が起こる危険性が高くなります。これは，出生と同時に胎児ヘモグロビンをもつ赤血球が破壊されていくからです。

　なお，本症は上述のようにビリルビンの沈着によるため，最近では**ビリルビン脳症**という用語が多用されています。

● 症　状

　典型的な核黄疸の症状は，**Praagh の分類**（p.118表5）のように4期に分けられていますが，基本となるのは中枢神経障害です。また，脳性麻痺もいくつかの型に分けられますが，核黄疸で

＊　アルブミン albumin（Alb）
　肝臓で合成される分子量の最も大きな蛋白質で，栄養素として用いられるほか，さまざまな物質の運搬も行っています。血清中のアルブミンは，血清蛋白質の60〜70％を占めています。

第2章　新生児の生理と病態の特異性　117

はアテトーゼ*型が典型的です。この場合，多くは知的能力障害を来しません。

表5　Praaghの分類

Ⅰ期	吸啜反射およびMoro反射の低下，筋緊張低下，嗜眠（この時期であれば，交換輸血など適切な治療を行うことで後遺症なく治癒が期待できる）	急性ビリルビン脳症
Ⅱ期	高熱，意識障害，けいれん，後弓反張，除脳硬直（四肢強直），落陽現象	
Ⅲ期	Ⅱ期の症状が減弱または消失（一見無症状）	
Ⅳ期	出生後数か月でⅣ期となり，アテトーゼ型脳性麻痺，感音難聴などの後遺症が出現	慢性ビリルビン脳症

● 治　療

Ⅰ期で発見して交換輸血などを行います。Ⅱ期以降には治療法はありません。

⑧ 生理的黄疸 physiologic jaundice

> **STEP** 新生児の生理的黄疸や母乳黄疸は，他の黄疸を生じる疾患がないことを否定して初めて診断できる

● 病　態

新生児では正常でも，肝臓におけるグルクロニルトランスフェラーゼの活性が低い，生理的多血症の状態にある，胎児ヘモグロビンは寿命が短い，出生直後に溶血が亢進する，母体の影響が残っていてそのエストロゲン作用により肝のグルクロン酸抱合能が低い，腸肝循環能力が高い，などの理由から出生後に12mg/dL程度の**一時的な高ビリルビン血症**を経ることとなります。これは，胎内環境からの移行過程における適応の一段階ともいえます。これを新生児の生理的黄疸といい，90%以上にみられます。ただし，生理的黄疸と診断するには，**そのほかの黄疸を起こす疾患が存在しないことが確認されなくてはなりません。**

なお，胎児ではグルクロン酸抱合能が未熟なので，胎便に直接ビリルビンが排泄されるのは，ごくわずかであり，ほとんどが間接ビリルビンで，胎盤を介して母体肝で処理されます。

● 症状・治療

生後3日ころ出現し（古くなった赤血球が処理されてビリルビンになるにはタイムラグが生じるため，生後24時間以内には出現しない），約2週間で消退します。間接ビリルビン値が上昇し，その最高値は5〜7日ころに認められます。

多くの新生児では，間接ビリルビン値は10mg/dL以下でおさまります。これを超えるような

---

*　アテトーゼ athetosis
一定の姿勢を維持しようとするときに，ゆっくりとした不随意運動が出現するため，姿勢が保持できなくなる現象をいいます。アテトーゼは，レンズ核，視床，視床下核などのさまざまな病変で出現します。原因疾患として重要なのは，周産期の障害によって生じる脳性麻痺です。

場合は経過観察とし（新生児特発性黄疸と呼ぶ），治療基準値に至れば明らかな病的原因がなくても光線療法，さらには交換輸血を行います。

⑨ 母乳黄疸 breast milk jaundice

● 病　態

高間接ビリルビン血症で遷延する黄疸の場合，頻度からは**母乳黄疸**が最も考えられます。新生児に母乳を与え始めると，母乳中のプレグナンジオール pregnanediol が児の肝臓における**ビリルビン抱合を抑制**するため，**生後1週ころから黄疸が出現**することがあります。

● 治　療

母乳を中止するとビリルビン値は低下し改善しますが，通常は核黄疸のような症状を呈することもないので，**母乳栄養を中止する必要はない**と考えられています。ただし，母乳栄養を続けると高間接ビリルビン血症は1か月ころをピークとして1〜2か月間は持続します。本症と診断するには生理的黄疸と同様に，そのほかの**黄疸を起こす疾患がないこと**をしっかりと確認します。

⑩ ビリルビン代謝異常による黄疸（体質性黄疸）

■ Crigler-Najjar症候群

● 病　態

ビリルビン UDP- グルクロン酸転移酵素（UGT1A1）の**完全な不活性化**によってグルクロン酸抱合が障害されて起こる**Ⅰ型**と，UGT1A1の**活性が低下**してグルクロン酸抱合が障害される**Ⅱ型**に分類されます。本症候群は常染色体潜性遺伝します。有病率は全人口の100万人に1人です。

● 症状・治療

Ⅰ型は生後2日目ころに**黄疸が出現**（血中ビリルビン値は20mg/dL以上）し，急速に進行して核黄疸となり，痙性麻痺，筋強直，錐体外路症状などを呈します。放置すると乳児期に死亡します。Ⅱ型はビリルビン値が6〜20mg/dL を示し，症状は軽度で，小児期に発症したり，成人になるまで発現しないものもあります。

治療は，光線療法，交換輸血，肝移植などです。

■ Gilbert症候群

● 病　態

Crigler-Najjar症候群と同様に UGT1A1の活性が低下することによって生じます。遺伝形式は，常染色体顕性と常染色体潜性の双方がみられます。

● 症状・治療

幼児期より**比較的軽度の**ビリルビン血症（血中ビリルビンは1〜5mg/dL）を有しています。有病率は全人口の5%で，8〜10歳ころに**黄疸**で気づかれたり，偶然に発見されたりします。主症状は，全身倦怠感，食欲不振，腹痛などです。肝組織に特有な所見はなく，ビリルビン上昇以外の肝機能は正常です。

治療は不要で，予後は良好です。

第2章　新生児の生理と病態の特異性　119

Dubin-Johnson症候群

病　態

multidrug resistance-associated protein2（MRP2）の欠損によるものです。肝細胞からの直接ビリルビンの排泄障害で，高直接ビリルビン血症を示します。常染色体潜性遺伝するまれな疾患です。

症状・検査・治療

14～18歳ころに軽度の黄疸で気づかれます。そのほかの症状は全身倦怠感や右上腹部痛程度です。

BSP試験[*1]で，30分値より90分値が高値を示すリバウンドが特徴的です。肝生検で褐色顆粒が認められます（黒色肝）。また，胆道造影はできません。

治療は不要で，予後は良好です。

Rotor症候群

病　態

有機アニオン輸送ポリペプチド（OATP）の障害のために，血中から肝臓への間接ビリルビンの取り込みが障害されたものです。常染色体潜性遺伝するまれな疾患です。

症状・検査・治療

14～18歳ころに黄疸で気づかれます。そのほかの症状は上腹部不快感と発熱程度です。

ICG試験[*2]で排泄の遅延が著明です。間接および直接ビリルビンが2～5mg/dLと軽度上昇を示します。肝機能と肝組織は正常です。

溶血も示さず，胆道閉塞も認めません。したがって，日常生活に支障を来すこともなく，予後は良好で，治療の必要はありません。

G　乳幼児突然死症候群
sudden infant death syndrome（SIDS）

STEP

SIDSは
- 生後2～6か月に好発
- うつぶせ寝，人工栄養，親の喫煙が危険因子

＊1　BSP試験 bromsulphalein test
　色素排泄試験の1つです。色素の一種であるBSPを静注すると，血漿蛋白と結合して肝臓へ運ばれます。肝細胞はこれを取り込んで，グルクロン酸抱合して胆汁中に排泄します。したがって，肝臓に障害があると，BSPの排泄は遅延します。ただし，現在はほとんど行われなくなりました。

＊2　ICG試験 indocyanine green test
　色素排泄試験の1つです。色素の一種であるICGを静注すると，アルブミンと結合して肝臓へと運ばれます。ICGは異物なので，肝細胞はこれを取り込んで胆汁中へ排泄します。したがって，肝臓に障害があると，ICGの排泄は遅延します。ただし，異常値を示しても肝機能が異常とは限りません。

● 定　義

厚生労働省のガイドラインでは「それまでの健康状態および既往歴からその死亡が予測できず，しかも死亡状況調査および解剖検査によってもその原因が同定されない，原則として1歳未満の児に突然の死をもたらした症候群」と定義しています。

● 概　要

生後2～6か月に好発し，主として睡眠中に発症します。低出生体重児や男児に多い，母乳栄養児よりも人工栄養児にみられやすい，冬季に多い，親に喫煙歴がある，などの傾向がみられます。わが国では，死亡数は減少傾向にありますが，近年は毎年70人前後の死亡がみられます。発生頻度は，出生1～2万人に1人となります。

● 原　因

原因は不明ですが，睡眠時における呼吸中枢系の覚醒反応異常説が注目されています。これは，まず何らかの長時間に及ぶ無呼吸が生じることで低酸素状態となり，これが呼吸中枢の抑制へと進むことで起こるというものです。例えば，うつぶせにして寝かせていると，口や鼻が圧迫されていることで徐々に低酸素状態となります。普通なら児は寝返りをうって姿勢を変えるのに対し，死亡する児はそのままの姿勢で寝続け，低酸素状態がいっそう進み，呼吸抑制の段階まで進んでしまうというものです。また，乳児が温まりすぎると，本症候群の危険性が増加することが明らかになっています。したがって，厚着をさせすぎて乳児を高温環境に置くことは避けるべきです。

● 診　断

解剖および死亡状況調査に基づいて行います（図11）。この際に，窒息事故，有機酸代謝異常，あるいは虐待等，SIDS以外の原因が明らかになることもあります（特に同胞例）。

やむをえず解剖がなされない場合や死亡状況調査が実施されない場合は，診断不可能ということになり，死亡診断書（死体検案書）の死因分類は「不祥」となります。

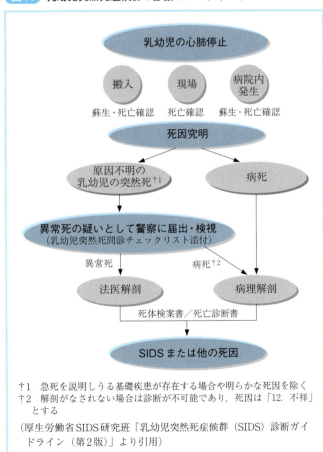

図11　乳幼児突然死症候群の診断フローチャート

†1　急死を説明しうる基礎疾患が存在する場合や明らかな死因を除く
†2　解剖がなされない場合は診断が不可能であり，死因は「12. 不祥」とする
（厚生労働省SIDS研究班「乳幼児突然死症候群（SIDS）診断ガイドライン（第2版）」より引用）

第2章　新生児の生理と病態の特異性

第3章
免疫疾患
immunological disease

A 免疫機構
immunological mechanism

① 非特異的防御機構 non-specific defense mechanism

微生物が体内に侵入したときは，これを阻止するために，まず非特異的な因子が働きます。非特異的な因子は，大きく液性因子と細胞性因子に分けられます。

液性因子 humoral factor

代表的なものとして以下のリゾチームとラクトフェリンが挙げられます。

● リゾチーム lysozyme

細菌の細胞壁にあるムコ多糖を加水分解して死滅させる酵素で，優れた抗菌力を発揮します。初乳，涙，唾液，鼻汁，血清，食細胞のリソゾーム顆粒中などに存在します。

● ラクトフェリン lactoferrin

細菌の増殖に必要な遊離鉄を奪い取ることによって，抗菌力を発揮します。初乳，血液，涙・唾液・精液などの粘膜分泌液，好中球の特殊顆粒などに含まれています。

細胞性因子 cellular factor

好中球，マクロファージ，NK細胞が細胞性因子に該当します。

● 好中球 neutrophil leukocyte

白血球の一種で，好酸性でも好塩基性でもない顆粒をもった顆粒球です。炎症巣に駆けつけて病原微生物を貪食して細胞内に食胞を形成し，その食胞をリソソーム[1]と合体させます。そして，このリソソームが微生物を破壊します。好中球は極めて短命で，血中を6～7時間循環しただけでアポトーシス[2]に陥ります。次の大食細胞に対比され，小食細胞という呼称もあります。

● マクロファージ macrophage（Mφ）

白血球の一種で，血球のなかでは最も大きいものです。血管外の組織にいるときは**マクロファージ**（大食細胞）と呼ばれ，血管内では**単球** monocyte と呼ばれます。単球自体はほとんど仕事をしませんが，マクロファージは炎症巣に駆けつけ，病原菌を貪食し，抗原提示をするという重要な機能（特異的感染防御）を果たしています。

● NK細胞 natural killer cell

末梢血リンパ球の数％を占める大型の細胞で，顆粒を有し，表面にはCD56とCD16という抗原が発現しています。特異的な抗原提示を経ずにウイルス感染細胞や腫瘍細胞を破壊します（非特異的免疫）。

---

[1] リソソーム lysosome
ライソゾームあるいは水解小体とも呼ばれ，加水分解酵素が詰まっています。細胞内で生じた老廃物や，貪食した異物の消化を担当する細胞小器官です。lyso は溶解，some は体の意。

[2] アポトーシス apoptosis
細胞死の1つで，個体をより良い状態で維持するために引き起こされる細胞の自殺です。"計画的な死"ともいわれます。

各論

❷ 特異的防御機構 specific defense mechanism

病原体を排除する機構を免疫と呼び，大きく液性免疫と細胞性免疫に分けられます。

液性免疫 humoral immunity

- IgMは胎盤通過性がない→出生時にIgM高値なら子宮内感染が疑われる
- IgGは胎盤通過性がある→出生時のIgG値は母体とほぼ同じ

液性免疫は抗体がその主役を演じるものです。抗体としての構造を有する蛋白質のことを**免疫グロブリン**といい，形質細胞（**B細胞***）がこれを産生します。

● **免疫グロブリン** immunoglobulin（Ig）

γ-グロブリン分画に含まれる蛋白質で，H鎖（heavy chain）とL鎖（light chain）がジスルフィド結合し，Y字型をしています。免疫グロブリンにはIgG，IgM，IgA，IgD，IgEの5種類があります。

● **胎生期の液性免疫機能**

5つの免疫グロブリンのうち，重要なのは**IgM**，**IgG**，**IgA**で，血液中に検出されるようになるのは，それぞれ胎生16，19，27週ころといわれています。

胎生期に抗原による刺激が発生した場合に（子宮内感染が起こったということ），抗体産生が促進されるのはIgMのみといってよく，IgGとIgAは事実上作られません。裏を返せば，**IgM値が増加**していれば（臍帯血で20mg/dL以上），**胎児が子宮内感染を起こした**と知ることができます。IgMの補体活性化能は強力です。なお，IgMの分子量は免疫グロブリン中，最大です。

胎児では産生されないIgGですが，子宮内感染の際は胎盤を経てきた母体由来のIgGが病原菌と戦います。液性免疫の中心であるIgGが，血液中で最も多くかつ強力で，なおかつ胎盤通過性であるということは自然の驚異である，ともいわれます。IgGには4つのサブクラス（IgG1～IgG4）が存在します。

● **出生後の抗体値の変化**

図1（p.124）に示すように，通常，新生児期～乳児期早期では，**母体由来のIgGが高い**のに対し，**母体から移行しないIgMとIgAは際だって低く**なっています（ただし，IgAは母乳からある程度補充される）。

したがって，**新生児は大腸菌や緑膿菌などのグラム陰性桿菌に弱い**ということになります（これらの菌に対抗して初期に働く抗体はIgM）。IgGは，出生後に母体由来のものが減少する一方，児自身のIgG産生が始まります。そのバランスによってIgG値が最も低くなるのは生後4か月前

---

* B細胞 B-cell
"分化が骨髄で行われるリンパ球"と定義することができます。B細胞は全能幹細胞から始まって，やがてリンパ球にしかなれないリンパ系細胞となり，さらに骨髄の微小環境下でB細胞になることを運命付けられたpre-B細胞になります。そして，骨髄で成熟し，ヘルパーT細胞の分泌するサイトカインに誘導され，最終的には免疫グロブリンを産生する形質細胞に至ります。

後です。

なお，IgAは消化管や気道粘膜に存在し，ここから分泌され，粘膜からの病原体侵入を防ぎます。上述のように母乳にも含まれています（分泌型免疫グロブリン）。IgA1とIgA2の2つのサブクラスがあります。

量的レベルは，IgGは1歳で成人の約5割，6歳でほぼ成人値となります。IgMは1歳，IgAは10歳でほぼ成人値を示すようになります。

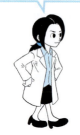

IgGレベルが最も低下するのが生後4か月前後であることに注意してください。

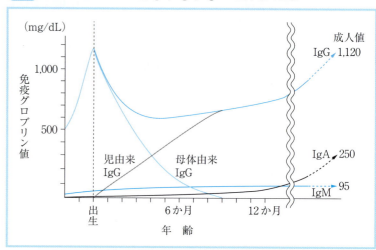

図1　年齢の経過による血清IgG，IgA，IgMの基準値の推移

細胞性免疫 cellular immunity

上述したように，液性免疫では形質細胞（B細胞）でしたが，細胞性免疫では**T細胞***が活躍します。

ここでポイントとなるのは，新生児のインターフェロン-γ（IFN-γ）産生機能は成人の数％に過ぎないということです。IFN-γはマクロファージおよびNK細胞の活性に関わっているため，新生児のマクロファージは細菌や真菌を貪食殺菌する能力が低く，NK細胞の働きも極めて弱いのです。これらの力が成人と同等になるのは，生後数か月を経過してからです。

これは言い換えると，遅延型過敏反応，移植免疫，ウイルスや結核菌などに対する感染免疫，つまり**細胞性免疫が十分に発達していない**ということになります。新生児期には一般のウイルス感染が反復しやすく，また，遷延・重症化しやすいのはこのためです。

---

*　T細胞 T-cell
"分化が胸腺で行われるリンパ球"と定義されます。全能幹細胞に由来し，これがリンパ系幹細胞を経てpre-T細胞となり，胸腺に移動し，ここで成熟します。T細胞は，CD4陽性のヘルパーT細胞とCD8陽性の細胞傷害性T細胞があります。末梢血中では，リンパ球の約2/3がT細胞です。

B 免疫不全症
immunodeficiency

どのような疾患か？

免疫不全症は，呼吸器感染を繰り返す，敗血症や髄膜炎を起こしやすい，など**易感染性**であり，かつそれが遷延化・重症化します。また，膿皮症，口腔カンジダ症，サイトメガロウイルスやヘルペスウイルスによるウイルス感染症なども起こしやすく，病原性の低い常在菌による感染も顕著です。また，免疫不全症では，**下痢，発育不全，貧血**などもしばしば出現します。

原発性（先天性），続発性（後天性）の2つに分けることができます。

原発性免疫不全症 primary immunodeficiency

原　因

続発性（後天性）と比較した場合，頻度は極めて低いのですが，臨床症状が乳幼児期に出現するものが多いため，小児科領域では重要です。原発性免疫不全症の大部分は遺伝子の異常によると考えられています。

分　類

表1のように大別されています。この分類は，次項で解説する免疫疾患各論に直結しているので重要です。

表1　原発性免疫不全症の分類

分　類	特　徴
T細胞およびB細胞の複合免疫不全症	T細胞系とB細胞系の両方に異常がある。生後数週以内に重篤な感染症に罹患するほか，日和見感染の重症化もみられる。**重症複合免疫不全症**が代表的である。そのほかMHCクラスII欠損症，CD8欠損症，ADA欠損症など10疾患以上が属する。
液性免疫不全を主とする疾患	体液性免疫に重要なIgM，IgG，IgAのそれぞれの異常を示す疾患が属する。IgGやIgAのサブクラスを有するものはその疾患もある。X連鎖無γ-グロブリン血症（Bruton型），乳児一過性低γ-グロブリン血症，高IgM症候群，IgGサブクラス欠損症，IgA欠損症など。
免疫不全を伴う特徴的な症候群	免疫不全症状のほかに，特徴的な病像を有するもの。胸腺低形成，Wiskott-Aldrich症候群，毛細血管拡張失調症，高IgE症候群など。
免疫調節障害	白皮症を伴うChédiak-Higashi症候群のほか，約10疾患が属する。
食細胞の数や機能，その両方の先天性障害	**慢性肉芽腫症**のほか，10疾患以上が属する。
補体欠損症	各種の補体成分欠損による補体系の異常である。

※分類には，上記のほか，自然免疫系の障害と自己炎症性疾患もある。

治　療

原発性免疫不全症に対する根本的治療は，原因遺伝子を確定し，遺伝子治療で正常遺伝子を導入することですが，それが可能な症例は，極めて限られているのが現状です。したがって，不足

している免疫は外から補う，最大の死因である感染症の予防やその治療を行う，骨髄移植ができる場合はそれを行う，といった姿勢で臨むことになります。

C 免疫疾患各論

① 重症複合免疫不全症 severe combined immunodeficiency（SCID）

STEP

重症複合免疫不全症は
- **生後早期より下痢や哺乳力低下で発症**
- **ウイルス・細菌・真菌などすべてに易感染性**

● 病 態

T細胞，B細胞，NK細胞の複合免疫不全症の1つです（p.125表1）。T細胞が高度に低下するもののB細胞が正常（〜増加）を示す型や，T細胞とB細胞がともに高度に低下する型などがあります（表2）。B細胞数が正常なタイプも，血清免疫グロブリンは低値を示します。

表2 代表的な重症複合免疫不全症

T⁻B⁺NK⁻ SCID	X連鎖型（X-SCID）	X連鎖潜性遺伝
	JAK3欠損型	常染色体潜性遺伝
T⁻B⁻NK⁻ SCID	ADA欠損症	常染色体潜性遺伝

最も代表的なX連鎖型の原因は，IL-2，IL-4などのサイトカイン受容体に共通する，γ鎖をコードする *IL2RG* 遺伝子（Xq13.1に局在）変異のため，T細胞分化に必要なIL-7のスイッチが入らないことです。

● 症 状

生後早期から症状が出現するのが特徴です（ほとんどが生後1か月以内の発症）。**哺乳力低下**や**下痢**を認め，体重増加も停止し，感染を繰り返すようになります。ウイルス，細菌，真菌など何に対しても易感染性を示し，中耳炎，肺炎，**鵞口瘡**という形式をとることが多いほか，カンジダ，ニューモシスチス・イロベチイ（イロベチイ，ジロベチとも：間質性肺炎），サイトメガロウイルス（肺炎）などによる日和見感染が重症化します。

● 検査・診断

末梢血中リンパ球の著減（1,000〜2,000/μL以下），血清免疫グロブリン低値，T・B細胞数減少が確認できます。ただし，上述のとおり，B細胞数は正常なこともあります。

IgG，IgM，IgAはすべて**低値**もしくは**欠損**がみられます。リンパ球幼弱化反応やIL-2値などのT細胞機能を反映する検査では，その欠如が認められます。

胸腺が欠損していれば，胸部X線撮影で**胸骨背面に透亮像**が見られます。

診断は，家族歴も参考にして病因遺伝子を検索して行います。

● 治療・予後

免疫機能再建を目指して**骨髄移植**を行います。ADA欠損症に対しては酵素補充療法も有効で

126 各 論

す。骨髄移植など治療を行わないと多くは2歳までに死亡します。

② X連鎖無γ-グロブリン血症 X-linked agammaglobulinemia（XLA）

STEP

X連鎖無γ-グロブリン血症は
- 生後6～12か月ころから化膿菌の反復感染を起こす
- 各免疫グロブリン値はすべて著減，遺伝子診断が可能
- 定期的にヒト免疫グロブリンの補充療法を行う

● 病　態

本症は液性免疫不全を主とする疾患に属します（p.125表1）。報告者にちなんで **Bruton型無γ-グロブリン血症** とも呼ばれます。

X染色体上の *BTK*（Bruton's tyrosine kinase）遺伝子の変異により，**B細胞分化が障害**されています。**X連鎖潜性遺伝**のため，**男児**のみにみられます。

● 症　状

母体由来のIgGが消失する**生後6～12か月ころ**から（p.124図1），呼吸器や皮膚などの細菌感染症を繰り返すようになります。ブドウ球菌，肺炎球菌，髄膜炎菌，インフルエンザ菌などの**化膿菌の反復感染**が，肺炎，中耳炎，副鼻腔炎，膿皮症，髄膜炎の形で現れます。しかし，T細胞系には異常がないので，ウイルス，真菌，寄生虫に対する抵抗力は正常です。

なお，自己免疫疾患的側面も有しており，リウマチ様関節炎がみられることもあります。

● 検査・診断

扁桃やアデノイドは萎縮していることが多く，繰り返す気道感染で，気管支拡張症を来しやすくなります。胸腺は正常です。

細菌検査では，上述の細菌が確認されます。**免疫グロブリンは5種類すべて著減**しています。末梢血中に，B細胞や形質細胞は認められません。

診断は，家族歴や臨床症状，胎児期に臍帯血にB細胞がみられないなどの検査所見をもとに行い，**遺伝子診断**で病因遺伝子を証明すれば確定診断となります。

● 治療・予後

生物学的製剤の**ヒト免疫グロブリン** human immunoglobulin の補充療法を，**1回/4週**の割合で行い，血清IgGを400mg/dL以上に保つようにします。感染症を起こした場合は抗菌薬を投与します。

無治療では，気管支拡張症から種々の肺合併症を生じ，死亡します。

③ 乳児一過性低γ-グロブリン血症 transient hypogammaglobulinemia of infancy

● 病　態

本症も液性免疫不全を主とする疾患に属します（p.125表1）。

健常児でも，γ-グロブリン値は生理的に生後4～5か月ころに最も低くなりますが，なかにはこの低γ-グロブリン血症が**高度**，かつ**遷延**する乳児がいます。これはB細胞に**一時的な分化障**

害が起こることに起因します（γ-グロブリンを産生する能力の発達が一般の児よりも遅い）。

症状・検査

無症状で経過するものと，生後4〜5か月ころからX連鎖無γ-グロブリン血症と同様に，化膿菌による中耳炎，副鼻腔炎，気管支炎などの**感染を反復**するものがあります。ただし，X連鎖無γ-グロブリン血症と比較すると，感染を反復しても症状は軽いのが一般的です。

主体となるのは**IgG産生低下**で，血清IgG値が200mg/dL以下を示し，多くはIgA低値，IgM正常値を示します。

治療・予後

感染症を起こしやすい乳児には，ヒト免疫グロブリンの補充を行います。1歳6か月〜2歳6か月ころになると自然治癒し，IgG値は正常を示すようになるので，この時期を乗り越えれば，心配ありません。

④ 高IgM症候群 hyperimmunoglobulin M（HIM）syndrome

液性免疫不全を主とする疾患に属します。免疫グロブリンのクラススイッチ[*1]に欠陥があります。遺伝学的に複数の疾患が存在します。

免疫グロブリン抗体産生には，B細胞とTh[*2]のCD40リガンド分子群が必要です。このCD40に関するクラススイッチを誘導する分子群に障害があるため，IgA，IgG，IgEの産生がうまく進まず，血清IgA，IgG，IgE値の低下と，血清IgM値の上昇が起こりX連鎖無γグロブリン血症と同様に化膿性感染症を起こしやすくなります。

CD40リガンド欠乏症では，IgGなどの低下に加えてT細胞系にも機能不全が生じるので，ウイルス，真菌，寄生虫に対する抵抗力が低下します。

⑤ IgG サブクラス欠損症 IgG subclass deficiency

病態

本症もやはり液性免疫不全を主とする疾患に属します（p.125表1）。

中耳炎，難治性副鼻腔炎，肺炎など，化膿菌感染を反復する児に対し，B細胞系機能不全を疑い，免疫グロブリン値を測定してみても異常がみられないことがあります。その場合，**トータルのIgG値は正常範囲**にもかかわらず，その**サブクラスを調べると低値**が確認できることがあります。IgG1〜4のうち，**1つ以上のサブクラスが欠損**しているものが本症です。

サブクラス

正常ではIgG1は全体の約2/3を占め，蛋白・ペプチド抗原に対し最も優位な応答を行います。IgG2は全体の約1/4を占め，主に肺炎球菌やインフルエンザ菌の莢膜多糖体抗原に対する攻撃を

＊1　クラススイッチ class switching
IgM を，IgG など他のクラスの免疫グロブリンへ転換することです。

＊2　Th
helper T-cell（ヘルパーT細胞）の略です。pre-T細胞が，胸腺中で成熟してCD4抗原が陽性になり，末梢組織に出現したものです。ヘルパーT細胞は，分泌するサイトカインによって Th1 と Th2 の2種類に分けられます。Th1 は，IL-2，IFN-γ，IFN-β を分泌し，細胞性免疫を発動します。Th2 は，IL-4，IL-5，IL-6 を分泌し，液性免疫を発動します。

担当しています。IgG3とIgG4は共に全体の数％程度です。IgG2の欠損が最も高頻度にみられます。

⑥ IgA欠損症 IgA deficiency

病　態

本症も液性免疫不全を主とする疾患に属するもので（p.125表1），IgA分泌型への最終分化が障害されています。血清IgA値が5mg/dL以下で，他の液性免疫能および細胞性免疫能は正常です。IgAは，分泌型IgAの形で局所での免疫機能として重要です。

症　状

本症でも，気道や消化器系の感染を認めるものもありますが，**多くは無症状**で経過します。これには，分泌型IgMなどの他の免疫グロブリンが，欠損しているIgAの働きを補完しているためと考えられます。本症ではアレルギー疾患や自己免疫疾患の合併がみられることがあります。

⑦ 胸腺低形成 thymic hypoplasia

> **STEP** 胸腺低形成では，新生児テタニー，Fallot四徴症，fish mouth様顔貌，反復感染が認められる

病　態

免疫不全を伴う特徴的な症候群に属し（p.125表1），**DiGeorge症候群**とも呼ばれます。

本症は，胎生期の第3・4鰓嚢発生異常から**胸腺形成不全**が生じ，T細胞がうまく形成されず細胞性免疫が機能しなくなる，と説明されています。また，第3・4鰓嚢からは副甲状腺も発生するために，**副甲状腺形成不全**に起因する低カルシウム血症が生直後から起こることがしばしばです。そのほか，周囲器官の発生原基もここにあるので，種々の**先天性心血管異常**や**顔面奇形**もみられます。

本症の80〜90％で，22番染色体（22q11.2）に欠損が認められる（つまり，**22q11.2欠失症候群***の1つ）ほか，10番染色体（10p）の部分欠失を認めることもあります。

本症の細胞性免疫機能低下は，胸腺の機能低下の程度に依存しており，胸腺の完全欠損型と部分欠損型に分けられます。これに対し，**B細胞には原則として異常を認めません**。したがって，通常，血清免疫グロブリン値は正常範囲内です。

症　状

胸腺および副甲状腺の低形成または無形成に起因して，生後1週以内に新生児テタニー（低カルシウム血症：7mg/dL以下）が出現します。

上述したように先天性心血管異常（大動脈弓異常，Fallot四徴症など）を有する新生児を詳しく検査した結果，本症であることが判明することもしばしばです。心不全が出現することもあり

＊22q11.2欠失症候群
　心血管異常，顔面形成異常，胸腺低形成，口唇・口蓋裂，低カルシウム血症などを呈する症候群です。心血管異常には，Fallot四徴症，総動脈管症，心室中隔欠損を伴う肺動脈弁閉鎖症，大動脈弓異常などがあります。

ます。

　また，両眼開離，鼻根部が扁平で上向きの鼻，耳介は小さく下方についている，顎が小さく人中が短いなどの，fish mouth 様顔貌とも表現される特徴的な顔貌を呈することもあります。

　以上のような症状出現から遅れる形で，T細胞系欠陥による水痘などのウイルス感染，ニューモシスチス・イロベチ感染（間質性肺炎），鵞口瘡の**反復感染**，中耳炎，繰り返す下痢，さらに，これらの重症化による髄膜炎や敗血症を来します。ただし，T細胞系機能異常の程度がさまざまなので，感染症状の程度もさまざまです。

🔵 診　断

　Tリンパ球数の減少，リンパ球を活性化する物質の pokeweed mitogen（PWM）によるリンパ球幼若化反応低下，遅延型過敏反応と移植拒否反応の低下も認められます。一方，血清免疫グロブリン値は正常です。

　胸部X線撮影では，**胸腺欠如のため胸骨背面に透亮像**を認めます。

🔵 治　療

　免疫不全に対し，胸腺因子投与，培養胸腺上皮細胞移植，骨髄移植などが行われます。

⑧ Wiskott-Aldrich 症候群

> **STEP**
> Wiskott-Aldrich 症候群は
> ・IgG 正常〜低下，IgM 低下，IgE 上昇
> ・血小板減少，アトピー性湿疹，易感染性を三徴とする

🔵 病　態

ウィスコット　オルドリッチ
　Wiskott-Aldrich 症候群は，免疫不全を伴う特徴的な症候群に属し（p.125 表1），T細胞，B細胞，NK細胞機能低下を認めます。

　原因遺伝子はX染色体短腕（Xp11.22-11.23）に存在する WAS 蛋白をコードする *WASP* 遺伝子です。そのため，X連鎖潜性遺伝を示します。巨核球系とリンパ球系の発現が抑制されるため，**血小板は小型で数も減少**し，**出血傾向**を呈します。また，リンパ球のうち主にT細胞系が侵されて減少するので，細胞性免疫不全も現れます。液性免疫では，特に IgM が加齢とともに低下し，なかでも多糖体抗原（インフルエンザ菌b型ワクチン，肺炎球菌ワクチンが該当）に対する抗体産生が不良になります。

🔵 症状・合併症

　血小板減少，アトピー性湿疹，免疫不全による易感染性が三徴です。

　そのため，出生直後より血小板減少に起因する血便，吐血，紫斑，頭蓋内出血をしばしば認めます。次いで，乳児期からはアトピー性皮膚炎様湿疹を認めます。湿疹は出血を伴い，易感染性であることから，化膿性皮膚病変となることがあり，重篤となります。アトピーには IgE の上昇が関連するとされています。

　化膿菌，ウイルス，真菌，ニューモシスチス・イロベチなど，ほとんどすべての病原体に易感染性で（慢性下痢を認める），生後6か月ころまでにこれが明らかになり，死因にもなります。

リンパ系悪性腫瘍，また**自己免疫性溶血性貧血**のような自己免疫疾患を高率に合併します。

検査・診断

末梢血中血小板は減少し（7万/μL以下），凝集能・粘着能も低下します。骨髄の巨核球数は正常です。

胸腺低形成と同様に，細胞性免疫能減弱から遅延型過敏反応低下，受動血球凝集反応（PHA）でリンパ球幼若化反応低下のほか，T細胞数（CD4，$\alpha\beta$ TCR細胞）減少も認められます。

B細胞数は原則として正常範囲内にあります。IgGは正常〜低下，IgMは低下，IgAおよびIgEは上昇を示します。

以上より本症を疑い，WAS蛋白の検出を行って診断します。

治療・予後

骨髄移植を行いますが，感染症，出血，リンパ系悪性腫瘍などを生じ，10歳以降まで生存することはまれです。

⑨ 毛細血管拡張性失調症 ataxia telangiectasia（AT）

病　態

免疫不全を伴う特徴的な症候群に属し（p.125表1），**Louis-Bar症候群**とも呼ばれます。

小脳性失調，眼球結膜および皮膚の**毛細血管拡張**，リンパ系異常による免疫不全，そして悪性腫瘍の合併率の高さを特徴とします。

11番染色体長腕（11q22-q23）に位置する細胞内刺激伝達系に関与すると考えられている*ATM*（ataxia telangiectasia mutated）遺伝子の異常です（常染色体潜性遺伝）。

病理組織学的にみると，胸腺低形成および全身のリンパ組織の低形成，小脳プルキンエ細胞や脊髄前角細胞の変性と消失，脊髄後索の脱髄，視床下部〜下垂体の変性が明らかです。

症　状

易感染傾向出現以前に，1〜2歳ころより**進行性小脳運動失調**が出現します（**動揺性歩行**）。したがって，一人歩きを始めたときにはすでに明らかなこともあります。その後，企図振戦や深部反射低下，アテトーゼ（☞p.118脚注），眼球運動障害も出現します。言語障害や精神発達遅滞も認めます。

気道系IgA低下により粘膜防御能が低下し，3〜4歳ころから，**反復する気道感染**，緑膿菌感染やカンジダ症がしばしばみられます。

5〜6歳になると，**眼球結膜**，耳介，胸部に進行性の**毛細血管拡張**が目立つようになります。

本症にも，**リンパ系の悪性腫瘍**が好発します。

検査・診断

液性免疫と細胞性免疫が共に侵されます。

液性では血清IgA低下〜欠如が代表的な所見で，IgG正常〜やや低下（特にIgG2，IgG4低下），IgE低下が認められる一方，IgMは正常〜やや上昇を示します。

末梢血リンパ球は約30％の症例で1,500/μL以下と減少し，特にCD2，CD3，CD4細胞の低下が顕著で，IL-2の産生も低下しています。

a-フェトプロテインの上昇は本症の特徴の1つです。

治療・予後

根本的な治療はありません。悪性腫瘍合併率が，原発性免疫不全症中で最も高頻度（約20％）にみられます。

慢性呼吸器疾患（気道感染・気管支拡張症）やリンパ系悪性疾患（リンパ腫，リンパ性白血病）を来し，多くは10〜20代前半に死亡します。

⑩ 慢性肉芽腫症 chronic granulomatous disease（CGD）

STEP
慢性肉芽腫症は
- 細胞内殺菌機能の障害（貪食機能は正常）
- ブドウ球菌などカタラーゼ陽性菌に反復して感染

病　態

好中球，好酸球，単球，マクロファージなどの食細胞phagocyteは，微生物を異物と認識して貪食します。次いで，細胞膜に存在するNADPHオキシダーゼ[*1]を働かせ，酸素を利用して活性酸素（O_2^-）を産生し，さらにはH_2O_2やOH^-を産生します。この一連の**酸化還元反応を通じて殺菌**（酸素依存性細胞内殺菌）します。本症は，これらの食細胞の数・機能，その両方の先天性障害に属します（p.125表1）。

本症では，遊走能と**貪食能は正常**ですが，上述した細胞内における活性酸素合成能が欠如（p.133図2）しています（殺菌能の障害）。

なお，現在では次のように，さらに詳しい機序が判明しています。

● 遺伝形式による機序

X連鎖潜性遺伝型は，NADPHオキシダーゼを構成するチトクロムb-558重鎖gp91-phoxをコードする遺伝子の異常（Xp21.1に存在）で，本症の65〜80％程度を占めます。

常染色体潜性遺伝型は，細胞内殺菌に関与する細胞質ゾル因子neutrophil cytosol factor（NCF）のNCF1とNCF2をコードする遺伝子の異常（それぞれp47-phoxで7q11.23に，p67-phoxで1q25に存在）によります。

X連鎖潜性遺伝型の頻度が高いため，本症では男：女は約5〜6：1と**圧倒的に男に多く**なっています。

● カタラーゼの有無

細菌自身もH_2O_2を産生しており，それを分解するカタラーゼ[*2]の有無から，次のようにカタラーゼ陽性菌とカタラーゼ陰性菌の2つに分けられます。

黄色ブドウ球菌，グラム陰性桿菌（大腸菌，クレブシエラ，緑膿菌，セラチア，プロテウス，赤痢菌），真菌（カンジダ，アスペルギルス）などの**カタラーゼ陽性菌**は，H_2O_2を**分解できま**

[*1]　NADPHオキシダーゼ
膜結合酵素複合体です。好中球においては，この複合酵素の活性化によって膜成分と細胞質成分が形成され，複合体を生じて活性酸素（O_2^-）が産生されます。
[*2]　カタラーゼ catalase
過酸化水素（H_2O_2）などの活性酸素を水と酸素に分解する酵素です。

す。

　これに対して，肺炎球菌，インフルエンザ桿菌，連鎖球菌などの**カタラーゼ陰性菌**はH_2O_2を**分解できません**。

　カタラーゼ陰性菌は，菌が産生したH_2O_2が慢性肉芽腫症患者に欠落する酸化還元反応の一部を補うので，殺菌されます。一方，カタラーゼ陽性菌は殺菌されにくくなります。ウイルスに対する免疫力は，これらの機序とは無関係なので正常です。

図2 慢性肉芽腫症とChédiak-Higashi症候群の食細胞機能の障害

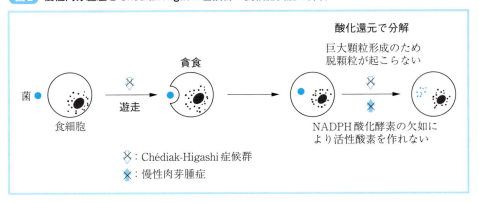

症　状

　乳児期より細菌や真菌の感染症が繰り返し生じ（特に，呼吸器系，皮膚，消化器系），慢性化します。例えば，本来健常児にはみられないセラチア・マルセッセンス*による肺炎の場合には本症が疑われます。また，皮下膿瘍の波及による所属表在リンパ節炎が高頻度でみられます（頸部リンパ節の腫大・化膿が多い）。新生児では，肛門周囲膿瘍（☞p.394）を認めやすくなるほか，直腸瘻を作ることもあります。

　さらに，感染巣に肉芽腫（p.134図3）が形成されるのも特徴の1つです。これは，食細胞が取り込んだ細菌を適切に消化できず，異常物質が蓄積した結果です。

　肝脾腫は，この肉芽腫や膿瘍によるものです。食道や幽門などの肉芽腫，そして尿道の肉芽腫は，通過障害の原因となります。大腸の肉芽腫は下痢の原因となります。

---

*　セラチア・マルセッセンス *Serratia marcescens*
　セラチア属は，健常者の糞便中，土壌中，下水などの湿った環境，などから分離されます。そのほとんどがセラチア・マルセッセンスで，霊菌とも呼ばれ，赤い色素を産生します。弱毒菌で健常者には無害ですが，易感染性宿主には日和見感染を起こします。

図3 慢性肉芽腫による肺炎の胸部X線写真

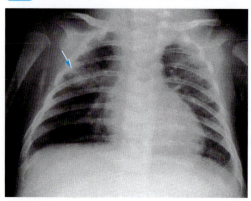

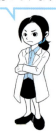

症例は3か月の男児です。1か月前から発熱とチアノーゼがあり，肺炎として治療されていましたが，軽快しないため紹介来院しました。写真は来院時のもので，右上肺野に境界不鮮明な円形の陰影（↓）が認められます。

● 検査・診断

　皮膚の感染巣を培養すると，カタラーゼ陽性菌が分離されますが，陰性菌はあまり分離できません。

　液性免疫と細胞性免疫はすべて正常ですが，むしろ，生体が感染から防御すべく反応するために，検査成績では白血球（特に好中球）数や血清IgG，IgM，IgA値（特にIgG値）の増加が認められます。

　食細胞機能検査では，好中球の遊走と**貪食機能は正常**です。殺菌能の低下は，NBT還元能試験[*1]の低下やDHR-123法[*2]で知ることができます。

　遺伝子検査でNCF1やNCF2などに変異を認めた場合，確定診断となります。

● 治療

　まず，外傷部は洗浄と消毒をしっかり行います。感染症を起こしたら，感受性のある抗菌薬や抗真菌薬の投与を行います。感染が重度な場合，顆粒球輸血を行うことがあります。

　感染予防として，化学療法剤のST（スルファメトキサゾール・トリメトプリム）合剤や，IFN-γ（作用機序は不明）を投与します。また，肉芽腫に対しては外科的治療も行われます。

　根治療法としては骨髄移植の有効性が認められていますが，遺伝子治療は研究段階です。

⑪ Chédiak-Higashi症候群

STEP

Chédiak-Higashi症候群は
- 好中球の遊走性異常と脱顆粒障害
- 好中球の細胞質にリソゾーム由来の巨大顆粒

---

*1　NBT還元能試験
　NBT（nitroblue tetrazolium）は色素の一種です。*in vitro*で好中球とこのNBTを混ぜると，好中球はNBTを貪食して食胞を作って活性酸素を浴びせます（NBTは還元される）。

*2　DHR-123法
　ジヒドロローダミン123蛍光（DHR）を用いたフローサイトメトリーで，このDHRがH_2O_2により酸化されると，蛍光が増加することを利用した検査です。

病　態

Chédiak-Higashi症候群は，免疫調節異常の疾患に属します（p.125表1）。

1番染色体長腕（1q42）の*CHS*遺伝子変異が原因です（常染色体潜性遺伝）。CHS蛋白は細胞質内輸送の調節に関与すると考えられます。つまり本症では，**好中球の顆粒蛋白輸送に異常が起こり，脱顆粒が抑制され**，そのためリソソーム由来の**ペルオキシダーゼ陽性巨大顆粒**が作られます。さらに，**殺菌性蛋白質・溶菌酵素の食細胞内放出も障害**されると考えられます。また，巨大顆粒は好中球の円滑な遊走も妨げます（p.133図2）。

また，赤血球，血小板，リンパ球，メラニン細胞，神経細胞など，好中球以外にも顆粒は存在し，同様に異常がみられます。そのため，血小板の脱顆粒障害による**出血素因**，メラニン細胞の色素顆粒異常による**白斑**や**白髪**が生じます（メラノサイト減少ではない）。

症　状

上述したように，メラニン分布異常による**部分的白皮症**が生後比較的早い時期からみられ，光線過敏症（虹彩や網膜の白皮症から眩しがる）を認めるほか，眼振もみられることがあります。

易感染性から，皮膚や呼吸器系に反復性の化膿性炎症を認めます。細菌やウイルスの感染が繰り返されることでリンパ球増殖が起こり，肝臓，脾臓，リンパ節にはリンパ球がびまん性に浸潤し，それによる発熱，黄疸，肝脾腫，リンパ節腫脹，汎血球減少，末梢神経炎を起こし，最終的には敗血症などで死亡します。この末期像は血球貪食症候群に似ています。

診　断

慢性肉芽腫症との違いは，まずNBT還元能正常とH_2O_2産生正常です。上述のように好中球のみならず，多くの体細胞に**ペルオキシダーゼ陽性の巨大顆粒**を認めます。カタラーゼ陽性菌も陰性菌も原因菌となります。遊走能検査ではその機能低下も確認できます。

治　療

慢性肉芽腫症に準じ，予防的にST（スルファメトキサゾール・トリメトプリム）合剤を投与し，感染を起こした場合はその治療を行います。

唯一，根治可能な治療法は**同種造血幹細胞移植**です。

第4章
感染症
infectious disease

A 小児感染症の特徴と検査

① 小児感染症の特徴

■ 免疫の関与

　前章の免疫疾患でも記載したように，**新生児期は IgM 値が低いため**，グラム陰性桿菌や B 群溶連菌に感染する頻度が高く，また粘膜の防御を担う IgA 値も低いために，**百日咳やクラミジア**に罹患しやすいことに加え，細胞性免疫が未成熟なために**ヘルペスウイルス**にも**罹患しやすく**なっています。

　これに対して，**生後3〜4か月ころまでは母親由来の IgG が機能しているため**，**一般化膿菌や****エンテロウイルス（ポリオ）**などに対しては**比較的高い防御能**を示します。しかし，児の IgG 値が最も低くなる**生後4〜5か月ころ**は，**化膿性髄膜炎や細菌性肺炎の罹患率が高まります**。

■ ウイルス感染の潜伏期間

　インフルエンザの潜伏期は極めて短く，単純ヘルペスも短い方です。B 型肝炎や，肝機能障害を起こす伝染性単核症の潜伏期は月単位に及びます。そのほかのウイルス感染の潜伏期は2〜3週程度です（表1）。

表1　ウイルス感染の潜伏期間

疾患名	潜伏期（日）	疾患名	潜伏期（日）
インフルエンザ	1〜 2	風　疹	14〜 21
単純ヘルペス	4〜 6	水　痘	10〜 21
伝染性紅斑	4〜15	流行性耳下腺炎	18〜 21
ポリオ	3〜12	A 型肝炎	15〜 50
突発性発疹	7〜10	伝染性単核症	30〜 50
麻　疹	10〜12	B 型肝炎	45〜180

② 小児感染症の検査

■ 血液検査 blood test

　感染症を疑うとき，まずは簡単な血液検査を行います。特徴的な所見を表2に示します。

表2　感染症の血液検査所見

検査所見	特　徴
白血球増加	細菌感染症では，好中球比率の上昇と核の左方移動がみられるのが一般的（川崎病でもみられる）。ただし，腸チフス，サルモネラ，ブルセラは例外
白血球減少または正常	ウイルス感染症でしばしばみられるが，混合感染がない場合に限られる
好酸球減少	腸チフスが代表的（同時に，白血球減少と相対的リンパ球増加もみられる）
好酸球増加	猩紅熱（特に発疹が全身に拡大したとき）や，回虫など寄生虫感染
リンパ球比率の上昇	百日咳や麻疹などのウイルス感染症でみられる
CRP 陽性〜強陽性，赤沈亢進	細菌感染症でみられる
CRP 強陽性でなく，赤沈軽度亢進	ウイルス感染症でみられる

■ 微生物学検査 microbiology test，免疫血清学検査 immuno serological test

　　感染が明らかとなれば，主症状に合わせて，喀痰，尿，糞便，髄液などから検体を採取し，病原微生物の同定を行います。また，抗菌薬投与を念頭において，薬剤感受性も調べます。

　　ウイルス，クラミジア，リケッチアを培養するには生きた細胞が必要となり，時間を要するなど，容易ではありません。そこで，酵素免疫吸着法enzyme-linked immunosorbent assay（ELISA）や蛍光抗体法immuno-fluorescence（IF）を用い，原因と考えられる病原体に対するIgM抗体を急性期血清中に検出することによって，診断を行います。ただし，乳幼児では免疫能が未熟なため，陽性率は低いことがしばしばです。

　　もう1つの方法は，急性期と回復期のペア血清による抗体価上昇の確認です。中和試験neutralizing test（NT），赤血球凝集抑制試験hemagglutination inhibition test（HI），補体結合反応complement fixation（CF），酵素免疫吸着法（ELISA）などがあります。しかし，これも時間がかかることが欠点です。

　　現在の迅速診断の主流は核酸検査法nucleic acid test（NAT）で，その代表がPCR法[1]です。

③ 感染症に関わる重要な症候

■ 敗血症 sepsis

● 病　態

　　敗血症症状は，白血球などが分泌するサイトカインによることが判明したため，全身性炎症反応症候群[2]という概念が提唱されています。発症年齢は**生後1か月未満が1/3**を占め，加齢とともに減少する傾向がみられます。

　　敗血症のうち，生後数日で発症する**新生児早発型**は，母親からの**垂直感染**がほとんどです。それ以降に起こる**遅発型**では，新生児室内における**水平感染**が多くなっています。

　　敗血症を来す主な病原体を表3（p.138）に示します。

＊1　PCR法

　polymerase chain reaction法の略です。モノマー（単量体）を結合させてポリマー（重合体）合成する酵素のポリメラーゼ polymerase と，特有のプライマー primer（生合成を開始させる物質）を用いて，病原体核酸の一部を増幅し，検出する方法です。

＊2　全身性炎症反応症候群 systemic inflammatory response syndrome（SIRS）

　菌血症をはじめ，真菌血症，ウイルス血症，外傷，膵炎，熱傷，手術後などの種々の侵襲を引き金とする全身性炎症反応をいい，①体温が＞38℃または＜36℃，②脈拍数が＞90回/分，③呼吸数が＞20回/分またはPaCO$_2$＜32Torr，④末梢血白血球数が＞12,000/μL または＜4,000/μL，あるいは未熟型白血球＞10%，の4項目のうち2項目を満たすものです。

表3 敗血症を来す主な病原体

時　期		球　菌		グラム陰性桿菌	備　考
		グラム陽性	グラム陰性		
新生児	早発型	B群溶連菌		大腸菌	垂直感染が多い
	遅発型	黄色ブドウ球菌		緑膿菌，クレブシエラ	水平感染の比率が増加する
幼児・学童		黄色ブドウ球菌 A群溶連菌 肺炎球菌	髄膜炎菌[†]	インフルエンザ菌	

†　Waterhouse-Friderichsen症候群（☞p.235「急性副腎不全」の項）あり

症　状

　新生児〜乳児では，いわゆる元気がない状態（哺乳力低下，不機嫌，体重減少），低体温，嗜眠傾向，易刺激性，無呼吸発作，チアノーゼ，黄疸などを呈します。特異的症状は少なく，明らかなけいれん，出血傾向，肝脾腫などを認めたときにはすでに手遅れとなっていることが多いので要注意です。

　学童〜成人の場合は原因菌による差はなく，発熱，発汗，頻脈，呼吸促迫，乏尿，消化器症状，意識レベルの低下など多様です。

　グラム陰性菌による敗血症では，菌細胞壁を作るリポ多糖類のために敗血症性ショック*を起こすこともあります。

検査・治療

　敗血症を疑って血液培養を行っても，母親または児に抗菌薬投与が行われていたために，菌を検出できないこともあります。髄膜炎を合併しても（新生児にみられる敗血症ではその約1/3に髄膜炎を合併），項部硬直やけいれん，大泉門膨隆がみられないことが多いことも忘れてはいけません。

　敗血症の治療は，薬剤感受性を考慮した抗菌薬投与と全身管理が主体となります。

無菌性髄膜炎 aseptic meningitis

STEP
無菌性髄膜炎は
・小児の髄膜炎では最多
・診察には項部硬直，Kernig徴候，Brudzinski徴候が重要

病　態

　患者の髄液を培養しても細菌が検出されないもので，ウイルス性髄膜炎とほぼ同義です。年齢

---

*　敗血症性ショック septic shock
　細菌感染に起因するショックで，感染性ショックとも呼ばれます。本症の多くは敗血症に引き続いて発症し，血中にエンドトキシン（グラム陰性菌の最外層にあるリポ多糖類）がばらまかれ，炎症性サイトカインの分泌を促進したり，ヒスタミンやキニン類などの化学伝達物質の産生を活性化するものです。したがって，エンドトキシンショックとも呼ばれます。また，初期は四肢の冷感はなく，むしろ温かいため，warm shock とも呼ばれます。

138　各　論

に関わりなくみられ，**小児の髄膜炎では最多**です。細菌性に比べてはるかに軽症で，けいれんや意識障害に至ることはほとんどありません。後遺症を残すこともなく，**予後は良好**といえます。

原　因

　エンテロウイルスが最も多く，ウイルス性髄膜炎の70％以上を占めます。なかでもエコーウイルスとコクサッキーウイルスが高頻度にみられます。また，エンテロウイルス感染が夏に多いことから，ウイルス性髄膜炎も夏に多くみられます。これに次ぐのがムンプスウイルスで，ほかには，単純ヘルペスウイルス，EBウイルス，麻疹ウイルス，風疹ウイルスがあります。

症　状

　感冒様症状や消化器症状に続き，発熱，頭痛，嘔吐，**髄膜刺激症状**（項部硬直，Kernig徴候，Brudzinski徴候：☞p.140参考）を来します。新生児では，黄疸，Moro反射の低下，チアノーゼを呈します。乳児では大泉門膨隆や易刺激性，哺乳力低下を来すことがあります。乳児でおむつを替えるのを嫌がるのは，Kernig徴候の1つです。

検　査

　本症を疑ったら，直ちに髄液検査を行います。細菌性髄膜炎（☞次項）や結核性髄膜炎（☞p.178），真菌性髄膜炎，さらに急性脳炎との鑑別を早く正確に行わなくてはなりません。そのために，ときにPCR法での検査が必要となることもあります。

治　療

　本症の多くは軽症であるため，ほとんどの場合，対症療法で事足ります（入院，安静，脱水に注意し輸液）。脳圧が亢進していればこれを下げ，けいれんがある場合は抗けいれん薬を静注します。単純ヘルペスや，水痘・帯状疱疹ではアシクロビル aciclovir の静注を行います。

細菌性髄膜炎 bacterial meningitis

病　態

　新生児期の病原菌として多いのは，B群溶血性連鎖球菌と大腸菌です。乳児期以降は年齢により順位の変動はありますが，インフルエンザ菌が最多，次いで肺炎球菌，髄膜炎菌の順となっています。本症は，化膿性髄膜炎purulent meningitisとも呼ばれます。

症状・診断

　新生児期にみられるものは，発症時期によって早発型と遅発型に分類されます。**早発型**は一般に**生後7日以内**に発症するもので，**低出生体重児**に多く，仮死，チアノーゼ，多呼吸，呻吟，陥没呼吸，低体温などの呼吸窮迫症候群に類似した症状を呈します。遅発型は生後7〜10日に発症するもので，出生体重には関係なく，何となく元気がない，哺乳力低下など明確でない症状を呈し，進行すると発熱，無呼吸，けいれんなどもみられます。

　乳児期以降は，発熱，頭痛，項部硬直やKernig徴候，Brudzinski徴候など**髄膜刺激症状**（☞p.140参考）のほか，不機嫌，傾眠，知覚過敏などがみられますが，年齢によってその傾向は異なります。

　診断は，髄液検査から行いますが，他疾患の鑑別のためにCTやMRIが必要となることもあります。

治療

スペクトルの広い抗菌薬の投与から開始します。特にペニシリン耐性肺炎球菌，ペニシリン低感受性肺炎球菌が疑われる場合は，ペネム系やカルバペネム系を用いる必要があります。

合併症と予後

無菌性髄膜炎の多くが予後良好なのに対し，細菌性髄膜炎では**脳膿瘍**や**水頭症**の合併がみられます。また，細菌性髄膜炎では後遺症として**運動障害**，**てんかん**，**知的能力障害**，感音難聴などを呈することもしばしばです。

> **参考**
>
> **髄膜刺激症状** meningeal irritation sign の確認方法（図1）
> 項部硬直 nuchal rigidity は，仰臥位の患者の頭部を他動的に前屈させると，検者が抵抗を感じるとともに患者は痛みを訴え，下顎が前胸部に付着しなくなる現象です。Kernig徴候は，仰臥位の患者の股関節と膝関節を90°屈曲させた状態で，他動的に膝関節を伸展させると，検者が抵抗を感じるとともに患者が腰や大腿後面に痛みを訴える現象です。Brudzinski徴候は，仰臥位の患者の頭部を他動的に強く前屈させると，患者が伸展による痛みを軽減するために股関節や膝関節を屈曲する現象で，小児にみられやすい髄膜刺激症状です。

図1 髄膜刺激症状

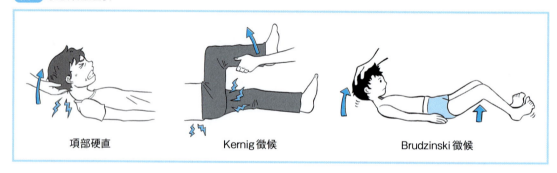

項部硬直　　　Kernig徴候　　　Brudzinski徴候

B ウイルス性疾患
viral disease

1 麻疹 measles

病態

麻疹ウイルスは，飛沫核感染（空気感染）や飛沫感染し，鼻咽頭の上皮細胞内で増殖し，扁桃や所属リンパ節へ到達してさらに増殖します。

不顕性感染はまれで，発症率は95％以上です。多くは10日以内に完治しますが，重篤な合併症を起こすこともあります。母親からの**受動免疫の存在する生後4〜5か月間は感染しにくい**のですが，それが低下する6か月以降は感染の危険が高まります。それでも，生後6〜10か月以内

では多くが軽症で終わります（**修飾麻疹**）。したがって，**乳児期後半〜3歳ごろまでが好発時期**となります。本症は一般には"はしか"と呼ばれます。

● 症状・診断

> **STEP**
> 麻疹の典型例では
> ・カタル期のKoplik斑
> ・発熱はカタル期と発疹期の二峰性
> ・発疹は融合傾向があり，色素沈着を残して治癒

● 典型例

潜伏期は10〜12日で，発熱とともに，鼻汁，眼脂，咳嗽（乾性）などのカタル症状で発症します（**カタル期**）。発症後2日目には，臼歯に向かい合った頰粘膜に，周囲が発赤した灰色の砂粒大の斑点（Koplik斑：図2左）が高率に出現します。この時期には発疹はみられず，通常の感冒と麻疹の区別は困難です。したがって，特異性の乏しいカタル期に麻疹と診断するうえで，本症に特異的なKoplik斑は非常に有用な所見です。**感染力が最も強いのはこのカタル期です**。

カタル期の終わりには体温がやや下降し，その2日後くらいに発疹が出現します（**発疹期**：図2右）。つまり，Koplik斑を認めれば，2〜3日後に発疹が出現すると予測できます。そして体温は再び上昇に転じ，ピークに達します（**二峰性発熱**）。第2種学校感染症としての麻疹の登校停止期間が下熱後3日なのはこのためです。発疹期には40℃近くまで上昇することもしばしばです。

発疹は，顔面や耳の後ろ→体幹→四肢の順で出現し，全身に広がります。川崎病と鑑別するうえで，発疹の広がる順番は大切です。帽針頭大の小紅斑から始まり，3mm程度まで拡大し，**融合傾向**を認めますが，健康皮膚面が残るのも特徴です。

発疹出現後に3〜4日持続した発熱も，**回復期**に入ると下熱し，発疹は落屑し色素沈着を残して治癒します。

麻疹の臨床経過を図3（p.142）にまとめます。

図2 麻疹の口腔粘膜（左）と顔面（右）の写真

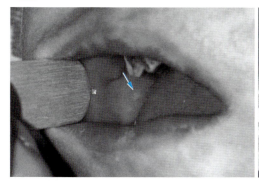
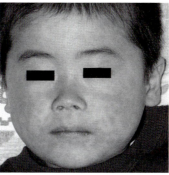
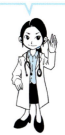

口腔粘膜にKoplik斑（↓）を，顔面の広範囲に発疹を認めます。

第4章　感染症

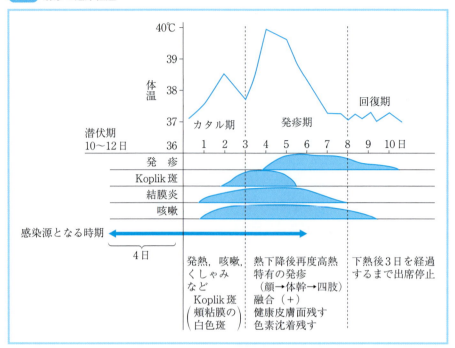

図3 麻疹の臨床経過

● **修飾麻疹** modified measles（**不全型**）

麻疹に対して**不完全な免疫をもつ児**が麻疹に感染した場合にみられます。例えば，母体からの免疫が残っている乳児期前半に感染した児，潜伏期間中にヒト免疫グロブリン投与を受けた児，麻疹ワクチン接種後，かなりの年数を経過してから，麻疹抗体価が減衰して罹患した者などです。

症状としては，潜伏期の延長（14〜20日），発熱・発疹・カタル症状が軽度，Koplik斑が見られない，経過も短い，などの非典型的な所見を呈します。

麻疹と診断されないことがあり，感染源として問題になります。

● **重症出血性麻疹** severe hemorrhagic measles

まれに，麻疹が重症化したときにみられます。経過中に発疹が急に消退するものの，全身症状は悪化して呼吸困難やチアノーゼから急死するものがあります。これは麻疹の"内攻"（Nach-innen-Schlagen）と呼ばれます。原因は，気管支肺炎および急激な循環障害（心肺不全）と考えられています。

また，播種性血管内凝固症候群*を伴った出血性麻疹が急激に発症し，高熱，けいれん，循環不全，呼吸困難，意識障害から昏睡といった経過をとることがあります。

＊ **播種性血管内凝固症候群** disseminated intravascular coagulation（DIC）
何らかの理由によって，全身の細小血管内で種が播かれるように血栓が形成され，血栓の材料となった血小板や凝固因子が消耗性に減少して，かえって出血傾向を来す病態です。血小板減少に伴う出血傾向（鼻出血や消化管出血），凝固因子減少に伴う深部出血，線溶系の亢進に伴う染み出るような出血（紫斑）が組み合わさって出現します。また，全身の血管内で凝固が生じているため，種々の臓器で虚血が生じ，臓器不全とショック症状に陥ります。

合併症

> **STEP** 麻疹の合併症で重要なのは，脳炎と亜急性硬化性全脳炎

● 麻疹ウイルスによるもの

脳炎と亜急性硬化性全脳炎です。脳炎の多くは発疹出現後1〜8日ころにけいれんや意識障害で始まります。麻疹症状の重症度と脳炎症状の重症度は一致しません。亜急性硬化性全脳炎ほどではないものの，高い致命率を示し，回復しても後遺症が残る率が高く，予後不良です（亜急性硬化性全脳炎の詳細は次項）。

● 細菌の二次感染によるもの

麻疹感染によって細胞性免疫能が低下すると，容易に細菌感染を起こします。比較的よくみられるのは中耳炎です。肺炎はこの細菌の二次感染のほか，麻疹ウイルスによる一次性のものもあります。

● その他

クループ（☞p.306）があります。これは，急性喉頭蓋炎（☞p.307）ほど急死の危険性は高くありませんが，気管切開や気管挿管が必要となることもあります。また，心筋炎もあります。

検　査

血液所見として，カタル期に白血球の軽度上昇を示しますが，発疹期にはむしろ白血球は減少し，相対的リンパ球増加がみられます。これは，ウイルスが胸腺で増殖し，T細胞系を抑制するためです。同じ理由でツベルクリン反応の陰性化をみることもあります（アネルギーanergy）。好酸球が著減することもあります。

診　断

臨床症状から行いますが，確定診断は，血液からの麻疹ウイルスの分離，ペア血清による抗体価上昇の確認，ELISAなどで行います。

鑑別診断は，風疹，突発性発疹，伝染性紅斑，猩紅熱，川崎病，薬疹などで，特に風疹との鑑別が重要です。

治　療

安静と保温，そして水分電解質の補充や栄養補充を行います。ビタミンA補給は重症度の軽減に有効です。

細菌性二次感染には抗菌薬を投与します。解熱薬投与は状態に応じて行います。脳炎の合併に対しては，輸液，電解質補正，酸素投与，脳浮腫の治療，けいれん治療などを行います。

予　防

能動免疫獲得のための弱毒生ワクチン接種（麻疹・風疹混合ワクチン；MRワクチン）につきます。また，受動免疫として感染5日以内に（つまり，"本症の感染児と遊んだ"ということがわかったとき，直ちに）γ-グロブリンを1回筋注することで，予防または軽症化できる可能性があります。ただし，カタル期以降のγ-グロブリン注射は，無意味なばかりでなく発疹増悪を来すことすらあります。

第4章　感染症　143

② 亜急性硬化性全脳炎 subacute sclerosing panencephalitis（SSPE）

> **STEP** 亜急性硬化性全脳炎は
> ・麻疹の既往のある5～14歳に好発
> ・初発症状は物忘れ
> ・脳波で PSD，ミオクローヌス発作も出現

病　態

本症は，麻疹様ウイルス*の持続感染によるものです。**潜伏期は5～10年と長く**，遅発性ウイルス感染 slow virus infection と考えられています。**好発年齢は5～14歳**であるため，多くが2歳以下で麻疹に感染したと推測されます。

症　状

初発症状は，"落ち着きがなくなった"，"物忘れが目立つようになった" などで，臨床経過は表4のとおりです。

表4　亜急性硬化性全脳炎の臨床経過

分　類	臨床症状
第1期（発病期）	知能低下（言語の退行，言語不明瞭），人格変化（自閉，無表情，無関心），行動異常（感情的行動），嗜眠，流涎
第2期（けいれん・運動障害期）	皮質性ミオクローヌス，錐体路および錐体外路症状
第3期（昏睡期）	刺激に反応しない，不規則な呼吸，昏睡，後弓反張，除脳硬直
第4期（終末期）	寡黙，脳皮質機能消失→脳機能の荒廃が進行→死亡

検　査

脳波所見

臨床経過の第2期には，一定の周期で全部がシンクロして興奮する周期性同期性放電 periodic synchronous discharge（PSD）（周期性同期性高振幅徐波 periodic synchronous high voltage slow wave ともいう）が発作性にみられます。このときにミオクローヌス発作が出現します。また，PSD と PSD の間には低振幅の徐波（放電が抑制されている）が存在します。このように，高振幅と低振幅の徐波が交互に出現することを**群発・抑制交代** burst-suppression と呼びます。

髄液所見

髄液圧，蛋白量，糖，細胞数は，ほぼ正常を示します。γ-グロブリン分画は，IgG著増のため増加します。**麻疹抗体価は上昇**します（髄液の麻疹抗体価＞血清の麻疹抗体価）。

---

*　**麻疹様ウイルス**（SSPE virus）
麻疹ウイルスが脳内で変異したものです。麻疹ウイルスは本来6種類の蛋白をもっていますが，SSPE ウイルスはそのうちの発芽に必要な M蛋白が存在しないか，存在しても機能不全に陥っています。

● 治療・予後

根治的療法はありません。抗ウイルス薬のイノシンプラノベクス inosine pranobex 内服と，非特異的抗ウイルス薬であるインターフェロン interferon の髄腔内および脳室内注射を併用することで，一時的な症状の軽減や，生存期間の延長を図っています。

進行性に悪化し，死の転帰をとります。全経過は数か月〜数年です。

③ 風　疹 rubella

> **STEP**
>
> 風疹は
> ・発熱3日前ころから後頭部や耳介部のリンパ節腫脹
> ・高熱と発疹は同一時期に約3日間みられる

● 病　態

俗称は"三日はしか"です。俗称"はしか"の麻疹とは異なり，**乳幼児の罹患はまれ**で，好発年齢は5〜14歳です。顕性感染が約75％です。現在では，自然感染による場合も，ワクチンにより抗体獲得した場合も，数％〜10％程度に再感染をみると考えられています。ただし，その場合は不顕性感染がほとんどで，顕性感染であってもその症状は軽症です。

● 症　状

14〜21日間の潜伏期の後，ほとんど前駆症状なし（あっても軽いカタル症状，微熱程度）に突然の発疹で発症します。皮疹は，顔・耳介後部より始まり，全身の末梢に向かって広がります。粟粒大紅色丘疹が多発しますが，融合を認めず，麻疹に比べると孤立していて，しかも皮疹が均一に近い感じがします。発熱も発疹と同時に生じ，三日はしかと呼ばれるとおり，双方とも3日ほどで消失します。治癒後に色素沈着は残しません。発疹が消失すれば登校可能となります。

飛沫感染による最初の侵入部位で，皮疹の初発部位にあたる頸部，耳介後部，後頭部のリンパ節腫脹が特徴的です。このリンパ節腫脹は，発疹が現れる3日ほど前から認められ，小さくなるのに3〜6週間かかります。

● 検査・診断

麻疹ほどではないものの，やはり胸腺で増殖しT細胞系を抑制するので，**白血球は減少**しますが，リンパ球の相対的増加がみられます。

臨床症状から診断しますが，確定診断はペア血清による抗体価の測定で行います。ELISAで，風疹特異的IgM抗体上昇を確認するのも良い方法です。ウイルスそのものは，咽頭，血液，尿から分離できますが，診断への利用は一般的ではありません。

● 合併症

頻度としてはまれですが，髄膜炎，脳炎，**免疫性血小板減少症**（☞p.453），**関節炎**（これは成人女性に多い）などがあります。脳炎は発疹出現後の3〜6日ころに，頭痛，発熱，嘔吐などで急激に発症し，けいれんや意識障害に陥ることがあります。しかし，多くは3〜4日で意識が回復し，軽快します。後遺症はほとんどみられません。

● 予防・治療

予防として弱毒生ワクチン接種（麻疹・風疹混合ワクチン：MRワクチン）を行い，治療としては対症療法を行います．ただし，ワクチンを妊婦に接種すると先天性風疹症候群（☞p.89）を来す恐れがあるので禁忌です．

④ 伝染性紅斑 erythema infectiosum

> **STEP**
> 伝染性紅斑は
> ・パルボウイルスB19の感染で学童期に好発
> ・症状は，左右対称の蝶形紅斑と四肢にレース様網状紅斑
> ・妊婦罹患の場合，胎児水腫の恐れ

● 病　態

パルボウイルスB19（エリスロウイルスB19）が飛沫感染し，ウイルス血症を生じた後に赤芽球内で増殖して，赤芽球を破壊するものです．症状は軽く，不顕性感染も多いと考えられます．潜伏期は4〜15日で，6〜12歳の学童に冬から春にかけて好発します．

● 症　状

だるい，頭・のど・筋肉が痛い，などの感冒様症状を訴え始め（ウイルス血症），1週間程度で頬部（蝶形）紅斑が出現し（このためリンゴ病とも呼ばれる：図4），さらにその1〜2日後に四肢にレース様網状紅斑が現れます．発疹は瘙痒を伴います．これらの訴えにもかかわらず，発熱は軽度で，患児はほとんど普段と変わらず元気です．紅斑も1週間程度で消失し，全経過でみても2〜3週間程度です．

自覚症状はウイルス血症によるものであり，また，紅斑は感染の2期症状に該当することから，免疫複合体によるものと考えられます．

図4　伝染性紅斑の顔面の写真

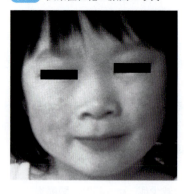
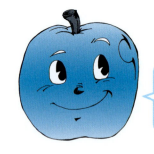

写真では，両頬部の蝶形紅斑がわかります．この症例では，検査の結果，パルボウイルス19が陽性でした．

● 検査・診断

網状赤血球，ヘモグロビン，好中球，リンパ球，血小板などの減少をみることがあります．
臨床症状から診断しますが，確定診断はELISAでヒトパルボウイルスB19に対するIgM抗体

を検出することで行います。

鑑別すべき疾患には，蕁麻疹，薬疹，全身性エリテマトーデス，多形滲出性紅斑があります。

治療・合併症

通常は良好な自然経過をとり，合併症を呈することはありません。治療も対症的に行います。また，紅斑出現時には感染力は極めて弱くなっています。

ただし，パルボウイルスB19による感染では赤芽球前駆細胞の破壊に起因する急性赤芽球癆が生じ，特に赤血球寿命の短い**溶血性貧血**や**遺伝性球状赤血球症**を基礎にもつ児では，**重篤な貧血症状**を呈することがあります（**無形成発作**aplastic crisis☞p.430脚注）。

もう1つ注意すべき合併症は胎児水腫（☞p.116脚注）です。妊娠11〜19週のころに妊婦が本ウイルスに感染すると，経胎盤性に胎児にも感染し，上述の機序で胎児赤血球を破壊します。もともと胎児赤血球寿命は短いこともあり，容易に貧血を起こし，胎児水腫へ進行する率が高くなります。

⑤ 単純ヘルペスウイルス感染症 herpes simplex virus infection

> **STEP**
> ・乳幼児の HSV-1 初感染ではヘルペス性歯肉口内炎が多い
> ・アトピー性皮膚炎の乳幼児に HSV 初感染による Kaposi 水痘様発疹症あり

病　態

単純ヘルペスウイルス herpes simplex virus（HSV）には，1型（HSV-1）と2型（HSV-2）があり，飛沫感染や接触感染します。

90％以上が不顕性感染ですが，発症した場合（初感染）は，**皮膚・粘膜移行部に紅暈を有する小水疱が集簇して発生→びらん・痂皮**となって14日程度で治癒，という経過をとります。このような初感染の多くは，発熱，全身倦怠感，食欲不振，けいれんなどの全身症状や所属リンパ節腫脹を認めます。

HSV-1の多くは，幼小児の口腔，眼，中枢神経に初感染します。HSV-2の多くは，思春期以降に性感染症（STD）として外陰部に感染します。ただし，最近は性行動の多様化により，それぞれの好発部位の区分は明確でなくなりつつあります。

症　状

● ヘルペス性歯肉口内炎 herpetic gingivostomatitis

乳幼児の HSV-1 の初感染でしばしば生じます。高熱とリンパ節腫脹のほか，口腔粘膜の水疱・アフタ，歯肉の発赤・腫脹を認めます。痛みが強いので，数日間はミルクを飲んだり，食べたりできなくなることもしばしばです。乳幼児にみられるため，**ジフテリア**や**鵞口瘡**との**鑑別**が大切です。潜伏感染が再燃した結果（回帰感染），口唇ヘルペスやアフタ性口内炎*を起こすことがあります。

---

* **アフタ性口内炎** aphthous stomatitis
　有痛性の潰瘍が口腔内に繰り返し生じるもので，1週〜10日程度で自然治癒します。ヘルペス以外の感染症の一症状，ストレスが誘因となって出るもの，Behçet病などの一症状などとしてもみられます。発症機序の詳細は不明です。

● Kaposi水痘様発疹症 Kaposi varicelliform disease

家族内の HSV 保有者から，アトピー性皮膚炎や慢性湿疹をもつ乳幼児の湿疹部位に HSV 初感染が起こったときみられます。したがって，これらの疾患の既往のある児に，多発する小水疱→膿疱→びらん・高熱→潰瘍化が出現した場合に疑われます。多くは3〜4週の経過の後，結痂・乾燥して瘢痕を残さず治癒します。ただし，二次感染や，全身状態の重篤化による髄膜炎や脳炎を合併することもあるので，重症例では死亡の危険もあることから全身管理が必要です。

● 単純ヘルペス性角膜炎 herpes simplex keratitis

HSV-1が三叉神経の軸索を下行して角膜に至り，ここで増殖するために生じます。通常は回帰感染により生じるので，小児には少ないものです。

● 単純ヘルペス脳炎 herpes simplex encephalitis

これも，HSV-1によるものが多く，成人では回帰感染によるものが，小児では初感染で生じるものが，それぞれ多くを占めます。単純ヘルペス脳炎の致命率は50〜80％です（☞p.519）。

● 新生児ヘルペスウイルス感染症 neonatal herpes virus infection

HSV-2が多く，妊婦外陰部に病変があって経腟分娩の際に経産道感染した場合は，ウイルスの全身散布が起こり，生後7日目ころから，哺乳力低下や発熱などから始まり，数日内に肝脾腫，黄疸，出血傾向，DIC，心筋炎などの全身症状が出現し重症化します。抗ウイルス薬のアシクロビル aciclovir などで治療しても死亡する率が高く（致命率は約50〜80％），救命できても後遺症が残ります（約70％に中枢神経後遺症）。他の臨床型と異なるのは，ほとんどが顕性感染となる，水疱を認めないことも多い，という2点です。初感染で発症から1か月以内であれば，分娩は原則として帝王切開となります。

● 検　査

典型例は臨床症状から診断できますが，重症例では治療方針を立てる意味でも確定診断が必要です。ペア血清による抗体価上昇，ELISA で HSV 特異的IgM抗体上昇を調べます。緊急時はPCR法を用います。

● 治療・予後

HSV 感染症の経過は，自然治癒するものから脳炎を起こして死亡するものまで多種多様です。抗ウイルス薬の有効性は，増殖が盛んな病初期に高いので，早期診断・治療が大切です。

単純ヘルペス脳炎や免疫不全を有する児への感染では，アシクロビル aciclovir の点滴静注を行います。また，単純ヘルペス性角膜炎にはアシクロビル眼軟膏を点入します。

正常児の HSV 初感染（歯肉口内炎，Kaposi水痘様発疹症，性器ヘルペス）で症状軽減を要する場合は，軽症ならアシクロビルを経口で投与し，重症なら点滴静注で投与します。

⑥ 水痘 varicella，帯状疱疹 herpes zoster

水痘・帯状疱疹ウイルス varicella-zoster virus（VZV）の初感染の臨床像が水痘です。その後，VZV は三叉神経節や脊髄後根神経節に潜伏し，その再発像が帯状疱疹です。帯状疱疹は10歳以下での発症はまれで，骨髄移植後など何らかの原因で免疫力が低下している児においてのみ生じます。したがって，ここでは水痘を中心に解説します。

STEP

水痘は
- 潜伏期は10〜21日で，発熱と瘙痒の強い皮疹で発症
- 皮疹は膿疱→痂皮→結痂という経過
- 予後は一般に良好
- 発熱に対するアスピリン使用は Reye症候群を招くため禁忌

● 病　態

VZV は，飛沫核感染（空気感染）や飛沫感染，接触感染により上気道から侵入し，一次ウイルス血症と二次ウイルス血症を経て皮膚で水疱を形成します。

母親が免疫を有していると，それが児に移行するので，生後3か月以内の乳児の VZV 感染はまれです。好発するのは1〜5歳で，6歳までに約80％が感染します。70〜80％が顕性感染となります。

なお，母親が妊娠末期，特に出産前5日〜出産後2日に水痘を発症すると，妊婦自身が重症化する可能性に加え，児が重症の新生児水痘を発症する可能性があります。新生児水痘は生後5〜10日で発症し，約30％が死亡するなど重篤です。

● 症　状

潜伏期は10〜21日で，発熱，食欲不振などに続き，あるいはこれらに先行して瘙痒の強い皮疹が出現し，体幹から遠心性に四肢や顔に広がります。皮疹は，初めに浮腫性小紅斑として散在性に生じますが，すぐに紅暈を伴った水疱となり（p.150図5，図6），膿疱→痂皮→結痂という経過をとります。次々に追いかけるように生じるため，新旧皮疹が混在しているのが特徴です。また，水疱は頭部・体幹に多く四肢には少なく，これが手足口病との相違です。

本症は発疹の出現1日前から感染源となり，約1週間ですべての発疹が痂皮となり感染力を失います。このため，すべての発疹が痂皮化すれば登校可能となります。一部に瘢痕を残し，1〜2週間で治癒しますが，終生免疫となり，再感染例はほとんど認められません。

● 検査・診断

定型的な発疹から診断は容易です。検査では，水疱内容の塗抹標本を作る Tzanck試験* を行います。ペア血清で4倍以上の上昇を認めるか，ELISA で VZV特異的IgM抗体上昇を確認すれ

---

*　Tzanck試験
　水疱を認める皮膚所見の場合に，その被膜を破って水疱底の細胞成分をスライドに塗り，その標本に見られる細胞を調べる検査です。

第4章　感染症　149

図5 水痘の皮膚の写真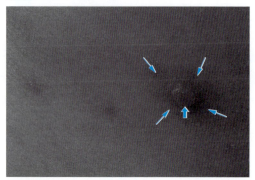

図6 帯状疱疹の皮膚の写真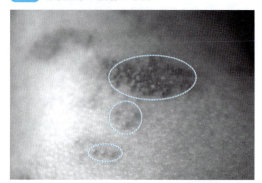

紅暈（↓）および水疱（↑）を伴う丘疹が見られる。

紅暈を伴った小水疱（囲み内）が多数認められる。

ば診断は確定できます。

● 治療・予防

　一般的に全身症状は良好に経過するので，**対症療法で十分**です。発熱に対しては解熱薬のアセトアミノフェン acetaminophen を投与し，瘙痒に対してはフェノール・亜鉛華リニメント phenol and zinc oxide liniment を，搔破した皮疹への二次感染に対しては抗菌薬含有軟膏を塗布します。解熱にアスピリン aspirin を使用すると Reye 症候群（☞p.517）を招く危険がある（リスクは非投与例の数十倍となる）ため禁忌です。

　重症化が予想される場合は，アシクロビル aciclovir やビダラビン vidarabine などの抗ヘルペスウイルス薬を投与します。また，免疫力の低下した白血病やネフローゼ症候群などのハイリスク患児には，寛解期に弱毒生ワクチン接種が行われています（能動免疫）。

　受動免疫として高力価免疫グロブリンである水痘・帯状疱疹免疫グロブリン varicella-zoster immune globulin（VZIG）を潜伏期初期に投与し，症状の軽症化を図ることもできます。定期接種の水痘生ワクチンは1〜2歳（3歳の誕生日の前日）までに2回接種します。

● 予後・合併症

　予後は一般に良好ですが，一部症例に肺炎や脳炎，髄膜炎の合併がみられることがあります。また，Reye 症候群や急性小脳失調症（☞p.518）を合併することもあります。

❼ サイトメガロウイルス感染症 cytomegalovirus（CMV）infection

　児の多くが，産道もしくは出生後に母乳や新生児室で初めて CMV に感染します。CMV は毒性が弱く，**多くは不顕性感染で終わり，潜伏感染となります。そして，重度の免疫抑制状態となった際に回帰感染を起こします**（肺炎，腸炎，網膜炎など）。しかし，抗体をもたない妊婦が CMV の初感染を受け，かつ児に子宮内感染（特に妊娠初期）した場合には巨細胞性封入体病となります。

巨細胞性封入体病 cytomegalic inclusion disease（CID）

病態

上述したように，抗体をもたない母体に初感染があり，さらに胎児に経胎盤感染すると起こります。出生直後には無症状のものもあれば，致死的な全身性病変を示すものもあります。呼吸促迫，けいれん，嗜眠を呈し，予後は不良です。巨細胞性封入体病という疾患名は，病理所見に基づくものです。

症状

低出生体重児，肝脾腫，黄疸，血小板減少症による出血斑（紫斑），水頭症，小頭症，脳内石灰化（図7），網脈絡膜炎（斜視や視神経萎縮も）などを呈します。出生時にこれら古典的症状を示すものは約10％程度といわれます。また，出生時に無症状で，後に明らかになるものとしては，知的能力障害と感音難聴があります。新生児期に最も頻度の高い症状は肝腫大です。これは，CMVの慢性感染に対する網内系の反応とされます。

肝腫大の著しいものほど高ビリルビン血症を呈しやすい傾向があります。生後1週以内に症状が出現する場合は，半数に高ビリルビン血症が認められます。

図7 先天性CMV感染症の頭部単純CT
（101-H-18）

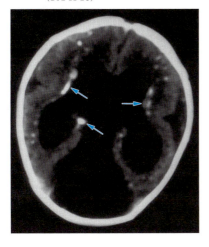
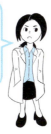

症例は，在胎39週3日で仮死なく出生した生後0日の新生児です。外表奇形は認めず，体幹と四肢とに点状出血斑を認めます。写真では，脳室周辺の石灰化（↑）と脳室の拡大を認めます。

診断

尿や生検材料からウイルスを分離する，生検材料から巨細胞性封入体を見つけ出す，血清抗体価の上昇やCMV特異IgM抗体を検出するなどが必要ですが，簡単ではありません。臨床症状から診断することもあります。

治療

抗CMV薬のガンシクロビル ganciclovir による治療の対象となるのは，免疫抑制状態にある患者（早産・低出生体重児，移植後，AIDS患者など）に限られ，感染を受けた正常宿主への適応はありません（対症療法のみ）。また，抗CMV薬は潜伏感染を治癒させることもできません。骨髄移植の場合など免疫不全者に，CMV感染予防としてガンシクロビルの予防投与，早期投与

が行われています。ちなみにアシクロビルは無効です。

⑧ 伝染性単核（球）症 infectious mononucleosis

> **STEP**
> 伝染性単核（球）症は
> ・発熱，咽頭・扁桃炎，頸部のリンパ節腫脹，発疹，肝機能障害を主症状とする
> ・咽頭や扁桃に白苔を形成する
> ・ペニシリン系抗菌薬の投与は禁忌

● 病　態

ヘルペスウイルス科の EB ウイルス Epstein-Barr virus（EBV）の初感染によって生じるものです。主に B 細胞（☞p.123脚注）に感染します。

多くは乳児期に唾液を介して感染し，3歳までに約8割が抗体を保有するようになります（不顕性が多い）。しかし，**学童期以降に初感染した場合は不顕性感染でなく，肝機能障害**などを呈するため，急性肝炎と誤診されることもあります。

● 症　状

30〜50日の潜伏期間ののち，発熱，咽頭・扁桃炎，主に頸部のリンパ節腫脹（無痛性），肝機能障害，肝脾腫が主症状としてみられます。肝機能障害ではビリルビン値上昇は軽度で，**黄疸を来すことはまれ**です。

また，発疹（図8）や眼瞼浮腫などが出現することもあります。この発疹は，感染B細胞に生じる免疫応答の結果と考えられます。

発熱は，2〜3日であることも2週間以上のこともあります。

EBV は咽頭や扁桃で増殖するので，ときにジフテリアと見間違うような偽膜（白苔）を形成する（図9）こともあるので要注意です。

図8 伝染性単核（球）症の皮膚の写真

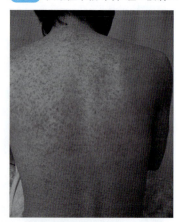

背部の発疹を認める。EBウイルス抗体価が上昇していた。

図9 伝染性単核（球）症の咽頭（扁桃炎）の写真（106-A-45）

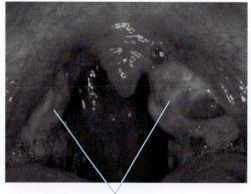

偽膜（白苔）

● **検　査**

　白血球増加（分画では<u>リンパ球の著増</u>）と<u>異型リンパ球</u>が認められます。異型リンパ球は発症後2週の間に出現し（つまり，**発症より少し遅れる**），感染B細胞が消失するにつれて減少していきます。

　肝機能障害を起こすことで，ほとんどの症例で<u>血清AST，ALT</u>，LDH，ALP値の<u>上昇</u>を認めます。

● **診　断**

　<u>EBVに対する特異抗体価の上昇</u>で行います（抗体価上昇に時間を要する場合もあることからしばしば治癒後に判明）。この特異抗体には，ウイルスカプシド抗原viral capsid antigen（VCA），早期抗原early antigen（EA），EBV核内抗原EBV nuclear antigen（EBNA）の3つに対する抗体があります。ただし，抗体価の測定は，EBNA以外はそれぞれIgG，IgA，IgMで行います。したがって，**VCA IgM陽性**，ペア血清で**VCA IgG上昇**，<u>EBNA陰性</u>という結果が得られれば<u>EBV初感染</u>と診断できます（図10）。

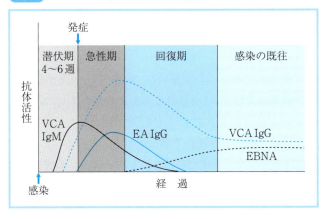

図10 EBウイルス初感染における各種抗体の出現時期と推移

● **治療・合併症**

　通常は**予後良好**で，数週以内に治癒するため，<u>対症療法のみ</u>で問題ありません。また，約30％の症例に溶連菌感染を合併するので，抗菌薬の投与が必要となりますが，その際にペニシリン系抗菌薬の**アンピシリン**ampicillinなどを用いると，ほぼ100％に<u>中毒性紅斑</u>erythema toxicumを引き起こすので<u>ペニシリン系抗菌薬は禁忌</u>です。したがって，これ以外の抗菌薬を投与します。

❾ 突発性発疹 exanthema subitum

> **STEP**
> 突発性発疹は
> ・HHV-6による初感染
> ・6か月〜1歳がピーク
> ・高熱が3〜4日続き，下熱と同時に発疹が出現
> ・高熱の割に全身状態は良好，ただし熱性けいれんを合併することあり

● 病 態

ヒトヘルペスウイルス6型（HHV-6）の初感染で発症したものが突発性発疹ですが，ほかにもエコーウイルスのいくつかの型で突発性発疹様の発疹を生じたり，HHV-7でも同様の症状をみることがあります。

HHV-6は唾液中に存在するため，ほとんどの乳児が，母親などの唾液を介して水平感染すると考えられています。母親からの受動免疫が，新生児期〜乳児期早期での発病を予防していると考えられており，**約90％が1歳以下**（6か月〜1歳）で発症します。2〜3歳ころには，本ウイルスに対する抗体保有率はほぼ100％に達しています。

● 症 状

突然の発熱で発症し（生後初めての発熱であることが多い），高熱が3〜4日持続します。カタル症状は乏しく，高熱の割に全身状態は良好です。4日目ころから急激な下熱に続き，体幹を中心に麻疹様あるいは風疹様の発疹が出現し広がりますが（図11），瘙痒はなく，3日ほどで色素沈着を残さずに消退します。経過中に，軽〜中等度の下痢を認めることが多いのも特徴です。これが典型的な経過ですが，発熱だけのものや，発疹だけのものもあるほか，不顕性感染のものも多数存在すると考えられています。

他覚的には，**大泉門膨隆**，眼瞼浮腫，永山斑*，頸部リンパ節腫脹などが認められます。

経過は一般に良好で，後遺症を残すことなく約1週間で治癒します。

図11　突発性発疹の皮膚の写真

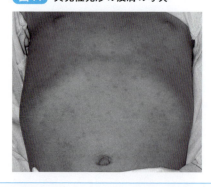
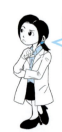

この症例は，発熱が3日間持続し，4日目からの下熱とともに発疹が出現しました。

---

*　永山斑 Nagayama spots
突発性発疹において，発熱の1〜2日目に軟口蓋に認められる粟粒大から米粒大となる紅斑で，本症の早期診断に有用です。

検査・診断

白血球減少（3,000/μL 程度まで）と，リンパ球比率70〜80％などの**相対的リンパ球増加**がみられます。大泉門膨隆や熱性けいれんを認めたときには，髄液検査を行うこともありますが，多くが正常範囲内です。

臨床症状から診断しますが，確定診断はペア血清による HHV-6 抗体上昇や，急性期の HHV-6 特異的IgM抗体検出で行います。

治療・合併症

予後良好なウイルス性疾患なので，対症治療で十分です（しばしば無治療経過観察）。

HHV-6 も他のヘルペスウイルス同様，潜伏感染となります。ただし，単純ヘルペスのような勢いはなく，健常者には回帰感染による発症はないと考えられています。小児では，他の疾患に対する治療（骨髄移植など）で免疫抑制状態となったときに再活性化が問題になります。**熱性けいれん**が代表的な**合併症**です。

⑩ 流行性耳下腺炎 mumps

> **s T E P**
>
> 流行性耳下腺炎は
> - 潜伏期は18〜21日
> - 主な合併症は髄膜炎と内耳性難聴

病　態

ムンプスウイルス mumps virus は，麻疹や水痘より感染力は弱いものの，接触感染または飛沫感染により上気道に侵入した後，所属リンパ節で増殖し，ウイルス親和性のある耳下腺，膵臓，精巣，卵巣，甲状腺，髄膜，内耳に達します。一般には"おたふくかぜ"とも呼ばれます。

本症の潜伏期は18〜21日で，好発年齢の5〜10歳では**顕性耳下腺炎**として発症します（不顕性感染や不完全感染は約40％）。年間を通して発生しますが，冬〜春にかけてが好発期です。15歳以上では，90％以上が抗体を保有すると考えられています。このように潜伏期間が比較的長い（ウイルス排泄期間が長い），不顕性感染者も多いなど，流行の条件を満たす感染症であるため，予防目的でワクチン接種（任意接種；通常は1歳および入学前の2回）も行われます。

症　状

食欲不振，発熱，頭痛といった前駆症状がみられることもありますが，多くの場合，無症状から耳下腺の腫脹と疼痛で発症します（p.156図12）。発赤はほとんどありませんが，患児はしばしば食事のときに耳の下あたりの痛みを訴えます。この耳下腺腫脹は，多少発症時期にずれがあっても通常は両側性にみられ，3〜10日持続します。約半数には**顎下腺腫脹**も認めます。耳下腺腫脹が始まる数日前から消失まで，ウイルスは唾液中や尿中に排出され感染源となります。

第4章　感染症　155

図12 流行性耳下腺炎の顔面の写真（104-D-47）

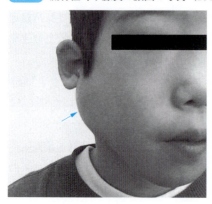
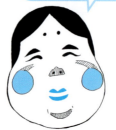
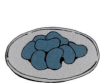

症例は6歳の男児です。右耳の下の痛みを主訴に来院しました。体温は38.1℃で，耳下腺部に著明な腫脹（→）を認めます。

検査・診断

診断は比較的容易ですが，耳下腺腫脹を来す他の疾患，つまり反復性耳下腺炎，急性化膿性耳下腺炎，他のウイルスによる耳下腺炎，耳下腺腫脹を起こし得るもの（薬剤性，白血病，Hodgkin病，全身性エリテマトーデスなど）との鑑別が必要です。

本症では，耳下腺炎や膵炎による血清および尿中アミラーゼ値上昇がみられます。それでもよくわからないときには，唾液，尿，髄液からウイルスを分離するか，ペア血清による抗体価上昇を確認し診断を確定します。

治療・合併症

一般に予後良好なので，安静と輸液による対症療法が主体です。

高熱を呈した場合，1週間以上発熱が続く場合，頭痛や嘔吐がみられる場合などには，**髄膜炎**を考慮します（回復期に多い）。そのほかの神経系合併症に**内耳性難聴**があります（小学校低学年で最頻）。まれに**急性膵炎**を合併することもあります。また，成人では男性に**精巣炎**が，女性に**卵巣炎**が，それぞれみられることもありますが，小児ではまれです。

⓫ 急性灰白髄炎 poliomyelitis（ポリオ）

病態

まず，ポリオウイルス（1～3型）が経口感染し，腸管粘膜や咽頭粘膜で増殖します。次いで，所属リンパ節→血液→脊髄前角細胞へと到達して，これを傷害し，**弛緩性運動麻痺**を生じたものです。発病後2週間は，ウイルスが便中に排出され感染源となる可能性があります。

経口生ポリオワクチン oral poliovirus vaccine（OPV）による予防接種が開始された1961年以後激減しました。現在，わが国では生ワクチンは接種されておらず，不活化ワクチン（DPTとHibとの五混：DPT-IPV-Hib）が使用されています。

症状・検査

急性灰白髄炎の臨床症状として，表5（p.157）のようなものが挙げられます。

髄液検査を行うと，無菌性髄膜炎所見が得られます。診断は，ペア血清による抗体価測定や，PCR法で行うのが一般的です。

表5 急性灰白髄炎の臨床症状

分類	臨床症状
不顕性感染	無症状に経過する。90％以上が不顕性に終わるとされている。
不全型	全身倦怠，発熱，咽頭痛，下痢などにとどまる。
非麻痺型	無菌性髄膜炎症状を呈するが，予後は良好である。
麻痺型	数日間の発熱や髄膜炎症状を呈した後に下熱し，気がつくと麻痺を呈していた，というパターンが多い。麻痺で最も多いのは脊髄型（下肢麻痺＞上肢麻痺）で，他に延髄型，Landry型（下肢に始まった麻痺が次第に上行し，呼吸筋麻痺を来して死亡する），脳炎型がある。

● 治療・予後

根治療法はありません。

麻痺例の約50％は永久麻痺となります。また，呼吸・循環系中枢が障害されると死亡することもあります。生じてしまった麻痺に対しては，リハビリテーションによる残存機能の維持に努めます。

⑫ ヘルパンギーナ herpangina

● 病態

ヒトエンテロウイルスA（旧名ではコクサッキーウイルスA2，4～6など）の飛沫感染による夏かぜの代表です。約90％が4歳以下でみられ，1歳ころに好発します。

● 症状

2～4日の潜伏期の後，39℃以上の発熱で発症し（突然の高熱），軟口蓋（両側前口蓋弓の上端部や口蓋垂の両側粘膜）に紅斑性小丘疹が出現したのち，これが潰瘍（図13）となって咽頭痛を来します。したがって，患児は哺乳不良，不機嫌，食欲低下を呈します。その後，下熱して7日程度で治癒します。

注意を要するのは，無菌性髄膜炎や高熱による熱性けいれんと，哺乳不良や食欲低下による脱水症です。

図13 ヘルパンギーナの咽頭の写真（106-I-41）

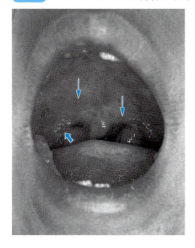
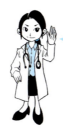

症例は6歳の男児です。昨日からの咽頭痛と39.0℃の発熱を主訴に来院しました。咽頭に水疱を伴う紅斑性小丘疹（↓）と，潰瘍の形成（↑）を認めます。

● 診　断

臨床症状から診断しますが，確定診断はペア血清での抗体価上昇を確認することで行います。ヘルペス性歯肉口内炎，アフタ性口内炎，手足口病との鑑別を要します。

● 治　療

予後は良好で，脱水症，髄膜炎，熱性けいれんに注意しながら，対症療法を行います。

⑬ 手足口病 hand, foot and mouth disease

● 病　態

ヒトエンテロウイルスA（旧名ではコクサッキーウイルスA16とエンテロウイルス71が中心）の飛沫感染によって起こる夏かぜの1つです（一部にはヒトエンテロウイルスBもある）。

上述したヘルパンギーナと同じく，1歳ころに好発し，5歳以下が約90％を占めます。咽頭や便から排出されるウイルスは感染源となりますが，水疱からはウイルスが検出されるものの感染はしません。

● 症状・鑑別

2～7日の潜伏期の後，手と足に粟粒大の紅色丘疹が出現し，水疱となります（図14）。これらは，掌側，背側，膝蓋部などにもみられます。そのほか，口腔粘膜にも発疹，水疱，アフタができます。発熱を来すのは30％程度です。

鑑別すべき疾患としては，ヘルパンギーナとアフタ性口内炎（☞p.147脚注）が挙げられます。

● 予後・合併症

予後は良好で，無治療でも1週間くらいで治癒し，後遺症もありません。しかし，無菌性髄膜炎を比較的高率に合併します（ムンプスによる髄膜炎に次いで多い）。中耳炎を認めることもあります。

図14　手足口病の手掌（左）と足底（右）の写真

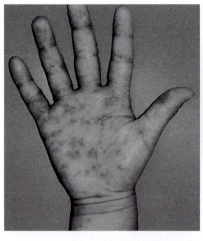
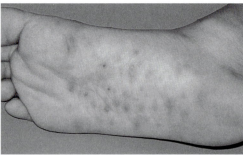

手掌および足底に多数の紅斑と小水疱が認められる。

⑭ インフルエンザウイルス感染症 influenza virus infection

病　態

インフルエンザウイルスは，低温および低湿度を好み，毎年冬季に流行します。乳幼児には脳炎，高齢者には肺炎の合併が多く，軽視することのできない感染症です。かぜではありません。

このインフルエンザウイルスには，A型，B型，C型の3種があり，流行するのは主にA型で，ときにB型も流行することがあります。

症　状

年長児は，成人と同様に1〜2日の潜伏期の後，頭痛，38℃以上の発熱，全身倦怠感，筋肉痛，関節痛などで急激に発症します。咳嗽や鼻汁などの上気道症状は，熱が下がり始めるころに明らかになることが多く，通常は1週間くらいの経過で治癒します。ただし，自ら訴えることのできない幼少児では，不機嫌，元気がない，悪心・嘔吐，腹痛などの消化器症状，熱性けいれんで始まることもあります。

検査・診断

白血球減少とリンパ球増加という典型的ウイルス感染像を呈します（赤沈が亢進している場合は二次感染の合併を考える）。

臨床症状のみで診断確定するのは困難で，鼻咽頭ぬぐい液を検体としてペア血清での抗体価上昇を確認して行います。臨床現場では迅速診断キットが用いられています。

合併症とその対応

● 呼吸器系

本ウイルスは気道粘膜に親和性が高く，ここで増殖して細胞を伝わるように広がるので，クループ（☞p.306），気管支炎，肺炎を起こすことがあります。また，小児では細菌による二次感染や混合感染がみられるほか，マイコプラズマの同時感染を来すこともあります。基本的には，安静，保温，保湿を行い，嘔吐や下痢が認められれば脱水に注意します。細菌による二次感染が疑われれば抗菌薬を投与します。

● 神経系

本ウイルスは中枢神経系にも親和性が高いため，年少児には熱性けいれんが高い頻度（10数％）で合併します。また，発症後2日〜2週間で，嘔吐，不機嫌，全身倦怠感などを呈し，反復するけいれんや意識障害を伴う場合は，脳炎，脳症，Reye症候群などを疑います。

● 運動系

下熱後に下肢痛や歩行障害で気づかれるインフルエンザ筋炎があります。インフルエンザの初期症状に認められる筋肉痛とは異なります。血清CKの上昇や，ミオグロビン尿*をみることもあります。理由は不明ですが，B型に多い症状です。基本的には，3日〜3週間で治癒し予後良好なので，安静，経過観察を行います。

---

*　ミオグロビン尿 myoglobinuria
筋肉中に含まれる赤色をしたヘム蛋白の一種であるミオグロビン myoglobin を含む尿で，横紋筋融解症などで骨格筋が急速に損傷されたときや，大きな外傷を受けたとき（挫滅症候群）などにみられます。

第4章　感染症　159

● 治　療

　一般的には，安静，水分補給，栄養補給です。発熱，頭痛，筋肉痛の対症療法は，**Reye症候群**や脳症の発症リスクを高める非ステロイド性抗炎症薬のアスピリン aspirin，ジクロフェナク diclofenac，メフェナム酸 mefenamic acid を用いずに，アセトアミノフェン acetaminophen を必要に応じて投与します。

　A・B型に有効なノイラミニダーゼ阻害薬の**オセルタミビル** oseltamivir（タミフル®）や**ザナミビル** zanamivir（リレンザ®），ペラミビル peramivir（ラピアクタ®），エンドヌクレアーゼ阻害薬のバロキサビル baloxavir（ゾフルーザ®）が用いられます。

　なお、点鼻の生ワクチン接種（1回，対象2〜18歳）が2024年秋から行われています。

---

⑮ アデノウイルス感染症 adenovirus infection

　アデノウイルスは飛沫感染し，眼の粘膜上皮細胞，呼吸器系，消化器系（胃酸でも不活化されない），泌尿器系，脳神経系，皮膚，リンパ節を侵し，さまざまな病像を呈します。急性扁桃炎（☞p.304）の病因としては，溶連菌に次いで重要です。2歳以下の乳幼児に好発する急性細気管支炎（☞p.309）の病因としても，RSウイルス，パラインフルエンザウイルスに次いで多いものです。ウイルス血症を来すことはまれです。

　なお，外来レベルで検査キットを用いて迅速診断が可能です。

　ちなみに，アデノウイルスはA〜Fまでの6つの群，さらに50を超える血清型に分けられます。

■ 重症肺炎 severe pneumonia

　アデノウイルス7型は，ときに重症肺炎を惹起します。これは5歳以下に多くみられ，上気道症状で発症し，次いで肺炎症状と出血傾向を呈します。髄膜炎，脳炎，心筋炎，播種性血管内凝固症候群（☞p.142脚注），感染に伴う血球貪食症候群などを合併することがあります。

■ 咽頭結膜熱 pharyngoconjunctival fever（PCF）

　咽頭炎，結膜炎，発熱を主症状とする感染症で，主にアデノウイルス3型（B群）と4型（E群）に起因します。

　幼児〜低学年の学童を中心に夏季に流行します。数十年前に，水泳プールの水を介して流行したことがあったためかつては**プール熱**とも呼ばれていました。現在では，公共プールの消毒が行き届いているため，プールの水を介する感染は極めてまれです。むしろ，タオルの共用などが危険です。数日で治癒しますが，感染力が強いことから学校感染症の第2種に指定されています。

■ 流行性角結膜炎 epidemic keratoconjunctivitis（EKC）

　主にアデノウイルス8型（D群）による感染症です。1週間前後の潜伏期を経て急性の濾胞性結膜炎で発症し，1週間ほどして角膜混濁を生じることもあります。感染力が強いことから学校

感染症の第3種に指定されています。

■ 胃腸炎 gastroenteritis

主にアデノウイルス40型，41型（共にF群）に起因する感染症です。ロタウイルスは冬季を中心に乳幼児に下痢症（☞p.391）を引き起こしますが，本ウイルスは**通年性**で，下痢症としてはロタウイルスに次ぐ頻度でみられます。消化管で増殖し始める前に上気道で増殖するため，ほとんどの場合に感冒様症状が先行します。

■ 出血性膀胱炎 hemorrhagic cystitis

主にアデノウイルス2型（C群）や21型（B群）に起因する感染症です。本症は，肉眼的血尿と膀胱刺激症状（頻尿，排尿時不快感など）で発症する膀胱炎で，学童期の男児に好発し，血尿を主訴に受診しますが，7～14日で軽快します。

■ 急性扁桃炎 acute tonsillitis

アデノウイルスB，C，E群の多くのウイルスに起因する感染症です。初期には口蓋扁桃は真っ赤に腫脹しますが，やがて陰窩からの膿性分泌物によって黄白色の膿栓が認められるようになります（詳細は☞p.304）。

⑯ RSウイルス感染症 RS virus（RSV）infection

● 病　態

RSウイルス（呼吸器合胞体ウイルス respiratory syncytial virus）は飛沫感染によって感染するもので，生後6か月未満に生じる呼吸器感染症の原因ウイルスの代表格です。本ウイルスには，生後1年以内に約50％が，そして2年以内にはほぼ100％が感染するとされています。

感染防御は，気道粘膜の分泌液中の分泌型IgAが担いますが，母体由来の抗体は感染予防には無効です。

また，本ウイルスは再感染がありますが，成長に伴って細気管支が発育する，2回目以降は短時間で抗体が産生される，などの理由から，年長児以降では軽い感冒様症状で終わるのが一般的です。

● 乳幼児の感染予防策

乳幼児の場合は重症化しやすいため，特に在胎35週以下の新生児などに対して，RSウイルスに対するモノクローナル抗体である（ワクチンではない）パリビズマブpalivizumab（シナジス®）が予防的に投与（筋肉内注射）されます。また，2024年には，妊娠24～36週の妊婦や60歳以上の者に1回接種するワクチンが発売されました（任意接種）。

● 症　状

乳幼児では細気管支炎（☞p.309）を示すため，気管支喘息（☞p.187）との鑑別が重要です。そして，幼児では気管支炎，年長児や成人では上気道炎症状が主体となるため，症状としては感冒と変わりはありません。

治　療

　RSウイルス感染症に特効薬はありません。したがって，**酸素投与**，呼吸管理，**輸液**などの対症療法を行います。ただし，急性細気管支炎を来した場合にはp.309に記した治療を行います。

> **参考**
>
> ### ヒトメタニューモウイルス感染症
>
> 　ヒトメタニューモウイルス human metapneumovirus（hMPV）は，多くの場合，上気道炎を起こして風邪に類似した症状を呈します。乳幼児では細気管支炎を起こすこともあり（下気道炎），その症状はRSウイルスによく似ていて，重症例ではインフルエンザのように高熱が持続します。抗原定性による迅速診断キットが重症例に使用できます。治療は対症的に行います。

C　クラミジア感染症
chlamydia infection

① *Chlamydia trachomatis* 感染症

> **STEP** *C. trachomatis* は，新生児や乳児に封入体結膜炎や無熱性の肺炎を来す

■ 新生児封入体結膜炎 neonatal inclusion conjunctivitis

病　態

　C. trachomatis による結膜炎は，トラコーマ trachoma と封入体結膜炎に分類されますが，現在のわが国では前者がみられることはほとんどありません。

　封入体結膜炎のうち，非淋菌性尿道炎を有する母親から経産道感染したものが新生児封入体結膜炎です。感染妊婦から出生した新生児の20〜50％に生じるとの報告もあります。

症状・治療

　出生後3〜13日に，結膜の著明な**充血**と**浮腫**，**乳頭増殖**，ときに**偽膜形成**で発症をみます。

　抗菌薬のテトラサイクリン系，マクロライド系，ニューキノロン系眼軟膏で治療します。トラコーマは慢性に進行し失明へと至りますが，新生児封入体結膜炎は急性〜亜急性に経過し，失明することはありません。ただし，この結膜炎を認める新生児は，後に *C. trachomatis* 肺炎（☞次項）を起こすこともあるため，注意が必要です。

■ *Chlamydia trachomatis*肺炎

● 病　態

　*C. trachomatis*感染妊婦より出生した児，あるいは *C. trachomatis* の鼻咽腔感染をもつ児に，生後3か月くらいまでに肺炎を来す疾患です。本症の感染母体からの発症は3〜20％に及ぶとされています。

● 症　状

　生後3〜16週に鼻汁や軽度の咳嗽で発症しますが，多くの場合で発熱は認めません。同時に上述の結膜炎のほか，中耳炎，咽頭炎の合併がしばしばみられます。

● 検　査

　理学的所見に乏しい肺炎ですが，胸部X線撮影では，両側のびまん性間質性肺炎像や斑状の肺浸潤像，そして過膨張を認めることも少なくありません。

　CRP亢進，末梢血中好酸球増加がみられますが，診断は咽頭ぬぐい液から *C. trachomatis* を分離したり，血清学的に特異的IgA，IgM抗体を検出して行います。PCR法も有効です。

● 治　療

　マクロライド系あるいはテトラサイクリン系抗菌薬内服で治療しますが，治療が適切でないと遷延します。なお，マクロライド系抗菌薬のエリスロマイシン erythromycin は，原因は不明ながら新生児や乳児に肥厚性幽門狭窄症（☞p.376）を来すことがあるので，代わりとしてアジスロマイシンを用います。

② *Chlamydophila pneumoniae*感染症

> **STEP** *C. pneumoniae* は，学童期に感冒様症状をとることが多いが，ときに肺炎の原因となる

● 病　態

　C. pneumoniae の成人抗体保有率は，50％以上と考えられています。これに対して，5〜6歳までの抗体保有率は非常に低く，学童期以降に感染を通じて抗体を獲得します。

　いわゆる市中肺炎や気管支炎の10％程度に *C. pneumoniae* が絡んでいると考えられています。また，不顕性感染も少なくありません。

● 症　状

　乾性咳嗽と咽頭痛で，発熱は認めないことが多く，しばしば感冒様症状にとどまる疾患です。しかし，小児および高齢者では，肺炎に進展することがあります。

● 診断・治療

　上述した *Chlamydia trachomatis*肺炎に準じます。

第4章　感染症　163

D | 細菌感染症
bacterial infection

① グラム陽性球菌感染症 Gram-positive coccal infection

■ 化膿性連鎖球菌感染症 *Streptococcus pyogenes* infection

● 病　態

　化膿性連鎖球菌は，A群β溶血性連鎖球菌（A群溶連菌）に分類されます。本菌は細胞壁を構成する蛋白のうち，特にM蛋白が抗原として働き，病原性に関与すると考えられています。**溶血毒素**[*1]，**ストレプトキナーゼ**[*2]，**発熱毒素**[*3]などの外毒素を産生します。検査ではその簡便性から，抗ストレプトリジンOの抗体価測定が行われます。

　潜伏期は2〜5日です。病態からは，**感染そのものによる一次症**と，**免疫反応による二次症**に分類されます。本菌の感染を受けた患者が主に来しやすいのは，抗菌体抗体も抗毒素抗体も有していない場合は猩紅熱，抗毒素抗体のみを有する場合は扁桃炎（☞ p.303）です。

　近年では，ほとんどが発病初期に抗菌薬投与を受けるので，猩紅熱の典型例が少なくなる半面，溶連菌性扁桃炎が多くなっています。なお，劇症型A群溶連菌感染症は，高齢者に多く小児には少ないとされています。

　本症の合併症（二次症）として，急性糸球体腎炎やリウマチ熱がみられることがあります。

● 扁桃炎 tonsillitis

> **STEP**
> 溶連菌性扁桃炎は
> ・3歳未満は非特異的な全身症状で，感冒との鑑別は難しい
> ・3歳以降の典型例では，高熱，さまざまな口腔・咽頭所見

　以下のように，臨床症状は3歳未満と3歳以降で大きく異なります。

● 3歳未満の場合

　膿性鼻汁など鼻咽頭炎，発熱，不機嫌，頸部リンパ節腫脹などの**非特異的な全身症状**を示し，咽頭にも特異な所見がなく，感冒との鑑別は通常，困難です。

　診断には，咽頭ぬぐい液の培養を行います。

[*1] **溶血毒素**（ストレプトリジンO streptolysin O〔SLO〕）
赤血球膜に結合して孔を開け，ヘモグロビンを溶出させる毒素です。抗SLO抗体（ASLOまたはASO）の力価はA群溶連菌の感染マーカーとして用いられます。
[*2] **ストレプトキナーゼ** streptokinase（SK）
プラスミンplasminを活性化させて線維素fibrinを溶解する酵素（毒素）で，フィブリンで細菌を閉じ込めようとする生体の防御反応に対抗します。抗ストレプトキナーゼ抗体（ASK）もA群溶連菌の感染マーカーになります。
[*3] **発熱毒素** streptococcal pyrogenic exotoxin（SPE）
発熱と発赤を惹起する毒素で，発赤毒素あるいはDick毒素とも呼ばれます。

● 3歳以降の場合

急性炎症症状が著明となり，**化膿性扁桃炎**となります。この化膿性扁桃炎の典型例は，突然，高熱（39℃前後），頭痛，腹痛，嘔吐，咽頭痛で発症します。扁桃および咽頭は強い発赤を示し，中等～重症例では黄白色の膿性滲出物が斑状に付着しているのがわかります。浮腫や発赤が口蓋まで拡大し，小出血斑を伴うこともあります（図15）。

また，発症直後から舌の表面は白苔に覆われますが，4～5日すると白苔が脱落して赤い舌乳頭が突出します（イチゴ舌：図16）。ただし，イチゴ舌は猩紅熱固有のものではなく，川崎病，腸チフス，ペラグラ，ビタミン B_2 欠乏症でもみられるので注意が必要です。経過が遷延して中耳炎を合併することがあります。

図15　溶連菌感染症による化膿性扁桃炎の咽頭の写真

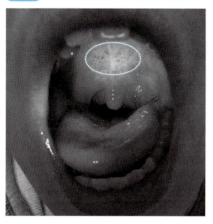

咽頭粘膜の高度の発赤と軟口蓋の出血斑（囲み）を認めます。

図16　溶連菌感染症によるイチゴ舌の写真

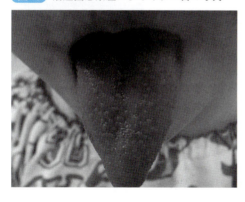
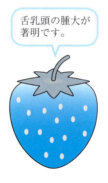

舌乳頭の腫大が著明です。

● 猩紅熱 scarlet fever

> **STEP** 猩紅熱は，溶連菌性扁桃炎と発赤毒素による皮疹

扁桃炎と皮疹を認めるものを猩紅熱と呼ぶのが一般的ですが，上述の3歳以降の扁桃炎との相違は，基本的には皮疹のみともいえるので，溶連菌性扁桃炎の一項目として記載されることもあります。

本症は，発症から12〜48時間以内に，発赤毒素による直径1mmくらいの鮮紅色の点状丘疹が現れます（ざらざらした感じがあり，瘙痒を伴う）。この丘疹は頸部のほか，鼠径部，関節屈側面など間擦部より始まり，被髪頭部や手掌足蹠を除く全身に広がります。また，皺に沿って強く出る傾向があるため，皺が少ない口囲は，その部分だけが白く見えます（口囲蒼白 circumoral pallor）。

落屑は10日後くらいから始まり，治癒後に瘢痕は残しません。

● **皮膚感染症** skin infection

> **STEP** 皮膚感染症で問題となるのは，深在性感染の丹毒と蜂巣炎

表層皮膚感染症には痂皮性膿痂疹があります。また，急性びまん性深在性膿皮症に属するものとして，丹毒と蜂巣炎があります（炎症を起こしているのは真皮レベル）。

● **痂皮性膿痂疹** crusted impetigo

伝染性膿痂疹 impetigo contagiosa の1つで，主にA群溶連菌感染で生じます。多くは膿疱が一度に多発して発症します。重症の場合には，発熱，咽頭痛，リンパ節腫脹などを呈します。ちなみに，伝染性膿痂疹としては黄色ブドウ球菌による水疱性膿痂疹（☞p.170）の方が有名です。

● **丹　毒** erysipelas

A群溶連菌の感染によるものですが，新生児ではB群溶連菌を原因として臍から起こることもあります。丹毒は，発疹に比べて全身症状が強く，通常は，突然の悪寒・戦慄と発熱から全身倦怠と嘔気を，局所（顔面と下腿）は発赤から始まって熱感と圧痛を認めるようになり，さらに急速に拡大して緊満性に腫脹する浮腫性紅斑となります。拡大しつつある辺縁部は，境界明瞭で堤防状に隆起を認め，ときに水疱を伴います。所属リンパ節の有痛性腫脹を認めます。

● **蜂巣炎（蜂窩織炎）** cellulitis

黄色ブドウ球菌感染によるものが代表的ですが，A群溶連菌で起こることもあります。病変は皮下組織（真皮深層〜皮下脂肪層）に存在し，筋肉まで及ぶこともあります（図17）。丹毒と比べると，その進展の周辺部は不明瞭です。

図17　下肢蜂巣炎の写真

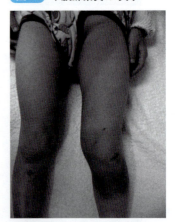

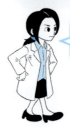

本症例では，左下肢の紅斑，腫脹，熱感，圧痛が認められました。

検　査

溶連菌の検出

　咽頭などの病巣から，血液寒天培地で検出します（2〜3日必要）。咽頭ぬぐい液を用いて判定できる迅速診断キットがありますが，偽陰性が約20％存在するので，たとえ陰性でも症状から本症が疑われたら咽頭培養を行うべきです。

免疫血清学検査

　ASO（抗ストレプトリジンO抗体anti-streptolysin O antibody）とASK（抗ストレプトキナーゼ抗体anti-streptokinase antibody）の上昇がみられます。これらの抗体価は3〜6週で最高値となります。早期より抗菌薬が投与されると，上昇が明らかでないこともあり，初期診断には役立ちません。

末梢血所見

　急性期（発疹期）には，白血球増加と好酸球増加がみられます（細菌感染症では一般に好酸球は減少）。

Schultz-Charlton 消退現象

　回復期血清や抗毒素血清を，発症初期の患者の発疹部位に皮内注射すると，8〜24時間で注射部位の発赤が消退する現象です（γ-グロブリンテスト）。

治　療

　生じている急性化膿性炎症の治療，化膿性合併症の阻止，リウマチ熱や腎炎の合併の予防，周囲への感染防止が目的です。

　β-ラクタマーゼ産生菌があまりないので，ペニシリン系抗菌薬が有効です。数日で臨床症状は改善しますが，完全に溶連菌を排除するため，また，リウマチ熱，腎炎，周囲への感染の3つを予防するためには，10〜14日は投与します。

　ペニシリン系抗菌薬にアレルギーを有する場合は，セフェム系やマクロライド系の抗菌薬を用います。

B群溶血性連鎖球菌感染症 group B *Streptococcus*（GBS）infection

病　態

　GBSは，健常者の咽頭，腸管，腟などに常在しますが，臨床上問題となるのは腟内の常在菌です。わが国では妊婦の10〜20％が本菌を保有すると考えられ，その母親から生まれた児の約50％が体内に本菌を受け継ぎますが（胎内・産道の垂直感染），感染症を発症するのは約1％です。これは，菌の血清型によると考えられています。また，本症の危険因子としては，破水後18時間以上経過，母体の37.5℃以上の発熱，低出生体重児などが挙げられます。

症　状

　早発型と遅発型があります。早発型は生後7日以内（多くが2日以内）に呼吸窮迫症候群（☞p.295）類似症状で発症し重症化します。そして，敗血症や髄膜炎を合併します。遅発型は生後8〜10日ごろにみられ，早発型のような急激な発症は少なく，発熱や哺乳力低下から始まり，髄膜炎に進行すると無呼吸やけいれんを生じます。

検　査

遅発型では白血球増加（好中球増加）がみられますが，早発型では白血球や血小板が減少していることがあります。

診断は，血液，髄液，咽頭ぬぐい液から GBS を証明します。呼吸窮迫症候群との鑑別が重要です。

治療・予防

GBS に感受性がある，ペニシリン系，セフェム系，マクロライド系の抗菌薬で治療します。髄膜炎が明らかであれば，髄液移行性の良いセフェム系抗菌薬を投与します。

また，上述の危険因子を勘案し，以下の①〜③のいずれかに該当する妊婦に対しては，予防的に分娩中にペニシリン G 静注を行います。

①在胎 37 週未満で，破水後 18 時間以上，妊婦が発熱 38℃以上

②腟，直腸から採取した検体の培養で GBS 保菌の妊婦

③GBS 感染症の児の出産歴，尿に GBS が検出（尿路感染の存在）される妊婦

肺炎球菌感染症 *Streptococcus pneumoniae* infection

> **STEP**
> 肺炎球菌は，小児の気管支炎，肺炎，中耳炎，敗血症，細菌性髄膜炎の代表的原因菌

病　態

肺炎球菌は健常者の上気道に常在し，菌が増殖して宿主の免疫力を超えたとき，気管支炎，肺炎，中耳炎，敗血症，細菌性髄膜炎を発症すると考えられています。

感染症を起こしている児の血液，髄液，耳漏から本菌が分離された場合は，直ちに本菌を病原としてもよいのですが，常在している鼻咽腔や喀痰から分離されたときには，他の菌と比べて有意に多いかどうかを考慮しなくてはいけません。

症　状

肺炎球菌性肺炎については後述（☞ p.311）します。

● 細菌性髄膜炎 bacterial meningitis

発熱，頭痛，嘔吐，けいれん，意識障害で発症します。髄液検査で白色混濁を示し，化膿性髄膜炎 purulent meningitis とも呼ばれます。大至急治療を行わないと予後不良です。もちろん，ペニシリン耐性肺炎球菌（PRSP）か否かのチェックも大切です。小児期の細菌性髄膜炎の原因菌としては，インフルエンザ菌に次いで多いものです。

● 中耳炎 otitis media

発熱，耳痛，耳漏を認めるときに本症を疑います。治療は，感受性のある抗菌薬の投与，鼓膜切開による排膿などを行います。

● 敗血症 sepsis

発熱，意識障害，肝脾腫を認めます。乳幼児に比較的多くみられます（詳細は ☞ p.137）。

168　各　論

検査・診断

　白血球増加，好中球増加，CRP陽性など，急性化膿性感染症の所見を呈します。髄膜炎では，髄液中の好中球優位の細胞増加，蛋白増加，糖減少などを示します。

　診断は，血液や髄液からの菌の分離同定で行います。

治　療

　本菌はペニシリナーゼpenicillinaseを産生しないので，かつてはペニシリン系抗菌薬のベンジルペニシリン（PCG）が第一選択薬でしたが，近年はペニシリン耐性肺炎球菌（PRSP）が増加し，また同時にセフェム系抗菌薬に耐性をもつものも出現しているため，感受性試験結果により選択しなければなりません。

　PRSPでは経口薬としてペネム系抗菌薬を，注射薬としてカルバペネム系抗菌薬を用います。

予　防

　2歳以上で，肺炎球菌による重症感染症となる危険の高い児に対しては，**23価肺炎球菌ワクチン接種**が行われています。具体的には，摘脾をしたもの，脾機能が低いもの，心・呼吸器の慢性疾患，腎不全，肝機能障害，糖尿病を有するもの，免疫抑制薬による治療が予定されているものなどです。

　ちなみに，23価肺炎球菌ワクチンは，2歳未満の乳幼児では抗体産生能が低いので，投与しても十分な効果が得られません。

　現在は，生後2か月以上60か月未満の小児を対象とする，重症の肺炎，髄膜炎，敗血症予防を主目的とする肺炎球菌ワクチンとして**20価肺炎球菌ワクチンが接種**されています。

ブドウ球菌性皮膚軟部組織感染症 staphylococcal skin and soft tissue infection

> **STEP** ブドウ球菌性皮膚軟部組織感染症で重要なのは，癤，癰，麦粒腫，蜂巣炎，水疱性膿痂疹

病　態

　ブドウ球菌が皮膚や軟部組織に感染することによるもので，原因菌のほとんどは黄色ブドウ球菌です。癤[*1]，癰[*2]，麦粒腫[*3]が代表的です。ただし，思春期にみられる尋常性痤瘡（いわゆる

＊1　癤 furuncle
　毛包炎，いわゆる"おでき"です。1か所の毛包炎にその周囲組織の化膿性炎症が合併した状態です。紅色小丘疹，発赤，腫脹から始まり，自発痛，圧痛が出現します。やがて化膿して膿栓をもつようになり，自潰して排膿すると自然に軽快します。顔面に生じた癤は，面疔と呼ばれます。

＊2　癰 carbuncle
　数個の毛包の化膿性炎症です。癤より深い部位より始まり，また，癤より大きい病変です。4～5cmくらいの大きさの皮膚の発赤・腫脹で始まり，急速に増大し半球状に盛り上がり，多数の膿栓や排膿孔が出現します。ほとんどの場合，悪寒・戦慄を伴う発熱を認め，血液検査を行うと急性炎症所見が得られます。

＊3　麦粒腫 hordeolum
　眼瞼の急性化膿性炎症で，発赤，腫脹，疼痛を来します。いわゆる"ものもらい"で，Meibom腺に生じる内麦粒腫と，Zeis腺に生じる外麦粒腫があります。ちなみに，Meibom腺に生じる肉芽腫性炎症による腫瘤は霰粒腫で，これも"ものもらい"と呼ばれることがあります。

"ニキビ") は表皮ブドウ球菌によるものです。また，A群β溶連菌と同様に蜂巣炎を起こすこともあります。これは急性びまん性深在性膿皮症です。

もう1つ，小児で重要なのが伝染性膿痂疹 impetigo contagiosa のタイプの1つである水疱性膿痂疹 bullous impetigo です。

● 水疱性膿痂疹 bullous impetigo

小児には鼻腔内に黄色ブドウ球菌を有することが多く，何らかの理由で皮膚を傷つけると，菌がその部位に感染し，産生された表皮剥脱毒素の作用で表皮顆粒層に棘融解が生じ，水疱となります。いわゆる"とびひ"です。

本症は，顔面，特に鼻腔周辺のびらんより始まり，その周囲に水疱，膿疱，びらん，痂皮が散在して形成されます（図18）。夏季に多くみられることや新旧の皮疹が存在することなども特徴です。接触すれば他の児童にも感染します。

図18 伝染性膿痂疹の皮膚の写真

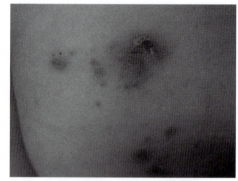

びらん，膿疱，痂皮を認める。

アトピー性皮膚炎のある児では，その亀裂部にブドウ球菌が感染して発症することがあり，その場合は，広範囲に拡大するため，SSSS（次項）の様相を呈することがあります。

● 検査・治療

水疱性膿痂疹を疑うときには，膿疱内容液を細菌培養して原因菌を同定し，薬剤感受性を調べます。

治療は，抗菌薬の内服と，抗菌薬軟膏の塗布（感染防止目的で被覆）です。

ブドウ球菌性熱傷様皮膚症候群 staphylococcal scalded skin syndrome（SSSS）

> **STEP**
> ブドウ球菌性熱傷様皮膚症候群は
> ・黄色ブドウ球菌の外毒素による全身皮膚中毒反応
> ・0～3歳に好発
> ・Nikolsky現象陽性
> ・治療は強力な抗菌薬の全身投与

● 病　態

黄色ブドウ球菌は，鼻咽腔や局所皮膚に常在していることも多く，この菌が増殖し産生された表皮剥脱毒素 exfoliative toxin（ET）による中毒反応が本症です。Ritter（リッター）病とも呼ばれます。

また，0～3歳に好発し，特に新生児（生後1～2週）でみられた場合は新生児剥脱性皮膚炎 exfoliative dermatitis of newborn と呼びます。

● 症　状

発熱や食欲不振，不機嫌とともに，口囲の発赤，特徴的な放射状亀裂・びらん・痂皮（p.171 図19左），眼脂を伴った眼瞼の発赤で始まり，次いで頸・腋窩・陰股部などの間擦部から紅斑と水疱を生じます。粘膜症状が認められるのはまれです。3日ほど経過すると，全身の皮膚があた

かも脱皮するかのように薄く広範囲に**剥離**し始めるほか（**Ⅰ度熱傷様**），正常に見える皮膚でも軽く擦っただけでも簡単に剥がれ（Nikolsky現象陽性〔ニコルスキー〕），**びらん面**となります（弛緩性水疱：図19右）。しかし，発熱は37.5～38.0℃と高熱ではなく，紅斑部に摩擦痛がある程度で，**際立った自覚症状は訴えないのが一般的です**。

7日を過ぎるころから皮膚症状は落ち着き始め，剥離潮紅した皮膚は暗赤色となり，剥離部分は乾燥し始めます。最終的には落屑して治癒し，**瘢痕も残しません**。全経過は2～4週ほどです。

図19　ブドウ球菌性熱傷様皮膚症候群の顔面（左）と頸部（右）の写真

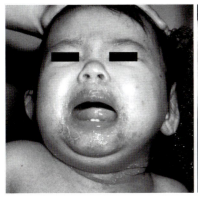
口囲の膿痂疹病変

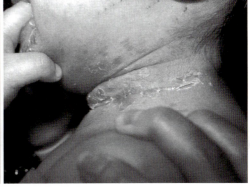
皮膚の剥離びらんが著明

● 検査・鑑別

毒素が原因なので，原発巣でない限り，水疱内容は無菌です。これに対して，咽頭・鼻腔からは黄色ブドウ球菌が証明されます。

発症年齢からは先天性表皮水疱症と川崎病を，薬剤投与を受けている児なら中毒性表皮壊死症※（ライエル症候群 Lyell's syndrome）を鑑別することが重要です。

● 治　療

新生児では，入院させて強力な**抗菌薬**の全身投与を行います。これは，鼻咽腔に存在するブドウ球菌を排除することと，皮膚の剥脱部位からの感染予防を目的としています。また，全身びらんによる脱水症と，低蛋白血症に注意し，全身管理もしっかり行います。

■ 新生児TSS様発疹症 neonatal toxic shock syndrome-like erythematous disease（NTED）

● 病　態

ブドウ球菌のうちでも特に，メチシリン耐性黄色ブドウ球菌（MRSA）が産生するスーパー抗原性外毒素のTSST-1（toxic shock syndrome toxin-1）が原因の疾患です。わが国においては，1990年代から新生児施設で流行がみられるようになりましたが，現在は，各施設のMRSA対策

※　**中毒性表皮壊死症** toxic epidermal necrolysis　**ライエル症候群** Lyell's syndrome
　抗菌薬，サルファ剤，非ステロイド性抗炎症薬などに起因する最重症型の薬疹です。皮膚には広範に及ぶ有痛性紅斑を生じ，水疱形成と表皮剥離によるびらんも呈します。また，Nikolsky現象も陽性を示します。組織所見では，表皮全層が壊死し真皮から剥離しているのが認められます。

の進展により発生は減少しつつあります。

症　状

　生後2日目ころに，38℃以上の**発熱と発疹**（突発性発疹様の紅斑）で発症します。正期産児では発疹は2〜3日の経過で自然消退します。早産児では発熱は少ない一方，発疹はやや長期化する傾向を認め，無呼吸発作，動脈管開存症の増悪など，重症化もみられますが，ショックに至ることはほとんどありません。

　表6に診断基準を示します。

表6　新生児TSS様発疹症の臨床診断基準

1. 原因不明の発疹
　全身性丘疹状紅斑，融合傾向（+）。表皮剝脱を示すことは通常ない
2. 以下，3項目のうち，1つ以上合併
　1）発熱（直腸温38℃以上）
　2）血小板減少（15万/μL以下）←本症にかなり特異的
　3）CRP弱陽性（1〜5mg/dL）
3. 既知の疾患は除く

以上3項目をすべて満たす。

治　療

　ほとんどが軽症で，自然軽快するため，必ずしも抗菌薬投与は必要としません。ただし，早産児など重症化の可能性がある場合は，NICU で呼吸心拍モニター管理を行い，抗MRSA抗菌薬を投与します。

② グラム陽性桿菌感染症 Gram-positive bacillary infection

■ 破傷風 tetanus

> **STEP**
> 破傷風は
> ・首のつっぱり，舌のもつれで始まり，開口障害，痙笑へ
> ・新生児破傷風は，分娩時の臍部切創から感染し，生後1〜2週で発症

病　態

　土壌中に生息していた破傷風菌 *Clostridium tetani* が傷口などから感染し，嫌気的環境が整うと増殖して発症する疾患です。臨床症状は，菌の産生する外毒素（神経毒のテタノスパスミン tetanospasmin）で惹起されます。この外毒素は運動神経を好み，抑制性ニューロンをブロックするため，運動神経が興奮したままとなります。

　致命率は30〜50％で，このうち90％は発症後10日以内の死亡とされます。

症　状

　神経線維の短い顔面や頸部の軽い症状，つまり，首のつっぱりや舌のもつれなどから始まります。全経過を通じて意識鮮明で，知覚神経も侵されず，けいれんの際には患者は激しい痛みを覚えます。これは，光や音の刺激などで誘発されます。次いで，咬筋の緊張性けいれんによる開口障害（牙関緊急），頰筋の強直による口角や眉の歪み（痙笑）を呈します。重症化すると，呼吸筋障害や喉頭けいれんによる呼吸困難で死に至ります。発熱を呈するものや短時間で諸症状が出現したものほど予後は不良です。

　新生児破傷風は，分娩時の**臍部切創**からの芽胞の感染によるものです。生後1〜2週で発症

し，不穏，啼泣，呻吟など非特異的な症状より，牙関緊急，全身けいれんへと至ります。致命率は約75％ともいわれ，救命されても重積するけいれんによる無酸素状態のために，二次的脳損傷を残すことが多い疾患です。わが国での破傷風の発生はまれで，新生児破傷風による**死亡例は1996年以降ありません。**

● 治　療

　傷口の洗浄，débridement，創の開放など，予防措置を行います。同時に，ベンジルペニシリンカリウム（PCG）の投与，**トキソイド注射**（毒素に対する能動免疫を高める），**抗破傷風ヒト免疫グロブリン注射**（毒素中和）を行います。

　破傷風は定期予防接種の対象で，ジフテリア，百日咳，破傷風，ポリオおよびインフルエンザ菌B（Hib）ヒブと混合した五種混合ワクチン（DPT-IPV-Hib）として接種されます。約10年は血清中抗毒素量が持続されますが，トキソイドなのでその免疫力は経時的に低下します。

■ 乳児ボツリヌス症 infantile botulism

● 病態・症状

　0歳児が食品に含まれるボツリヌス菌の芽胞を摂取することで生じます。現在，本症のリスクがあると指摘されている食品は**ハチミツ**です。したがって，**0歳児にはハチミツは与えないこと**とされています。

　本症は乳児以外のボツリヌス症とは異なり，便秘で始まり，次に泣き声・哺乳力が減弱し，眼瞼下垂，四肢麻痺，呼吸筋麻痺へ進みます。

● 治　療

　呼吸管理や輸液などの対症療法を行います。近年では抗毒素を含む免疫グロブリン製剤も使われています。

③ グラム陰性桿菌感染症 Gram-negative bacillary infection

■ 百日咳 pertussis, whooping cough

> **STEP**
> **百日咳は**
> ・生後数か月以降の典型例は，カタル期→痙咳期→回復期
> ・新生児〜生後数か月は重篤になりやすく，無呼吸発作とチアノーゼ→けいれん，脳症もまれではない
> ・白血球（特にリンパ球）増加
> ・菌血症を来さないので，発熱はなく，血沈正常でCRP（−）

● 病　態

　百日咳菌*Bordetella pertussis*の感染経路は，主としてカタル期患者からの飛沫感染です。不顕性感染はほとんどなく，一度罹患すると終生免疫を獲得すると考えられています。

　百日咳菌の産生する毒素のうち発症に関係するのは，菌体表面の**線維状赤血球凝集素**

第4章　感染症　**173**

filamentous hemagglutinin（FHA）と**百日咳毒素**pertussis toxin（PT）の2つです。原則として，菌そのものは血液中に侵入しません。

本症は，2〜5歳に好発しますが，小児の全年齢層でみられるほか，新生児にも感染しやすい（防御に必要な IgA が母体からは移行しない）のが特徴といえます。

典型的症状

図20に示すように，本症は"潜伏期→カタル期→痙咳期→回復期"という経過をたどります。ちなみに，このような典型的な症状を呈するのは生後3か月〜学童期の場合です。

図20　百日咳の臨床経過

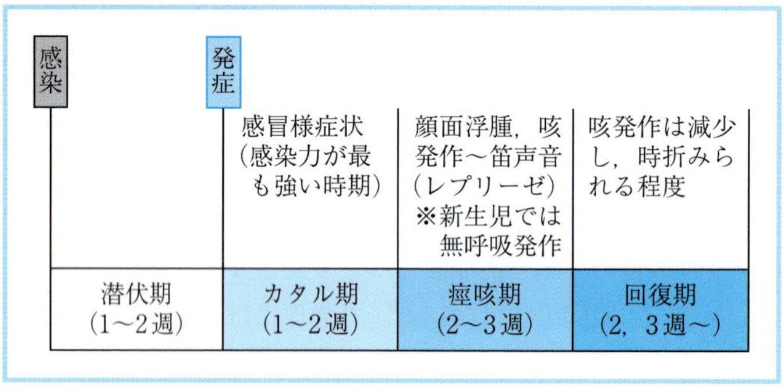

感染	発症		
	感冒様症状（感染力が最も強い時期）	顔面浮腫，咳発作〜笛声音（レプリーゼ）※新生児では無呼吸発作	咳発作は減少し，時折みられる程度
潜伏期（1〜2週）	カタル期（1〜2週）	痙咳期（2〜3週）	回復期（2, 3週〜）

● カタル期

7〜10日間くらいの潜伏期の後に，咳嗽と鼻閉を中心とした感冒様症状を呈する時期で，約2週間あります。この段階ではアデノウイルス感染などの，いわゆる"かぜ"との区別がつきません。**感染力が最も強いのがこのカタル期です。**

● 痙咳期

安静時は何の異常もありません。ところが，ちょっとした刺激で短い間隔の連続的な咳嗽（staccato）が起こる時期で，2〜3週間あります。この発作中，患児は息を吸うことができないのでチアノーゼを呈します。何とか息を吸うと，炎症を起こし分泌物が貯留して狭まった気道をすり抜ける感じで吸気することになり，ヒューという特有の笛音（whooping）を生じます。激しい咳嗽発作中は静脈圧が上昇するので，顔面は浮腫状に紅潮し，ときに結膜充血や結膜出血，鼻出血を伴い，これは**百日咳様顔貌**とも呼ばれます。

この咳嗽発作が連続して反復することをレプリーゼ Reprise（フランス語由来のドイツ語で，繰り返しの意味）と呼びます。また，咳嗽発作は夜間に多くみられます。

● 回復期

徐々に咳嗽発作が治まってくる時期で，2〜3週間あります。特有の咳嗽が治まれば，または5日間の適正な抗菌薬療法が終了すれば登校は可能です。

その他の症状

新生児〜生後数か月までの場合は，突然息を止める無呼吸発作と，それに続くチアノーゼが主症状であることが多く，上述の症状とは異なります（Reprise は生後6か月くらいまでは著明でない）。そして，これが引き金となり，けいれんや脳症に至ることもまれではありません（若年

者ほど重症化の傾向）。

　ここからもわかるとおり，6か月未満の乳児では百日咳はより重篤で，死亡例も多くなるため，予防接種（五種混合；DPT-IPV-Hib ワクチン）は生後早い時期（生後2か月から計4回）に行われます。

　本症は菌血症にはならないので，通常は発熱はみられません。発熱をみる場合は二次感染を考える必要があります。

検査・診断

　百日咳毒素によると考えられる15,000/μL以上の白血球増加，特にリンパ球増加（60〜80％となる）が重要です。上述のように，敗血症は来さないので多くは赤沈正常，CRP 陰性です。

　菌は一般的な培地では繁殖しません。鼻咽頭粘液を採取して，血液や炭水化物などを加えた特殊な Bordet-Gengou 培地で培養します。

　本症は，咳嗽発作が起きているだけなので，呼吸器系の理学的検査や胸部X線撮影では大きな異常は認められません。

　診断は抗体価の上昇で行います（低年齢児では感度不良）。後鼻腔ぬぐい液から LAMP（loop-mediated isothermal amplification）法で百日咳菌DNA を検出する方法や血清から ELISA で抗百日咳菌IgA抗体・IgM抗体を検出する方法もあります。

治　療

　発症機序から，殺菌はカタル期に，毒素中和は痙咳期に有効です。具体的には，殺菌にはマクロライド系抗菌薬（エリスロマイシンなど），ペニシリン系抗菌薬のアンピシリン（ABPC），第三世代セフェム系抗菌薬が投与され，毒素中和には γ-グロブリンが投与されます。

■インフルエンザ菌感染症 *Haemophilus influenzae* infection

病　態

　菌血症を伴う全身感染症（深在性感染症）を起こすのが b型莢膜株（Hib）で，菌血症を伴わない表在性感染症（気管支炎，中耳炎）を起こすのは無莢膜株のものです。

　肺炎の原因菌としては，ブドウ球菌，肺炎球菌に次いで第3位です。

症　状

　上気道粘膜が損傷すると，そこから表在性感染し，鼻咽頭炎，副鼻腔炎，気管支炎，中耳炎などになります。

　b型莢膜株は，気道で増殖後に細菌性気管支炎を来し，血管に侵入して敗血症を引き起こします。深在性感染としては，敗血症，肺炎・膿胸，急性喉頭蓋炎，心外膜炎，蜂巣炎，関節炎があります。特に小児では，抵抗力の弱さから，髄液に侵入し容易に髄膜炎を来します。

　このように，本菌は特に生後3〜24か月の髄膜炎の原因として重要です（新生児ではインフルエンザ菌による髄膜炎は多くない）。インフルエンザ菌全身感染症の約80％で髄膜炎を生じるという報告もあり，細菌性髄膜炎の原因菌としては第1位です。

　2〜6歳児では，急性喉頭蓋炎（☞p.307）の原因となるほか，中耳炎の原因にもなります。

治　療

　近年は，βラクタマーゼ非産生 ABPC 耐性菌の増加と βラクタマーゼ産生アンピシリン ABPC

耐性菌の出現が問題となっています。

　例えば，髄膜炎と判明しても，治療開始時にはそれがインフルエンザ菌によるものか，他菌（腸球菌やリステリア）によるものかわかりません。したがって，最初は第三世代セフェム系抗菌薬（これは髄液移行性も良好）と，他菌を考慮して ABPC を併用することになります。

予　防

　わが国では五種混合ワクチン（DPT-IPV-Hib）が生後2か月から接種されています。通常，ロタウイルスワクチンや肺炎球菌ワクチンと同時接種されます。

E | 結　核
tuberculosis

　　小児結核の特徴は，一次結核症での発症が多く，成人に比べて肺結核よりも肺外結核の割合が多いことです。

　　乳幼児期感染の場合は，しばしば血行性播種（粟粒結核，結核性髄膜炎）などの重篤な病型を起こします。また，乳幼児では家族内感染が多い，年長児では家族外感染が多い，BCG 未接種者に多い，なども特徴です。ただし，現在，若年者における結核は極めてまれとなっています。

STEP 小児結核は
- 一次結核症（肺門リンパ節結核）での発症が多い
- 乳幼児では，粟粒結核や結核性髄膜炎に進展しやすい

病　態

　結核菌 *Mycobacterium tuberculosis* が，飛沫核感染（空気感染）や飛沫感染による経気道感染で肺胞に到達し，1～2週間で増殖して乾酪性の初感染原発巣を作ります。そしてリンパ行性に広がり，所属リンパ節を腫脹させます。初感染原発巣と所属リンパ節腫脹が**初期変化群** primary complex です。この段階で，**細胞性免疫が勝れば**（本菌は典型的な細胞内寄生菌）**石灰沈着を伴って治癒**します（大多数はこのような経過をたどる）。

　しかし，なかにはそのまま発病したり，石灰化巣のなかで潜伏感染状態となって生き残り，免疫力が弱い乳児をはじめ，加齢や麻疹感染，AIDS，糖尿病などによって宿主の免疫力が低下したときに再活性化したりすることで発病します。

症　状

● 一次結核症（初感染結核）primary tuberculosis

　初期変化群の段階では，一般的には**自覚症状はほとんど認められません**。また，自然治癒しやすく，しかも胸部 X 線撮影でも初感染原発巣自体が小さいので異常は認められません。しかし，結核菌の毒力が強い，濃厚な接触があり菌数が多い，生体の感染防御能が低下している，などの

176　各　論

場合には，肺門部の所属リンパ節が腫脹し，胸部X線撮影で確認されます（肺門リンパ節結核）。これが初感染に引き続き発病した一次結核症です。

こうなると，初感染原発巣はやがて乾酪化，次いで膿性軟化して空洞を形成し，灌注気管支を通り**管内性散布**を起こします。そして，さらに**二次結核症**として進展していきます。所属リンパ節からはリンパ行性に進展し，静脈角リンパ節から血中に入ることで血行性にも進展します。

● **二次結核症** secondary tuberculosis

初感染後，数年～数十年といった期間を経て発病したものです。新たに外から菌が侵入して起こる外因性再感染は極めて少なく，大部分はもともと自分がもっていた結核菌が再燃する**内因性再燃**です。学童期以降にみられ，ほとんどの成人結核がこのタイプです。

二次結核症のほとんどは肺結核症です。肺結核症のうち，ときとして滲出性病変を主体とする**乾酪性肺炎**を呈することがあります。

肺外結核としては，結核菌が血行性に散布された播種性の**粟粒結核**のほか，**結核性胸膜炎**，**結核性髄膜炎**，腸結核，結核性腹膜炎，腎結核，骨・関節結核，リンパ節結核，性器結核，皮膚結核などがあります。

主な肺外結核

● **粟粒結核** miliary tuberculosis

乳幼児に多くみられます。初感染後，1年以内に所属リンパ節で増殖した結核菌が縦隔内を上行し，静脈角リンパ節から血流に入ることによって発病するのが一般的です。**細胞性免疫が低下**していたり，**結核菌の勢いが強かったり**するときは，まず肺に散布されて**粟粒結核**となり，さらに血行性に，肝臓，脾臓，骨・関節などの全身臓器に播種されます。予後不良であることが多い病態です。

小児の場合は，発熱，食欲不振，体重減少などで始まり，多呼吸，咳嗽，呼吸困難，チアノーゼなどが現れます。後述する結核性髄膜炎の合併も少なくなく，これに起因する症状を認めることもあります。

典型例では，胸部X線撮影で肺野全体に"粟"がばらまかれたような斑点状陰影（図21）と，肺門リンパ節腫脹が見られます。

図21 粟粒結核の胸部X線写真（88-E-48）

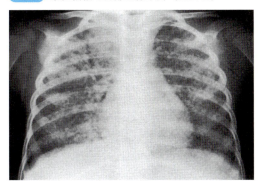
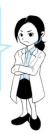

症例は1歳2か月の女児です。2週間前から食欲が低下し，昨日から発熱と間欠的な全身性けいれんが出現し，意識障害のため来院しました。写真からは，全肺野に粟粒状の斑点状陰影が認められます。

● **結核性胸膜炎** tuberculous pleurisy

初感染結核が，近くの胸膜に直接浸潤するほか，血行性およびリンパ行性に広がり，滲出液が胸膜腔に貯留することがあります。学童期にしばしばみられます。

● **結核性髄膜炎** tuberculous meningitis

粟粒結核の部分症状として発症することが多く，徐々に発症するため亜急性髄膜炎とも呼ばれます。**2歳以下**によくみられ，食欲不振，不機嫌，軽度の発熱が**2〜3週間**くらい持続した後，（本人が訴えられれば）頭痛，**高熱，嘔吐**，易刺激性，けいれん，意識障害などへ進行します。大泉門膨隆，Kernig徴候，項部硬直，腱反射亢進，病的反射が出現してきます。

結核性髄膜炎は，放置すれば上述のように，けいれん，意識障害，昏睡へ至るなど，乳幼児の結核感染症死亡の最大の原因であり，救命できても中枢神経の重篤な障害を高率に残すため，早期に診断・治療を行わなくてはなりません。

診 断

リンパ節炎が遷延する，盗汗を伴う原因不明の微熱が続く，などがみられたら結核を疑う必要があります。また，大葉性肺炎が存在する場合も，細菌性のみでなく結核性も考慮しなければなりません。

最終的には，胃液や咽頭ぬぐい液の塗抹染色検査や培養により結核菌を証明します。しかし，これらの検査法は時間を要するので，髄膜炎など一刻を争う状況ではPCR法を行います。

治 療

小児では，抗結核薬のイソニアジド isoniazid（INH）とリファンピシン rifampicin（RFP）を中心に行います。

粟粒結核では血行性散布が起こっているため，早期治療が予後を決定します。そこで，上記の2剤にピラジナミド pyrazinamide（PZA），さらにエタンブトール ethambutol（EB）または抗菌薬のストレプトマイシン streptomycin（SM）を加えた4剤併用治療を行います。

結核性髄膜炎はさらに重篤な状態です。粟粒結核に準じた4剤併用治療を行い，副腎皮質ステロイドも併用します。

予 防

BCGが予防接種（生後12か月未満，通常は5〜8か月）として行われています。これは，特に乳幼児における結核性髄膜炎や粟粒結核を予防する意義をもっています。また，予防的投薬としては，基本的にはINHの6か月間予防内服が行われています。

> **参考**
>
> **Koch現象** Koch's phenomenon
>
> 結核既感染児にBCG接種が行われたときにみられるものです。
>
> 健常児の場合は，BCG接種ののち10日ほど経過すると針痕部位に発赤が現れ，接種後1～2か月までに化膿巣ができたのち，瘢痕化します。しかし，結核既感染児に接種された場合は，接種後10日以内に接種部位に発赤・腫脹や化膿などが起こり（図22），2週～1か月以内に瘢痕化します。これがKoch現象です。したがって，接種後10日以内に強い局所反応が見られた場合は，速やかに接種医療機関を受診させ，なるべく早期（接種後2週以内）にツベルクリン反応を実施します。
>
> また，Koch現象を診断したときには，医師は保護者の同意を得てKoch現象事例報告書を市町村に提出します。

図22 Koch現象（105-D-49）

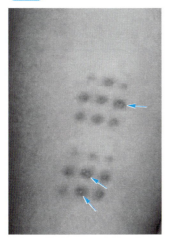

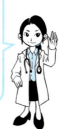

症例は4か月の乳児です。3日前に受けたBCG接種部位の変化を心配して来院しました。接種部位は昨日から発赤を認め，接種痕が膿疱様になってきたということでした。写真では，明らかな化膿疹（←）が認められます。

F 真菌症
mycosis

真菌症には，アスペルギルス症，クリプトコッカス症，ムーコル症（ムコール症）など多数ありますが，小児で重要なのは**カンジダ症**candidiasis で，表在性（皮膚や粘膜への感染）と深在性（臓器への感染）に分類されます。カンジダ症で臨床上問題となるものの大部分は *Candida albicans* によるものです。カンジダ属は正常菌叢として住み着いていて，易感染性宿主compromised host に内因性感染症を引き起こします。

ちなみに，candid も alb もラテン語で"白"という意味です。

STEP
- 乳児寄生菌性紅斑は境界明瞭で不整形
- 鵞口瘡の白苔を無理に剥がすと出血
- カンジダ血症は中心静脈栄養の患者に多い

① 表在性カンジダ症 superficial candidiasis

皮膚カンジダ症 cutaneous candidiasis

● 症状・病態

小児では，**乳児寄生菌性紅斑**erythema mycoticum infantile が重要です。これは，乳児の陰股部に**境界明瞭で不整形を示す紅斑**と，辺縁における膜様落屑と衛星状の膿疱が生じる疾患です。

本症は，便中に常在するカンジダが，肛門周囲〜おむつの当たる部位に増殖することで起こり，蒸れやすい夏季に多くみられます。

● 治療

抗真菌外用薬を用いますが，おむつ皮膚炎*と誤診して副腎皮質ステロイド外用薬を用いると悪化してしまいます。現実には双方の鑑別がつかない場合もしばしばあるため，抗真菌外用薬を使用して無効なら，おむつ皮膚炎としての治療に変更するなどの"診断的治療"が行われることもあります。

粘膜カンジダ症 mucosal candidiasis

● 病態・症状

口腔カンジダ症（鵞口瘡thrush）が最も重要です。成人では特殊な状況下（AIDS による免疫不全状態など）でみられますが，新生児や乳児では要因なしにカンジダが増殖することがありま

---

*　**おむつ皮膚炎** diaper dermatitis
乳児の"おむつ"が触れる部分に湿疹を生じるもので，接触皮膚炎の一種です。屎尿がきれいにふき取られていない，密閉されている，などが誘因とされています。

180　各　論

す。多くの場合，口腔・舌・口唇の粘膜に無痛性のミルク残渣状の白苔として認められ（図23），これは容易に剥離できず，無理に剥がすと出血して浅いびらんを形成します。

図23 鵞口瘡の口腔内写真（97-A-59）

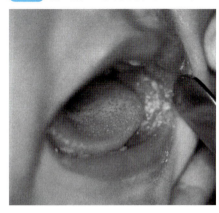

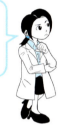

症例は1歳2か月の女児です。母親が児の口腔粘膜の白色付着物に気づき，来院しました。写真では，口腔粘膜に付着した多くの白苔を認めます。

● 検査・治療

鏡検すると，仮性菌糸や分芽胞子が多数確認できます。ポリエン系抗生物質のアムホテリシンB amphotericin Bシロップで口をゆすがせて治療します。

② 深在性カンジダ症 deep candidiasis

深在性カンジダ症は，白血病に代表される血液疾患や悪性腫瘍，免疫抑制薬や副腎皮質ステロイドで治療中の患者など，免疫機能が抑制された者において日和見感染として発症します。以下では，代表であるカンジダ血症について解説します。

■ カンジダ血症 candidemia

● 病　態

上述のように，宿主の免疫応答の低下に乗じてカンジダが増殖し，血液へ侵入した状態がカンジダ血症で，中心静脈栄養を行っている患者に多くみられます。

このカンジダ血症から血行性に肺に播種されたり，口腔カンジダ症から誤嚥されたりして，呼吸器カンジダ症を起こすことがあります。これは，通常の肺炎と同じ症状で，特異な症状に乏しいため，注意しないと真菌感染であることに気づきません。

● 診断・検査

原理的には，検体からの分離で診断されます。しかし，深在性の場合には，真菌が存在する検体を容易に採取することができないうえ，分離・同定についても検出率は低く，時間も要します。現在は血清診断法が用いられています。例えば，カンジダではその特異抗原であるマンナン抗原を検出するラテックス凝集法，真菌細胞壁成分を検出するGテストと呼ばれるものが市販されています。PCR法も行われます。

● 治　療

　ポリエン系抗真菌薬のアムホテリシンB，イミダゾール系抗真菌薬のミコナゾール miconazole，トリアゾール系抗真菌薬のフルコナゾール fluconazole，キャンディン系抗菌薬のミカファンギン micafungin の点滴静注を行います。

第5章
アレルギー疾患
allergic disease

A アレルギーとは

① アレルギー反応の分類と小児アレルギー疾患の特徴

■ アレルギー反応の分類

体外から侵入した抗原（アレルゲン allergen）から生体を守るために免疫反応が起こりますが，この**免疫反応が過剰**に起こることによって生体に何らかの**障害**を来すことを**アレルギー** allergy，独語 Allergie と呼びます（ギリシャ語の allos 変じた，ergo 力）。

アレルギーはその発生機序によって，Ⅰ～Ⅳ型までの4つのタイプに分類されています（p.184 表1）。

また，発生機序以外にも抗原曝露から発症までの時間によって，即時型アレルギーと遅延型アレルギーに分類することもあります。Gell & Coombs のアレルギー反応分類に重ねると，Ⅰ型，Ⅱ型，Ⅲ型は即時型アレルギーで，Ⅳ型は遅延型アレルギーとなります。

● Ⅰ型アレルギー反応 type Ⅰ allergic reaction

即時型アレルギーの代表で，**アナフィラキシー型**とも呼ばれます。**肥満細胞**[*]の表面にある IgE（immunoglobulin E）受容体（Fc ε R）が，IgE を引きつけると，ここに IgE に特異的な抗原がやって来て IgE を架橋するようにつなぎます。すると，これが刺激となって肥満細胞にシグナルが伝達され，**脱顆粒現象**を起こします。ここで放出された顆粒にはさまざまな生理活性があるため，種々の臨床症状が引き起こされる結果となります。具体的には，気管支喘息，アレルギー性鼻炎，アレルギー性結膜炎，アトピー性皮膚炎，一部の蕁麻疹，アナフィラキシーショックなどです。

● Ⅱ型アレルギー反応 type Ⅱ allergic reaction

標的細胞の表面に，IgG（immunoglobulin G）や IgM（immunoglobulin M）などの抗体が付着することによって生じます。これに補体がつくことによって，**標的細胞は孔を開けられて破壊**されてしまいます。代表的な疾患として，不適合輸血，新生児溶血性貧血，自己免疫性溶血性貧血，無顆粒球症，免疫性血小板減少症などが挙げられます。

● Ⅲ型アレルギー反応 type Ⅲ allergic reaction

血中で，IgG と IgM による**抗原抗体反応**が起こり，これによって**免疫複合体**（IC）が作られることから始まります。免疫複合体は補体を活性化し，血管透過性の亢進や平滑筋を収縮させます。すると，免疫複合体は組織に沈着しやすくなります。これに反応した血小板がその周りを固め，ますます免疫複合体が沈着するようになります。他方，補体は好中球を走化させる作用があります。補体に指示された好中球は，組織に沈着した免疫複合体を貪食し始め，自らもっていた**リソソーム酵素を放出**し，これによって**組織が障害**されます。代表的な疾患には血清病がありま

---

[*] **肥満細胞** mast cell
結合組織や粘膜に存在し，Ⅰ型アレルギー反応の引き金となります。細胞の表面には IgE 受容体が発現しており，IgE を引きつけます。これを感作されるといいます。

第5章 アレルギー疾患 183

す。その他，IgA血管炎，溶連菌感染後糸球体腎炎，関節リウマチ，過敏性肺臓炎，全身性エリテマトーデス，膠原病における血管炎などもあります。

IV型アレルギー反応 typeIV allergic reaction

細胞性免疫によって生じる遅延型アレルギーで，移植後の急性拒絶反応，接触性皮膚炎，薬疹の一部，感染症が引き金となる感染性アレルギーなどがあります。また，細胞性免疫がどの程度機能しているのかの指標にもなり，例えばツベルクリン反応として実用化されています。

表1 アレルギー反応分類（Gell&Coombs）

	I型	II型	III型	IV型
別　名	アナフィラキシー型 anaphylactic	細胞融解型 cytotoxic	免疫複合体型 immune complex	T細胞依存型，遅延型 T cell dependent, delayed
抗原性物質	異種抗原	同種抗原，ハプテン*	異種あるいは同種抗原	異種あるいは同種抗原
液性因子	IgE，化学伝達物質	自己抗体，補体	抗原抗体複合体（免疫複合体），化学伝達物質，リソソーム酵素，補体	サイトカイン（インターロイキンなど）
病理所見	血管透過性亢進，平滑筋収縮（気管支など），粘液腺分泌亢進	細胞の融解（溶血，血小板溶解，顆粒球融解）	エフェクター細胞（好中球など）の浸潤，プロテアーゼや化学伝達物質放出による組織の炎症	T細胞，マクロファージなどの浸潤，サイトカイン産生・放出による組織の炎症，肉芽組織の形成
関与する細胞	肥満細胞 好塩基球	赤血球，好中球，単球，マクロファージ，血小板，キラー細胞など	宿主の組織細胞，好中球，肥満細胞，血小板	宿主の組織細胞，T細胞，単球，マクロファージ，好中球，好酸球
主な病態・疾患	アナフィラキシーショック，気管支喘息，食物アレルギー，急性蕁麻疹，アトピー性疾患，即時型皮膚反応	輸血の副作用，Rh因子不適合，リウマチ熱，免疫性血小板減少症，自己免疫性溶血性貧血，Goodpasture症候群	アルサス反応，血清病，急性糸球体腎炎，アレルギー性肺炎，IgA血管炎，全身性エリテマトーデス	感染アレルギー，接触皮膚炎，腫瘍免疫，ツベルクリン反応，結核，肉芽腫形成

*ハプテン：低分子であるため特異抗体で反応する（反応原性あり）が、免疫原性はない（抗体産生をもたらさない）「不完全抗原」のこと。

小児アレルギー疾患の特徴

小児によくみられるアレルギー疾患としては，食物アレルギー，アトピー性皮膚炎，蕁麻疹，気管支喘息，アレルギー性鼻炎，アレルギー性結膜炎があります。また，小児ではIgE抗体が関与するI型アレルギー疾患が比較的多くみられます。両親にアレルギー疾患を認める場合では，家族歴がない場合に比べて高率に発症することもわかっています。そして，遺伝因子のみでなく，環境因子の関与も認められています。

小児アレルギー疾患には好発年齢があり，**乳児期**には**アトピー性皮膚炎**，**幼児期以降**には**気管支喘息**，**学童期以降**には**アレルギー性鼻炎**がみられやすくなっています。なかには，乳児期～思春期にかけてこれらをすべて順番にこなしてしまうような，**アレルギーマーチ**と呼ばれる経過を示す児もいます。

❷ アレルギーの検査と診断

> アレルギー疾患を疑うときは，まず，詳しい問診と理学的所見をとることから始めます。そのうえで，原因となっている抗原，抗原に対する抗体や細胞を証明しなくてはなりません。それが不可能な場合でも，臨床症状と抗原に明らかな関係があることが説明できる必要があります。

■ *in vitro*検査

● 血清総IgE，抗原特異的IgE

アトピー素因が関連するⅠ型アレルギー（気管支喘息，アトピー性皮膚炎，アレルギー性鼻炎，アレルギー性結膜炎）では，一般に血清総IgEが増加します。ただし，IgE値が高値の健常者もいれば，正常範囲のアレルギー疾患患者もいます。

抗原を確定するうえで，抗原特異的IgE抗体の増加が参考になりますが，これもアレルギーの決定的原因とは必ずしもいえません。なお，抗原特異的IgE抗体検索法としては，RAST（radioallergosorbent test）が用いられるのが一般的です。

● 好酸球数

アトピー性疾患では，血中好酸球がしばしば増加しますが，これは特異的なものではなく，寄生虫感染でも増加するため，参考所見にとどまります。主にⅠ型アレルギーに関するものです。

● ヒスタミン遊離試験

末梢血から白血球を分離し，抗原による刺激を与えたとき，好塩基球からのヒスタミン放出増加がみられれば，その抗原に対するIgE抗体が高親和性レセプター（Fc ε RI）に結合していると考えます。主にⅠ型に用いられます。

● リンパ球刺激試験

採取した末梢血からリンパ球（主としてT細胞）を分離し，抗原と考えられる物質を加えたとき，T細胞が増加しているのが確認されれば陽性と判定されます。Ⅳ型アレルギーの診断に有用です。

● 血清サイトカイン測定

インターロイキン*-2（IL-2），IL-4，IL-6，IFN-γを測定し，T細胞系がどれだけ活動状態にあるかを推定します。

● その他の検査

直接Coombs試験および間接Coombs試験はⅡ型アレルギーを，マクロファージ遊走阻止試験はⅣ型をみています。

---

* インターロイキン interleukin（IL）
免疫機構は白血球を中心に展開されますが，この白血球同士の伝達物質として機能するサイトカイン cytokine がインターロイキンです。

in vivo 検査

● 皮内反応 intracutaneous reaction
即時型反応は約15分後に，遅延型反応は約24〜48時間後に判定します。前者はIgEと肥満細胞の関与をみるもので，**抗菌薬のアレルギーテスト**が代表的です。後者はマクロファージとT細胞の関与をみるもので，**ツベルクリン反応**が代表的です。

● パッチテスト patch test
接触皮膚炎や，Ⅳ型アレルギーの抗原検索に用いられます。被検材料をパッチに塗り，健常皮膚に貼布して約48時間密封した後に剥がして判定します。

● 誘発試験 provocation test
アレルゲンと考えられる物質を，経口もしくは吸入で投与します。Ⅰ〜Ⅳ型アレルギーすべてが対象ですが，アナフィラキシーなどの強いアレルギーショック反応を起こすことがあるため，注意して行います。多くは，**食物アレルギー**が適応となります。

③ アレルギーの薬物療法

 Ⅰ型ではアレルゲンを同定し，それを完全に除去すべきですが，実際には困難です。

抗ヒスタミン薬 antihistamine agent
ヒスタミンが原因となるアレルギー症状（蕁麻疹，湿疹・皮膚炎群など）の緩和に用いられます。予防効果もあります。第一世代のものは，ヒスタミン H_1 受容体拮抗作用以外の薬理作用（中枢神経抑制，抗コリン作用）が問題となりましたが，第二および第三世代のものは，それらが軽減され，気管支喘息にも適用されます。

抗アレルギー薬 anti-allergic agent
トラニラスト tranilast やクロモグリク酸ナトリウム sodium cromoglicate は，肥満細胞からの化学伝達物質の遊離を抑制するもので，発作予防にも有効です。

アラキドン酸カスケードを通じて生成されるロイコトリエン拮抗薬 leukotriene antagonist は，気管支拡張作用を有しています。

トロンボキサン A_2 thromboxane A_2（TXA_2）阻害薬は，血小板（トロンボサイト）から作られるオキサン構造をもつ化合物で，やはりアラキドン酸から生成されます。トロンボキサン A_2 合成酵素を阻害します。

気管支拡張薬 bronchodilator
後述する気管支喘息では，気管支平滑筋が収縮して気道は狭窄し，粘膜は腫脹して分泌が増大することで，呼気排出が困難となります。

気管支拡張には，アデニルシクラーゼが合成するセカンドメッセンジャーのサイクリック

AMP（cAMP）が関与しています。β刺激はcAMPの産生を高めます。

交感神経刺激薬は気管支拡張薬の代表ですが，心血管系への影響を軽減するために，気管支平滑筋のβ₂受容体に選択的に作用するサルブタモールsalbutamolなどが用いられます。

■ キサンチン誘導体 xanthine derivative

キサンチン誘導体は気管支平滑筋に直接作用し，cAMP分解酵素のホスホジエステラーゼphosphodiesteraseを抑制します。テオフィリンtheophylline（☞ 参考）が代表的です。

■ 副腎皮質ステロイド adrenocorticosteroid

副腎皮質ステロイドはアレルギー反応を抑制するので，吸入薬としてよく用いられます。副作用を有することから，気管支喘息の大発作や発作重積状態などを除いて，全身投与（内服・静注）は通常行いません。

参考

テオフィリン中毒 theophylline intoxication

カフェインと同じキサンチン誘導体であるテオフィリンは有効血中濃度と中毒量が近く，喘息発作時には脱水の存在もあって，中毒に注意が必要な薬剤です。テオフィリンの投与にあたっては，すでにテオフィリン系薬剤（経口薬が数種類ある）の投与が行われているか否かを確認し，投与されていれば血中濃度を測定したうえで投与量を決めます。当然ながら急速静注は禁忌です。

中毒の場合は，消化器症状として悪心や嘔吐，神経症状として不穏，不機嫌，興奮のほか，振戦，けいれん，意識障害，上室性頻拍などがみられます。このようなときは，輸液と利尿薬投与によりテオフィリン血中濃度を下げます。アミノフィリン（テオフィリンエチレンジアミン）は代表的なテオフィリン製剤です。

B 気管支喘息
asthma

● 概　念

小児気管支喘息は，発作性に起こる気道狭窄によって，喘鳴や咳嗽，呼気延長，呼吸困難を繰り返す疾患です。これらの臨床症状は自然ないし治療により軽快，消失しますが，まれには致死的となります。気道狭窄は，気管支平滑筋収縮，気道粘膜浮腫，気道分泌亢進が主な成因です。基本病態は，慢性の気道炎症と気道過敏性です。気道炎症には種々の炎症細胞や液性因子が関与します。そして，持続する気道炎症は気道傷害と，それに引き続く気道構造変化（リモデリング）を惹起します。

乳幼児は年長児に比べて気道内径が狭く，肺弾性収縮力が低いほか，気管支平滑筋が少ないこともあって呼吸困難を生じやすく，そのため，症状の進行が早まりやすくなります。

第5章　アレルギー疾患　**187**

原因・分類・疫学

> **STEP**
>
> 気管支喘息は
> - 原因の多くが，ダニやハウスダストの吸入
> - 小児にはアトピー型が多い

気管支喘息の最大の原因は，ダニやハウスダストの吸入です（特異的IgE抗体が高率に認められる）。本症はアトピー型と非アトピー型に分類されます。

アトピー型は発作を誘発する抗原に対する特異的IgE抗体が証明される型で，90％以上が5歳までの幼児期に発症し，しかもその多くに遺伝的素因が認められます。最近では有病率自体が増加傾向を示すほか，早期発症する傾向もみられます。男女比では，幼児期〜学童期ではやや男児に多いものの，思春期に至ると1：1となります。約70％は成人になるまでに寛解します。

非アトピー型は特異的なIgE抗体が証明されない型で，成人に多くみられます。2000年代に導入された吸入ステロイド薬の効果により，現在，小児の喘息死はほとんどなくなっています。

アトピー型の病態生理

● I型アレルギーによる平滑筋攣縮と気道壁の腫脹（即時型反応）

肥満細胞が主役で，ヒスタミンの放出とプロスタグランジン（☞p.55脚注）によって，気管支平滑筋攣縮・毛細血管透過性亢進→気道壁に浮腫と腫脹→気道狭窄を来します。Th2（☞p.128脚注）がTh1（☞p.128脚注）よりも優位です。可逆的で，通常は1時間以内に軽快します。

● 好酸球浸潤（遅延型反応）

主役は好酸球で，数時間を経過してから再び気管支攣縮を起こすものです。気管支粘膜に好酸球を中心とした炎症性細胞が無数に浸潤した状態です。

Th2が分泌するIL-4とIL-5，活性化された好酸球から放出される主要塩基性蛋白major basic protein（MBP）や好酸球陽イオン蛋白eosinophil cationic protein（ECP）の関与も考えられています。

● 気道壁の器質的変化（リモデリング）

発作が繰り返されるに従い，気管支平滑筋の肥厚，気道上皮過形成（上皮細胞剥離，杯細胞化生，気管支腺の肥大，基底膜肥厚）が起こります。

このように器質的変化を来した気道粘膜は，ウイルス感染や汚れた空気などの環境刺激に対して正常人以上に過敏に反応するようになり，慢性化すると考えられています。

症　状

> **STEP**
>
> 気管支喘息の症状は
> - 呼気性呼吸困難によって呼気時間が延長し残気量が増える
> - 呼気性喘鳴は高調性の笛音
> - 咳嗽は湿性で痰を伴う
> - 発作は季節の変わり目（秋）に好発，深夜〜明け方が最も強い

呼気性呼吸困難，呼気性喘鳴，咳嗽が三徴です。ただし，これらの症状も慢性化あるいは重症化したものでなければ，発作時を除けばみられません。そのほかに，アレルギー性結膜炎，アレルギー性鼻炎，アトピー性皮膚炎などを同時に認めることもあります。

典型的な経過では，乳幼児期にかぜをひいた際に"ゼーゼー"することが多く，その後3歳くらいまでに半数以上で呼吸困難の発作を示すようになります。

● 呼気性呼吸困難 expiratory dyspnea

患児は息を吐くのに苦労します。つまり，呼気の時間が吸気よりも2～3倍長くなります。患児は，時間をかけて吐いているにもかかわらず，すべて息を吐き出す前に次の吸気が始まるので，残気量が増加します。

● 呼気性喘鳴 expiratory stridor

気管支の狭窄に起因して，呼気時に聴取される"ピーピー"あるいは"ヒューヒュー"という高調性の笛音です（☞ p.291）。

● 咳　嗽 cough

多くの場合，湿性咳嗽で量はそれほど多くありませんが，粘稠性の痰が喀出されます。

● 急性増悪（発作）

急性増悪（発作）は，小児期にみられる呼気性呼吸困難のなかでは最もポピュラーなものです。しかし，乳児期に発症するタイプの喘息の初回発作は，むしろ急性細気管支炎の症状と非常に類似しているため，鑑別が難しくなっています。

小発作では聴診で喘鳴が聴かれる程度ですが，悪化すると，患者は喘ぐように努力呼吸しているのがわかり，これは空気飢餓感とも表現されます。また，重症発作では陥没呼吸が著明になり，気道の閉塞によって呼吸音が減弱します。

発作は季節の変わり目，特に秋に好発する，明け方に多いなどの特徴もあります。気道平滑筋の収縮には日内変動があり，深夜～明け方に最も強くなりますが，これは迷走神経が交感神経系より優位になるためとされています。

● 検査・診断

● 喀痰検査

発作時にみられる痰は粘稠性で，多数の好酸球が含まれるほか，好酸球が融合したCharcot-Leyden結晶が認められることがあります。

● 胸部X線撮影

非発作時および小発作時は原則として正常です。中発作以上では息が吐けず，肺が過膨張となるため，肺野の透過性亢進，横隔膜の平坦化，心陰影の縮小，肺紋理の増強，肺門影の増強を認めます（p.190図1）。

図1 気管支喘息の胸部X線写真

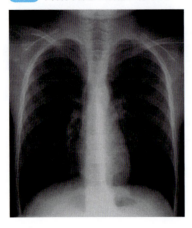

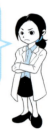

肺は空気が貯留しすぎて透過性が亢進し，全肺野が明るくなっています。肋骨の走行はやや水平となっています。中心陰影は細く（いわゆる滴状心），典型的な気管支喘息発作時の像を示しています。

● 呼吸生理学的検査

閉塞性障害であるため，発作時に1秒率の低下が認められますが，重症例を除けば平素は正常です。

血液ガス分析では換気血流比均等分布の拡大によりPaO_2は低下しますが，CO_2の拡散は制限されないのが特徴です。低酸素状態（PaO_2低下）で苦しい患児は，頑張って呼吸するため過換気となることが多く，むしろ$PaCO_2$は低下しています（呼吸性アルカローシス）。大発作時では，気道閉塞が高度なため拡散能の高いCO_2も貯留してしまい（肺胞低換気），$PaCO_2$は上昇します（呼吸性アシドーシス）。$PaCO_2$が40mmHgを超えてくるようであれば重症です。中枢気道径を反映する最大呼気流量peak expiratory flowは低下します。

● 末梢血および免疫学的検査

末梢血中の好酸球は増加しています（白血球の5％以上または500/μL以上で，非アトピー型も同様）。好酸球陽イオン蛋白値は上昇しています。

また，アトピー型では血清総IgE値は通常高値を示すほか，特異的IgE抗体も検出されます。

● 鑑別診断

鑑別の対象となるのは喘鳴を来す疾患です。具体的には，喉頭～気管～気管支の奇形，先天性心疾患，感染症（クループ，気管支炎，細気管支炎，肺炎など），気管支拡張症，気道異物などです。

● 原因の検索

問診をしっかり行い，原因物質を推定したうえで，アナフィラキシーに十分注意しながら皮膚反応（パッチテスト，スクラッチテスト）や吸入誘発テストを行います。

放射性アレルゲン吸着法radioallergosorbent test（RAST）では，アレルゲン特異IgE抗体測定を行うことで抗原が同定されることもあります（アトピー型）。

● 発作の程度および発作型

● 発作の程度

日本小児アレルギー学会では，小児の気管支喘息発作の程度は，呼吸状態に生活状態を考慮することで，小発作，中発作，大発作，呼吸不全に分類しています（p.191表2）。なお，乳幼児では，表にあてはめることが困難なこともあり，動脈血酸素飽和度を調べて呼吸障害の程度を確認することもあります。

表2 急性増悪（発作）治療のための発作強度判定

			小発作	中発作	大発作	呼吸不全
主要所見	症状	興奮状況 意識 会話 起坐呼吸	平静 清明 文で話す 横になれる	句で区切る 座位を好む	興奮 やや低下 一語区切り〜不能 前かがみになる	錯乱 低下 不能
	身体所見	喘鳴 陥没呼吸 チアノーゼ	軽度 なし〜軽度 なし		著明 著明 あり	減少または消失
	SpO_2（室内気）*1		≧96%	92〜95%	≦91%	
参考所見	身体所見	呼吸延長	呼気時間が 吸気の2倍未満		呼気時間が 吸気の2倍以上 増加	不定
		呼吸数*2	正常〜軽度増加			
	PEF	（吸入前） （吸入後）	>60% >80%	30〜60% 50〜80%	<30% <50%	測定不能 測定不能
	$PaCO_2$		<41mmHg		41〜60mmHg	>60mmHg

主要所見のうち最も重度のもので発作強度を判定する。
＊1：SpO_2の判定にあたっては，肺炎など他にSpO_2低下を来す疾患の合併に注意する。
＊2：年齢別標準呼吸数（回/分）
　　 0〜1歳：30〜60　1〜3歳：20〜40　3〜6歳：20〜30　6〜15歳：15〜30　15歳〜：10〜30
（日本小児アレルギー学会作成：小児気管支喘息治療・管理ガイドライン2023．協和企画，p148，2023より転載）

治　療

　急性増悪（発作）に対するものと，長期管理に分けられます。

急性増悪時の治療（p.192表3）

> **STEP**
> ・小発作〜大発作はβ_2刺激薬から開始し，必要に応じてアミノフィリンやステロイドを追加
> ・治療に際しては，テオフィリン中毒，脱水，アシドーシスに注意

　基本的にはβ_2刺激薬の投与が第一選択です。超音波ネブライザーなどで吸入させれば，即効性があります。同時に酸素吸入を行うことで，可逆的な平滑筋攣縮と気道壁腫脹は，よく反応します。しかし作用時間が短く，抗炎症効果も強くないため，**持続する発作に単独で漫然と使用するのは危険**です。ちなみに，イソプロテレノールは非選択的β刺激薬です。

　キサンチン誘導体のアミノフィリンaminophyllineを静注する場合は，事実上のテオフィリン投与であり，テオフィリン中毒に注意しながらゆっくり行います。呼吸困難が改善しない場合は，アミノフィリン持続点滴静注を行うことになりますが，血中濃度を測定しながら，投与量を補正します。大発作では，患児は水分摂取ができず，しかも咳嗽も加わり，多呼吸を通じて水分が多量に失われます。したがって，患児は例外なく**脱水状態**にあります。**呼吸不全**を認めれば**呼吸性アシドーシス**の補正が必要になります。

　副腎皮質ステロイド投与は，上皮細胞剥離と過敏性亢進という炎症性気道障害に対する抗炎症作用を期待して行うものです。

第5章　アレルギー疾患

意識障害を起こすほどの**急性呼吸不全**や呼吸停止に至っている場合は，**気管挿管や従量式人工呼吸**が必要となります。

表3　医療機関での急性増悪（発作）に対する薬物療法プラン

		小発作	中発作	大発作	呼吸不全
初期治療		β_2刺激薬吸入	酸素吸入（SpO$_2$≧95％が目安）β_2刺激薬吸入反復[†1]	入院酸素吸入・輸液β_2刺激薬吸入反復[†1]またはイソプロテレノール持続吸入[†3]ステロイド全身投与	入院意識障害があれば人工呼吸管理酸素吸入・輸液イソプロテレノール持続吸入[†3]ステロイド全身投与
追加治療		β_2刺激薬吸入反復[†1]	ステロイド全身投与アミノフィリン点滴静注（考慮）[†2]入院治療考慮	イソプロテレノール持続吸入（増量）[†3]アミノフィリン持続点滴（考慮）[†2]人工呼吸管理	イソプロテレノール持続吸入（増量）[†3]アミノフィリン持続点滴[†2]人工呼吸管理

[†1]　β_2刺激薬吸入は改善が不十分である場合に20～30分ごとに3回まで反復可能である。
[†2]　アミノフィリン持続点滴はけいれんなどの副作用の発現に注意が必要であり，血中濃度のモニタリングを行うことを原則として，小児の喘息治療に精通した医師の管理下で行われることが望ましい。また，2歳未満の患者，けいれん既往または中枢神経系疾患合併患者，副作用既往患者には推奨しない。
[†3]　イソプロテレノール持続吸入を行う場合は人工呼吸管理への移行を念頭に置く必要がある。

（日本小児アレルギー学会作成：小児気管支喘息治療・管理ガイドライン2023，協和企画，p.150，2023より一部改変）

長期管理

　室内の換気を十分に行う，縫いぐるみや絨毯を減らす，掃除をしっかり行うなど，**生活環境のチェック**をまず行います。**規則正しい生活**で体調を整えることも大切です。家族に喫煙者がいる場合は，**喫煙をやめて**もらいます。吸気の湿度が高くなる水泳など，**適度な運動**を行うことも勧められています。

　長期管理のためには，まず重症度を評価し，間欠型，軽症持続型，中等症持続型，重症持続型の4つに分類します。治療は基本治療と追加治療とがあります。

　間欠型に対しては，症状が出現したときのみ短時間作用性β_2刺激薬を用います。追加治療としては，ロイコトリエン拮抗薬（LTRA）を1か月程度使用しますが，5歳以下であればこれに代わりクロモグリク酸ナトリウム（DSCG）も可です。

　軽症持続型に対しては，基本治療としてLTRAまたは低用量吸入ステロイド薬（ICS）を使用します（5歳以下であればDSCGも可）。追加治療としては，これらを同時に使用します。

　中等症持続型に対しては，5歳以下であれば，基本治療として中用量ICSを使用し，追加治療としてLTRAを用いますが，テオフィリンは安全性を考慮して使用しません。6～15歳であれば，基本治療として中用量ICSまたは低用量サルメテロール・フルチカゾン配合剤（SFC）を使用し，追加治療としてLTRAまたはテオフィリン徐放製剤を用います。

　重症持続型に対しては，基本治療として，全年齢で高用量ICSを使用し，これにLTRAを併用することも可です。6～15歳であれば，さらに中用量SFCやテオフィリン徐放製剤も併用薬

の候補となります。追加治療として，全年齢でICSの増量や全身性ステロイド薬などを用います。

予　後

　わが国においては，20世紀末には年間数十人の小児（14歳以下）が喘息により死亡していましたが，2000～2005年にかけて急激に減少し，最近の死亡は0～数人です。

　アトピー性皮膚炎合併例，若年発症例，抗原が多種にわたる症例の寛解は低率です。

C　アナフィラキシーショック
anaphylactic shock

病　態

　IgEを介したⅠ型アレルギーです。毛細血管の拡張と透過性亢進により血漿が真皮に流れ出し，循環不全を呈したものです。気管支平滑筋攣縮による呼吸困難で死亡することもあります。

　アナフィラキシーショックを起こし得るものには，蕁麻疹や血管神経性浮腫，食物アレルギー，薬剤アレルギーなどがあります。スズメバチの毒によるものは有名ですが，若年者がこれにより死亡することはほとんどなく，死亡の大部分が高齢者です。

症　状

- 不安，倦怠，悪寒などの全身症状
- 喘鳴，呼吸困難，呼吸停止（これらは喉頭浮腫や気管支攣縮による）などの呼吸器症状
- 脈の微弱，低血圧，不整脈（これらは心拍出量の低下による），心停止などの循環器症状
- 下痢や嘔吐（これらは腸管の浮腫による）などの消化器症状
- 頭痛，四肢のしびれ，めまい，けいれん，昏睡などの神経症状
- 蕁麻疹や血管神経性浮腫などの皮膚症状

と多彩な症状を来します。

重症と考えるべき診察所見

　収縮期血圧80mmHg以下，脈拍120/分以上，皮膚の冷感，チアノーゼ，意識の低下，無尿などです。

治　療

　緊急に治療を開始します。血圧が低下していれば，重要臓器の循環血液量を確保するために，下肢を約30°挙上させて上半身は水平に寝かせます。そして，気道確保，酸素吸入，循環確保を行います。

　日本アレルギー学会の"アナフィラキシーガイドライン2022"によると，アナフィラキシーと診断した場合，アナフィラキシーが強く疑われる場合には，直ちに大腿部中央の前外側に0.1％アドレナリン（小児は0.01mL/Kg，必要に応じ10分前後ごとに再投与，最大0.3mL）を筋注することで循環確保をします。

第5章　アレルギー疾患　　193

> **参考**
>
> **食物依存性運動誘発アナフィラキシー**
>
> 　小麦，えびなどアレルゲンとなる特定の食物を摂取後，2～3時間以内にランニングや球技などの激しい運動を行ったときにアナフィラキシー症状（蕁麻疹，血管浮腫，血圧低下，呼吸困難，喘鳴など）が発症するものです。
>
> 　原因食物の摂取に，運動刺激が加わり肥満細胞からヒスタミンが遊離し，アナフィラキシーに至ると考えられていますが，発生機序は不明です。
>
> 　治療は迅速なアドレナリンの投与です。したがって，患児にはアドレナリン自己注射製剤の携帯を勧めるべきです。原因食品の摂取後2時間は運動を控えるようにすれば防げるため，必ずしも摂取食品や運動の制限は必要ありません。
>
> 　若年者に多くみられますが，中高年者にもみられます。男女差はありません。

D アトピー性皮膚炎
atopic dermatitis

病態・原因

　本症は，増悪と寛解を繰り返す瘙痒のある湿疹を主病変とする疾患です。患者の多くはアトピー素因を有しています。このアトピー素因は，家族歴・既往歴（気管支喘息，アレルギー性鼻炎・結膜炎，アトピー性皮膚炎のうちいずれか，あるいは複数の疾患），またはIgE抗体を産生しやすい素因のことです。

　小児期に発症した症例の多くは，気管支喘息やアレルギー性鼻炎などのアレルギー性疾患を発症する傾向があります（つまり，「アレルギーマーチ」の入口）。また，合併症として重要なのは，眼症状（白内障，網膜剝離など），伝染性軟属腫，伝染性膿痂疹，Kaposi水痘様発疹症です。

　乳幼児期症例では抗原として食物が，学童期症例ではダニなどハウスダストが原因として最も考えられています。

症　状

乳児期（2歳未満）

　湿潤傾向の強い紅斑・鱗屑・漿液性丘疹・びらん・痂皮がみられます。顔面・頭部が好発部位で，生後2～6か月ころより始まることが多く，好発部位も含め，幼児期以後のアトピー性皮膚炎とは臨床像が著しく異なる点に注意しましょう。瘙痒が強い，頭部には痂皮が付着していることが多い，耳介下部に耳切れを認める，などがみられますが，多くは1歳を過ぎると軽快・治癒します（残りが幼小児期の皮疹に移行）。ちなみに，1歳6か月児健康診査でみられる皮膚疾患で最も頻度が高いのがアトピー性皮膚炎です。

幼小児期（2～12歳）

　乳児期からそのまま移行するものと，2～10歳に初発するものがあります。

　体幹皮膚は乾燥し，四肢屈側に苔癬化局面（瘙痒の強い小丘疹の集簇・融合）がみられます。

痒くて掻きむしることから、初診時に掻破痕が確認できます（図2）。乳児期と異なり、掻破で生じたびらん・痂皮以外は乾燥性です。多くは10歳前後で軽快、治癒します。

図2 アトピー性皮膚炎（116-A-59）

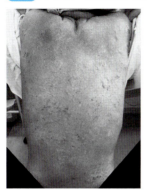

症例は8歳の女児。皮膚は乾燥し、苔癬化局面と掻爬痕が認められます。

●思春期・成人期（13歳以上）

幼小児期で発症し、一度軽快したにもかかわらず、思春期以降に突然再発増悪を示すものです。皮膚所見は、基本的には幼小児期と同じですが、多くは**苔癬化局面が**より**著明**で、範囲も広くなっています。

● 診 断

診断については、日本皮膚科学会・他のアトピー性皮膚炎に対する診断基準があります（表4）。

アレルゲンの検索は、皮膚反応、RAST、除去試験、誘発試験（ショックに注意）を行います。

表4 アトピー性皮膚炎の診断基準

1. 瘙 痒
2. 特徴的な皮疹と分布
   ①皮疹は湿疹病変
   - 急性病変：紅斑、湿潤性紅斑・丘疹、漿液性丘疹、鱗屑、痂皮
   - 慢性病変：浸潤性紅斑・苔癬化病変、痒疹、鱗屑、痂皮
   ②分布
   - 左右対称性
       好発部位：前額、眼囲、口囲、口唇、耳介周囲、頸部、四肢関節、体幹
   - 参考となる年齢による特徴的部位
       乳児期：頭、顔に始まり、しばしば体幹、四肢に下降
       幼少児期：頸部、四肢関節の病変
       思春期・成人期：上半身（顔、頸、胸、背）に皮疹が強い傾向
3. 慢性・反復性経過：乳児では2か月以上、その他では6か月以上が慢性

〈診断の参考項目〉
- 家族歴（気管支喘息、アレルギー性鼻炎・結膜炎、アトピー性皮膚炎）
- 合併症（気管支喘息、アレルギー性鼻炎・結膜炎）
- 毛孔一致性の丘疹による鳥肌様皮膚
- 血清IgE値の上昇

（日本皮膚科学会・他：アトピー性皮膚炎診療ガイドライン2021から抜粋引用）

● 治 療

まずは原因の除去です。対症的には皮疹部に副腎皮質ステロイド外用薬や非ステロイド外用薬、また免疫抑制剤であるタクロリムス軟膏を用いるほか、全身的には抗ヒスタミン薬や抗アレルギー薬の内服を行います。重症例に対しては、抗IL-4/13受容体モノクローナル抗体であるデュピルマブ（皮下注；生後6か月以上）やJAK阻害薬であるウパダシチニブ（経口；12歳以上）を用いることがあります。中等症や広範囲に及ぶ症例には、寛解後もステロイド外用薬を間欠的に使用し（数日に1回など）、寛解状態を維持するようにします（プロアクティブ療法）。また、冬季の空気の乾燥は悪影響を与えるため、保湿剤（白色ワセリンなどのエモリエント製剤やヘパリン類似物質のモイスチャライザー製剤）や加湿器の使用を勧めます。

E 食物アレルギー
alimentary allergy

病態・症状

　食物に含まれる蛋白質に対するアレルギー反応によって，蕁麻疹，くしゃみ，全身の瘙痒感などが起き，最重症の場合には**アナフィラキシーショック**（呼吸困難・意識障害）にまで至るものです。

　最近有力となっている説の1つは，**アトピー性皮膚炎**が食物アレルギーの原因になっているとするもので，アトピー性皮膚炎を起こしている部位（皮膚のバリアが損傷している）から，原因となる食物が入り込み，これを異物と認識した免疫システムが，次に経口的に入ってきた食物に対し，免疫反応を起こすというものです。かつては，「児にアレルギーを起こすような食物は，妊婦中は摂取すべきではない。また，出生後も母乳に出る可能性があるので，児はもちろん母親も食べるべきでない」と考えられていました。ところが，研究結果が判明してきた最近では，摂取を遅らせても食物アレルギーの発生は防げないと考えられるようになっています（したがって離乳食開始は原則として遅らせない）。

　乳幼児期に多い原因食品は鶏卵・牛乳・小麦ですが，これらは年齢が長ずるに従って寛解しやすいのに対し，甲殻類・ピーナッツ・そばは寛解しにくいとされています。

検査・診断

　問診によって食物アレルギーが疑われる場合には，血液検査によって**特異的IgE抗体**を測定します。食物負荷試験は原因となる食物を最も確実に特定できる方法で，専門医が監督して実施されます。

治　療

　症状が中等度以上であれば，**抗ヒスタミン薬**や**副腎皮質ステロイド**の内服，また呼吸器症状に対してはβ_2**刺激薬**吸入を行います。重症の場合（アナフィラキシーなど）には，アドレナリン筋注を行います。最近では，**経口免疫療法**，すなわち，原因食品を極小量から始めて毎日摂取し，次第に増量して慣れさせる方法が一部医療機関で行われています。

第6章
膠原病および類縁疾患
collagen disease and collagen-related disease

膠原病は，結合組織に炎症性細胞の浸潤を促す何らかの機序が存在し（おそらく自己免疫機序），そのために，病理学的には**膠原線維のフィブリノイド変性**を認める一群の疾患です。

古典的膠原病は，関節リウマチ，全身性エリテマトーデス，全身性強皮症，多発性筋炎・皮膚筋炎，結節性多発動脈炎，リウマチ熱の6疾患です。

小児での発症頻度は，若年性特発性関節炎，全身性エリテマトーデス，皮膚筋炎の順です。かつて高頻度でみられたリウマチ熱は，現在は抗菌薬投与が一般的となり激減しています。また，小児では膠原病類縁疾患として，川崎病とIgA血管炎が重要です。

A 若年性特発性関節炎
juvenile idiopathic arthritis（JIA）

> **STEP** 若年性特発性関節炎は，臨床的には全身型，多関節型，少関節型（単関節型）に分類

病 態

本症は"16歳未満に発症し，6週間以上持続する原因不明の関節炎で，他の病因によるものを除外したもの"と定義されます。関節炎は慢性滑膜炎で，移動性はありません。不明の抗原がT細胞受容体を発現させ，B細胞活性化，補体消費，IL-6とTNF-αなどのサイトカイン異常が起こり，滑膜炎となります。IL-6は中枢神経系受容体に働いて発熱の原因にもなります。

上述したように，小児の膠原病のなかでは最多で，ほとんどが**2歳以降に発病**し，**2歳と10歳**にピークがあります。

原 因

ウイルス感染や免疫異常が指摘されているほか，多関節型ではHLA-DR4との関連も考えられていますが，詳細は不明です。なお，本症は若年性関節リウマチ juvenile rheumatoid arthritis（JRA）とも呼ばれていました。

分 類

国際リウマチ学会（ILAR）と世界保健機関（WHO）では，表1に示す7つのカテゴリーに分類しています。

ただし，この分類は臨床的病像によるものではないため，診療上はあまり有意義ではありませんでした。そこで実地臨床では，発症6か月以内にみられる病像から，**全身型**（女児：男児

表1 若年性特発性関節炎の分類（ILAR/WHO）

1. 全身型関節炎
2. 小関節発症型関節炎（a. 持続型，b. 進展型）
3. リウマトイド因子陰性多関節発症型関節炎
4. リウマトイド因子陽性多関節発症型関節炎
5. 乾癬関連関節炎
6. 付着部炎関連関節炎
7. 未分類関節炎

第6章　膠原病および類縁疾患　197

＝1：1），**少関節型**（女児：男児＝3：1），**多関節型**（女児：男児＝4：1）の3型に分類しています。

全身型・多関節型・少関節型で大部分を占め，乾癬性関節炎はほとんどみられず，付着部炎関連関節炎（骨に腱の靭帯が付着する部位の炎症）も2％程度に過ぎません。

🔵 症状・診断

症状を表2にまとめました。

全身型では心膜炎や心筋炎がみられることがあり，それを契機に心不全を起こすことがあります。肝脾腫やリンパ節腫大をみることもあり，白血病や悪性リンパ腫との鑑別を要します。ほかにも，皮膚や結合組織の血管炎など多彩な症状が出現します（川崎病との鑑別を要する）。また，活動期にマクロファージ活性化症候群への移行をみることがあります。全身型の病初期において関節症状がなく発熱や発疹が前面に出ると，感染症あるいはしばしば**不明熱**[*1]として扱われることもあり，注意が必要です。

少関節型は虹彩毛様体炎[*2]をしばしば合併します。この虹彩毛様体炎は，失明の原因にもなります。

多関節型は成人の関節リウマチ[*3]に類似しています。

表2 若年性特発性関節炎の特徴

病　型	症　状	検査所見の特徴	頻　度
全身型 systemic type (Still型)	弛張熱，サーモンピンク色の発疹，肝脾腫，リンパ節腫脹，心膜炎，心筋炎，胸膜炎，多関節炎（ただし，関節炎は他症状の出現後も数か月認められないこともある）	好中球増多，貧血，血小板増多，フェリチン高値，RFや抗CCP抗体は原則として陰性	約40％ 2歳前後に多い
多関節型 polyarticular type	多関節炎（小関節含め5関節以上），関節痛よりも朝のこわばり，皮下結節，微熱	約60％はRF陽性，その場合のANA陽性率は約40％，抗CCP抗体陽性率は約70％，MMP-3高値 約40％はRF陰性，その場合のANA陽性率は約20％，抗CCP抗体陽性率は5％以下，MMP-3高値	約30％
少関節型 pauciarticular type	単関節炎（膝，足，肘，手，股），少関節炎（4関節以下），虹彩毛様体炎が認められるものがある（約25％），微熱	ANA陽性率は約30％。MMP-3は上昇しても軽度にとどまる	約20％

注）ANA：抗核抗体，抗CCP抗体：抗環状シトルリン化ペプチド抗体，MMP-3：マトリックスメタロプロテイナーゼ-3，RF：リウマトイド因子

*1　**不明熱** fever of unknown origin（FUO）
38.3℃以上の発熱が3週以上持続し，1週間の入院精密検査でも原因が特定できないケースを不明熱と呼びます。
*2　**虹彩毛様体炎** iridocyclitis
文字どおり，ぶどう膜の虹彩毛様体の炎症で，球結膜の充血，羞明，流涙，眼の穿刺痛や鈍痛，視力障害を来す疾患です。Behçet病などの膠原病類縁疾患のほか，結核や梅毒などでみられます。
*3　**関節リウマチ** rheumatoid arthritis（RA）
免疫異常によって，多発性の関節痛や関節の腫脹を中心とした関節症状を呈する疾患です。手指などの小さな関節から始まり，肘や膝などの大きな関節にまで炎症・変形・強直を来します。20〜50歳代に好発し（女性に多い），朝の手指のこわばりが特徴的です。

検　査

　赤沈亢進，白血球増加（好中球分画増加が多い），CRP陽性，ASO値上昇，a_2-グロブリンおよびγ-グロブリン増加，慢性炎症による貧血（全身型に多い）など炎症所見を呈しますが，特異なものはありません。

　小児では，リウマトイド因子（RF）陽性率は低く，他の膠原病や健康な者でもまれに陽性になることがあるため，診断の根拠にはなりにくいといえます。

治　療

　全身型では，非ステロイド性抗炎症薬（NSAIDs）のイブプロフェン ibuprofen，ナプロキセン naproxen と副腎皮質ステロイドを併用します。メチルプレドニゾロン・パルス療法を行うこともあります。DIC（☞p.142脚注）や血球貪食症候群（☞p.462）などを来した難治例ではパルス療法や血漿交換療法，免疫抑制薬のシクロスポリン ciclosporin を併用します。

　少関節型では，NSAIDs を投与します。効果が十分得られない場合には，疾患修飾性抗リウマチ薬（DMARDs）のメトトレキサート methotrexate やサラゾスルファピリジン salazosulfapyridine などを投与します。副腎皮質ステロイドは，心膜炎や副腎皮質ステロイド点眼薬でコントロールできない虹彩毛様体炎などに限局して使用します。

　多関節型はリウマトイド因子にかかわらず，NSAIDs と DMARDs を併用します。なお，リウマトイド因子陽性例ではメトトレキサートが第一選択薬で，プレドニゾロン prednisolone を併用することもあります。メトトレキサート不応例のリウマトイド因子陽性多関節型には，シクロスポリンや生物学的製剤の抗TNF-αモノクローナル抗体の使用を考慮します。

　現在では，抗IL-6レセプターモノクローナル抗体も使用可能となっています。

　非活動期には，関節変形や拘縮を残さないように理学療法を行うことも大切です。

予　後

　全身型は，成長障害や関節障害が種々の程度で残存することがあり，発症年齢が低いものほど予後不良の傾向がみられます。

　少関節型は，虹彩毛様体炎合併がないものは日常生活に支障なく，関節の予後も良好といえます。ただし，虹彩毛様体炎は症状が軽減しても再発することがあるため，眼科的な経過観察が必要です。

　多関節型は，最終的に関節障害が残ることが多く，その意味では予後は不良です。

B　全身性エリテマトーデス
systemic lupus erythematosus（SLE）

STEP　小児SLE は

- 初発症状は非典型的で，多彩な臨床症状と経過を示す
- 腎病変などの合併症が多く，予後不良

病　態

　寛解と増悪を繰り返す慢性の炎症性疾患で，多臓器を侵し，極めて多彩な症状を呈します。原

第6章　膠原病および類縁疾患　199

因は不明ですが，自己免疫学的機序が関与していると推測されています。

約20％が小児期（8歳以降，特に10歳代）の女児に発症します。

症　状

頬部（蝶形）紅斑，関節炎などの関節症状，ループス腎炎，中枢神経症状，網膜病変などが認められます。ただし，初発症状は，成人のSLEと比べ**非典型的**で，免疫性血小板減少症や関節炎で発症したり，学校検尿の際に蛋白尿などの異常を指摘されて発見されることがあります。したがって，SLE→頬部（蝶形）紅斑という連想はあまり役立たないことが多く，早期診断を困難にしています。一方，抗核抗体の出現率などは成人例より高いといえます。

なお，**ループス腎炎**lupus nephritisは，抗原と抗DNA抗体から生じた免疫複合体が組織へ沈着し，補体活性化を経て組織障害を起こす**Ⅲ型アレルギー**です。

診　断

小児SLEの診断基準（表3）には，成人の診断基準の11項目に**低補体血症**の項目が追加されています。これは，これまでのデータから成人の診断基準で行うと感度が低いことが明らかになっており，血清補体価（C3またはCH50低値）を加えると診断率が上昇するためです。

表3　小児SLE診断の手引き（厚生省研究班）

1. 頬部（蝶形）紅斑
2. 円板状紅斑
3. 光線過敏症
4. 口腔潰瘍
5. 関節炎（2か所以上の末梢関節を侵す非びらん性関節炎）
6. 漿膜炎（aかb）
a）胸膜炎　b）心膜炎
7. 神経障害（a〜fのいずれか）
a）痙攣　b）精神障害
c）器質脳症候群Organic brain syndrome（失見当識，記憶障害など）
d）脳神経障害　e）頭痛　f）脳血管障害
注）いずれもSLE以外の原因を十分に鑑別すること
8. 腎障害（aかb）
a）0.5g/日以上，または3＋以上の持続性蛋白尿
b）細胞性円柱

9. 血液学的異常（a〜d）のいずれか
a）溶血性貧血
b）白血球減少症（2回以上＜4,000/μL）
c）リンパ球減少症（2回以上＜1,500/μL）
d）血小板減少症（＜100,000/μL）
10. 免疫学的異常（a〜c）のいずれか
a）抗dsDNA抗体（native DNAに対する抗体）の異常高値
b）抗Sm抗体（Sm核抗原に対する抗体）の存在
c）抗リン脂質抗体陽性
1）IgGまたはIgM抗カルジオリピン抗体陽性
2）標準的検査方法を用いたループス抗凝固因子陽性
3）血清梅毒反応の生物学的偽陽性
11. 免疫蛍光抗体法あるいはそれと等価の方法で，異常高値を示す抗核抗体を検出すること
12. 血清補体（CH50またはC3のいずれか）の低下

経過観察中，経時的あるいは同時に，12項目のうちいずれかの4項目，あるいはそれ以上が存在するとき，小児SLEの可能性が高い。

検　査

血　液

貧血，白血球減少（4,000/μL以下），リンパ球減少（1,500/μL以下）は重要です。**汎血球減少**は，抗白血球抗体，Coombs抗体（抗赤血球抗体），抗血小板抗体が確認されることが多く，**Ⅱ型アレルギー**と考えられます。

自己抗体産生が亢進している本症では，**液性免疫優位**で，それを反映して多クローン性の高γ

γ-グロブリン血症と赤沈亢進がみられます。**CRP**は，ほとんどの場合で**陰性**です。

● 自己抗体

抗核抗体はほぼ100％で陽性です。蛍光抗体法で，辺縁型，均等型，斑紋型のいずれもみられます。

抗dsDNA（double strand DNA）**抗体**の検出頻度は高くありませんが，本症に**特異的**で，診断価値があります（SLEの活動性と腎炎の活動性を反映している）。また，**抗Sm抗体**も本症の20〜30％にしか出現しませんが，やはり本症に**特異的**です。

ヒストンとDNAの複合体が対応抗原となる**抗ヒストン抗体**は，本症に特異的ではありませんが，**高値**を示すという意味で重要です。抗ヒストン抗体の作用で傷害された核を貪食した白血球がLE細胞です。

そのほか，抗U1-RNP抗体，抗SS-B抗体陽性もみられます。

補体はアレルギー反応の進行で消耗され，その価が低下します。また，SLEではリウマトイド因子（RF）は約15％で陽性を示します。

● 治療・合併症

寛解導入療法として，重症度に応じて副腎皮質ステロイド内服，メチルプレドニゾロンパルス療法，シクロホスファミドパルス療法などを行います。寛解維持療法としては，副腎皮質ステロイドとヒドロキシクロロキン（HCQ）の併用を基本とし，これにミコフェノール酸モフェチル（MMF）・ミゾリビン（MZR）・アザチオプリン（AZA）・タクロリムス（TAC）などの免疫抑制剤を追加します。副腎皮質ステロイドの長期投与の問題点は，成長障害と感染症，白内障，糖尿病など多くの症状・障害の合併です。

小児SLEは**ループス腎炎**の頻度が高いほか，中枢神経系，循環器系，血液系などの全身合併症が多彩でかつ重症，急性の経過をとる，など成人に比べ予後不良です。

図1 新生児ループスの顔面の写真

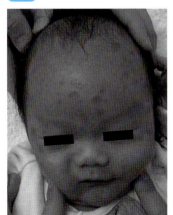

参考

新生児ループス neonatal lupus erythematosus

SLEやSjögren症候群で，抗SS-A/Ro抗体陽性の母親から産まれた新生児の一部に，一過性のSLE様症状（紅斑などの皮疹，肝脾腫など）を示すものがあり，**新生児ループス**と呼ばれます（図1）。抗SS-A/Ro抗体が胎盤を通じて児に移行し発症すると考えられています。

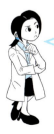

写真では，多数の環状紅斑が認められます。検査の結果，母親の抗SS-A抗体および抗SS-B抗体が陽性でした。

C 皮膚筋炎／多発性筋炎
dermatomyositis（DM）/polymyositis（PM）

STEP

小児の皮膚筋炎（若年性皮膚筋炎）は
- 男児＜女児で，悪性腫瘍の合併はまれ
- 頬部（蝶形）紅斑と四肢伸側の軽度隆起性紅斑を来す
- 抗Jo-1抗体は特異的であるが，小児ではそれほど多くはみられない

● 病　態

　横紋筋のびまん性非化膿性炎症が多発性筋炎で，これに皮膚症状を伴ったものが皮膚筋炎です。急性期の皮膚紅斑部はSLEに類似した所見を呈します。本症の原因は不明ですが，病態は自己免疫を基盤とした血管炎にあります。

　皮膚筋炎の**好発年齢**は二峰性で，小児と**中年以降**に多く，小児の場合は5～14歳にかけて好発し，**男児＜女児**となっています。小児の皮膚筋炎（若年性皮膚筋炎）は，血管炎の合併が多い，**悪性腫瘍の合併はまれ**，間質性肺炎の合併は少ない，といった点が成人とは異なります。

　小児の多発性筋炎（若年性多発性筋炎）は，極めてまれです。

● 症　状

● 初発症状

　多くは前駆症状なく，急性～徐々に発症します。発熱や全身倦怠感が初発症状のこともあります。

● 皮膚症状

　成人と同様，ヘリオトロープ疹[*1]，頬部（蝶形）紅斑，肘あるいは膝関節などの四肢伸側の軽度隆起性紅斑がみられ，Gottron徴候[*2]も認められます。なお，日光曝露で皮膚症状が悪化することがあります。

　爪囲の紅斑や毛細血管拡張もみられますが，これはSLEや全身性強皮症でも認められます。

　小児では，成人より高率に皮下や筋肉内に石灰沈着を起こします。

● 筋症状

　両側近位筋（特に下肢）の**筋力低下**が特徴的です。4～5歳以降では，転びやすくなり，階段の上り下りや着衣がうまくできなくなります。さらに筋萎縮が進行すると，**動揺性歩行や登はん性起立**を認めるようになり，Duchenne筋ジストロフィー（☞p.532）との鑑別が問題になります。

　乳幼児では，喉頭筋，下咽頭筋，口蓋筋の障害（仮性球麻痺）から鼻声になるなどの構音障害や，嚥下障害，呼吸不全を起こすこともあります。

[*1]　ヘリオトロープ疹 heliotrope eruption
　上眼瞼の少し紫がかった浮腫性紅斑と腫脹で，皮膚筋炎に特徴的にみられる皮膚症状です。
[*2]　Gottron徴候
　指関節背面，肘，膝に落屑を伴う比較的境界明瞭な紅斑，丘疹です。皮膚筋炎に特徴的にみられる徴候です。

その他の症状

誤嚥性肺炎や低換気などの呼吸器症状が出現することがあります。また，少ないながら**間質性肺炎**（急速進行例は抗MDA5抗体が高い）や心病変をみることがあり，これらは予後を左右します。Raynaud現象[*1]をみることもあります。

検査・診断

筋肉が破壊され**筋原性酵素**が出現します。したがって，CK，AST，ALT，LDH（LD），アルドラーゼ，血清ミオグロビンの上昇がみられます。尿中クレアチンとミオグロビン排泄も増加します。

急性期では，急性炎症を示す白血球増加や赤沈亢進，CRP陽性所見が得られます。

自己抗体検査ではリウマトイド因子陰性で，通常は抗核抗体陰性です。特異性の高いものとして抗Jo-1抗体[*2]がありますが，小児ではそれほど多くはみられません。

筋生検で炎症性の筋の変性や壊死の有無を調べます。

治療・予後

副腎皮質ステロイドを投与し，改善がみられれば漸減します。筋炎症状が重篤なときや血管炎が高度の場合は，ステロイドパルス療法を行います。これで改善がみられなければ，免疫抑制薬投与（シクロホスファミド cyclophosphamide，メトトレキサート methotrexate，シクロスポリン ciclosporin，アザチオプリン azathioprine）や血漿交換などを検討します。

約60％は急性期を過ぎれば軽快もしくは治癒します。残りは慢性化し，再燃を繰り返し，関節拘縮・運動障害や石灰沈着が問題となります（理学療法が必要）。死に至ることもありますが，死因は血管炎に伴う消化管出血，間質性肺炎，誤嚥性肺炎，呼吸不全，敗血症，心筋炎です。

D | リウマチ熱
rheumatic fever（RF）

リウマチ熱は

- **A群β溶血性連鎖球菌感染に続発**
- **主症状は心炎，小舞踏病，輪状紅斑，皮下結節**
- **CRP陽性（しばしば＞2mg/dL），ASO高値**

---

*1　Raynaud現象

肢末端の細動脈が発作的に攣縮し，間欠的なチアノーゼを来しますが，やがて攣縮が治まると，次に充血が起こり，皮膚がかえって発赤するものです。SLE，皮膚筋炎，Sjögren症候群，寒冷凝集素症，振動障害などでみられます。

*2　抗Jo-1抗体 anti-Jo-1 antibody

皮膚筋炎／多発性筋炎に特異的な自己抗体です。その対応抗原はヒスチジル t-RNA 合成酵素（アミノ酸のヒスチジン histidine と t-RNA を結合させる酵素）で，陽性例では高率に間質性肺炎を合併します。

第6章　膠原病および類縁疾患

病　態

　A群β溶血性連鎖球菌（A群溶連菌）感染に続発して，リウマチ症状（関節や筋のこわばり，痛みなど）と発熱を来す疾患です。溶連菌の蛋白と，心筋，心弁膜，関節などとの間に共通抗原性があるため，心臓弁膜症をはじめ，体の各組織に炎症反応が生じて発症すると考えられます。5〜15歳に好発します。ただし，前述したように抗菌薬が広く使用されるようになり，発症は激減しています。

診断基準

　本症は，咽頭炎や扁桃炎から始まり，血清ASO高値などでA群溶連菌感染症と診断された後にJonesの診断基準（表4）に示す症状が出てきます。したがって，先行してA群溶連菌感染があり，Jonesの診断基準に示す主症状2つ以上か，主症状1つ＋副症状2つ以上を認めた場合に本症と診断されます。ただし，副症状の関節痛は，主症状の多関節炎があるときは症状数の1つには数えません。

表4　Jonesのリウマチ熱診断基準（2015年改定）

Ⅰ　診　断
先行するA群溶連菌感染を証明（咽頭培養陽性，溶連菌迅速検査陽性，溶連菌血清反応の高値など）したうえで，主症状2項目以上もしくは主症状1項目＋副症状2項目以上
Ⅱ　主症状
心炎，多関節炎，舞踏病，輪状紅斑，皮下結節
Ⅲ　副症状
関節痛，発熱，急性期炎症反応（赤沈亢進，CRP上昇），心電図でPR延長

症　状

● 心　炎 carditis

　およそ半数の症例に存在します。炎症で僧帽弁と大動脈弁が障害され，頻脈や収縮期雑音など心雑音聴取で気づかれます。炎症は，心内膜や心筋などにも起こります。

● 多関節炎 polyarthritis

　疼痛，腫脹，発赤，圧痛，可動域制限を呈するもので，最もよくみられます。膝や肘など，四肢の大関節が2つ以上障害されます。移動性を認めるのも特徴です。

● 小舞踏病 chorea minor

　不随意運動で，あらゆる筋群に起こりますが，手と顔に目立ち，何か目的をもった動作をするときに増強し，睡眠中は消失します。多くはA群溶連菌感染の後，2か月程度で現れます。

● 輪状紅斑 erythema marginatum（リウマチ性環状紅斑）

　躯幹や四肢に，爪甲大〜数cmの大きさで，辺縁が扁平〜軽度隆起する紅斑で，遠心性に拡大するにつれ中央部は退色していくものです。病初期に生じ，瘙痒もなく2〜3日で消失することが多いため，注意して観察しないと見落とします。顔面には出現しません。

● 皮下結節 subcutaneous nodule

　関節の伸側に認め，無痛性で可動性の硬い結節です。

● その他

　上述した診断基準（表4）には含まれませんが，腹痛，鼻出血，リウマチ性肺炎を呈することもあります。

治　療

　入院安静とし，溶連菌排除のためにペニシリンGを十分量投与します。心炎がなく関節炎が主症状の場合は，抗炎症薬としてアスピリンaspirinなどのサリチル酸系薬剤を投与します。

副腎皮質ステロイドは，心炎合併時のほか舞踏病を認める場合に投与します。重症化して心不全を起こせば，利尿薬やジギタリス製剤による心不全の治療が必要になります。

予後・予防

発症後4週以内に副腎皮質ステロイドによる治療を開始すれば，弁膜症に発展する率は低下し，予後良好です。関節症状の多くは変形や拘縮などの後遺症をみることなく治癒します。

再発予防のため，心炎のない場合は発症後5年間（または18歳まで），心炎があり弁膜症を残さなかった例では20歳までペニシリン系抗菌薬の経口投与を行います。

E | 川崎病
Kawasaki's disease

STEP

川崎病は
- 男児に多くみられ，4歳以下の発症が大半を占める
- 6つの主要症状がポイント
- 治療はアスピリン内服とγ-グロブリン大量療法

病　態

川崎富作博士が1967年に"指趾に特異的落屑を伴う小児の急性熱性皮膚粘膜リンパ節症候群"として報告したのが最初です。その後，罹患児の約2％に冠動脈瘤破裂による突然死が起こることが明らかとなり，注目されるようになったという経緯があります。

過去に全国的な流行が何回かみられ，何らかの病原体が関与しているような印象を与えています。男：女は1.3～1.5：1でやや男児に多く，発病年齢は1歳ころが多く，4歳以下で80～85％を占めています。わが国に多く外国に少ない疾患です。1990年代～2019年までは罹患の絶対数が一貫して増加していましたが，2020年（つまりコロナ禍の開始）以後急減しました。

全身の血管炎が主病変で，感染症を思わせる症状もみられます。また，サイトカイン異常高値がみられ，感染やアレルギーが誘因となって過敏反応が起こり（サイトカインストーム），血管炎となると思われますが，原因は不明です。

症　状

患児の第一印象は，普通のかぜ症候群と異なり，一見して"重い感じ（元気がない，あるいは非常に機嫌が悪い）"です。かぜ症状に頸部リンパ節腫脹を伴っている小児をみたら，化膿性リンパ節炎よりむしろ本症を意識すべきです。発熱がみられ，眼球結膜の充血（しばしばこれに虹彩炎を合併）や口紅を塗ったかのような赤い唇を呈します（p.206図2左）。唇は乾燥していて出血や血痂もみられます。さらに，イチゴ舌も認めればそれだけでかなり疑わしくなります。発疹は体幹を中心に認め，不定形発疹です。水疱形成や痂皮は原則としてみられません。BCG接種部位にみられる発赤（p.206図2右）は特徴的です。手足が"テカテカパンパン"に腫脹する，というのが急性期の重要な変化です。そして，これが指先からの落屑に変化します（p.206図3）。

第6章　膠原病および類縁疾患

図2 川崎病の顔面下部（左）とBCG接種部位（右）の写真（別症例）

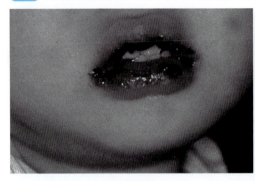
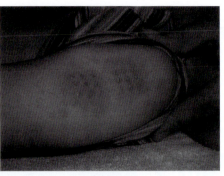

（103-D-39）　　　　　　　　　　　　　（100-A-6）

左の症例は1歳の男児です。3日前から38℃台の発熱が続き，今朝から頸部の腫脹に気づいていました。写真からは，血痂を伴って乾燥している口唇がわかります。

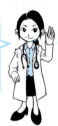

右の症例は7歳の男児です。5日前から発熱が続き，昨日から発疹が出現しています。全身には紅斑を認め，手背と足背は腫脹しています。写真は1か月前に接種したBCG接種部位で，発赤しているのがわかります。

図3 川崎病の代表的な臨床経過（生後9か月）

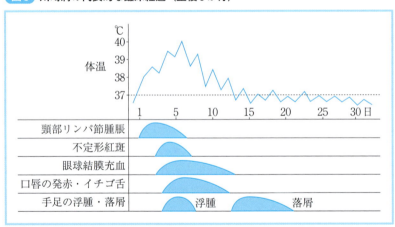

診 断
冠動脈病変の出現は早ければ第7病日ころ，頻度的には**15病日ころが最も多く**なっています。心循環器障害が出現すると，診断の手引き（p.208表5）の参考条項にあるような諸症状がみられるようになります。

検 査
川崎病診断の手引き（p.208表5）にある参考条項のとおりです。

鑑別診断
猩紅熱，麻疹，若年性特発性関節炎，エルシニア感染症，EBウイルス感染症，Stevens-Johnson症候群がありますが，症状と検査から鑑別できます。

治　療

　　まず，全身の炎症と動脈炎の抑制，血栓防止，解熱のためアスピリンaspirin内服を開始します。経過を観察し，断層心エコーで冠動脈瘤が認められない場合は1〜3か月かけて減量します。冠動脈瘤を認める場合は，病変が残っている限り少量のアスピリン投与を続けるのが一般的です。**抗菌薬は不要**です。

　　また，γ-グロブリン大量点滴治療（2g/kg/日を12〜24時間点滴）も行われます。発症7日以内に開始することで，冠動脈瘤の発生予防，抗炎症に有効ですが，その機序は不明です。なお，γ-グロブリンは，すでに発生してしまった冠動脈瘤を治す効果はないと考えられています。この治療法に反応しなかった場合，副腎皮質ステロイドが使用されることもあります。これにも反応しなかった場合は，インフリキシマブinfliximab（TNF α 阻害薬）やシクロスポリンciclosporin（免疫抑制薬）の投与，さらには血漿交換が行われることがあります。

予　後

　　予後は冠動脈病変の程度に左右されるので，診断上の必要性も含め，断層心エコーを用いたスクリーニングを行います。ただし，現在では径8mm以上の巨大冠動脈瘤の頻度は0.1%前後にまで低下しています。しかし，巨大冠動脈瘤が残ってしまうと，その数%に後遺症として狭窄を残すとされることから，断層心エコーによる経過観察も重要です。

表5 川崎病診断の手引き

本症は，主として4歳以下の乳幼児に好発する原因不明の疾患で，その症候は以下の主要症状と参考条項とに分けられる。
【主要症状】
1. 発熱
2. 両側眼球結膜の充血
3. 口唇，口腔所見:口唇の紅潮，いちご舌，口腔咽頭粘膜のびまん性発赤
4. 発疹（BCG接種痕の発赤を含む）
5. 四肢末端の変化:（急性期）手足の硬性浮腫，手掌足底または指趾先端の紅斑
  　　　　　　　　（回復期）指先からの膜様落屑
6. 急性期における非化膿性頸部リンパ節腫脹
  a. 6つの主要症状のうち，経過中に5症状以上を呈する場合は，川崎病と診断する。
  b. 4主要症状しか認められなくても，他の疾患が否定され，経過中に断層心エコー法で冠動脈病変（内径のＺスコア＋2.5以上，または実測値で5歳未満3.0mm以上，5歳以上4.0mm以上）を呈する場合は，川崎病と診断する。
  c. 3主要症状しか認められなくても，他の疾患が否定され，冠動脈病変を呈する場合は，不全型川崎病と診断する。
  d. 主要症状が3または4症状で冠動脈病変を呈さないが，他の疾患が否定され，参考条項から川崎病がもっとも考えられる場合は，不全型川崎病と診断する。
  e. 2主要症状以下の場合には，特に十分な鑑別診断を行ったうえで，不全型川崎病の可能性を検討する。

【参考条項】
以下の症候および所見は，本症の臨床上，留意すべきものである。
1. 主要症状が4つ以下でも，以下の所見があるときは川崎病が疑われる。
  1）病初期のトランスアミナーゼ値の上昇
  2）乳児の尿中白血球増加
  3）回復期の血小板増多
  4）BNP または NT pro BNP の上昇
  5）心臓超音波検査での僧帽弁閉鎖不全・心膜液貯留
  6）胆嚢腫大
  7）低アルブミン血症・低ナトリウム血症
2. 以下の所見がある時は危急度が高い。
  1）心筋炎
  2）血圧低下（ショック）
  3）麻痺性イレウス
  4）意識障害
3. 下記の要因は免疫グロブリン抵抗性に強く関連するとされ，不応例予測スコアを参考にすることが望ましい。
  1）核の左方移動を伴う白血球増多
  2）血小板数低値
  3）低アルブミン血症
  4）低ナトリウム血症
  5）高ビリルビン血症（黄疸）
  6）CRP高値
  7）乳児
4. その他，特異的ではないが川崎病で見られることがある所見（川崎病を否定しない所見）
  1）不機嫌
  2）心血管:心音の異常，心電図変化，腋窩などの末梢動脈瘤
  3）消化器:腹痛，嘔吐，下痢
  4）血液:赤沈値の促進，軽度の貧血
  5）皮膚:小膿疱，爪の横溝
  6）呼吸器:咳嗽，鼻汁，咽後水腫，肺野の異常陰影
  7）関節:疼痛，腫脹
  8）神経:髄液の単核球増多，けいれん，顔面神経麻痺，四肢麻痺

【備　考】
1. 急性期の致命率は0.1%未満である。
2. 再発例は3～4%に，同胞例は1～2%にみられる。
3. 非化膿性頸部リンパ節腫脹（超音波検査で多房性を呈することが多い）の頻度は，年少児では約65%と他の主要症状に比べて低いが，3歳以上では約90%に見られ，初発症状になることも多い。

（厚生労働省川崎病研究班作成改訂6版，2019年）

F | IgA血管炎
IgA vasculitis（IgAV）

STEP

IgA血管炎は

• 三大症状として，点状出血，関節症状，腹部症状

• 紫斑があるのに出血・凝固時間と血小板数は正常，第XIII因子は低下

病　態

アレルギー性の血管炎によって毛細血管と細動静脈が破壊され，血管拡張による皮疹と浮腫状腫脹，赤血球漏出による点状紫斑を来す疾患です。以前は，Schönlein-Henoch紫斑病，アレルギー性紫斑病allergic purpura，血管性紫斑病vascular purpuraなどとも呼ばれていました。

3～7歳に好発し，男児がやや多い傾向にあります。幼小児発症例の多くは，溶連菌，ウイルス，マイコプラズマなどの感染症（成人では薬剤アレルギー）を誘因として発症します。蛍光抗体法による病理組織学検査で皮下の血管壁や腎糸球体血管壁にIgAとC3の沈着が認められ，血管透過性が亢進するⅢ型アレルギーと考えられています。

症　状

上気道感染後1～2週で発病することが多く，点状出血，関節症状，腹部症状を三大症状とします。これらの症状は同時に出現するのではなく，数日～数週の期間で出現と消退を繰り返すこともあります。

皮膚症状

ほぼ全例にみられる出血斑は，紫斑というより点状出血という印象です（図4）。瘙痒や疼痛はなく，足背～下腿伸側，上肢屈側に左右対称性に好発し（顔面，体幹には認めにくい），大腿・殿部に拡大します。丘疹や膨疹が前駆することがあります。通常，1週間以内に瘢痕を残すことなく消失しますが，再燃もしばしばみられます。

顔面や四肢関節部，会陰部などにQuincke浮腫*を認めることもあります。

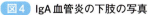

図4　IgA血管炎の下肢の写真

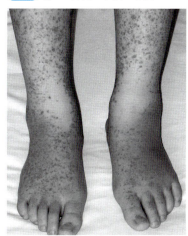

多発する点状出血斑

関節症状

膝と足の関節を中心に，約60％の症例で疼痛や腫脹を訴えます。これも通常は一過性で，約1週間で軽快し，後に拘縮を残しません。

腹部症状

疝痛様腹痛，下血，吐血が約50～60％にみられ，虫垂炎と誤診されることがあります。内視鏡検査で，胃・腸粘膜に血管炎によるびらんや潰瘍が認められます。小児では腸重積症を起こすこともあり，穿孔や閉塞に注意しなければなりませんが，重症化しなければ腹痛も約1週間で軽快します。

腎症状

蛋白尿や血尿を，約20～50％の頻度で第2～3病週にみます。つまり，腹痛や関節痛が軽快するころから現れる症状です。多くは尿異常所見が数日で消失するIgA腎症ですが，なかには1g/日以上の高度蛋白尿が持続し，ネフローゼ症候群さらには腎不全へと移行する例もあります。三大症状には含まれませんが，本症の予後を左右します。

検　査

紫斑があるのに，出血・凝固時間および血小板数は正常です。第ⅩⅢ因子低下を示すことがあ

---

*　Quincke浮腫
　皮下組織を含む皮膚，粘膜に生じる蕁麻疹で，多くは口唇や眼瞼に生じます。浮腫の出現する前に，食欲不振，胃腸障害，頭痛などの前駆症状を認めることがあります。血管性浮腫とも呼ばれます。

ります。**白血球増加**，**赤沈亢進**，**CRP陽性**などの炎症所見も認められます。

急性期には，血清IgA高値，補体価は正常か軽度上昇がみられます。咽頭ぬぐい液培養で溶連菌が検出されたり，血液検査でASO値やASK値が上昇したりすることもあります。しかし，特異な検査所見はありません。

鑑別診断

皮膚症状からは，出血を示す疾患，とりわけ**免疫性血小板減少症**（☞p.453）との鑑別が必要です。関節症状からは，リウマチ熱や若年性特発性関節炎など（ただし，これらはほとんどが発熱を伴い，浮腫を認めない）です。腹部症状からは，腸重積症，腸閉塞，急性虫垂炎，アセトン血性嘔吐症を，腎症状からは，溶連菌感染後の急性糸球体腎炎を鑑別します。

治療・予後

特別な治療法は存在せず，**安静臥床**が第一です。再発例もありますが，通常は一過性です。**対症療法**として以下のものがあります。

消化器症状が強ければ，副腎皮質ステロイドの投与を，関節症状が強ければ，消炎目的でサリチル酸系薬剤に代表される非ステロイド性抗炎症薬の投与を，第XIII因子の低下がみられれば，第XIII因子製剤の静注をそれぞれ行うことがあります。

細菌の関与が考えられる場合には抗菌薬を投与します。

腎症状が予後を左右するため，約3か月は検尿で経過観察します。高度蛋白尿が持続するようなら，腎生検を行います。

第7章
内分泌疾患
endocrine disease

A 主要症候

① 肥 満 obesity

肥満の基準

通常は次式の肥満度で判定し，幼児では15％以上，学童では20％以上で軽度，30％以上で中等度，50％以上で重度の肥満としています（☞p.9）。

$$肥満度（％）＝\frac{体重－標準体重}{標準体重}×100$$

そのほかに肥満度を測る目安として，Kaup指数，Rohrer指数があります（☞p.8）。

なお，"やせ"は標準体重より20％以上少ないものとするのが一般的です。

単純性肥満 simple obesity

病 態

基礎疾患はなく，年齢とともに体も通常に成熟するのが単純性肥満です。

小児で肥満を認める疾患は数多くあります（p.212表1）が，大部分は単純性肥満です。学校保健統計調査によれば，肥満度20％以上の者は1977年以降増加傾向にありましたが，2006年ころからは減少傾向ないし横ばいとなりました。ところが，コロナ禍で運動機会が減ったことにより2020〜2022年には再び増加しました。6歳未満の発症が50％以上を占めています。

症 状

単純性肥満の児は，標準の児に比べ，身長は大きく，性的にも骨年齢的にも多少の早熟傾向がみられます。

脂肪細胞数は乳児期と思春期に増加すると考えられ，実際，小児の肥満では脂肪細胞数が増加しています。これはインスリン感受性低下を招き，さらには高インスリン血症と耐糖能異常につながると考えられます（成人の肥満は細胞肥大型で，脂肪細胞自体の肥大が特徴）。

この耐糖能異常のほかにも，脂肪肝による肝機能障害，脂質異常症（血中LDLコレステロールやトリグリセリドは上昇するのに対し，HDLコレステロールは低下する），動脈硬化や高血圧，皮膚の変化（皮膚線条，仮性黒色表皮腫）がみられます。

治療・予後

炭水化物（糖質）の摂取制限を中心とした食事療法を行いますが，成長発達を妨げないよう注意します。また，よく歩き，家事労働に参加，運動療法を取り入れるよう指導します。しかし，小児単純性肥満の治療は，多くの場合困難で，約80％は成人肥満に移行し，生活習慣病の素地になります。

■ 症候性肥満 secondary obesity

症候性肥満は基礎疾患を有し，発育の遅れが目立つようになります（低身長が多い）。代表的な基礎疾患については，表1と当該疾患の項を参照してください。

表1 肥満症の鑑別診断

	疾患名	肥満以外の発育異常など	その他
	単純性肥満	身長発育速度増加	骨発育促進
先天異常	Bardet-Biedl症候群	知的能力障害，低身長，多指趾症	常染色体潜性遺伝，網膜色素変性，性腺発育不全
	Prader-Willi症候群	知的能力障害，低身長，特異顔貌	15q11-13の異常，新生児期筋緊張低下（フロッピーインファント），その後の過食，性腺機能不全
内分泌疾患	Cushing症候群	身長発育速度低下，多毛，満月様顔貌	副腎腫瘍，糖尿病，高血圧，骨粗鬆症
	汎下垂体機能低下症の一種（Fröhlich症候群）	種々の下垂体機能障害	脳腫瘍（視床下部）による性発育不全（停留精巣など），尿崩症
	偽性副甲状腺機能低下症	円形顔貌，精神機能低下，中手骨短縮	軟部組織石灰化，テタニー発作，$Ca\downarrow$，$P\uparrow$
	多嚢胞性卵巣症候群	月経異常，男性化	卵巣の多嚢胞性変化，$LH\uparrow$，FSH正常
	後天性甲状腺機能低下症	不活発，学力低下，月経異常	骨発育遅延，$TSH\uparrow$，$T_3\downarrow$，$T_4\downarrow$

注）満腹中枢が視床下部にあるため，これが腫瘍（頭蓋咽頭腫）や炎症（脳炎，結核性髄膜炎）により破壊されると過食となり肥満となることもある。

② 低身長症 short stature

● 定 義

身長発育が正常より著しく遅延しているものや，低身長状態で停止しているものです。通常，平均身長より標準偏差の−2SD以下を低身長とします。ただし，現在の身長値のみでなく，成長率の評価も必要です。

● 原 因

> **STEP**
> **低身長のみが主訴となる代表的な疾患**
> 成長ホルモン分泌不全性低身長症，軽症甲状腺機能低下症，思春期遅発症，体質性低身長症，女児では Turner 症候群

● 内分泌疾患

内分泌疾患に起因して低身長を呈するものは，表2（p.213）のとおりです。

表2 低身長を来す内分泌疾患

原　因	疾患名	備　考
視床下部・下垂体疾患	GH分泌不全性低身長症，中枢性（真性）思春期早発症	
GH作用不全，IGF-I合成障害・作用不全	Laron型低身長症	わが国ではまれ
甲状腺疾患	先天性および後天性甲状腺機能低下症	
副甲状腺疾患	偽性副甲状腺機能低下症Ia型	Albright遺伝性骨異栄養症を合併，円形顔貌
副腎疾患	Cushing症候群，先天性副腎過形成	
情緒障害	愛情遮断性低身長症	GH分泌が抑制される

● 体質性低身長症 constitutional short stature

　成長ホルモン（GH）や甲状腺ホルモンを含め，すべての**内分泌系に異常がなく**，しかも**遺伝子異常に基づく奇形を合併していない**低身長症です。骨年齢や性発達も正常です。しかし，**遺伝の影響は強い**と考えられ，低身長の家系の子どもの多くが低身長となります。一般にみられる低身長の多くがこれに相当します。出生時には身長・体重とも正常ですが，1歳半～2歳前後より次第に低身長が明らかになります。

● 思春期遅発症（遅発思春期）delayed puberty

　特発性思春期遅発症では，思春期年齢までに身長が−2SD程度になっています。しかも，思春期年齢になると他の児童がgrowth spurtを開始するので，一層身長に差がつきます。しかし，その児の思春期到来とともにspurtが起こるので，**最終的には低身長にはなりません**（思春期遅発症の詳細は ☞ p.241）。

● 低身長を来すその他の疾患

　表3に示すように，さまざまな疾患で低身長を呈します。

　インスリン様成長因子I[*]は主に肝臓で生成されるので，**栄養障害**が存在すると発育に影響が出ます。また，**慢性腎不全**では，ホルモン分泌コントロールに欠かせない役割を有する腎機能が低下するため，低身長を来します。

表3 低身長を来すその他の疾患

原　因	疾患名
先天代謝異常	糖原病，ムコ多糖体代謝異常症（Hurler病など）
骨系統疾患	軟骨無形成症，骨形成不全症，くる病
染色体異常	Turner症候群，Down症候群
子宮内発育不全	喫煙およびアルコール摂取，母体の重症疾患，感染症
栄養障害	kwashiokor，ビタミンおよび微量元素の欠乏
奇形症候群	Prader-Willi症候群，Noonan症候群

---

*　**インスリン様成長因子I** insulin-like growth factor I（IGF-I）
　文字どおり，インスリンと配列が類似したポリペプチドホルモンで，主として成長ホルモンの刺激を受けて肝臓から分泌されます。

> **参考**
>
> **最終身長の予測**
>
> 一般に両親の身長から,児の最終身長の目安を計算することが,以下の式でできます。
>
> (両親の身長の合計±13†)÷2+2(cm)　　　†:男児は+13, 女児は−13

鑑別診断

臨床上,比較的頻度が高いものを表4に示します。下垂体前葉機能低下症(次項),体質性低身長症,思春期遅発症(遅発思春期),思春期早発症(早発思春期)は,どれも出生体重は正常です。また,骨年齢は一般に遅延しますが,体質性低身長症では正常で,思春期早発症では促進します。性発達は,おのおのの骨年齢と一致します。

また,低身長症を来す疾患における身長の推移を図1に示します。

表4 低身長症の鑑別診断

	下垂体前葉機能低下症	体質性低身長症	特発性思春期遅発症	特発性思春期早発症
家族歴	通常は(−)	＋	＋	＋
出生体重	正　常	正　常	正　常	正　常
仮　死	＋	−	−	−
顔　貌	年齢に比し幼い	正　常	年齢に比し幼い	年齢に比し成長
低身長の程度	＋	＋	＋	(最初身長大)
性発達(二次性徴)〜一致	遅　延	正　常	遅　延	促　進
骨年齢	遅　延	正　常	遅　延	促　進
前葉ホルモン分泌能	低　下	正　常	正　常	LH↑, FSH↑↑
TRH負荷試験	通常は不良	正　常	正　常	正　常
LH-RH負荷試験	通常は不良	正　常	正　常	過剰反応

図1 低身長症を来す疾患における身長の推移(男児)

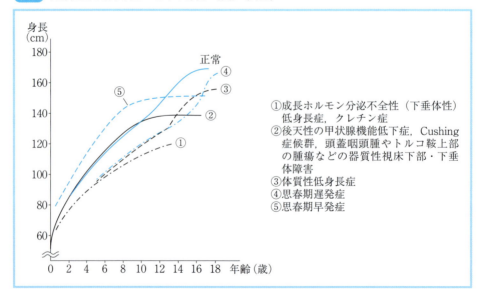

①成長ホルモン分泌不全性(下垂体性)低身長症,クレチン症
②後天性の甲状腺機能低下症,Cushing症候群,頭蓋咽頭腫やトルコ鞍上部の腫瘍などの器質性視床下部・下垂体障害
③体質性低身長症
④思春期遅発症
⑤思春期早発症

B 下垂体疾患
pituitary disease

① 下垂体前葉機能低下症 hypopituitarism

病　態

本症は，下垂体*1前葉ホルモン分泌が十分でないため，その標的器官が萎縮し，代謝異常を来したものです。

分　類

下垂体前葉のすべてのホルモン分泌障害（ときに抗利尿ホルモン分泌も障害）を呈する**汎下垂体機能低下症**，複数のホルモン分泌障害を呈する**複合型下垂体ホルモン欠損症**，1つのホルモンのみ分泌障害を呈する**下垂体ホルモン単独欠損症**（GH欠損症，TSH単独欠損症，ゴナドトロピン単独欠損症，ACTH単独欠損症など），の3つに分けられます。下垂体ホルモン単独欠損症のうち，最も重要なのはGH欠損症です。

また，病因からは，先天性と後天性に分類されます。先天性は，下垂体や視床下部*2の発生過程に異常が確認されたものが代表で，発生に関わる異常遺伝子が明らかとなったものもあります（この場合，ほかの中枢神経系異常も認めることが多い）。後天性の代表は，下垂体およびその近傍の脳腫瘍（頭蓋咽頭腫など），外傷（分娩時下垂体茎損傷など），肉芽腫性疾患（サルコイドーシス，結核，Langerhans細胞組織球症），炎症（リンパ球性下垂体炎，髄膜炎）などです。

症　状

病因，発症年齢，分泌不全を来しているホルモンの種類により異なります。

先天性の汎下垂体機能低下症の場合は，新生児期より，原因不明の低血糖やクレチン様症状（甲状腺機能低下）がみられます。男児では外性器の発育不全も多くみられます。

一方，後天性の場合は，それまで正常に発育していたにもかかわらず，ある時期から，全身倦怠感，精神機能低下，皮膚乾燥，発育スピードの低下，二次性徴の遅れ，腋毛・陰毛の脱落，無月経などの性腺機能低下，寒がりになる，などがみられるようになります。病変は，各種の下垂体前葉細胞に選択的に生じるわけではないため，通常は複数の障害がみられます。脳腫瘍によるものでは，頭痛や視力障害，視野欠損を訴えることもあります。

＊1　**下垂体** pituitary gland
　前葉，中葉，後葉の3つの部分から構成されています。視床下部では下垂体に働きかけるホルモンを合成し，これを下垂体門脈中に分泌しています。ここで分泌されたホルモンは，血液を介して下垂体前葉にある標的細胞の受容体と結合して機能を発揮します。また，視床下部では抗利尿ホルモンとオキシトシンも合成され，下垂体後葉に長い軸索を伸ばして到達し，ここから血中にホルモンを分泌します。中葉は前葉と後葉の間に存在する薄い部分で，メラニン細胞刺激ホルモン（MSH）が分泌されます。

＊2　**視床下部** hypothalamus
　間脳に存在する神経細胞の集合体で，いくつかの核を形成しています。自律神経の中枢であり，内分泌機能も果たしています。視床下部の前部には，性欲中枢，睡眠中枢，渇中枢が，後部には，満腹中枢，摂食中枢，覚醒中枢，産熱中枢などが存在します。

第7章　内分泌疾患　215

診　断

頭部X線撮影，CT，MRI，および下垂体前葉ホルモン分泌量の定量などを行います。下垂体性（二次性）か，視床下部性（三次性）かを見極めることも重要で，これは視床下部ホルモンを間欠的連続投与したときの下垂体前葉ホルモンの分泌回復の程度で判定します。

治　療

原因疾患に対する治療とホルモン補充療法を行います。

❷ 成長ホルモン分泌不全性低身長症 growth hormone-deficient short stature（GHD）

> **STEP**
> GHD は
> ・80％以上が特発性
> ・骨年齢は暦年齢に比べて遅延→手根骨Ｘ線撮影で骨年齢を確認
> ・検査は GH分泌刺激試験

病　態

視床下部〜下垂体系の障害による慢性の成長ホルモン（GH）分泌低下により生じた成長障害を主症状とする疾患ですが，**GH単独ではなく**，それ以外の**下垂体ホルモンの欠損**を伴うことが多く，概念として下垂体前葉機能低下症とオーバーラップします。

分　類

特発性（80％以上），器質性（約10％），および遺伝性（数％）に分けられます。

特発性は男児に多く，骨盤位分娩，出生時仮死，新生児重症黄疸など周産期に異常を認めていることも多いため，**分娩障害**による**視床下部・下垂体系障害の後遺症**と考えられます。**器質性**の原因として多いのは，下垂体やその近傍の**腫瘍**です。遺伝性には，*GH1*遺伝子異常による GH 欠損（GH単独欠損症とそのサブタイプ）や，複数の下垂体ホルモン欠損（下垂体の発生や分化にかかわる遺伝子異常）があります。

症　状

基本となる病態によってさまざまですが，疾患名のとおり第一が**成長障害**です。特発性では，出生時は正常なのに，生後3〜6か月ころから低身長が目立つようになるのが一般的です。当然，骨成熟も遅れ，骨年齢は暦年齢に比して遅延します。知能は正常です。

ほかの下垂体前葉ホルモン低下を伴う場合は，甲状腺機能低下による症状（四肢冷感，発汗が少ない，など），副腎不全症状（副腎皮質ホルモン分泌低下を伴うものでは，糖質コルチコイド分泌低下のため，乳幼児期に低血糖発作をみることがある）。性腺発育不全（高頻度で，このため顔貌も幼い：p.217図2）などを呈します。

図2 成長ホルモン分泌不全性低身長症の顔面（左）と全身（右）の写真

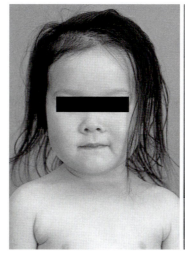
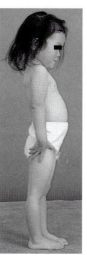

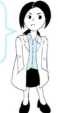
成長ホルモン欠損症に典型的な鼻根部平坦と前額突出を呈した顔貌がわかります。

診断

身長が−2SD以下であるか，または2年以上，成長率が−1.5SD以下でGH分泌低下を証明すればと診断されます。このためにはGH分泌が促進されるはずの状態を作るGH分泌刺激試験を行います。具体的には，インスリン，アルギニン，グルカゴン，クロニジン，L-DOPA，GHRP-2を用いた負荷試験を行い，2つ以上でGHの最大値が6ng/mL以下（リコビナント標準品を用いた）の場合を本症と診断します。

ただし乳幼児では，低身長を認めない場合でも，成長ホルモン分泌不全が原因と思われる低血糖がみられるときには，上記5つの負荷試験のうち1つ以上で異常所見を認めれば，本症と診断します。

また，血中IGF-Ⅰ（ソマトメジンC）やIGFBP-3（IGF結合蛋白）の低値も参考となります。視床下部障害によるものを鑑別するためには，GHRH負荷試験が有用です。そのほか，手根骨X線撮影で骨年齢を確認するほか，頭部MRIなどで，脳腫瘍や下垂体奇形の有無を調べます。

治療

ヒト成長ホルモン（hGH）補充を行います。ただし，低身長に対して無条件にGH補充療法を行うわけではありません。表5（p.218）に小児慢性特定疾病における成長ホルモン治療の認定基準（脳の器質的原因を認めない成長ホルモン分泌不全性低身長症の場合）を示します。

骨端線が閉鎖したものに投与すると，先端巨大症を招く危険があります。また，Turner症候群のなかで一定の基準を満たすものに対してGH治療が行われています。

治療効果が予想を下回る場合は，甲状腺機能低下をはじめ，他のホルモン欠損を合併していることがあるので，そのチェックも必要になります。下垂体前葉機能が複合的に低下している場合は，他の補充療法も同時に行い，基礎疾患が存在すればその治療も行います。

表5 小児慢性特定疾病における成長ホルモン治療の認定基準

Ⅰ．開始基準
次の①から③のいずれも満たす場合を対象とする。ただし乳幼児で成長ホルモン分泌不全が原因と考えられる症候性低血糖がある場合は，③を満たしていれば足りること。 ①現在の身長が標準身長の−2.5 SD 値以下であること ②IGF-1（ソマトメジン C）値が200ng/mL 未満（5歳未満の場合は150ng/mL 未満）であること ③乳幼児で成長ホルモン分泌不全が原因と考えられる症候性低血糖がある場合は，1種以上，その他の場合は2種以上の成長ホルモン分泌刺激試験（空腹時で行われた場合に限る）の試験前の測定値を含むすべての結果で，成長ホルモンの最高値がGHRP-2負荷では16ng/mL 以下，それ以外の負荷では6ng/mL（リコンビナント GH を標準品としている GH 測定法）以下であること
Ⅱ．継続基準
次のいずれかに該当すること ①初年度は年間成長速度が6.0cm/年以上または治療中1年間の成長速度と治療前1年間の成長速度との差が，2.0cm/年以上であること ②治療2年目以降は，年間成長速度が3.0cm/年以上であること
Ⅲ．終了基準
男子156.4cm，女子145.4cm に達したこと

参考

成長ホルモンのコントロール

　GH の働きには，標的細胞への直接作用のほか，肝臓などで合成される IGF-Ⅰ（ソマトメジン C）を増産させ，その作用を通じて効果を発揮する間接作用があります。

　GH は，視床下部ホルモンの GH 放出ホルモン（GHRH）と，GH を分泌抑制するソマトスタチン somatostatin によりコントロールされます。

　GH と IGF-Ⅰ の間には negative feedback の関係があり，GH は IGF-Ⅰ の合成を促進する一方，IGF-Ⅰ は GH の分泌を抑制するほか，視床下部からソマトスタチンの分泌を促し，ここでも GH 分泌を抑制しています。なお，睡眠中は GH 分泌が高まります。

---

③ 尿崩症 diabetes insipidus

STEP
中枢性尿崩症は
- 新生児期には不明熱，便秘，嘔吐などで発症
- 幼児～学童期以降は，突然の口渇・多飲，大量低張尿，高張性脱水で発症

● 病　態

　多量の低張尿を排泄し，口渇，多飲を主徴とする症候群です。視床下部下垂体後葉系障害によるバソプレシン（☞p.22「副腎皮質刺激ホルモン，甲状腺刺激ホルモン，抗利尿ホルモン」の項）分泌不全が起こる**中枢性尿崩症**central diabetes insipidus と，バソプレシンに対する腎遠位尿細管・集合管の不応性による**腎性尿崩症**nephrogenic diabetes insipidus に大別されます。前

者はさらに原発性と続発性に分けられ，後者は先天性と後天性に分けられます（表6）。

表6 尿崩症の分類

<table>
<tr><th colspan="3">分　類</th><th>特　徴</th></tr>
<tr><td rowspan="4">中枢性</td><td rowspan="2">原発性</td><td>特発性</td><td>ADH分泌不全のみを認める。他の視床下部下垂体系に異常を認めない。原因不明も含まれる。中枢性の約40％，10歳以下に多い。</td></tr>
<tr><td>遺伝性</td><td>X連鎖潜性，常染色体顕性・潜性がみられるが，極めてまれである。</td></tr>
<tr><td colspan="2">続発性</td><td>視床下部下垂体系の器質的疾患によるもので，前葉機能低下症と原因はほとんど同じ。脳腫瘍によるものが約半数を占める。</td></tr>
<tr><td></td><td></td><td></td><td></td></tr>
<tr><td rowspan="2">腎性</td><td colspan="2">先天性</td><td>AVPV$_2$受容体（集合管に存在）異常とアクアポリン2異常がある。</td></tr>
<tr><td colspan="2">後天性</td><td>高Ca血症（副甲状腺機能亢進症），低K血症（高アルドステロン症），高Li血症（炭酸リチウムの過剰投与）などの電解質異常によるものが多く，慢性腎不全や慢性腎盂腎炎などでみられる。</td></tr>
</table>

症　状

中枢性

　新生児期発症であれば，初発症状は**不明熱**（脱水による発熱），**便秘，嘔吐**，体重減少といった非特異的なものです。年長児となると，口渇，多飲（冷たい水を好む），低張性の大量の排尿（尿量3〜15L/日，尿浸透圧は300mOsm/L以下）がしばしば突然みられるようになります。このために食欲は減退し，夜尿で睡眠は障害され，学童では学習障害を来すこともあります。脳腫瘍による場合は，それらに関連した症状もみられます。

腎性先天性

　中枢性の新生児期発症のものと同様の症状を呈します。**低張性の多尿**ですが，新生児なので，口渇があっても自発的に水分補給という行為ができないため，このような症状がみられます。未治療の場合は，著しい**高張性脱水症**となり，中枢神経に後遺症を残します。

診　断

　中枢性も腎性も，**水制限試験**や**高張食塩水負荷試験**を行っても尿浸透圧が血漿浸透圧より**低値**です（心因性の多飲では，尿浸透圧が亢進する）。**バソプレシン負荷**では，中枢性では尿量は減少し，かつ尿浸透圧が血漿浸透圧を上回るようになりますが，腎性では変化がありません。小児に突然出現した尿崩症では，脳腫瘍に代表される器質的疾患が背景に存在する率が高いので，頭部CTやMRIを行う必要があります。

治　療

　中枢性では，合成ADHアナログである**デスモプレシン** desmopressin の点鼻療法が**第一選択**です。

　腎性では，脱水を予防するために十分に水分を摂らせます（欲しがるだけ与える）。特に新生児や乳児では，けいれんや知的能力障害など脳障害の予防に注意しなくてはなりません。サイアザイド系利尿薬が水の再吸収に効果があることが経験上わかっているため，単独またはインドメタシン indometacin やデスモプレシンなどの他剤と組み合わせて用いられます。

第7章　内分泌疾患　219

④ ADH不適合分泌症候群 syndrome of inappropriate secretion of ADH（SIADH）

STEP SIADHは
- 本態は低ナトリウム血症
- 小児では脳炎，髄膜炎，肺炎の際に急性一過性にみられることが多い
- 重症例を除き，水分摂取制限と原因疾患の治療を行う

病　態

正常では，血漿浸透圧は抗利尿ホルモン（ADH）の働きで285mOsm/L前後に維持されていますが，ADH分泌過剰となると体内に水分が貯留しすぎて，血漿浸透圧が200mOsm/L未満まで低下（低ナトリウム血症）してしまいます。これがADH不適合分泌症候群です。

原　因

下垂体後葉からのADH分泌亢進と，腫瘍による異所性ADH産生とに大別されます。前者は，髄膜炎やくも膜下出血，脳腫瘍，頭部外傷などの中枢神経疾患，肺炎などの胸腔内疾患のほか，抗癌剤のビンクリスチン vincristine などADH分泌を促進する薬剤投与後にみられます。後者は，肺などの小細胞癌で多くみられます。小児科で多いのは，脳炎，髄膜炎，肺炎の際に急性一過性にみられるものです。

症　状

多くの場合無症状ですが，血漿浸透圧低下のために細胞内に水が移動し，食欲不振や易疲労感から始まり，頭痛，吐気，脳浮腫→傾眠→意識障害と進行します（水中毒）。体内への水分貯留により体重は増加しますが，間質液はさほど増加していないため浮腫は生じません（浮腫は間質液が増加した状態）。ADH過剰分泌にもかかわらず，乏尿にはなりません。

検査・診断

表7に示した診断基準に基づいて，血漿浸透圧低下と低ナトリウム血症，尿浸透圧が血漿浸透圧より高

表7 ADH不適合分泌症候群（SIADH）の診断基準（2023年度改訂）

Ⅰ　主症候
1．脱水の所見を認めない。
Ⅱ　検査所見
1．血清ナトリウム濃度は135mEq/Lを下回る。
2．血漿浸透圧は280mOsm/kgを下回る。
3．低ナトリウム血症，低浸透圧血症にもかかわらず，血漿バソプレシン濃度が抑制されていない。
4．尿浸透圧は100mOsm/kgを上回る。
5．尿中ナトリウム濃度は20mEq/L以上である。
6．腎機能正常。
7．副腎皮質機能正常。
8．甲状腺機能正常。
Ⅲ　参考所見
1．倦怠感，食欲低下，意識障害などの低ナトリウム血症の症状を呈することがある。
2．原疾患の診断が確定していることが診断上の参考となる。
3．血漿レニン活性は5ng/mL/h以下であることが多い。
4．血清尿酸値は5mg/dL以下であることが多い。
5．水分摂取を制限すると脱水が進行することなく低ナトリウム血症が改善する。
Ⅳ　鑑別診断
低ナトリウム血症をきたす次のものを除外する。
1．細胞外液量の過剰な低ナトリウム血症：心不全，肝硬変の腹水貯留時，ネフローゼ症候群
2．ナトリウム漏出が著明な細胞外液量の減少する低ナトリウム血症：原発性副腎皮質機能低下症，塩類喪失性腎症，中枢性塩類喪失症候群，下痢，嘔吐，利尿剤の使用
3．細胞外液量のほぼ正常な低ナトリウム血症：続発性副腎皮質機能低下症（下垂体前葉機能低下症）
（附記）下垂体手術後の遅発性低ナトリウム血症は約20％に発生する比較的頻度の高い病態である。SIADHや中枢性塩類喪失症候群が原因となるが，病態が経時的に変化することがあり注意を要する。
診断基準
確実例：ⅠおよびⅡのすべてを満たすもの。

（間脳下垂体機能障害と先天性腎性尿崩症および関連疾患の診療ガイドライン作成委員会，厚生労働科学研究費補助金難治性疾患政策研究事業「間脳下垂体機能障害に関する調査研究」班 編：間脳下垂体機能障害と先天性腎性尿崩症および関連疾患の診療ガイドライン2023年版．日本内分泌学会雑誌99：21-22, 2023）

い，尿中へのナトリウム排泄が20mEq/L以上などを確認します。内分泌検査では，状態に矛盾するADH分泌が認められ，レニン分泌は抑制されています。腎機能，副腎機能，甲状腺機能には異常がないことを再度確認しましょう。

治　療

第一選択は水分摂取量の制限です。また，本症候群は原因疾患を治療することで軽快します。通常は，これ以上の治療は不要です。なお，急激な低ナトリウム血症の補正は橋中心髄鞘崩壊症（☞p.72脚注）を引き起こす危険があります。

C 甲状腺疾患
thyroid disease

① 先天性甲状腺機能低下症 congenital hypothyroidism（クレチン症 cretinism）

> **STEP**
> クレチン症は
> ・原因としては甲状腺の形成異常が最多
> ・早期症状としては黄疸の遷延が最多

病因・病態

甲状腺機能低下症の原因は，以下のように分類されます。

● 甲状腺機能そのものが低下している場合

原発性（一次性）甲状腺機能低下症です。甲状腺ホルモン合成過程の障害と，甲状腺の発生段階での形成異常があり，約8割がこの形成異常によるものです。前者では，甲状腺腫を起こしていることが多く，ヨード摂取から始まるそれぞれの段階の合成過程障害のほか，サイログロブリン異常もあります。後者には，無形成，低形成，異所性甲状腺*があります。

● 甲状腺機能をコントロールする下垂体や視床下部の機能が低下している場合

下垂体性のものは二次性と呼ばれ，下垂体前葉機能低下症，TSH単独欠損症があります。視床下部性のものは三次性と呼ばれ，TRH欠損症があります。

● 一時的に甲状腺機能が低下している場合

ヨードの不足や過剰摂取，低出生体重児の場合があります。母親が慢性甲状腺炎（橋本病）の場合は，TSH受容体阻害抗体が胎盤を通じ胎児に移行し，一過性の甲状腺機能低下症の原因となることがあります。

＊　異所性甲状腺 ectopic thyroid
　鰓弓で発生した甲状腺は，胎児期の成長とともに前頸部へ移動しますが，口腔内や咽頭部に腫瘤がみられるなど，通常はない部位に腫瘤（甲状腺）が見つかる場合もあります。このように途中で移動が止まったものが異所性甲状腺です。

> **参考**
>
> ### 胎児の甲状腺とホルモン増加
>
> 妊娠中に母体の TSH（甲状腺刺激ホルモン），T_3（トリヨードサイロニン），T_4（サイロキシン）はほとんど胎盤を通過しません（抗 TSH 受容体抗体は通過）。正常なら，胎児甲状腺は胎生10〜12週ころに形態的には完成し，18〜24週になると TSH が増加します。T_4も30週ころにはほぼ出生後の値をとることになります（T_3は出生を境に増加）。甲状腺機能が悪い胎児では，胎児期からホルモン不足となっています。

出生時〜新生児期の症状

多くの場合，出生時には症状を認めません。新生児期に甲状腺機能低下症を疑わせるのは，表8に示すような症状を呈する場合ですが，いずれも軽微なので，新生児マススクリーニングが開始される以前は，しばしば見過ごされていました。

表8 新生児期に甲状腺機能低下症を疑わせる症状

- 分娩が42週以上に遷延したり，4kg以上の体重を認める
- 大泉門および小泉門が大きい
- 出生体重が2,500g以上であるのに，呼吸障害を認める
- 34.5℃以下の低体温である
- 末梢性のチアノーゼがある
- 遷延性黄疸を認める
- 活発に動かない
- 胎便排泄が24時間以上と遅い

乳児期の症状

未治療で乳児期まで放置されると，以下のような特徴的な症状を呈します。

遷延性黄疸

文字どおり，黄疸が遷延します。原因は，甲状腺機能低下のために腸管蠕動運動が低下し，ビリルビンの停滞とグルクロニルトランスフェラーゼ活性が低下するためと考えられます。新生児期から確認できる初期症状として最多です。

皮膚乾燥

皮膚血管の収縮で，皮膚は蒼白で冷たくなります。また，汗腺や皮脂腺の分泌減少によって乾燥が生じます。

その他の症状

不活発，嗄声，便秘，身体発育不良，貧血，巨大舌，鞍鼻，臍ヘルニア，腹部膨満などを呈します。

また，甲状腺ホルモンの不足によってヒアルロン酸が皮膚に沈着し，水と結合することで**粘液水腫**を生じます。これに起因して，腫れぼったい眼瞼や頬など，**浮腫状の顔貌**を呈します（**クレチン顔貌**）。

そのほか，低体温，徐脈，筋緊張などが認められることがあります。低身長，運動発達と精神発達の遅延は，時間の経過とともに明らかになります。

検査

貧血，心拡大，低血糖，血清コレステロール上昇，心電図の低電位，といった所見が得られます。

新生児期では正常でも手根骨骨核は出現していないので**大腿骨遠位部の骨端核**を調べますが，

本症では小さいか出現していません（骨年齢遅延）。

甲状腺機能検査では遊離T_4値およびT_3値は低下し，^{123}I摂取率も激減しています。**血清TSH値は，原発性では著増，続発性では低下**しています。

異所性甲状腺では，^{131}I甲状腺シンチグラフィを行うと，本来甲状腺があるべき部位へのアイソトープ集積が低下していたり，文字どおり**異所性に集積**を認めたりします（図3）。

● 治　療

効果の安定している**合成T_4製剤**を用いて，甲状腺ホルモン補充を行います。通常，少量から開始して，不安，興奮，多汗，心悸亢進などに注意しながら漸増し，1～4週で維持量へもっていきます。血清TSHが正常化するまでを目安として，症例ごとに適正維持量を決定します。

図3　^{131}Iによる異所性甲状腺のシンチグラフィ所見

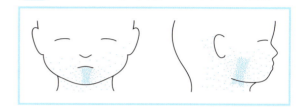

② 後天性甲状腺機能低下症 acquired hypothyroidism

● 病　態

後天性に甲状腺ホルモンの分泌低下が起こるものです。

原因の多くは，自己免疫機序による甲状腺破壊で，慢性甲状腺炎（橋本病）が大部分を占め，まれに萎縮性甲状腺炎もみられます。甲状腺腫を伴った**慢性甲状腺炎**は，**思春期以降の女子に多く**みられ，若年性粘液水腫で見られる**萎縮性甲状腺炎**は甲状腺腫を認めず，**思春期前の女子に好発**します。

また，二次性および三次性として，下垂体や視床下部の腫瘍に起因するものがあります。

● 症　状

思春期以前に発症すると，**成長障害**が主症状となります。先天性甲状腺機能低下症と異なり，精神発達の遅滞は起こりませんが，活動性の低下や学習能力低下がみられます。

● 検査・治療

基本的には慢性甲状腺炎と同様の検査所見が得られ，抗甲状腺抗体（抗サイログロブリン抗体，抗甲状腺ペルオキシダーゼ抗体）は陽性です。

治療はT_4（サイロキシン）の補充です。

③ 甲状腺機能亢進症 hyperthyroidism

血中の遊離甲状腺ホルモンが過剰になって臨床症状を呈した状態を甲状腺機能亢進症といいます。原因としては，Basedow病，機能性甲状腺腺腫，機能性甲状腺癌，TSH産生腫瘍，hCG産生腫瘍，濾胞上皮細胞の破壊による亜急性甲状腺炎や無痛性甲状腺炎があります。わが国ではBasedow病がほとんどを占めています。

■ Basedow病（Graves病）

> **STEP** 小児の Basedow病は
> ・学力低下，落ち着きがない，体重減少，身長の伸びの促進，易疲労感，手指の振戦，発汗亢進などが出現したとき疑う
> ・治療は，抗甲状腺薬のチアマゾールやプロピルチオウラシルの投与

● 病　態

原因は不明ですが，本症患者の90％前後の血中から**抗TSH受容体抗体**TSH-receptor antibody（TRAb）〔測定方法から，**TSH結合阻害免疫グロブリン** TSH-binding inhibitor immunoglobulin（TBII）とも呼ばれる〕が検出され，自己免疫学的機序が推測されています。

TBII は2種類が確認されており，1つは本症の原因となる甲状腺刺激抗体thyroid stimulating antibody（TSAb）です。もう1つは甲状腺刺激阻害抗体thyroid stimulation blocking antibody（TSBAb）で，TSH受容体を遮断し，慢性甲状腺炎（橋本病）との関連が考えられています。

● 症　状

甲状腺腫，眼球突出，頻脈が三徴で，これは **Merseburg三徴** とも呼ばれます。学校健診で不整脈が発見され，これを契機に診断されることもあります。

小児では，**学力低下，落ち着きがない，体重減少，身長の伸びの促進**，易疲労感，手指の振戦，発汗亢進などがみられることもあります。ただし，精神神経疾患との鑑別や，頻脈や動悸などからは循環器疾患との鑑別診断をしなくてはなりません。

乳児では，哺乳障害，発育不全，嘔吐，下痢がみられます。

特に，コントロール不良の場合，感染や手術，外傷，ストレスなどを誘因とし，T_3 および／または T_4 が高値で，心不全や消化器症状，中枢神経症状，発熱，頻脈を伴う**甲状腺クリーゼ**を発症することがあります。

● 検　査

● 甲状腺機能検査

血清 T_4 および T_3 値は著増を示します（ときに T_3 だけが上昇する T_3 toxicosis もある）。その結果，血清TSH は激減します。

ホルモン合成亢進を反映し，^{123}I摂取率は著増します。自己抗体では，TSH受容体抗体であるTBII（特に TSAb：これは眼症の重症度と相関）が検出されるほか，抗サイログロブリン抗体もしばしば陽性を示します。

● その他の検査

脂質異化亢進に伴い，血清コレステロール値は減少します。また，高回転型骨代謝を示唆する骨型ALP値上昇や，OGTT を施行すると反応性低血糖を示唆する oxyhyperglycemia* がみられ

---

* oxyhyperglycemia
急峻高血糖症と訳されます。最初の血糖値上昇が著しいにもかかわらず，急速に元のレベルに戻るというパターンを示すものです。

ます。

● 治　療

● 治療薬

抗甲状腺薬のチアマゾール thiamazole（メチマゾール methimazole）やプロピルチオウラシル propylthiouracil よる薬物療法が第一選択です。これは，甲状腺ホルモンの酸化および有機化を阻害することによって，その産生を抑制するものです。ただし，抗甲状腺薬によって甲状腺機能が正常化するには，少なくとも1〜2か月を必要とします。

症状が強いときには無機ヨードやβ遮断薬を投与することもあります。薬物療法のみで寛解するのは60〜80％といわれています。

● 副作用

抗甲状腺薬の副作用で最も重要なものは顆粒球減少症・無顆粒球症で，ごくまれに治療中に生じます。また，薬疹や肝機能障害，皮膚瘙痒もありますが，これらは軽度です。

● 服用中止

抗甲状腺薬による治療で難しいのは，服用中止の判断です。1〜2年ごとに T_3 抑制試験を行い，中止時期を検討することになりますが，T_3 抑制試験は手間がかかるため，最近では TSAb の陰性化と TSH 値の正常化が中止の目安としてしばしば用いられています。

● 手術療法と放射線療法

手術適応となるのは，主として抗甲状腺薬で寛解しない若年者の場合です。放射線療法の適応は，実際上，わが国では中高年以上に限られます。

■ 一過性新生児甲状腺機能亢進症 transient neonatal hyperthyroidism

● 病　態

Basedow病の母体より生まれることが多く，2〜3か月後には正常（甲状腺機能正常）となる文字どおり一過性の疾患です（再発なし）。母体の血中抗TSH受容体抗体が，胎盤から胎児に移行したために発症すると考えられています。

Basedow病管理が良好な妊婦から生まれた児には，ほとんど発症することはありません。

● 症　状

生後4〜5日ころより，多汗，易刺激性，頻脈などから気づかれます。心不全（新生児は心機能の予備能力が低く，容易に心不全を起こす）が進むと多呼吸，浮腫，肝腫，不整脈が現れます。同時に甲状腺腫，眼球突出，振戦もしばしばみられます。

● 診　断

母親の病歴と，児の出生後10日くらいの間に3回ほど繰り返して甲状腺機能検査を行うことにより，血清 T_4（サイロキシン）および T_3（トリヨードサイロニン）値の上昇がみられれば診断されます。

● 治　療

即効性のあるヨード剤を第一選択とし，症状の強さに合わせて抗甲状腺薬を併用します。経過観察中の注意点は死亡の原因となる心不全で，徴候がある場合は，酸素投与，強心薬，β遮断薬で直ちに対処します。

D 副甲状腺疾患
parathyroid disease

① 副甲状腺機能低下症 hypoparathyroidism

病態

　　副甲状腺ホルモン parathyroid hormone（パラトルモン parathormone：PTH）の作用が不足した状態です。新生児期にみられる特殊なものとして**一過性新生児副甲状腺機能低下症**があります。

　　成人では，PTH分泌が不十分なPTH欠乏性副甲状腺機能低下症が重要です。しかし，小児では，PTH分泌が十分なのに受容体に問題がある**偽性副甲状腺機能低下症**（次項）が臨床上重要です。

　　本症は，副甲状腺の発生異常，副甲状腺の破壊，PTHの産生・分泌異常とそのほか原因不明のものなどによります。副甲状腺の発生異常では，22q11.2欠失症候群に伴ったものが多くみられ，その代表が胸腺低形成を合併した**DiGeorge症候群**（☞p.129「胸腺低形成」の項）です。副甲状腺の破壊では，自己免疫異常によるもの，甲状腺癌，放射線照射など，PTHの産生・分泌異常ではカルシウム感受性受容体遺伝子異常，低マグネシウム血症などが原因となります。

症状

　　新生児や乳児の症状は，主に低カルシウム血症に起因するけいれんですが，チアノーゼ，無呼吸発作，四肢硬直としてみられることもあります。いわゆる顕性のテタニー[*1]症状が明らかとなるのは幼児期以降です。**Chvostek徴候**[*2]や**Trousseau徴候**[*3]といった不顕性のテタニー症状も通常は幼児期以降にみられます。

　　また，歯の発達障害（生歯の遅れ，歯根形成不全，エナメル形成不全，歯が異常に軟らかい，多数のう歯）が認められます。

検査

血液検査

　　PTH分泌不足により，血清カルシウム値低下，血清リン値上昇，血中PTH値低下を来します。

尿検査

　　PTH分泌不足により，腎臓でcAMP[*4]産生低下を来して，尿中リン排泄量が低下します。

[*1] テタニー tetany
　低カルシウム血症を来すと，神経の興奮が強まって手指が硬直し，やがて全身の筋肉に攣縮が生じます。これをテタニーと呼びます。重症になると，喉頭筋や呼吸筋にまで攣縮が及んで窒息したり，てんかん様の意識消失発作に発展したりすることもあります。

[*2] Chvostek徴候
　低カルシウム血症にみられる所見で，外耳孔前方（顔面神経の存在する部位）をハンマーで軽く叩くと，同神経支配の眼瞼，鼻翼，口角などに反射性にけいれんが出現する現象です。

[*3] Trousseau徴候
　Chvostek徴候と同様に，低カルシウム血症にみられる所見で，上腕の血流をマンシェットで遮断すると，前腕のけいれんによって母指が内転したまま指節が伸展し，他の指はくっつきあって手掌が窪んだ状態です。

[*4] cAMP
　環状アデノシン一リン酸cyclic adenosine monophosphate の略で，ホルモンのセカンドメッセンジャーとしての役割があります。

● Ellsworth-Howard試験

　副甲状腺ホルモン（PTH）を注射し，一定時間後の尿中のcAMP排泄量とリン排泄量を測定する検査です。特発性では，尿中リン排泄は正常，cAMP排泄も正常となります。偽性副甲状腺機能低下症Ⅰ型ではcAMP反応は低下していますが，Ⅱ型では反応を認めます。

● CT

　PTH分泌不足から高リン血症となり，ひいては血中に入れないカルシウムと結合する（リン酸カルシウム）ことで異所性石灰化を生じ，大脳基底核の石灰化として認められることがあります。

● 治　療

　急性期テタニーは，血清カルシウムが7.5mg/dL以下となると振戦やけいれんとして発症します。このような状態ではカルシウム製剤（グルコン酸カルシウム）を静注投与します。経口摂取が可能になれば活性型ビタミンD[*1]を投与します。その後，乳児では高カルシウム低リンミルクを飲ませます。

② 偽性副甲状腺機能低下症 pseudohypoparathyroidism（PHP）

> **STEP**
> 偽性副甲状腺機能低下症は
> ・腎尿細管や骨の PTH/PTHrP 受容体に障害
> ・Ⅰa型は AHO を合併し，低身長，短指症，肥満，円形顔貌を呈する

● 病　態

　副甲状腺ホルモン（PTH）分泌能は正常ですが，腎尿細管や骨のPTH/PTHrP受容体[*2]に障害があるために，PTH作用が発現されないもので，低カルシウム血症と高リン血症を呈します。

● 分　類

　Ⅰa型はAlbright遺伝性骨異栄養症[*3]（AHO）を合併するものです。このⅠa型と後述する偽性偽性副甲状腺機能低下症は*GNAS*遺伝子のハプロ不全により発症します。骨芽細胞におけるPTH/PTHrP受容体のGs蛋白[*4]が異常であるために，軟骨形成不全と早期骨化が生じると推測されています。

＊1　活性型ビタミンD active vitamin D
　腸管からのカルシウムとリンの吸収を促進するとともに，遠位尿細管におけるカルシウムの再吸収も促進します。
＊2　PTH/PTHrP受容体
　PTHrPは副甲状腺ホルモン関連蛋白 PTH related protein の略で，139個，141個または173個のアミノ酸をもった前駆細胞が切断されて生じ，そのN末端の13個のアミノ酸のうち，8個がPTHと共通です。そのため，PTHとPTHrPに共通するPTH/ PTHrP受容体に結合して生理作用を発揮します。
＊3　Albright遺伝性骨異栄養症 Albright hereditary osteodystrophy（AHO）
　低身長，短指症，肥満，円形顔貌を特徴とする身体奇形で，骨芽細胞でのシグナル伝達障害によって軟骨形成不全と早期骨化のために生じます。
＊4　Gs蛋白 Gs protein
　細胞膜のホルモン受容体内に存在し，細胞内の情報の伝達・増幅因子として機能するのがG蛋白で，三量体G蛋白と低分子量G蛋白の2つがあります。三量体G蛋白は，αサブユニット（作用を発揮させるための構成成分）の機能および遺伝子の相違から分類されますが，そのうちの1つがGs蛋白です。

第7章　内分泌疾患　227

また，AHO の徴候を呈していても，**血清カルシウム値および PTH 分泌が正常のものを偽性偽性副甲状腺機能低下症**（PPHP）と呼びます。変異 *GNAS* 遺伝子が母親に由来する場合は I a 型を，父親に由来する場合は PPHP を発症すると考えられます。

I b 型は，AHO を合併せず，Gs 蛋白活性も正常で，原因の詳細は不明です。

（Ⅱ型も提唱されてはいますが，極めてまれな疾患で，原因は不明で，AHO を合併しません）

● 症　状

病態にも記したように，**低カルシウム血症と高リン血症**を呈します。多くは **10 歳**ころにけいれん発作をきっかけに受診します。発育期に低カルシウム血症が存在することで軽度の精神発達遅滞をみる率が高く，大脳基底核石灰化による**錐体外路症状**や，水晶体石灰化による白内障などもしばしば伴います。歯の発育障害がみられる場合もあります。

● 検　査

● 血液・尿検査

本症は受容体障害であるため，血清 PTH は著明に増加しているにもかかわらず，腎臓への効果がないので尿中の cAMP の排泄は低下し，リン再吸収が亢進して尿中リン排泄は減少します。尿中カルシウム排泄量は，無治療の場合にはさほど上昇していません。

● Ellsworth-Howard 試験

I a 型および I b 型では，Gs 蛋白あるいはそれ以前の異常により，cAMP を産生できないので，尿中の **cAMP 排泄量は低値**となります。もちろん，**尿中リン排泄量も低値**です。一方，Ⅱ型では cAMP 産生までは可能なので，尿中の cAMP 排泄量は反応性に増加します。しかし，その後の伝達経路に障害があるので，尿中リン排泄量は低値のままです。

● 治　療

副甲状腺機能低下症に準じて行われます。

③ 低カルシウム血症 hypocalcemia

> **STEP**
> 新生児低カルシウム血症は
> ・早発型はハイリスク児の生後 1〜2 日にみられやすい
> ・遅発型はかつて人工栄養児の生後 6〜7 日ころにみられたが，現在ではほとんどみられない

● 病　態

出生とともに母体からのカルシウム（Ca）供給は絶たれます。しかし，自身の Ca 供給能（PTH 上昇）が機能し始めるのには時間を要するため，血清 Ca 濃度は生後 12〜24 時間ころに最も低下しやすくなります。Ca は，血液中ではほとんどがイオン状態か，蛋白質（アルブミン）と結合した状態で存在します。遊離イオン化 Ca は約 53％ と考えられ，これが減少するとけいれんを起こします。

● 症　状

年長児以降にみられる Chvostek 徴候や Trousseau 徴候は，新生児では，健常の場合でもみら

れるため診断の参考とはなりません。不機嫌，哺乳力低下，嘔吐，無呼吸，嗜眠，易刺激性，振戦など非特異的な症状が現れます。

診　断

血清Ca濃度の測定で行います。総血清Caとして正期産児では8mg/dL以下，早産児では7mg/dL以下を低カルシウム血症としています。

早発型

新生児仮死，呼吸窮迫症候群，低血糖，低酸素症を認めたものや，低出生体重児などのハイリスク児では，生後1〜2日ころに低カルシウム血症を起こしやすくなります。これは，副甲状腺機能が未熟なため，あるいはカルシトニン*が過剰分泌されるためと考えられます。また，糖尿病母体児では臍帯血Ca値が高いため，副甲状腺機能が抑制され，出生後にしばしば低カルシウム血症を来します（表9）。

遅発型（古典的テタニー）

リン（P）含有量の多いミルクを哺乳すると，生後6〜7日ころに起こります。この場合，高リン血症を来します。血中のCaは，リン酸カルシウムとなって骨やそのほかの組織に貯蔵されるという形で移動するために，血中Ca値が低下するのです。副甲状腺が十分に機能していればPTH分泌亢進が起こり，血中CaとPの恒常性は維持されますが，機能が未熟だと血清Ca値は低下してテタニーを起こすようになります。

今日の人工乳は成分調整がなされているので，ほとんど認められません。したがって，遅発型を認める場合は，何らかの理由による副甲状腺機能低下症や低マグネシウム血症を考慮する必要があります（表9）。

表9　新生児期の低カルシウム血症の原因
A　早発型（出生〜72時間）
1．母体側の原因
a．糖尿病　　b．副甲状腺機能亢進症
2．分娩時の原因
a．低出生体重児　　b．外傷性分娩（脳損傷）
3．出生後の原因
a．低酸素血症（呼吸窮迫症候群）　　b．敗血症
c．副甲状腺機能未熟　　d．DiGeorge症候群
B　遅発型（72時間〜）
1．多量のリン摂取（生理的副甲状腺機能低下症）
2．マグネシウム欠乏症
C　遷延性（21日以降）
1．副甲状腺機能低下症

治　療

上述したようなリスクが考えられる児に対し，予防的にCa投与を行います。テタニーを生じた児に対しては，カルシウム補給剤のグルコン酸カルシウムをゆっくり静注した後，Ca点滴を行います。副甲状腺機能低下症がみられればビタミンD投与を行います。

低マグネシウム血症も，PTH分泌を低下させることによりテタニーの原因になります。したがって，通常の治療法で効果がない場合は，この低マグネシウム血症が考えられます。

また低頻度ですが，先天性の副甲状腺形成不全としてDiGeorge症候群（☞p.129「胸腺低形成」の項）があります。

＊　カルシトニン calcitonin
甲状腺の傍濾胞細胞から分泌され，血清カルシウム濃度によってコントロールされているホルモンです。副甲状腺ホルモンと同様に骨と腎に対する作用をもち，骨に対しては，破骨細胞の受容体に働きかけてその活動を抑制します。尿中へのカルシウム排泄を促進する作用もあります。

E 副腎疾患 adrenal gland disease

① 先天性副腎皮質過形成 congenital adrenal hyperplasia（CAH）

先天（性）副腎過形成症とも呼ばれます。副腎皮質ホルモン生合成に関する**酵素の先天的な欠損または変異**によるものです。**コルチゾール分泌が低下**し，それによる**ACTHの過剰分泌**の結果，**副腎皮質の肥大**を起こす病態です（図4）。本症は見落とすと死につながる危険があるため，わが国では，21-水酸化酵素欠損症が新生児マススクリーニングの対象疾患となっています。

先天性副腎皮質過形成のうち，外性器や性機能の異常を来すものを**副腎性器症候群** adrenogenital syndrome と呼びます。

図4 ステロイドホルモンの合成と分解

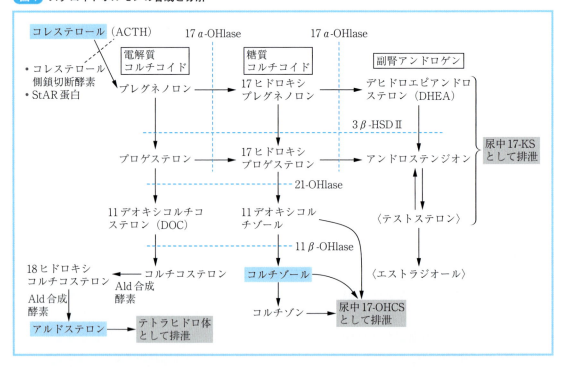

STEP
先天性副腎皮質過形成のほとんどが21-OHlase欠損症
- 塩喪失型は，低ナトリウム血症と代謝性アシドーシス
- 単純男性型は，色素沈着
- 17α-OHlase欠損症では副腎クリーゼはまれ

21-水酸化酵素欠損症 21-hydroxylase deficiency（21-OHlase欠損症）

● 原因遺伝子
6番染色体短腕上の*CYP21*遺伝子異常で，先天性副腎皮質過形成の約90％を占めています。現在，このタイプのものに対し，新生児マススクリーニングが行われています。

● 病態・症状
臨床表現型として塩喪失型，単純男性型，遅発型に分けられます（重症度もこの順）。

● 塩喪失型
電解質コルチコイドの欠乏症状や副腎クリーゼ（☞p.235）を起こします。

色素沈着に加え，新生児早期（多くは生後1～2週）から急激な哺乳力低下，嘔吐や下痢など消化器症状，体重増加不良を認めるようになり，脱水に陥ります。女児では46,XX性分化疾患（☞p.245）を認めます。放置されると，低ナトリウム血症や代謝性アシドーシスにより，意識レベルの低下，さらに死の転帰を招くこともあります。

● 単純男性型
電解質異常を伴わないことがポイントです。その理由は不明ですが，酵素欠損の程度が軽いため，糖質コルチコイド欠乏症状が現れないと考えられます。

男女とも出生時より全身に色素沈着が見られます。塩喪失型同様に女児では46,XX性分化疾患を来して陰核肥大を呈し，男児と間違われることがあります（図5）。男児の場合は，出生時に外陰部の異常は認めません（出生直後から陰茎が大きいわけではない点に注意）。

男女とも，幼児期には恥毛が発生し（仮性性早熟），骨年齢が促進します。男児では，精巣はさほどでもないのに陰茎が大きい，小学校低学年なのにいきなり身長が伸びた，などをきっかけに受診することがあります。

小児のうちは，男女とも骨年齢が暦年齢を上回りますが，骨端線が早期閉鎖するので最終的には低身長となります。また，性腺刺激ホルモンが抑制されるため，女児は思春期に至ると原発性無月経や乳房発育抑制を，男児は精巣発育抑制が起こります。

図5 21-OHlase欠損症の外陰部の写真（女児）

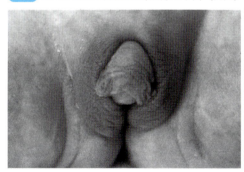 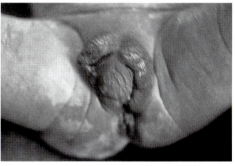

高度の陰核肥大，陰唇融合を認める。一見したところ性別の判断が難しいときもある。

● 遅発型
酵素障害が軽く，出生時は無症状です。その後男女とも恥毛の早発，成長促進，骨年齢促進が

認められ，女児では男性化がみられます。

検査

アルドステロン減少による（軽〜重症さまざま）低ナトリウム血症，高カリウム血症（および
クロール減少）と，H^+排泄の低下から代謝性アシドーシスが起こります。血清17α-ヒドロキ
シプロゲステロンは高値となります。また，コルチゾール減少（その代謝産物である尿中17-
OHCS排泄量も減少）と，アルドステロン減少に伴うフィードバックのため，血中ACTHは増
加します。

このようにACTHが増加し，かつ副腎アンドロゲンの産生経路には障害がないため，**男性化
徴候**[1]がみられます（血中のDHEA値および尿中の17-KS排泄量増加）。

治療

塩喪失型にも単純男性型にも，不足する糖質コルチコイドと電解質コルチコイドを補うため，
副腎皮質ホルモンのヒドロコルチゾン hydrocortisone を投与します。これによって，フィード
バックで生じる ACTH 分泌抑制により，副腎アンドロゲン産生抑制も同時に行えます。塩喪失
型では，まだ電解質コルチコイドが不十分なため，強い活性を有する副腎皮質ホルモンのフルド
ロコルチゾン fludrocortisone の経口投与を要することもしばしばです。また，ミルクに食塩を
混合して与えることもあります。そのほか，女児では外陰部に対する外科的治療や，成長に伴い
精神的ケアも必要となります。

副腎クリーゼを認める場合は，生理食塩水などで，十分量の水およびナトリウム補充を行い
（カリウムは含まないことに注意），同時にヒドロコルチゾンを急速静注します。7mEq/L を超え
るような高カリウム血症には，イオン交換樹脂注腸を行わないと死亡の危険があります。

■ 11β-水酸化酵素欠損症 11β-hydroxylase deficiency（11β-OHlase欠損症）

原因遺伝子

8番染色体長腕上の***CYP11B1*遺伝子異常**によるものです。上述の21-OHlase欠損症に次いで
多くみられますが，先天性副腎皮質過形成の数％を占めるに過ぎません。

病態・症状

21-OHlase 欠損症と同様，**副腎皮質過形成**と全身の**色素沈着**を来します。異なるのは，結果と
して増えているデオキシコルチコステロン（DOC）[2]とデオキシコルチゾール[3]に糖質コルチコ
イド活性があることから，**副腎クリーゼを来すことはまれ**ということです。また，デオキシコル
チゾールから17-OHCSに流れる経路が存在するため（p.230図4），**尿中の17-OHCS排泄量**はか
えって**増加**します（血中のコルチゾール値は減少）。

＊1 **男性化徴候** masculinization
一般的に女性において，体型や外性器などが男性的な特徴を呈することですが，21-OHlase欠損症では，特に女児
の外性器が男性化することによって，陰核肥大，陰唇融合，共通泌尿生殖洞などを呈します。
＊2 **デオキシコルチコステロン** deoxycorticosterone（DOC）
アルドステロン aldosterone の1/30の電解質コルチコイド活性をもっています。DOCが30倍以上に増加すれば，
アルドステロン過剰と同様の症状を来す計算になります。
＊3 **デオキシコルチゾール** deoxycortisol
水酸化酵素によってヒドロキシプロゲステロン hydroxyprogesterone から生合成される糖質コルチコイドです。

DOC には電解質コルチコイド活性があるために，高血圧（高ナトリウム血症），低カリウム血症，代謝性アルカローシスなどの塩過剰症となります。また，副腎アンドロゲンの合成経路には障害がないため，ACTH 分泌亢進→副腎アンドロゲン過剰分泌も起こり，**男性化徴候**もみられます。尿中 KS も上昇します。

● 治　療

コルチゾール*やヒドロコルチゾン投与です。

■ 3β-水酸化ステロイド脱水素酵素欠損症
3β-hydroxysteroid dehydrogenase deficiency **（3β-HSD 欠損症）**

● 原因遺伝子

ヒトには2種類の3β-HSD アイソザイム（Ⅰ型とⅡ型）が存在し，Ⅰ型は主に胎盤，皮膚，脂肪組織で発現し，Ⅱ型は主に副腎，性腺で発現しています。本症は，1番染色体短腕上の *HSD3B2*（Ⅱ型3β-HSD）遺伝子異常によるもので，極めてまれな疾患です。

● 病態・症状

副腎皮質過形成と全身の**色素沈着**を来すのは11β-OHlase 欠損症と同じです。ただし，蓄積する中間代謝産物にコルチゾールを代償できる糖質コルチコイド活性がなく，アルドステロン作用を代償する中間代謝産物もないため，重症例では出生時より**重篤な副腎クリーゼ**を引き起こします（21-OHlase 欠損症の塩喪失型に類似）。

副腎アンドロゲンとしてデヒドロエピアンドロステロン（DHEA）が蓄積しますが，生理的活性は弱いので，21-OHlase 欠損症や11β-OHlase 欠損症にみられるような男性化徴候は原則としてみられません。むしろ，アンドロステンジオン欠乏の影響で，**男児**では出生時より**46,XY 性分化疾患**（☞ p.245）を呈し，思春期には**二次性徴が欠如**します。一方，**女児**では DHEA 蓄積によって，**軽度の外性器男性化**を認め，思春期には**原発性無月経**となります。

● 治　療

21-OHlase 欠損症に準じます。

■ 17α-水酸化酵素欠損症 17α-hydroxylase deficiency **（17α-OHlase 欠損症）**

● 原因遺伝子

10番染色体長腕上の *CYP17A1* 遺伝子異常によるもので，極めてまれな疾患です。

● 病態・症状

前述した3疾患と同様，**副腎皮質過形成**と全身の**色素沈着**を来します。コルチコステロンなどの電解質コルチコイドが，弱いながらも糖質コルチコイド活性をもつので，**副腎クリーゼを来すことはまれ**です。

本症は，電解質コルチコイド産生には支障なく，むしろ，ACTH分泌亢進から DOC やコルチコステロンが過剰となり，高血圧（高ナトリウム血症），低カリウム血症，代謝性アルカローシ

＊　コルチゾール cortisol
　副腎皮質ステロイドの1つです。毎日15〜25mg が分泌され，血中ではその85％がコルチコステロイド結合グロブリンと結合して存在しています。コルチゾールは視床下部と下垂体によるコントロールを受けています。

スなどの**塩過剰症**を呈します。また，DOC過剰から循環血漿量が増加し，むしろレニン分泌は抑制されます。アルドステロン分泌はレニンによるところが大きいため低下しています（ACTHは，アルドステロンの分泌調整には副次的にしか関与しない）。

本症は，副腎アンドロゲン合成経路障害のため，男児では出生時より46,XY性分化疾患（☞p.245）を呈し，思春期には二次性徴が欠如します。女児では出生時にはほとんど異常を認めませんが，卵巣でのエストロゲン産生が障害され，後に**二次性徴の欠如**と**原発性無月経**が現れます。

● 治 療

コルチゾールやヒドロコルチゾンの投与と，男性ホルモンまたは女性ホルモンの投与も行います。

■ リポイド副腎過形成症 lipoid adrenal hyperplasia（LAH）

● 病 態

コレステロールからプレグネノロンへのステロイド合成反応が進まず3系統のステロイド合成が障害される疾患です（p.230図4）。

一部は，コレステロール側鎖切断酵素（P450scc）の異常も考えられますが，コレステロール輸送蛋白の1つである**StAR**[*1]の異常が90%以上であることが明らかにされました。したがって，本症は**StAR欠損症**とも呼ばれます。これまで種々の*STAR*遺伝子に異常が見つかっていますが，まれな疾患です。

● 症 状

中間代謝産物を含めたすべての副腎皮質ホルモンが欠乏します。したがって，**副腎クリーゼ**を呈し，**塩喪失症**[*2]も伴います。また，ACTH分泌は亢進し，**色素沈着**も呈します。また，男児では**46,XY性分化疾患**を示し，二次性徴も発現しません。これに対して，女児では出生時に異常を認めないことも多く，二次性徴が発現することもあります。

● 治 療

コルチゾール（ヒドロコルチゾン）とフルドロコルチゾンの併用投与を行います。

② **副腎皮質機能低下症** adrenal cortex hypofunction

■ 副腎皮質機能低下症とは

コルチゾール cortisol および**アルドステロン** aldosterone の一方または双方が**不足**した**病態**で，副腎皮質が侵される**原発性**と，ACTHまたは副腎皮質刺激ホルモン放出ホルモン（CRH）の分泌が不十分な**続発性**に分類されます。原発性ではACTH分泌は亢進し，続発性では低下します。さらに，経過から急性と慢性に分け，急性，慢性原発性（Addison病），慢性続発性（視床下部

---

*1　StAR
　ステロイド産生急性調節蛋白 steroidogenic acute regulatory protein の略で，ステロイドホルモン合成の律速段階を形成します。

*2　塩喪失症
　低張性脱水（低ナトリウム血症），高カリウム血症，代謝性アシドーシスを呈し，レニン分泌は亢進します。

や下垂体の腫瘍，外傷，炎症）となります。

■ 急性副腎不全 acute adrenal insufficiency（副腎クリーゼ adrenal crisis）

● 病態・原因

急性副腎皮質機能低下症のうち，低血圧やショックを呈したものが副腎不全と呼ばれます。

原因には，外傷，感染，ストレス，薬剤（抗凝固薬や抗けいれん薬の投与，ステロイド治療の中断）などがあります。髄膜炎菌などのエンドトキシンショック endotoxin shock によるものは Waterhouse-Friderichsen 症候群と呼ばれます。

小児では先天性に下垂体低形成〜無形成，副腎低形成〜無形成，ACTH不応症，偽性低アルドステロン症，副腎白質ジストロフィーが存在し，これらが急性増悪することで起こることもありますが，これらはまれです。そのほか，前述した先天性副腎皮質過形成や副腎出血に起因するものもあります。

● 症　状

本症では，ストレスに対応できるコルチゾールがありません。副腎皮質ホルモン欠落症状として，低血糖による意識レベル低下，四肢冷感→チアノーゼ→血圧低下→ショック症状，悪心・嘔吐，下痢などの消化器症状，急激な生体の変化に伴う発熱，脱水→乏尿（急激なナトリウム再吸収の低下による），などが一挙に出現することがあります。ただし，新生児や乳児での初発症状は，不活発，体重増加不良，食欲不振が多くを占めます。

● 検　査

低ナトリウム・低クロール血症，高カリウム血症，BUN高値，低血糖，血中コルチゾール低値，尿中17-OHCS低値を認めます。

副腎皮質機能低下を疑う場合は，rapid ACTH試験が確実です（血中コルチゾールが増加しないとき副腎皮質不全が疑われる）。

● 治　療

本症が疑われる場合は緊急治療が必要です。ヒドロコルチゾン静注のほか，低ナトリウム血症や脱水，低血圧，低血糖を改善させるために塩化ナトリウムとブドウ糖を含んだ輸液を速やかに行います。

③ Cushing 症候群

● 病態・原因

Cushing 症候群は，慢性の糖質コルチコイド（コルチゾール cortisol）の過剰に起因する疾患の総称です。

ACTH分泌亢進型には，下垂体腺腫[*1]と異所性ACTH産生症候群[*2]があります。ACTH分泌

[*1]　下垂体腺腫 pituitary adenoma
ほとんどが微小腺腫であり，画像診断で発見できないケースもまれではありません。この下垂体腺腫に起因する Cushing 症候群に限って Cushing 病と呼ばれます。
[*2]　異所性ACTH産生症候群 ectopic ACTH syndrome
ほとんどが悪性腫瘍で，肺癌（特に小細胞癌），膵癌，胸腺腫，カルチノイド carcinoid などがその代表です。なお，一部の腫瘍は ACTH（副腎皮質刺激ホルモン）だけでなく，副腎皮質刺激ホルモン放出ホルモン corticotropin-releasing hormone（CRH）も同時に分泌します。

第7章　内分泌疾患　235

抑制型は副腎腫瘍によるもので，良性の副腎腺腫と悪性の副腎癌があります。下垂体腺腫と副腎腺腫がそれぞれ50％近くを占め，異所性ACTH産生症候群と副腎癌はかなりまれです。

本症候群自体は小児にはまれです。ただし，乳幼児期では副腎癌や副腎腺腫として，年長児ではCushing病としてみられることがあります。そのほか，小児では腎疾患，白血病，膠原病などに対する治療目的で副腎皮質ステロイド投与がよく行われ，これに起因する医原性Cushing症候群が現れることがあります。

症　状

中心性肥満，満月様顔貌，buffalo hump（水牛様脂肪沈着），近位筋萎縮による筋力低下を来し，顔面には痤瘡，皮膚には皮膚線条が発生します。

ACTH分泌亢進型では，副腎アンドロゲンが過剰です。副腎癌でも，純粋に糖質コルチコイドのみの過剰でなく，副腎アンドロゲン分泌を起こしていることもあります。このような場合は，男性化徴候がみられます。つまり，幼児〜年長児で，男児では陰茎の増大，陰嚢の色素沈着，二次性徴の早期発現が起こり，女児では外陰部男性化が起こります。成長促進も出現します。発症年齢と，ホルモン異常の程度にもよりますが，骨端線閉鎖も早まるので最終的には低身長となります。

そのほか，血圧上昇，骨粗鬆症，血糖値の上昇，耐糖能異常，糖尿病，易感染傾向がみられます。

また，低カリウム血症，アルカローシスなどの電解質異常や，精神不安定，不眠，多幸，集中力低下などの精神症状や，ACTH分泌亢進型では色素沈着がみられます。

検　査

血液学検査

末梢血中の好中球は増加し，好酸球は減少します。

生化学検査

耐糖能は低下し，脂肪分解促進作用によって脂質異常症がみられます。

血中コルチゾール値の日内変動が失われます（正常では朝高く，夕方〜夜低くなる）。尿中17-OHCSの1日の排泄量は増加します。

血中のACTH値は，文字どおりACTH分泌亢進型では上昇し，ACTH分泌抑制型では低下します。

選択的静脈洞サンプリング（海綿静脈洞または下垂体静脈洞）は，Cushing病か異所性ACTH産生症候群かの病変部位の診断に用いられます。

CRH負荷試験

CRH（副腎皮質刺激ホルモン放出ホルモン）を静注したとき，正常およびCushing病では，30分後と60分後の血中ACTH・コルチゾール値が増加しますが，副腎腫瘍や異所性ACTH産生症候群では無反応です。

デキサメタゾン抑制試験

前日深夜に0.5mgのデキサメタゾン*を内服させた翌朝，正常では，血中ACTH値，血中コル

＊　デキサメタゾン dexamethasone
　合成ステロイドで，糖質コルチコイド活性はコルチゾールの25倍ありますが，電解質コルチコイド活性はゼロです。

チゾール値および尿中17-OHCS値は抑制されます。しかし，これで抑制されない場合は，さらに8mgのデキサメタゾンを前日深夜に内服させると，翌朝Cushing病（下垂体腺腫）では抑制が認められますが，異所性ACTH産生症候群と副腎腫瘍（腺腫および癌）では抑制が認められません（無反応）。

● 画像診断

副腎の状態を，腹部CTやMRI，^{131}I-アドステロールによるシンチグラフィで調べます。下垂体も頭部CTやMRIで調べます。

● 治　療

下垂体腺腫では，経蝶形骨洞下垂体腺腫摘出術を行います。副腎癌では，外科的治療，放射線療法，化学療法を行いますが，予後不良です。

④ 褐色細胞腫 pheochromocytoma

● 病　態

副腎髄質，傍神経節，交感神経叢などクロム親和性細胞[1]から発生し，カテコールアミン[2]を分泌する腫瘍で，高血圧を来す疾患です。

約90％が副腎髄質に発生し，約10％が副腎外に発生します。持続型と発作型（純粋な発作型は約1/3）があります。

約10％は両側発生し，家族内発生が10％程度認められ，90％は良性で10％が悪性とされています。

● 症　状

カテコールアミン過剰に起因する，頭痛，動悸（心悸亢進），蒼白，発汗過多，手指振戦，胸部苦悶感，めまい感，不安感，口渇，排尿障害，便秘などが認められます。高血圧性網膜症が起これば，高血圧性の眼底変化から，視力障害，視野狭窄なども現れます。

運動，食事，排泄，薬物，精神的動揺など種々の原因で高血圧クリーゼが惹起されるので注意が必要です。

● 検　査

● 画像診断

副腎原発では，腫瘍径2cm以上の大きな腫瘍が多く，CTやMRI（p.238図6上段・下段左）でほとんどが診断可能です。副腎外原発では，**腫瘍**は^{123}I-MIBG（metaiodo-benzylguanidine）シンチグラフィで**陽性**hot spotに描出されます（p.238図6下段右）。

＊1　クロム親和性細胞 chromaffin cell
副腎髄質は副腎の中央に位置する外胚葉由来の器官で，その細胞（副腎髄質細胞）は重クロム酸カリウムによって黄褐色に染まるので，クロム親和性細胞あるいは褐色細胞 pheochromocyte と呼ばれます。
＊2　カテコールアミン catecholamine（CA）
ベンゼン環に水酸基が2つ結合した物質をカテコールと呼びますが，このカテコールの側鎖にアミノ基が結合してカテコールアミンができます。生体内に存在するカテコールアミンには，ドパミン，ノルアドレナリン（☞p.93脚注），アドレナリン（☞p.279脚注）があります。神経伝達物質として作用します。

第7章　内分泌疾患　237

図6 褐色細胞腫（矢印）のMRI（上段および下段左）と^{123}I-MIBGシンチグラム（下段右）

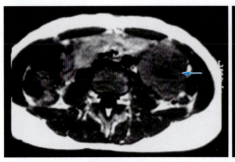
T1強調像（低信号）

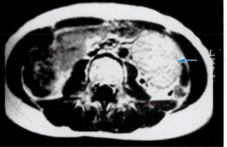
T2強調像（高信号）

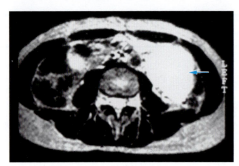
T1（Gd-enhanced）造影効果が認められる。

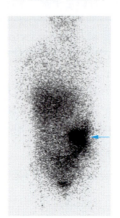

● 血液学検査および尿検査

β_2受容体刺激により血糖値が上昇し，耐糖能低下から尿糖も陽性となり，**二次性糖尿病**を来すことがあります。

● 生化学検査

血中カテコールアミン値の上昇のほか，尿中にはノルアドレナリンやアドレナリンが排泄され，これらの代謝産物である**ノルメタネフリン，メタネフリン，バニリルマンデル酸** vanillylmandelic acid（VMA），**ホモバニリン酸** homovanillic acid（HVA）も**大量**に**排泄**されます。

● 内分泌・代謝機能検査

クロニジン抑制試験やグルカゴン負荷試験がありますが，小児では評価が定まっていません。

● 治 療

術中および術後の血圧変動に注意しながら，**外科的腫瘍全摘出術**を行います。

F 発育の異常

1 思春期早発症 precocious puberty

> **STEP**
> 思春期早発症では
> ・中枢性はゴナドトロピン分泌亢進による
> ・末梢性はゴナドトロピン分泌亢進によらない

● 病態・原因

二次性徴が年齢不相応に異常に早く出現した病態が思春期早発症（早発思春期）です。

医学的な問題点は主に次の3つです。

まず，二次性徴発現は何らかの原因により引き起こされた症状にすぎません。したがって，重篤な疾患が原因で致死的なこともあるため，その検索が必要です。

次に，不相応な成長加速と骨年齢亢進がみられますが，骨端線早期閉鎖により低身長症を招く可能性が高く，治療の対象となります。

そして，性機能も年齢不相応に成熟するため，肉体と精神の発育のアンバランスに起因する精神的・行動的問題を招くほか，女児なら性的事故による妊娠など社会的問題を引き起こすことがあります。

● 分　類

中枢性（真性）と末梢性（仮性）に大別されます。

● 中枢性思春期早発症 central precocious puberty

視床下部に何らかの異常が起こり，間脳–下垂体–性腺系が早期に成熟を開始し，下垂体から分泌されるのゴナドトロピン[*1]が早期から異常に上昇したものです。さらに，中枢神経系の器質的病変に惹起されるもの（視床下部周辺の腫瘍，先天奇形，脳炎，感染など）を器質性中枢性思春期早発症，明らかな器質的異常を認めないものを特発性中枢性思春期早発症とします。

特発性中枢性では，黄体形成ホルモン（LH）や卵胞刺激ホルモン（FSH）の基礎値上昇，LHRH試験でLHやFSHの反応亢進，テストステロンやエストラジオールが高値を示します。原則としてヒト絨毛性ゴナドトロピン（hCG）は認められませんが，認められた場合は頭蓋内hCG産生腫瘍による思春期早発症を考えなくてはなりません。

男女比は1：1.5〜5以上で，女児に多いとされます。

● 末梢性思春期早発症 peripheral precocious puberty

ゴナドトロピンの直接関与ではなく，性腺，副腎，その他の臓器からの性ホルモン分泌過剰が原因で思春期早発が起こるものです。

女児で女性化を起こすものには，卵巣腫瘍，McCune-Albright症候群[*2]などがあり，男性化を

---

*1　ゴナドトロピン gonadotropin
性腺刺激ホルモンとも呼ばれます。下垂体前葉から分泌される卵胞刺激ホルモンと黄体形成ホルモン，それに胎盤絨毛が分泌するヒト絨毛性ゴナドトロピンを指します。

起こすものには，先天性副腎過形成やテストステロン産生副腎皮質腫瘍などがあります。

男児で男性化を起こすものには，Leydig細胞腫などの精巣ホルモン産生腫瘍，テストステロン産生副腎皮質腫瘍，先天性副腎皮質過形成などがあり，女性化を起こすものには Sertoli 細胞腫などがあります。もちろん，アンドロゲンやエストロゲンに関連した薬剤の長期投与も原因の1つです。

末梢性では，性ホルモン値は高値を示す半面，feed back により，LHRH，下垂体性ゴナドトロピンは低値となります。

● 検査・診断

病歴を詳しくとることから始まり，手根骨X線撮影による骨年齢の評価，薬剤投与の有無，色素沈着があるか（先天性副腎皮質過形成を疑わせる），café-au-lait斑があるか（McCune-Albright症候群を疑わせる），を確認します。

中枢性か末梢性かの鑑別のために血中ゴナドトロピン，性ステロイド値を測定します。

単純X線写撮影，超音波検査，CT，MRI などの画像診断にて，脳腫瘍，縦隔腫瘍，hCG産生腫瘍，副腎腫瘍，卵巣腫瘍などの検索も行います。

最終的に原因が不明のものが特発性中枢性ということになります。中枢性思春期早発症の診断に関しては，表10（p.241）を参照してください。

● 治　療

器質性中枢性と末梢性の場合は，原因疾患に対する治療を第一に考えます。

次いで，特発性中枢性を含め，病態の項で述べた3つの問題点に対する治療を検討することになります。なお，低身長に関しては全例が治療適応となるわけではありません。

以上を踏まえ，治療を行う場合は LHRH アナログ（視床下部ホルモン GnRH誘導体製剤）が第一選択となります。下垂体からゴナドトロピンが分泌されるには，脈動的な LHRH 刺激が必要となります（持続的に LHRH を投与すると，初期の分泌刺激の後は，逆にゴナドトロピン分泌は抑制される）。点鼻薬や注射薬の形式で投与されます。

参考

早発乳房 premature thelarche

3歳以下の女児に，乳房のみの発育が一過性にみられるものです。1歳前後にみられることが多く，通常，他の二次性徴や骨成熟促進，身長促進などは認められません。乳房は自然退縮することが多いのですが，なかには思春期早発症が明らかになるものがあるため，手根骨X線撮影を行い，長期的に経過観察します。

＊2　McCune-Albright症候群

多発性線維性骨異形成，皮膚の café-au-lait斑，GnRH非依存性思春期早発症を三徴とします。そして，内分泌腺機能亢進の1つとして思春期早発症を来します。本症では，Gs蛋白の α サブユニットをコードする *GNAS* 遺伝子に点変異があるため，アデニル酸シクラーゼが自律的に活性化され，際限なく cAMP を産生することによってこれらの症状が引き起こされます。

表10	中枢性思春期早発症の診断の手引き（2003年度版より抜粋）

Ⅰ　主症候
A　男児の主症候
1．9歳未満で精巣，陰茎，陰嚢等の明らかな発育が起こる。
2．10歳未満で陰毛発生をみる。
3．11歳未満で腋毛，ひげの発生や声変わりをみる。
B　女児の主症候
1．7歳6か月未満で乳房発育が起こる。
2．8歳未満で陰毛発生，または小陰唇色素沈着等の外陰部早熟，あるいは腋毛発生が起こる。
3．10歳6か月未満で初経をみる。

Ⅱ　副症候（発育途上で次の所見をみる）
1．身長促進現象：身長が標準身長の2.0SD以上。または年間成長速度が2年以上にわたって標準値の1.5SD以上。
2．骨成熟促進現象：骨年齢－暦年齢≧2歳6か月を満たす場合。または暦年齢5歳未満は骨年齢/暦年齢≧1.6を満たす場合。
3．骨年齢/身長年齢≧1.5を満たす場合。

Ⅲ　検査所見
下垂体性ゴナドトロピン分泌亢進と性ステロイドホルモン分泌亢進の両者が明らかに認められる。

Ⅳ　除外規定
副腎性アンドロゲン過剰分泌状態（未治療の先天性副腎皮質過形成，副腎腫瘍など），性ステロイドホルモン分泌性の性腺腫瘍，McCune-Albright症候群，テストトキシコーシス（遺伝性テストステロン過剰症），hCG産生腫瘍，性ステロイドホルモン（蛋白同化ステロイドを含む）や性腺刺激ホルモン（LHRH，hCG，hMGを含む）の長期投与中（注射，内服，外用），性ステロイドホルモン含有量の多い食品の大量長期摂取中などのすべてを否定する。

確実例の診断基準
1．Ⅰの2項目以上とⅢとⅣを満たすもの。
2．Ⅰの1項目以上およびⅡの1項目以上とⅢとⅣを満たすもの。

（厚生労働省間脳下垂体機能障害に関する調査研究班）

❷ 思春期遅発症 delayed puberty

　男児ではおおむね14歳までに精巣体積の増大がない場合，女児では13歳までに乳房増大がない場合は，思春期遅発症を考えます。本症は，性腺機能低下症の一部分症状ということができます。ここでは分類を掲載するので，各疾患については該当する箇所を参照してください。

■ 永続的性腺機能低下症

　本症は，下垂体または視床下部障害に基づくLHおよびFSHの分泌不全によるもの（二次性あるいは続発性）と，性腺自体の障害（原発性）によるものとに分けられます。

● 二次性（中枢性）低ゴナドトロピン性性腺機能低下症（LH，FSH低下）

● 先天性（周産期障害も含む）

下垂体形成不全などの中枢神経系の奇形，複合型下垂体機能低下症，特発性成長ホルモン分泌不全性低身長症，ゴナドトロピン単独欠損症でみられます。

ゴナドトロピン単独欠損症には，Kallmann症候群*，LH単独欠損症，FSH単独欠損症があります（精査しても明らかな器質的疾患は存在しない）。

● 後天性

間脳−下垂体近傍腫瘍（頭蓋咽頭腫，胚細胞腫瘍など），炎症（脳炎，髄膜炎後），頭部外傷に起因するものです。

● 原発性高ゴナドトロピン性性腺機能低下症（LH，FSH上昇）

● 先天性性腺形成不全 congenital gonadal dysgenesis

Turner症候群（☞p.86）の大部分，XO/XY混合型性腺異常発生症，純型性腺形成不全，Klinefelter症候群（☞p.87），Noonan症候群（☞p.90）の一部でみられます。

● 停留精巣

停留精巣は後述（☞p.497参考）します。

● 先天性副腎皮質過形成の一部

17α-OHlase欠損症，3β-HSD欠損症，StAR欠損症（リポイド副腎過形成症）でみられます。

● 後天性

精巣や卵巣の手術後，自己免疫性（ゴナドトロピン受容体阻害抗体）などによってみられます。

● 中枢性か原発性か未定の性腺機能低下症

Prader-Willi症候群（☞p.91），Bardet-Biedl症候群（p.212表1）などでみられます。

---

③ 一過性で狭義の思春期遅発症

ここに属するものはすべて二次性です。単に二次性徴の発現・発達が遅れているだけで，放置しても最終的には完全な性成熟が認められます。

■ 体質性（特発性）思春期遅発症

除外診断によりなされるものです。多くは，思春期以前の学童期ころからすでに低身長がみられます。骨年齢は身長年齢とほぼ同じ数値を示し，体質性・家族性低身長症をしばしば認めます。多くの場合，副腎機能を調べると成熟の遅れがみられます。

---

* Kallmann症候群

GnRH合成ニューロンの障害により，LHRH産生が障害されています。糖蛋白質であるANOS1をコードする*KAL1*遺伝子異常に起因するものはX連鎖潜性遺伝を示します。ゴナドトロピン単独欠損症では最も多くみられます。女性では原発性無月経，男性では精巣機能低下症や女性化乳房を来します。

そのほか思春期遅発症の原因となるもの

栄養失調症，神経因性食欲不振症，Cushing症候群，糖質コルチコイド長期投与，下垂体性低身長症（特発性，遺伝性）の一部などが挙げられます。

G 性分化疾患
disorders of sex development（DSD）

性分化疾患は，卵巣・精巣や性器の発育が非典型的である状態と定義されています。出生頻度は0.2～0.3％とそれほど高くはありませんが，性別を誤ることは個人や家族に重大な問題となりますので，その診断は早期に，かつ確実に行わなければなりません。

❶ 性決定 sex determination

遺伝的男性

胎生初期では，未分化性腺原基（原始生殖腺）は男女共通で，Wolff管とMüller管の両方を備え，精巣・卵巣のどちらにも分化し得る状態です。しかし，胎生第7週になると，遺伝的男性ではY染色体上に存在する*SRY*遺伝子が精巣決定因子（TDF）として働き，**抗Müller管ホルモン** anti mullerian hormone（**AMH**）と**テストステロン***が機能し始めます。

AMHは精巣Sertoli細胞より分泌され，女性の内性器となる**Müller管を退縮**させます。テストステロンは精巣Leydig細胞から分泌され，男性の内性器となるWolff管から精巣上体，精管，精嚢を形成させます。テストステロンは，5α還元酵素（前立腺細胞にあるリダクターゼ）によって，より強力なジヒドロテストステロン dihydrotestosterone（DHT）となり，陰嚢や陰茎といった外性器を発達させます（p.244図7）。

---

* テストステロン testosterone
　男性ホルモンのことです。精巣のLeydig細胞から分泌される性ステロイドホルモンで，胎生期には男性器の性分化を促す作用を有し，思春期以後は男性の二次性徴を発現・維持し，蛋白を同化する作用をもちます。

図7 遺伝的男性

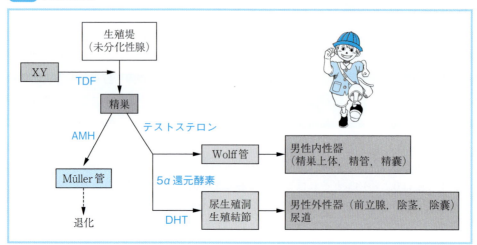

遺伝的女性

AMHとテストステロンという2つの誘導因子が存在しないと，未分化性腺原基は卵巣を選択し，内・外性器とも女性型として発達が進行します（図8）。

図8 遺伝的女性

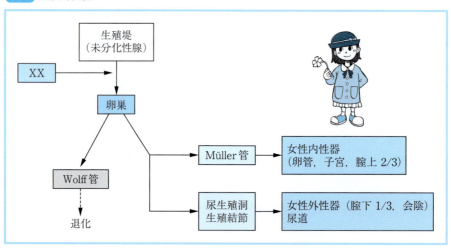

❷ 性染色体異常 sex chromosome aberration

複数の病態が存在します。**XY型性腺異形成症**は，正常Y染色体が存在するものの，精巣は発達せず索状で，Müller管が残存します（外性器も女性型で46,XY性分化疾患を呈する）。思春期に二次性徴が発現せず，原発性無月経を主訴に受診（女性として育てられている）し，診断されます。そのほか，卵精巣性性分化疾患，Turner症候群（45,X），Klinefelter症候群（47,XXY），混合性性腺異形成症（45,X/46,XYのモザイク）などがあります。

③ 卵精巣性性分化疾患 ovotesticular DSD

病　態

　同一個体に卵巣と精巣が共存するものです。卵巣と精巣が別々にある場合と，同一性腺に両方が存在して卵巣精巣の形をとるものがあります。その位置は腹腔内〜鼠径部〜外陰部など，特に決まっていません。多くの場合，**外性器は男女の中間型**ですが，出生時には陰核の肥大によって男児として扱われます。体型は正常で，通常，陰毛，乳房発育などの二次性徴が発現します。

原　因

　Y染色体内の精巣決定因子（TDF）が精子形成の減数分裂中にX染色体に転座することなどが原因です。60％が46,XX，30％が46,XY，残りが46,XX/46,XYのモザイクです。

④ 46,XX性分化疾患 46,XX DSD

病　態

　染色体は**女性**（46,XX）で，内性器も女性型（卵巣は正常）なのに，**外性器は男性化**を示します。外性器の分化が起こる胎生12週ころにアンドロゲンが作用すると，生殖隆起は男性としての分化を起こします。

原　因

　多くは副腎性器症候群（21-OHlase欠損症と11β-OHlase欠損症）に起因します。

⑤ 46,XY性分化疾患 46,XY DSD

病　態

　染色体は**男性**（46,XY）で，内性器も男性型なのに，**外性器は女性化**を示します。染色体としては男児なのに，胎生期に加わるべき男性になるための刺激がないときにみられます。

原　因

　副腎性器症候群（17α-OHlase欠損症，3β-HSD欠損症，リポイド副腎過形成症）を代表とするアンドロゲン合成障害と，アンドロゲン不応症の2つがあります。

⑥ アンドロゲン不応症 androgen insensitivity　（精巣性女性化症候群 testicular feminization syndrome）

> **STEP** アンドロゲン不応症は
> - アンドロゲン受容体の異常
> - 遺伝的には男性，外性器は女性型（ただし，卵管，子宮，膣の上部2/3は存在しない）
> - テストステロンとLHの分泌は亢進

第7章　内分泌疾患　245

病態・症状

完全型と不完全型があります。

完全型

染色体は男性（46,XY）で，精巣はあるもののアンドロゲン受容体に異常があるため作用が発現せず，腟の下部1/3が認められ，外観上は女性型の外性器を示します。しかし，胎生期に精巣Sertoli細胞より分泌されるAMHの働きで，Müller管が退化していて，卵管，子宮，腟の上部2/3は存在しないので，腟は盲端となっています。アンドロゲンが作用しないことから，性格も女性的で，外観と相まって小さいころから女子として育てられることが多いほか，血中でテストステロンから変換されたエストロゲンの作用で，思春期が近づくと乳房発育が起こるなど，女性としての二次性徴を発現します。しかし，卵巣が存在しないので月経はなく（原発性無月経），妊娠しません（精巣は停留精巣として鼠径部などに存在：☞p.497参考）。

不完全型

少ないながらも受容体機能が残っているので，外観上は尿道下裂や小さい陰茎などの外性器異常を示し，Reifenstein症候群と呼ばれます。ただし，非常にまれな疾患で，X連鎖潜性遺伝の形式をとります。

検　査

アンドロゲン受容体に異常があるので，Leydig細胞からのテストステロン分泌が亢進します。また，有り余ったテストステロンは下垂体前葉のLH産生細胞にnegative feedbackをかけるはずですが，このLH再生細胞のアンドロゲン受容体も機能しないので，LH分泌も亢進してしまいます。

治　療

根本的な治療法はなく，精神的なケアが中心となります。ただし，停留精巣は悪性化の危険が高いため，摘出術の施行が望まれます。

第8章
代謝疾患
metabolic disease

A   先天代謝異常概説

A
先天代謝異常概説

　代謝経路に遺伝的欠陥が存在することに起因して，酵素異常や蛋白の生成異常が生じ，代謝が正常に進まなくなったものが先天代謝異常inborn error of metabolism です。異常の基本は，物質の蓄積や欠乏です。

　現在までに数百の疾患が確認されていますが，重要なのは "その代謝異常が，アミノ酸代謝異常か，脂質代謝異常か，糖質代謝異常か，それ以外のものか" を理解することです。

■ 先天代謝異常の分類

● 遺伝形式

　ほとんどは常染色体潜性遺伝です。それ以外では，X連鎖潜性遺伝（Lesch-Nyhan症候群，Hunter症候群，Fabry病）とX連鎖顕性遺伝〔オルニチントランスカルバミラーゼ（OTC）欠損症〕が代表的です。

● 発症時期

　新生児期に発症するものと，思春期に発症するものがあります。新生児期に発症するものには，高アンモニア血症，有機酸代謝異常症，ガラクトース血症，メープルシロップ尿症などがあります。

■ 各先天代謝異常の特徴的な症状

　先天代謝異常の多くに認められる代表的症状として，意識障害，けいれん，精神発達遅滞，運動麻痺，退行現象*1，発育障害があります。一方，糖原病，Morquio病，Fabry病，シスチン尿症などの先天代謝異常では，中枢神経症状を認めません。

● アミノ酸代謝異常

　蛋白質の元であるアミノ酸が不足すれば，けいれんや精神発達遅滞など**中枢神経症状**が前面に出ます。

● 脂質代謝異常

　糖脂質は中枢神経に多く存在するので，脂質代謝異常ではアミノ酸不足同様に**中枢神経症状**がみられます。また，細網内皮系に脂質の中間代謝物が蓄積するため，**肝脾腫**が多くみられます。

● 糖質代謝異常

　グリコーゲン*2は筋肉や肝臓に存在するので，糖質代謝異常を呈すると，**筋力低下や肝腫大**

＊1　退行現象 regressive phenomenon
　首の座りなど，正常に発達が進行していたのに，以前の状態に戻ってしまう現象です。
＊2　グリコーゲン glycogen
　動物の肝臓や筋肉に特に多く存在する多糖類で，ブドウ糖が $a（1\rightarrow4）$ 結合したものです。生体内ではブドウ糖からグリコーゲンが作られ，エネルギー源として肝臓と骨格筋に貯蔵されます。飢餓などによって血糖値が低くなると肝臓に蓄えられたグリコーゲンが分解されブドウ糖が放出され，血糖値を維持します。

第8章　代謝疾患　247

を来しやすくなります。そのため，代表的な疾患である糖原病は，肝型と筋型に分類されます。また，グリコーゲンは血糖値維持に重要であり，**低血糖症**を認めるものも少なくありません。ガラクトース血症では，黄疸や嘔吐を来します。

● ムコ多糖代謝異常

ムコ多糖[*1]は，骨や関節および結合組織で特に重要です。したがって，ムコ多糖代謝異常では，骨変形や関節拘縮，顔貌の変化が前面に出やすくなります。

症状から考える先天代謝異常

そのほか，症状から最初に考えるべき代謝異常には表1のようなものがあります。詳細は各疾患の項で確認してください。

表1　症状から考える先天代謝異常

症　状	疾患名
下　痢	乳糖分解酵素欠損症
肝腫大	糖原病，チロシン血症，ガラクトース血症，リピドーシス，Wilson病，ムコ多糖代謝異常症
特異な顔貌	ムコ多糖代謝異常症
白内障	ガラクトース血症
水晶体脱臼	ホモシスチン尿症
眼底異常（cherry-red spot）	リピドーシス（Tay-Sachs病，Niemann-Pick病）
骨（脊柱，四肢）の変形	ムコ多糖代謝異常症，ビタミンD依存性くる病
自傷行為	Lesch-Nyhan症候群

先天代謝異常の検査

● 尿検査

● 一般的性状

代謝異常なので，尿に異常が現れることがあります。特徴的なのは，色調と尿臭です（表2）。

腎性尿糖では尿糖が陽性で，有機酸代謝異常症ではケトン体[*2]が陽性です。シスチン尿症は腎結石の原因として重要で，結石による尿潜血を認めることもあります。

表2　尿の性状と疾患

尿の性状		特徴的な疾患
色　調	青　色	Hartnup病
	ブドウ酒色	ポルフィリン血症
	黒　色	アルカプトン尿症
尿　臭	ネズミ尿臭	フェニルケトン尿症
	砂糖が焦げた臭い	メープルシロップ尿症
	汗　臭	プロピオン酸血症

＊1　**ムコ多糖** mucopolysaccharide
アミノ酸とウロン酸が交互に繰り返して結合した物質で，粘性が高いうえ，浸透圧活性が高く水分を引きつけるので，組織に加わった圧力に抵抗する機能をもっています。ムコ多糖には，ヒアルロン酸，デルマタン硫酸，ヘパラン硫酸，ケラタン硫酸，コンドロイチン硫酸などがあります。グリコサミノグリカンとも呼ばれます。
＊2　**ケトン体** ketone body
アセト酢酸acetoacetic acid，β-ヒドロキシ酪酸 β-hydroxybutyric acid，アセトン acetone の3つをケトン体といいます。ケトン体は，肝臓において脂肪酸から生成されます。

● 定性反応

尿の定性反応と特徴的な疾患を表3にまとめます。

表3 尿の定性反応と疾患

定性反応	特徴的な疾患
塩化第二鉄反応	フェニルケトン尿症
尿ミロン反応	高チロシン血症
尿ニトロプルシド反応	ホモシスチン尿症
トルイジンブルー反応	ムコ多糖代謝異常症（Hurler症候群やHunter症候群など）
ジニトロフェニルヒドラジン反応	メープルシロップ尿症
Nylander test	ガラクトース血症

新生児マススクリーニング

生命に危機を及ぼす可能性のある疾患，知的能力障害などを招きやすい疾患に対し，早期発見と早期治療開始を目的として行われます。

● スクリーニングの対象疾患と検査方法

すべての新生児が対象で，検査料は公費負担となっています（採血料は原則自己負担）。

次に挙げるGuthrie法は古典的な方法であり，現在では**タンデム型質量分析計（タンデムマス）** を使用して，ガラクトース血症，先天性副腎皮質過形成，先天性甲状腺機能低下症を除く20種類以上の代謝異常をスクリーニングしています。表4にタンデムマス以外で行われるスクリーニング対象疾患とその方法を示します。

表4 タンデムマス以外で行われるスクリーニングの検査方法

疾患	検査法
ガラクトース血症	Beutler法，Paigen法，微量蛍光定量法
先天性副腎皮質過形成	ELISA（17-hydroxyprogesterone測定）
先天性甲状腺機能低下症	ELISA（血中TSH，施設によっては判定の補助として遊離サイロキシンも測定）

● Guthrie法（ガスリー）

原理は細菌抑制検査 bacterial inhibition assay（BIA）です。枯草菌芽胞とフェニルアラニン（p.250脚注）に対する代謝拮抗薬を混ぜた培地で，新生児から採取した血液を培養して検査します。検査を行うのは生後4〜6日です。血液採取は，新生児の足底（通常，踵の外側部）

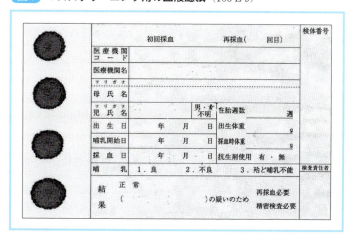

図1 マススクリーニング用の血液濾紙（106-E-9）

をアルコールで消毒し，乾燥させてから行います。採取した血液は，血液濾紙（p.249図1）に円形の点線をはみ出すように，1回で必ず一方向から裏面まで染み込ませます。採血後の濾紙は水平に保持して2〜3時間自然乾燥させ，検査機関へ渡します。ただし，メープルシロップ尿症，ガラクトース血症は，授乳開始後2〜3日で重篤症状が出現することもあるので注意を要します。

⚫ Beutler法
ボイトラー

濾紙血液を試料として赤血球のトランスフェラーゼ活性を測定し，活性の低下が認められれば紫外線蛍光を発することを利用し，ガラクトースの定量を行います。

B 先天性アミノ酸代謝異常症
inborn error of amino acid metabolism

---

① フェニルケトン尿症 phenylketonuria（PKU）

> **STEP**
> フェニルケトン尿症は
> ・出生時は正常で，成長に伴って赤毛，湿疹，白い皮膚が出現，尿はネズミ尿臭
> ・生後1か月以内に治療を開始しないと知的能力障害を来す

⚫ 病 態

フェニルアラニン水酸化酵素phenylalanine hydroxylase（PAH）活性の低下や欠如で，フェニルアラニン[*1]が蓄積し，チロシン[*2]が欠乏します。このため，脳組織へのフェニルアラニン蓄積で精神機能が侵され，チロシン欠乏によって，全身の色素が減少します。

⚫ 症 状

出生時は正常ですが，フェニルアラニン蓄積とチロシン欠乏が進むにつれて，赤毛，湿疹，白い皮膚が目立つようになります。嘔吐が出現し，"お座り"や"はいはい"，歩行開始などの運動発達の遅れと，言語発達の遅れが気づかれるようになります。約25％にけいれん発作が認められます（アミノ酸代謝異常でけいれんを認めないのは高チロシン血症，アルカプトン尿症）。また，異常行動も出現します。尿と汗はカビ臭いネズミ尿臭を示します。

⚫ 診 断

タンデムマスのスクリーニング対象疾患です。血中フェニルアラニン値20mg/dL以上で，尿中のフェニルケトン体の増加を尿塩化第二鉄反応[*3]で証明します。わが国では年間20例前後発

---

*1 フェニルアラニン phenylalanine（Phe）
中性アミノ酸に属する必須アミノ酸の1つで，神経伝達物質の一部となります。
*2 チロシン tyrosine（Tyr）
生体内で，フェニルアラニンから生合成される中性アミノ酸で，メラニン色素の前駆物質でもあります。チロシンは代謝され，4-ヒドロキシフェニルピルビン酸やフマリルアセト酢酸などを経て，最終的にはフマル酸とアセト酢酸になります。

見されています。

治療

診断がつき次第，PKU治療用ミルク（Pheを除去，その他の必要なアミノ酸は含む）を与え，必要なPheは母乳または育児用調製粉乳から与えます。これは，Pheが必須アミノ酸であることから，完全に0にはできないためです。新生児期に開始すれば，**知的能力障害は予防できます**。目下，食事療法は生涯継続すべきとされ，全年齢で血中Phe値を2〜6mg/dLとするのが目標です。最近，PAHの役割を補うペグバリアーゼ（自己注射薬）も使用されています。

なお，本症の女性が妊娠した場合は，母体の血中フェニルアラニン値が高いため，胎児に発育障害，知的能力障害，小頭症，心奇形などを来すことがあり，**マターナルPKU**として問題となっています。予防には，妊娠前からの血中フェニルアラニン値コントロールが重要で，このための治療基準があります。

② メープルシロップ尿症（楓糖尿症）maple syrup urine disease（MSUD）

> **STEP** メープルシロップ尿症は
> - 古典型は生後3〜5日より哺乳困難，吐乳，けいれんで発症
> - 尿はメープルシロップ臭を呈する

病態

分枝鎖アミノ酸である**ロイシン** leucine（Leu），**イソロイシン** isoleucine（Ile），**バリン** valine（Val）は，分枝鎖アミノ酸トランスアミナーゼと分枝鎖αケト酸脱水素酵素複合体により，図2のように変換されます。この**分枝鎖αケト酸脱水素酵素複合体の障害**によって，**αケト酸が蓄積**したものがメープルシロップ尿症です。最も重症な古典型から軽症なものまで，5つに細分されます。

図2 メープルシロップ尿症の発生機序

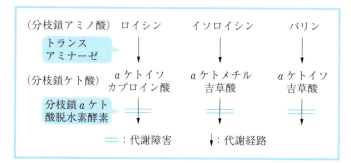

---

*3　塩化第二鉄反応

フェニルケトン尿症では生後間もなくからフェニルアラニンが上昇し，血清中で15mg/dL以上になると，アミノ基転移酵素 aminotransferase によってフェニルピルビン酸 phenylpyruvic acid やフェニル酢酸 phenylacetic acid などとなり尿中に排泄されます。フェニルピルビン酸は，塩化第二鉄反応によって緑色を呈します。

🔵 症　状

　古典型は，生後3～5日より哺乳困難，吐乳，けいれん，嗜眠が出現し，やがて，痙性麻痺，後弓反張と症状が悪化します。蓄積物質は酸性であるため，代謝性アシドーシスを呈します。症状から，敗血症や髄膜炎と誤診されることがあるので，注意が必要です。未治療の場合は，数か月以内に死亡します。

🔵 診　断

　タンデムマスのスクリーニング対象疾患です。砂糖を焦がしたような尿臭（メープルシロップ臭），Guthrie法（血中および尿中のロイシン，イソロイシン，バリンと，それらのαケト酸が増加），ジニトロフェニルヒドラジン反応陽性（尿2,4-ジニトロフェニルヒドラジン塩酸溶液を加えると微細な黄色沈殿を生じる）より疑い，分枝鎖αケト酸脱水素酵素活性を測定して診断します。わが国では，年間数例の発見にとどまっています。

🔵 治　療

　分枝鎖アミノ酸の制限食とし，特殊ミルクを与えます。ビタミン B_1 の補充も行います。これは，分枝鎖αケト酸脱水素酵素には補酵素としてビタミン B_1 が必要なため，ときにビタミン B_1 反応性のメープルシロップ尿症も存在するからです。

　なお，本症は死亡を免れても，多くの場合，中枢神経障害が残ります。

---

③ ホモシスチン尿症 homocystinuria

> **STEP**　ホモシスチン尿症は，高身長，くも状指，水晶体脱臼，知的能力障害，易血栓形成性

🔵 病　態

　古典型は，ホモシステイン[*1]→シスタチオニン cystathionine を司るシスタチオニンβ合成酵素 cystathionine β-synthase（CBS）欠損症です（p.253図3）。ホモシスチンおよびその代謝上流にあるメチオニン[*2]が蓄積します。また，ビタミン B_6 依存性のものもあります。

🔵 症　状

　Marfan症候群（☞p.91）に類似した高身長，くも状指，水晶体脱臼のほか，精神神経症状（けいれん，知的能力障害）や易血栓形成性（脳血栓，心筋梗塞，妊娠・出産時血栓症）を認めます。

[*1]　**ホモシステイン** homocysteine
　必須アミノ酸の1つであるメチオニンの代謝における中間体です。
[*2]　**メチオニン** methionine（Met）
　含硫アミノ酸に属する必須アミノ酸の1つです。血中コレステロールを低下させるほか，活性酸素を取り除く働きも有します。不足すると肥満を来すこともあります。

図3 ホモシスチンの代謝経路

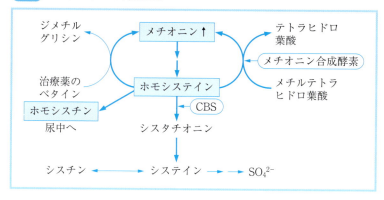
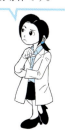

テトラヒドロ葉酸は，葉酸の還元体であって，葉酸の補酵素型です。メチルテトラヒドロ葉酸は，テトラヒドロ葉酸のメチル化誘導体です。

診断

タンデムマスのスクリーニング対象疾患です。ホモシスチンが増加することにより，尿ニトロプルシド反応（シアニド・ニトロプルシド反応）は陽性です。血中メチオニンとホモシスチンの増加はGuthrie法で知ることができるほか，アミノ酸分析でも調べることができます。線維芽細胞やリンパ芽球のシスタチオニンβ合成酵素活性低下で診断できます。わが国では，年間数例の発見にとどまっています。

治療

シスタチオニンβ合成酵素はビタミンB₆を補酵素としていて，これに依存性のものもあります。このような場合ではビタミンB₆大量投与が有効です。それに反応しない場合は，低メチオニン食を用い，一生継続します。

通常，年長児・成人の例には，ホモシステインをメチオニンに戻すためにベタイン*を併用します。

④ その他のアミノ酸代謝異常

高チロシン血症 hypertyrosinemia

病態

欠損酵素の違いなどからⅠ型，Ⅱ型，Ⅲ型の3つに分類されます。代表的なⅠ型は**フマリルアセト酢酸加水分解酵素** fumarylacetoacetate hydrolase（FAH）**欠損**により，フマリルアセト酢酸（FAA）が蓄積します。FAAやその代謝産物は**細胞毒性**をもち，特に**肝細胞と近位尿細管細胞**を強く障害します。Ⅰ型はタンデムマスのスクリーニング対象疾患です。

症状

新生児期に，易刺激性，嘔吐，下痢，発熱などで発症する**急性型**（FAA産生が多いもの）は，後に黄疸と肝脾腫から肝不全を呈し，**生後2〜3か月ころに死亡**に至り，非常に予後不良です。

---

* ベタイン betaine
ホモシスチン尿症治療薬です。ベタインは，ホモシステインにメチル基を提供してメチオニンの再合成を進めるため，ベタイン自身はメチル基を1つ失ってジメチルグリシン dimethylglycine となります（図3）。

1歳ころに徐々に発症する**慢性型**（FAAの産生が少ないもの）は，腎尿細管機能障害（二次性Fanconi症候群：☞p.494）と，肝脾腫→肝硬変→肝癌という経過をとり，**10歳ころまでに死亡します**。

🔵 治　療

低チロシン食，低フェニルアラニン食とします。

現在，Ⅰ型にはHPPD阻害薬が試みられています。これはHPPDを阻害することによって，毒性を有したフマリルアセト酢酸が合成されにくくなるからです。

🔲 高アンモニア血症 hyperammonemia

🔵 病　態

血中アンモニアの大部分は，アミノ酸の脱アミノ化によって生成されます。通常，生成されたアンモニアは肝臓の尿素サイクルで尿素となり，腎から排泄されます。しかし，**尿素サイクル酵素に欠損**（尿素サイクル異常症）があると，**血中アンモニアが増加**します。欠損酵素により，7つのタイプに分類されます。このうち，シトルリン血症Ⅰ型，アルギノコハク酸尿症，高アルギニン血症は，タンデムマスのスクリーニング対象疾患です。OTC（ornithine transcarbamylase）欠損症が**X連鎖性遺伝**で，他は**常染色体潜性遺伝**です。

🔵 症状・診断

新生児早期から発症するものと，アルギニナーゼ欠損によるアルギニン血症のように，**乳児期以降に発症**するものがあります。前者は重症で，その症状は尿毒症*の病態を基盤とした，**嘔吐**，脱水，けいれん，意識障害，知的能力障害などです。新生児期の場合は，全身感染症と誤診されることもあります。

まず血中アンモニア濃度の増加で疑い，血液ガス分析，血清アミノ酸分析で絞り込み，肝臓や赤血球の欠損酵素活性低下から診断します。

🔵 治　療

血中アンモニアの増加を抑えるために高カロリー低蛋白食とします。急性発作時には，尿毒症と同様に血液透析や腹膜透析を行います。しかし，死亡することも多く，生存した場合でも後遺症を残すのが一般的です。

C 有機酸代謝異常症
disorder of organic acid metabolism

🔵 病　態

アミノ酸代謝異常症は，代謝過程の第1段階が障害されることで，前駆体であるアミノ酸が体内で上昇した状態ですが，**有機酸代謝異常症**は，アミノ酸代謝過程の第2段階以降の中間過程に障害が存在することで，障害部位より上流の中間代謝体（有機酸）が体内に蓄積するものです。

＊　尿毒症 uremia
腎不全の終末像で，腎機能が失われたことで全身の臓器に障害を来し，多彩な症状を呈します。精神神経症状（記銘力低下，幻覚，昏睡など），末梢神経症状（下腿に生じる異常感覚），循環器障害（心不全，浮腫，尿毒症性心膜炎など），呼吸器症状（尿毒症肺と呼ばれる肺水腫）のほか，消化性潰瘍や出血傾向も認められます。

症　状

代表的疾患である**メチルマロン酸血症**methylmalonic acidemia や**プロピオン酸血症**propionic acidemia は，新生児期に哺乳力低下と多呼吸で発症し，ケトアシドーシスや高アンモニア血症へと急速に進行します。この2つは，ミトコンドリア内に有機化合物のプロピオニル CoA が蓄積することで，ミトコンドリア内の酵素活性が阻害され，**Reye症候群**（☞ p.517）に類似した症状が出現すると考えられています。

有機酸代謝異常症の特徴を表5にまとめます。

表5 有機酸代謝異常の特徴

発症の様態と症状	代表的な疾患
新生児～乳児期早期に急性症状で発症するもの	メチルマロン酸血症，プロピオン酸血症，イソ吉草酸血症，グルタル酸血症2型（新生児期発症型）
感染症などを契機に間欠的に発作を起こして発症するもの	イソ吉草酸血症，グルタル酸血症1型（急性発症型），グルタル酸血症2型（乳幼児期発症型）
乳児期以降に神経症状が徐々に進行するもの	グルタル酸血症1型（慢性進行型）
その他	脂肪酸代謝異常症（急性脳症・Reye症候群・乳幼児突然死症候群類似症状を呈することあり），シュウ酸尿症（尿路結石），先天性ピルビン酸代謝異常症（筋緊張低下，けいれん，高乳酸血症）

診断・治療

メチルマロン酸血症，プロピオン酸血症，イソ吉草酸血症，グルタル酸血症1型はタンデムマスのスクリーニング対象疾患です。

尿中の増加している有機酸を**ガスクロマトグラフィ質量分析**（GC/MS）で見つけ確定診断します。

治療は，急性期はグルコース大量静注による異化亢進状態の阻止，アシドーシスの補正をします。また，前駆アミノ酸を制限した食事とするほか，蓄積した有機酸と結合してその尿中排泄を促進する L-カルニチンを内服させます。

> **参考**
>
> ### 隠れた有機酸代謝異常
>
> 有機酸代謝異常のなかには，急激に意識を失い，急性脳症に類似した経過をとり，乳児期早期に死亡する例があります。このとき，その原因を調べても不明なことがしばしばあります。このエピソードは，乳幼児突然死症候群（SIDS）や Reye症候群を連想させます。その一方，軽症例では乳児期にずっと見落とされてきて，幼児期に繰り返す嘔吐を主訴に来院し，精査して初めて本症と診断されることもあります。この繰り返す嘔吐というのは小児に非常によくみられる症状で，尿検査で尿ケトン体が陽性を示すとアセトン血性嘔吐症と診断されがちです。このように，急性脳症や SIDS，アセトン血性嘔吐症などの診断名が付けられたもののなかに有機酸代謝異常が隠れていることがあります。

D 糖原病
glycogen storage disease

1 糖原病とは

代謝経路による分類

　糖原病は，グリコーゲン代謝に関与する酵素の先天性欠損に起因して，グリコーゲンが体内に**蓄積**した疾患です．代表的な病型は，代謝経路のどこが障害されているかでⅠ型〜Ⅶ型とⅨ型の8つに分類されます（図4）．

　糖原病は，新生児マススクリーニングの対象疾患ではありません．

図4　グリコーゲンの代謝と代表的な病型

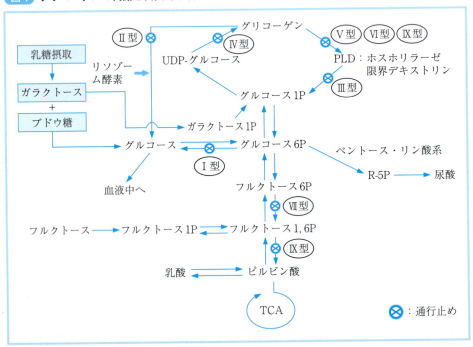

肝型と筋型

　グリコーゲンは肝臓と筋肉に多量に存在しますが，本症では蓄えられたグリコーゲンを利用することができません．したがって，症状は**肝症状**（肝腫大，低血糖発作など）と**筋症状**（筋力低下，易疲労性など）が中心となります．

　上述した8タイプの病型は，肝症状が主体となるものと，筋症状が主体となるもの，そして全身型に分類されます．

肝型：Ⅰ，Ⅲ，Ⅳ，Ⅵ，Ⅸa，Ⅸb，Ⅸc

筋型：Ⅲ，Ⅳ，Ⅴ，Ⅶ，Ⅸd

全身型：Ⅱ

Ⅲ，Ⅳ，Ⅸ型は両方の症状を示します。国家試験を前提に考えるなら，Ⅰ型とⅡ型を覚えてください。また，Ⅱ型とⅢ型はフロッピーインファント（☞p.529）としても重要です。

Ⅸa型の肝型がX連鎖潜性遺伝で，ほかはすべて常染色体潜性遺伝です。

病型診断

グルコースやガラクトースを負荷したときの血中乳酸値の反応の違いをまず調べ，さらに空腹時や食後2時間後にグルカゴン*負荷を行ったときの血糖値の変化を調べます（Fernandes負荷試験）。そして，肝臓や筋肉などの酵素活性を測ることで確定診断とします。

② 糖原病各論

糖原病Ⅰ型（von Gierke病）

STEP

糖原病Ⅰ型は

- 乳児期に肝腫大や低血糖発作を呈する
- 低身長と人形様顔貌が特徴的
- 空腹時低血糖の反復，高乳酸血症，脂質異常症，高尿酸血症を呈する

● 病態・症状

グルコース-6-ホスファターゼ glucose-6-phosphatase（G6Pase）活性低下によります。糖新生（☞p.280脚注）とグリコーゲン分解が障害されます。G6Pase は，肝臓，腎臓，腸管などに存在し，骨格筋，心筋や脂肪組織には認められません。Ⅰ型は肝臓と腎臓に関連する症状が前面に出るため，肝腎型とも呼ばれます。

● 肝臓へのグリコーゲン蓄積

乳児期に腹部膨満で気づかれ，肝腫大や腎腫大が確認できます。グリコーゲンは蓄積する一方で糖として使えないため，嘔吐，けいれん，昏睡といった低血糖発作が出現します。しかし，乳児期はミルクを頻回に飲んでいるのが一般的で，低血糖発作は生じにくく，多くは幼児期ころから発作を反復するようになります。

● 低身長と皮下脂肪の蓄積

身体発育障害を来して低身長になります。また，皮下脂肪の蓄積によって人形様顔貌 doll-like face と呼ばれる丸く特徴的な顔貌を呈します。

---

* グルカゴン glucagon

膵臓のランゲルハンス島A細胞で合成されるホルモンです。グルカゴンは門脈中に分泌され，そのまま肝臓に達します。そして，血糖値が低下するとグリコーゲン分解作用により血中にブドウ糖が放出され，血糖値が上昇します。

● その他

血小板はブドウ糖を利用できず機能異常を起こすため，出血傾向を認めます。

● 検　査

● 一般的所見

空腹時低血糖，ケトアシドーシス，高乳酸血症，脂質異常症（糖が使えず，他からエネルギーを得ようとすることから脂肪の分解が進む：皮下脂肪蓄積およびそれと反対のことが同時に起こっている），高尿酸血症を呈します。また，尿中ケトン体は陽性となります。

● 肝機能

AST，ALT，γ-GTP は高値となります。

● 腎機能

一般的には成人に達してから，蛋白尿，アミノ酸尿，腎結石，高血圧が出現し，腎機能障害が進行します。

● 負荷試験

本症ではグリコーゲン→→→ピルビン酸→乳酸への経路が亢進しています。ここへグルコースを投与するのがグルコース負荷試験で，血液中のグルコース濃度が上昇し（血糖値変動は糖尿病型を示す），上述した乳酸への経路は抑制されるため，血中乳酸は低下します。糖原病Ⅰ型に対する負荷試験はグルコース負荷のみで，以下の負荷試験はアシドーシスを来すリスクがあるため，原則実施しません。

グルカゴン負荷を行うと，乳酸が上昇し，急激な代謝性アシドーシスを来すことがあります。

ガラクトース負荷試験では，ガラクトース-1-リン酸を経てグルコース-6-リン酸までは進みますが，そこからグルコースへ進めず血中グルコースは上昇しません。乳酸は上昇し，やはり代謝性アシドーシスを来すことがあります。

果糖負荷試験も，ガラクトースの場合と同様に血中グルコースは上昇せず，乳酸は上昇します。

● 診　断

肝生検による糖原蓄積やグルコース-6-ホスファターゼ低下を証明します。グルコース負荷試験での血糖値の糖尿病型変化と血中乳酸値の著明な低下が参考になります。

そして，遺伝子解析によって診断が確定します。

● 治療・予後

日常治療の目的は低血糖予防です。そのために，1日の食事を①高蛋白・低脂肪食とし，②グルコース以外の単糖類は体内で利用されないため，ガラクトース，乳糖，果糖，ショ糖を制限のうえ，③4〜5回/日と回数を増やします。

コーンスターチ（トウモロコシから作られた澱粉）は，α-アミラーゼによりゆっくり消化されてグルコースとなるので，合目的的です。

乳児期には夜間も授乳することでカバーできますが，乳児期以降の夜間対応が課題となっていました。現在では，夜間持続鼻注栄養法が考案され，患者の予後改善に貢献しています。

糖原病Ⅱ型（Pompe病）

病　態

リソソーム内に存在する lysosome-α-1,4-glucosidase 活性低下により，グリコーゲン分解が障害され，全身のリソソーム（☞p.122脚注）内にグリコーゲンが蓄積する重症の病型です（リソソーム病の1つ）。

症　状

本症には，乳児型と遅発型があります。乳児型では，**筋（特に心筋）へのグリコーゲン蓄積**から，生直後よりチアノーゼや呼吸困難が現れ，生後3か月未満から心肥大を呈し，進行性に心不全となります。また，全身の筋力低下や floppy infant を呈します。中枢神経症状も現れます。巨舌がみられることから，クレチン症を鑑別する必要があります。本症では，**低血糖症状は認められません**。

検査・診断

血液検査では，クレアチンキナーゼ，AST，ALT，BNP（脳性ナトリウム利尿ペプチド）の上昇を認めます。

胸部X線撮影で心陰影の拡大，心電図でP波振幅増大，PQ間隔短縮，QRS波増高などの異常がみられます。

筋生検では，**グリコーゲン蓄積**と **lysosome-α-1,4-glucosidase の活性低下**が確認できます。

低血糖症状は認められないので，尿中ケトンは正常です。Ⅰ型のように，グルコースやグルカゴン，ガラクトースによる負荷試験を行っても特異な変化はみられません。

治　療

心不全や呼吸不全に対して対症療法を行います。また，**酵素（アルグルコシダーゼアルファ）補充療法**が有効です。

糖原病Ⅲ型（Cori病，Forbes病）

グリコーゲン脱分枝酵素欠損によるものです。グリコーゲン分解が障害され，ホスホリラーゼ限界デキストリンが蓄積します。**筋症状，肝症状**ともにみられます。Ⅰ型に類似し，AST と ALT の上昇や脂質異常症を認めますが，乳酸や尿酸はⅠ型ほど上昇せず，一般に症状は軽度です。ミオパチーや心筋症を合併することがあります。

Ⅰ型との鑑別は，**グルコース負荷で乳酸値の上昇**がみられることです（血糖は糖尿病型）。グルカゴンやガラクトース負荷でも血糖は上昇します。糖新生に異常はなく，Ⅰ型に準じて治療を行いますが，ガラクトースや果糖を制限する必要はありません。

糖原病Ⅳ型（Andersen病）

グリコーゲン分枝酵素欠損による非常にまれな疾患です。典型例では，**肝症状**が乳児期後半から著明となり，幼児期に肝不全で死亡します。

糖原病Ⅴ型（McArdle病）

筋肉のホスホリラーゼ[*1]欠損に起因する疾患です。純粋な**筋型**であり，肝臓の酵素活性は正常です。運動時に，筋力低下，易疲労性，けいれん性筋肉疼痛，筋線維が崩壊することによる一過性ミオグロビン尿が認められます。激しい運動を避ければよく，予後も悪くありません。

糖原病Ⅵ型（Hers病）

Ⅴ型とは異なり，肝のホスホリラーゼが欠損している疾患です。**肝型**で，症状が軽くⅨ型に類似しています。生後1年以内に，腹部膨隆や著明な肝腫大と発育障害によって気づかれます。症状は次第に軽快し，多くは思春期のころに正常化します。通常，治療は不要で，予後は良好です。

糖原病Ⅶ型（垂井病）

筋肉のホスホフルクトキナーゼ[*2]活性低下で，Ⅴ型類似です。溶血亢進を伴います。激しい運動は避けるようにします。予後良好です。

糖原病Ⅸ型

ホスホリラーゼキナーゼ欠損により，ホスホリラーゼ活性が低下します。Ⅵ型類似ですが，サブユニットの違いからⅨa〜Ⅸd型に細分されます。多くは予後良好です。

糖原病0型

グリコーゲン合成酵素欠損に起因します。0a型は肝グリコーゲン合成酵素欠損症で，空腹時の低血糖を認めます。予後は比較的良好です。0b型は筋グリコーゲン合成酵素欠損症で，運動能低下を認めます。不整脈などにより突然死することがあります。

E ガラクトース血症
galactosemia

● ガラクトースの代謝

二糖類である**乳糖** lactose は，小腸粘膜に存在するラクターゼ lactase などの消化酵素によって分解され，単糖類である**ブドウ糖**と**ガラクトース** galactose（GAL）になって吸収されます。このガラクトースは図5（p.261）のように代謝されます。

＊1　ホスホリラーゼ phosphorylase
グリコーゲンを加リン酸分解してグルコース-1-リン酸（G1P）を生成する酵素です。肝型，筋型，脳型の3種類があります。
＊2　ホスホフルクトキナーゼ phosphofructokinase（PFKase）
フルクトース-6-リン酸（F6P）をフルクトース-1,6-二リン酸（FDP）に分解する酵素です。フルクトース fructose は，果糖とも呼ばれる単糖類で，グルコースと結合してショ糖（スクロース，砂糖）となります。

病　態

ガラクトース代謝系の酵素欠損により生じ，基本的にはⅠ～Ⅲ型の3種類に分類されます（わが国では遺伝子解析によりⅣ型が発見された）。最も有名なⅠ型（古典型）は，**ガラクトース-1-リン酸ウリジルトランスフェラーゼ欠損** galactose-1-phosphate uridyltransferase (GALT) deficiency で生じます。

母乳や人工乳の乳糖は，腸管上皮細胞でガラクトースとブドウ糖に分解された後，肝臓でブドウ糖→グリコーゲンとして蓄えられますが，本症では肝臓で**ガラクトースをブドウ糖にすること**ができません。

ガラクトースが負荷されると，ガラクトース-1-リン酸が細胞内に蓄積し，その結果グリコーゲン分解が阻害されて，**低血糖**が引き起こされると考えられています。

図5　ガラクトースの代謝経路

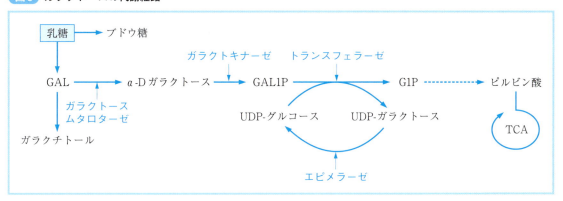

症　状

Ⅰ型では，**低血糖**がみられます。当然，栄養状態は悪く，体重増加も不良です。授乳開始後，利用できないガラクトースが体内に蓄積してくることで，**生後数日**ころから**黄疸**が出現します。そのほか，生後数日では，嘔吐，下痢，肝脾腫（ガラクトース-1-リン酸が蓄積），けいれん（低血糖による），嗜眠，易刺激性，体重増加不良などが出現します。

その後，生後数か月を経過すると，**白内障**（水晶体へのガラクチトール蓄積），精神発達遅滞，アミノ酸尿（二次性Fanconi症候群），糖尿が出現します。さらに，肝硬変，くる病へと進行し，放置されると死に至ります。

なお，Ⅱ型は**ガラクトキナーゼ欠損** galactokinase (GALK) deficiency によるもので，白内障を呈しますが，重篤な症状は出現しません。Ⅲ型は赤血球の**ウリジルニリン酸ガラクトース-4-エピメラーゼ欠損** uridyl diphosphogalactose-4-epimerase (GALE) deficiency によるもので，無症状であるため，治療の必要はありません。Ⅳ型はⅡ型に類似しています。**白内障**を認めますが，全身の合併症はまだ報告されていません。

診　断

ガラクトース血症は，タンデムマスのスクリーニング対象疾患ではなく，従来の方法でスクリーニングが行われています（☞p.249「スクリーニングの対象疾患と検査方法」の項）。

赤血球で酵素活性を測定すると低値となります（Beutler法）。通常は，肝機能障害の所見，アシドーシス，汎アミノ酸尿，血中ガラクトース高値，ガラクトース-1-リン酸上昇（Ⅰ型）から行います（Paigen法，酵素法）。

尿検査では，Nylander test（＋），Benedict test（＋），Tes-tape（－）などの尿糖還元反応を示します。尿中のガラクトースも増加します。

わが国では，Ⅰ～Ⅲ型の合計で年間数十例が発見されています。

● 治　療

Ⅰ型およびⅡ型では，母乳や通常の人工乳を中止し，乳糖を含まない豆乳や乳糖除去食を与えます。この乳糖制限管理は一生涯必要です。Ⅰ型では，死亡を免れても多くは発育不良や知的能力障害を来します。

F　先天性乳糖不耐症
congenital lactose intolerance

乳糖吸収不全症あるいは乳糖分解酵素欠損症とも呼ばれます（☞p.385の「乳糖不耐症」の項）。**先天的にラクターゼ*が欠損**しているまれな疾患です。母乳を与えていると，生後まもなくより重篤な下痢が出現し（脱水の危険あり），体重増加不良，発育障害などを来します。便は発酵性で酸性です。

乳糖負荷で下痢を生じ，血糖は上昇しません。小腸粘膜生検から乳糖分解酵素活性低下が確認されます。

治療には乳糖除去ミルクを与えます。

G　ムコ多糖症
mucopolysaccharidosis（MPS）

① ムコ多糖症とは

先天性に骨，肝臓，脾臓，皮膚，心臓（弁膜）などにいろいろなムコ多糖（☞p.248脚注）が沈着し，特異な顔貌，骨変化，関節拘縮，角膜混濁，知的能力障害，肝脾腫が起こる疾患です。本症は**リソソーム酵素異常**，つまりリソソーム病の1つで，臨床症状と皮膚線維芽細胞やリンパ球から調べた欠損酵素によって分類されますが，現在までにMPS Ⅰ～Ⅸ型までの7病型（Ⅴ型とⅧ型は欠番）が報告されています（p.263表6）。ただし，Ⅸ型は全世界でも数例しか報告されていないため，本稿では取り上げません。

このムコ多糖症では，Ⅱ型のHunter症候群がX連鎖潜性遺伝を示しますが，他はすべて常染色体潜性遺伝を示します。

---

*　ラクターゼ lactase
　腸液に含まれる消化酵素で，乳糖をガラクトースとブドウ糖に分解する働きをもっています。乳糖分解酵素とも呼ばれます。

表6 代表的なムコ多糖症

疾患名	臨床症状						遺伝型	尿中排泄が増加するもの	欠損酵素
	小人症	多発性骨変化	知的障害	角膜混濁	肝脾腫	循環器障害			
Hurler症候群	+	+	‡	+	+	+	常潜	DS，HS	α-L-iduronidase
Scheie症候群	±	±	−	+	+	+	常潜	DS，HS	α-L-iduronidase
Hunter症候群	+	+	‡〜±	−	+	+	X潜	DS，HS	iduronate-2-sulfatase
Sanfilippo症候群 A，B	−	+	‡		+	−	常潜	HS	A：heparan-N-sulfatase B：α-N-acetyl-glucosaminidase
Morquio症候群	‡	‡ †	−	±	±	+	常潜	KS	N-acetylgalactosamine-6-sulfatase
Maroteaux-Lamy症候群	‡	+	−	+	+	+	常潜	DS	N-acetylgalactosamine-4-sulfatase

※DS：デルマタン硫酸，HS：ヘパラン硫酸，KS：ケラタン硫酸
†　環軸椎脱臼を起こし頸髄損傷となることがある。脊柱が変形する。

② 各型の病態と症状

■ MPS I 型

STEP

Hurler症候群は

- ムコ多糖症のなかで最も重症
- 生後数か月ころより特異な顔貌，角膜混濁，知的能力障害，肝脾腫などで発症

病態

α-L-イズロニダーゼ欠損症 α-L-iduronidase deficiency で，**デルマタン硫酸とヘパラン硫酸**が**蓄積**する疾患です。残存酵素活性の違いによって，重症型の Hurler症候群と，軽症型の Scheie 症候群，中間型（固有名詞はありません）の3つに分類されます。

症状

Hurler症候群は，乳児期（生後数か月ころ）に発症し，特異的顔貌*のほか，低身長，**関節拘縮**，脊柱後彎（p.264図6），手根管症候群，**角膜混濁**，**知的能力障害**，肝脾腫，難聴，大動脈

---

*　特異的顔貌
鞍鼻，厚い唇，巨舌などを呈するもので，以前はガーゴイル顔貌とも呼ばれていましたが，近年はこのような蔑称は用いなくなりました。ちなみにガーゴイル gargoyle とは，ゴシック建築物の教会の雨樋口につけられた想像上の怪物の頭のことです。

第8章　代謝疾患

弁・僧帽弁閉鎖不全，臍ヘルニアや鼠径ヘルニアを来します。典型例は，進行性の脳障害を生じ10歳前後で死亡します。

Scheie症候群は，学童期以降に発症し，進行は緩徐で**知能もほぼ正常**です。

中間型は，文字どおりHurler症候群とScheie症候群の中間的な経過をたどります。

図6　Hurler症候群の骨のX線写真
（82-E-33）

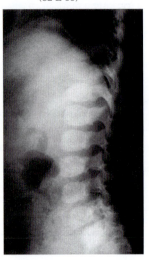

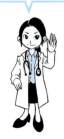

症例は10歳の男児です。低身長を主訴に来院しました。鞍鼻，厚い口唇および肩関節・膝関節の拘縮を認めます。写真では，胸椎と腰椎が円形に変形し，脊椎が後彎しているのがわかります。

MPS II 型（Hunter症候群）

●病　態

イズロン酸-2-スルファターゼ欠損症iduronate-2-sulfatase deficiencyで，I型と同様に**デルマタン硫酸とヘパラン硫酸が蓄積**する疾患です。わが国では，最も多いムコ多糖症です。

●症　状

重症型と軽症型があり，重症型の多くは15歳ころまでに死亡します。基本的にはHurler症候群の軽症と理解して結構ですが，**角膜混濁を伴わない点**や**難聴が高度**である点が異なります。

MPS III 型（Sanfilippo症候群）

●病　態

ヘパラン硫酸を分解するいくつかの**酵素が欠損**するために，**ヘパラン硫酸が蓄積**する疾患です。酵素の種類によって4型に分類されます。

●症　状

生後2〜3歳までは普通に発育し，その後急速に**精神発育の遅滞**を来します。本症では，他のムコ多糖症とは異なり，骨変化はあまり目立ちません。

MPS IV 型（Morquio症候群）

●病　態

N-アセチルガラクトサミン-6-スルファターゼ欠損 N-acetylgalactosamine-6-sulfatase

deficiency により生じる A 型と，β-ガラクトシターゼ欠損 β-galactosidase deficiency により生じる B 型に分けられます。両型とも**ケタラン硫酸**が蓄積します。

● 症　状

出生時には異常に気づかれず，3〜4 歳から胸腰椎の後彎・側彎，胸骨突出，鳩胸を呈し，体幹短軀型の**低身長**を示すようになります。**知能は正常**です。

■ MPSVI型（Maroteaux-Lamy 症候群）

N- アセチルガラクトサミン -4- スルファターゼ欠損 N-acetylgalactosamine-4-sulfatase deficiency により，**デルマタン硫酸が蓄積**する疾患です。

症状は Hurler 症候群とほぼ同じです。

■ MPSVII型（Sly 症候群）

β-グルクロニダーゼ欠損 β-glucuronidase deficiency により，デルマタン硫酸，ヘパラン硫酸，コンドロイチン硫酸が蓄積する疾患です。

症状は，Hurler 症候群に類似する重症型から，Scheie 症候群に類似する軽症型までさまざまです。

③ ムコ多糖症の治療・予後

対症療法と**合併症**に対する**治療が基本**です。重症型である Hurler 症候群には骨髄移植が行われます。

重症型では精神は退行し，関節拘縮から歩行不能を来し，最終的には寝たきりとなることが多いため，誤嚥と上気道感染への配慮がポイントとなります。Hurler 症候群と重症型の Hunter 症候群の主な死因は，肺炎と心不全です。軽症例では，その児童の知能と運動能力に応じたリハビリテーションを行います。

現在，酵素補充療法として Hurler 症候群と Scheie 症候群に対してラロニダーゼ laronidase を，Hunter 症候群に対してイデュルスルファーゼ idursulfase を，ⅣA 型にエロスルファーゼアルファ elsulfase alfa を，Maroteaux-Lamy 症候群に対してガルスルファーゼ galsulfase を，それぞれ静注することで，肝脾腫，肺機能，歩行機能などの改善が得られるようになっています。

H　リピドーシス
lipidosis

> リソソーム（☞p.122脚注）の加水分解酵素欠損により，細網内皮系を中心として臓器に（細胞内リソソーム中にも）**スフィンゴ糖脂質**[*1]が蓄積する疾患群です．脳と肝は脂質に親和性があるため，スフィンゴ糖脂質が蓄積しやすく，また，髄鞘の主要成分も脂質なので**知的能力障害**も呈します．出生後，発症の早いものほど予後不良（早期に死亡）です．
> 　白血球や培養線維芽細胞のリソソーム酵素活性を測定することで診断します．
> 　遺伝形式は，**Fabry病のみがX連鎖潜性遺伝**で，他はすべて**常染色体潜性遺伝**です．

1　GM$_1$ガングリオシドーシス GM$_1$-gangliosidosis

● 病態
　酵素の**β-ガラクトシダーゼ** β-galactosidase の**活性低下**のため，**GM$_1$ガングリオシド**[*2]が中枢神経をはじめとして臓器に**蓄積**します．また，β-ガラクトシダーゼはムコ多糖の分解も担当しているため，ケラタン硫酸などのムコ多糖類が肝臓，脾臓，骨組織などに沈着します．

● 症状
　典型例は乳児期に発症し，精神発達遅滞，全身の筋緊張低下，全身骨格の変形，肝・脾へのガングリオシド蓄積による肝脾腫を来します．β-ガラクトシダーゼがケラタン硫酸の分解の際に必要なため特異的顔貌（☞p.263脚注）などムコ多糖症に似た症状も出現します．眼底では網膜神経節細胞にガングリオシドが蓄積する半面，中心窩には神経節細胞が存在しないために **cherry-red spot**[*3]がみられます．本症は誤嚥性肺炎を繰り返し，数年で死亡します．

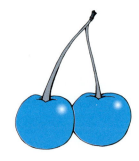

● 治療
　本症に対する有効な治療法は，現時点では存在しません．

---

*1　スフィンゴ糖脂質 glycosphingolipid
　炭素数18個の長鎖アミノアルコールがスフィンゴシン sphingosine で，このスフィンゴシンの第2位のアミノ基に別の長鎖脂肪酸が結合したのがセラミド ceramide です．そしてこのセラミドに，さらに糖が結合したものがスフィンゴ糖脂質です．スフィンゴミエリン sphingomyelin，セレブロシド cerebroside，スルファチド sulfatide，ガングリオシド gangliosido などがあります．

*2　ガングリオシド ganglioside
　*1で示したようにスフィンゴ糖脂質の1つで，神経細胞膜などに豊富に存在します．細胞の分化・増殖，細胞間のシグナル伝達をはじめ，がん細胞の増殖や転移にも関与しています．GM$_1$ガングリオシドは酵素で分解されてGM$_2$ガングリオシドになり，これがさらに分解されるとGM$_3$ガングリオシドになります．

*3　cherry-red spot
　網膜の神経節細胞にガングリオシドが蓄積することによって，網膜は乳白色に混濁する一方，中心窩には神経節細胞が存在しないのでサクランボ cherry のように赤く見えるという所見です．

❷ GM₂ガングリオシドーシス GM₂-gangliosidosis

酵素異常によって **GM₂ガングリオシド**の分解が阻害され，神経細胞膜などに**蓄積**する疾患です。GM₂ガングリオシドの分解には，*β*-ヘキソサミニダーゼ A と GM₂活性化蛋白が必要です。*β*-ヘキソサミニダーゼ A は *α* 鎖と *β* 鎖からなるので，本症は *α* 鎖をコードする *HEXA* 遺伝子（15q23-24），*β* 鎖をコードする *HEXB* 遺伝子（5q13），GM₂活性化蛋白をコードする *GM2A* 遺伝子（5q32-33）のいずれの異常でも生じます。

HEXA 遺伝子に起因するものは Tay-Sachs 病，*HEXB* 遺伝子に起因するものは Sandhoff 病，*GM2A* 遺伝子に起因するものは GM₂ガングリオシドーシス AB 型と呼ばれます。

本症に対する有効な治療法は，現在のところ存在しません。

STEP Tay-Sachs病では驚愕反射と cherry-red spot がみられる

■ Tay-Sachs病

● 病 態

GM₂ガングリオシド→GM₃ガングリオシドへの分解酵素である *β*-ヘキソサミニダーゼ A *β*-hexosaminidase A がほぼ完全に欠損し，**GM₂ガングリオシド**が蓄積する疾患です。

● 症 状

乳児急性型は，生後約6か月以内にけいれん，精神発達遅滞，筋トーヌス亢進，球麻痺，小脳失調，音に過敏（驚愕反射：網様体性ミオクローヌスの一種と考えられている）などが出現し，進行して除脳硬直状態となり，誤嚥性肺炎で2歳くらいで死亡します。眼底検査で cherry-red spot がみられます。

■ Sandhoff病

● 病 態

β-ヘキソサミニダーゼ A 欠損に加え，セラミド ceramide 代謝に関与する *β*-ヘキソサミニダーゼ B も欠損し，**GM₂ガングリオシド**とグロボシド globoside が蓄積するものです。

● 症 状

臨床症状は Tay-Sachs 病と酷似し，臨床的には鑑別できませんが，生化学的検査で可能です。

❸ Fabry病

● 病 態

Fabry病は，糖脂質の *α*-ガラクトシダーゼ欠損 *α*-galactosidase deficiency によって，**グロボトリアオシルセラミド** globotriaosylceramide が，血管内皮，末梢神経，皮膚，心筋，角膜を中心に**沈着**する疾患です。

H
リピドーシス

第8章 代謝疾患　267

● 症　状

主に**学童期に発症**します。他のリピドーシスにはみられない**激しい四肢痛**が特徴です。皮膚科的には皮膚の**被角血管腫***が重要です。また眼科的には，細隙灯検査で**角膜に渦巻き状の線状混濁**がみられるのも特徴です（ほかに網膜や結膜の血管病変や水晶体混濁をみることもある）。

加齢に伴い，血管内皮細胞障害から腎機能障害，虚血性心疾患，**脳血管障害**が出現し，腎不全や心不全，脳梗塞で50〜60歳で死亡します。

● 治　療

遺伝子組換えによりヒト α-ガラクトシダーゼが合成・製剤化（アガルシダーゼ α・β）され，**酵素補充療法**として用いられ，比較的良好な成果を挙げています（特に各臓器に変化が起こる前に用いた場合）。さらに，薬理学的シャペロン療法が開始されています（シャペロン chaperon はフランス語で "世話係" という意味）。これは，不安定化した α-ガラクトシダーゼ A に結合する製剤を投与することで，リソソームへの適切な輸送を促進することです。

④ Krabbe病

● 病　態

Krabbe病は，ガラクトセレブロシド galactocerebroside をセレブロシド cerebroside に分解する**ガラクトセレブロシダーゼ** galactocerebrosidase （GALC）**の活性低下**を原因とする疾患です。この GALC は，ガラクトセレブロシドの類似物質であるサイコシン psychosine（ガラクトシルスフィンゴシン galactosylsphingosine）の分解酵素でもあります。したがって，本症ではこれらの物質の蓄積による症状が出現します。なかでも問題となるのは，特に毒性の強い**サイコシン**の乏突起神経膠細胞への**蓄積**で，中枢神経の脱髄を生じて白質病変を形成します。

● 症　状

乳児期に，精神発達遅滞，視神経障害，錐体路症状で発症し，除脳硬直に陥り1年以内に死亡します。脳の白質にグロボイド細胞が認められますが，これはサイコシンが細胞に蓄積することによるものです。

● 治　療

造血幹細胞移植が試みられていますが，有効例は早期治療を行った例に限定されます。

---

*　**被角血管腫** angiokeratoma
　角質の増生を伴う血管腫で，組織では過角化と表皮直下の血管拡張が見られます。Fabry病でみられるのは "びまん性体幹性被角血管腫" です。

❺ Gaucher病

STEP

Gaucher病は
- Ⅱ型は重症
- 肝脾腫，病的骨折などで発症
- 血小板減少，血清酸性ホスファターゼ上昇，アンジオテンシン変換酵素活性亢進
- 骨髄穿刺による Gaucher 細胞の出現が診断に有用

● 病　態

Gaucher病は，グルコセレブロシド glucocerebroside をセラミドに加水分解する**グルコセレブロシダーゼ** glucocerebrosidase（GLUC）**活性の低下**に起因する疾患です。分解されなかった**グルコセレブロシド**は，マクロファージや肝臓の Kupffer 細胞*に貪食され，**細胞内に蓄積**します。すると，これらの細胞は形態も機能も異常になり，Gaucher 細胞と呼ばれます。

● 分　類

本症はⅠ～Ⅲ型の3つに分類されます。Ⅰ型は小児期～青年期にかけて発症し，神経症状を伴いません。Ⅱ型は乳幼児期に発症し，けいれんや運動失調などを呈し，精神発達遅滞を伴いながら，2歳までに死亡する**重症型**です。Ⅲ型は小児期に発症し，Ⅱ型よりも軽度の神経症状を伴います。

● 症　状

肝脾腫を来すほか，骨髄浸潤と脾機能亢進による**貧血**および血小板減少，骨組織浸潤による**骨痛**や**病的骨折**などがみられます。また，本症の一部では，グルコセレブロシドの代謝産物であるグルコシルスフィンゴシン glucosylsphingosine が脳内に蓄積し，**中枢神経症状**を呈します。

● 検査・診断

血液検査では，貧血と血小板減少に加えて，酸性ホスファターゼ活性とアンジオテンシン変換酵素活性の亢進を認めます。また，骨髄穿刺により Gaucher 細胞を観察できます。そして，培養細胞で **GLUC 活性の低下を証明**すれば，診断が確定します。

● 治　療

酵素補充療法（グルコセレブロシダーゼの改良型酵素を製剤化したイミグルセラーゼ）が有効で，定期的な点滴静注によって中枢神経以外の症状は大きく改善します。また，Ⅱ型には造血幹細胞移植を試みることもあります。

---

*　Kupffer 細胞
　肝臓の類洞壁に存在するマクロファージ系の細胞で，旺盛な貪食能をもち，寿命がきた赤血球や異物の処理などを行います。星状大食細胞とも呼ばれます。

第8章　代謝疾患

⑥ Niemann-Pick病

> **STEP** Niemann-Pick病は
> ・肝・脾などに Niemann-Pick 細胞を認める
> ・A型は肝脾腫で発症し，cherry-red spot を認める
> ・B型は肝脾腫で発症するが，cherry-red spot は認めない
> ・C型は肝脾腫が目立たず，小脳失調や精神発達遅滞が目立つ

■ Niemann-Pick病（NPD）A型/B型

● 病　態

　　酸性スフィンゴミエリナーゼ acid sphingomyelinase（ASM）の活性低下のため，スフィンゴミエリン*が中枢神経，肝臓，脾臓，肺，骨髄などに蓄積したものです。これらの臓器には，泡沫状の空胞を有する Niemann-Pick 細胞がみられます。

● 分類・症状

　　神経症状を合併するのがA型で，神経症状がないのがB型です。

　　A型は，生後数か月で肝脾腫，嘔吐，腹部膨満で発症したのち急速に進行して，けいれん，四肢緊張低下，精神発達遅滞などの中枢神経症状を認めるようになります。また，眼底には cherry-red spot が認められます。3歳くらいで死亡します。

　　B型は，1〜2歳ころ肝脾腫で発見されて，次第に肝硬変などの肝障害を呈しますが，中枢神経症状はほとんどなく，成年期まで生存することがあります。

● 治　療

　　造血幹細胞移植が試みられますが，有効性に関するエビデンスは確立されていません。また，アメリカでは酵素補充療法の臨床研究が行われており，わが国でも治験が計画されています。

■ Niemann-Pick病（NPD）C型（NPC）

● 病　態

　　膜蛋白である NPC1 または NPC2（NPC1 と共存する分泌性蛋白）の機能低下によって生じる疾患です。これらの膜蛋白は細胞内のコレステロールや糖脂質の輸送を担うため，本症ではリソソーム内にコレステロールや糖脂質が蓄積します。

● 症　状

　　乳幼児期に不随意運動や痙性麻痺などの神経症状で発症し，次第に小脳失調や精神発達遅滞が目立つようになります。A型やB型ほどではありませんが，肝脾腫も認められます。

＊　スフィンゴミエリン sphingomyelin
　セラミド ceramide の末端の水酸基にホスホコリン phosphocholine が結合したリン脂質です。動物の細胞膜に存在しますが，特に脳神経細胞に多く含まれています。

治　療

　確立した治療法はなく，乳幼児期に発症した例の予後は不良です。ガングリオシド系酵素阻害薬が，ある程度有効です。

　表7にリピドーシスの症状の比較をまとめます。

表7 リピドーシスの比較

疾患名	中枢神経障害	肝脾腫	骨症状	cherry-red spot
GM₁ ガングリオシドーシス	+	+	+	+
GM₂ ガングリオシドーシス				
〔Tay-Sachs 病	+	−	−	+
〔Sandhoff 病	+	−	−	+
Fabry 病	−	−	−	−
Krabbe 病	+	−	−	−
Gaucher 病	+	⧺	+	−
Niemann-Pick 病	+	⧺	−	+

I　Lesch-Nyhan 症候群

STEP Lesch-Nyhan 症候群は
- X連鎖潜性遺伝である
- 生後数か月ころより精神発達遅滞が出現，自傷行為が特徴的
- 高尿酸血症にアロプリノールが有効

病　態

　ヒポキサンチン-グアニンホスホリボシルトランスフェラーゼ*の完全欠損によるプリン代謝異常で，salvage 合成系障害を生じて尿酸が蓄積する X連鎖潜性遺伝病です。本症では，産生過剰型の高尿酸血症を来します。

症　状

　出生時には明らかな神経学的異常は示しません。生後4か月ころより哺乳障害，反復性嘔吐，筋緊張低下，精神発達遅滞が明らかになります。つまり，最初はアテトーゼ型脳性麻痺と誤診されやすい症状となります。生後8～12か月ころに，舞踏病やジストニアなどが現れ，生後12か月までに反射亢進や Babinski 徴候陽性などが明らかになります。歩行は獲得されません。2歳ころから，唇や指を噛み千切ろうとする自傷行為（p.272図7）が現れ，これが繰り返されること

＊　ヒポキサンチン-グアニンホスホリボシルトランスフェラーゼ hypoxanthine-guanine phosphoribosyl transferase（HGPRT）
　尿酸の代謝経路の1つである salvage 合成系に関与する酵素の1つで，体内のいずれの細胞にも存在しますが，特に大脳基底核に高濃度に存在します。また，HGPRT をコードする遺伝子は，X染色体長腕上にあります。

で，出血と瘢痕形成が絶えません．自分で制御しようとしても制御できない強迫性行動で，本症候群の特徴的所見です．

高尿酸血症からは尿路結石や腎機能障害を起こします．しかし，**痛風発作はまれ**で，その理由はよくわかっていません．

図7 Lesch-Nyhan症候群の顔面の写真
（83-F-50）

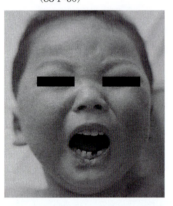
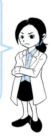

症例は3歳の男児です．運動障害を主訴に来院しました．1歳ころから，つかまり立ちができなくなり，お座りもできなくなってしまいました．写真では，下口唇に，自傷行為による欠損と瘢痕が認められます．

● 検査・診断

血清尿酸値の大幅な上昇，尿中尿酸値上昇（乳児期におむつに赤褐色の尿酸塩結晶をみることがある），血尿やX線所見から結石がしばしば確認されます．赤血球や培養した皮膚線維芽細胞からHGPRT活性の低下が確認でき，出生前診断も可能です．

● 治　療

高尿酸血症に対しては，尿酸合成阻害薬の**アロプリノール** allopurinol を用います．しかし，中枢神経障害に対する有効な治療はありません．また，自傷行為には対症療法しかありません．

J 糖尿病
diabetes mellitus（DM）

> **STEP** 小児の糖尿病の多くは1型で，口渇，多飲，多尿，体重減少，あるいはケトアシドーシスで，突然発症

● 病　態

糖尿病は，膵島のインスリン産生細胞（B細胞）のインスリン分泌不全や，インスリン標的細胞での作用不全により生じる，**糖・蛋白・脂質の代謝異常**です．

本症では，細胞はブドウ糖を取り込めず，**血糖値は上昇**します．また，必要なエネルギーを筋肉や脂肪組織から供給せざるを得なくなるので，**体重減少**が起こります．血液中の多量なブドウ糖は，腎近位尿細管で再吸収しきれず，尿浸透圧亢進を招いて多尿となり，ひいては**多飲**や**脱水症**の原因となります．高血糖が長期間続くと，細小血管障害や神経障害も出現します．

分　類

日本糖尿病学会では，"1型"，"2型"，"その他の特定の機序・疾患によるもの"，"妊娠糖尿病"の4つに分類しています。小児では1型が多くを占めます。また，今世紀に入ってからは小児の2型の発見率はほぼ横ばいです。

● 1型糖尿病

膵島B細胞が破壊されて発症します（絶対的インスリン欠乏）。インスリン分泌能が10〜15%以下になってくると臨床症状が出現します。自己免疫機序が関与するもの（1A型）と，関与しない特発性（1B型）に分類されます。

わが国における発症頻度は14歳以下の人口10万対年間2人程度とされています。

● 2型糖尿病

遺伝的要因（潜在的インスリン分泌不全）と環境因子（運動不足，肥満，ストレス）の関与によって，インスリン抵抗性増大とインスリン分泌不全が起こるものです。小児にみられる2型は，インスリン抵抗性が主因と考えられます。

症　状

● 1型糖尿病

発症の様子によって，急性発症型，劇症型および緩徐進行型の3つに分けられます。

急性発症型は最も多いタイプで，感染症などを契機に，口渇，多飲，多尿，易疲労感，体重減少などの典型的な症状を急速に呈します。

劇症型は，腹痛，嘔吐，脱水，意識障害，昏睡，Kussmaul呼吸*，呼気のアセトン臭などのケトアシドーシスで突然発症するものです。発症が急激であるため，HbA1cは軽度上昇または正常範囲内です。年少児ほど，このような糖尿病性ケトアシドーシス diabetic ketoacidosis（DKA）や昏睡で発症しやすい傾向があります。

緩徐進行型は，数か月〜数年の間に，インスリン分泌が徐々に低下していくものです。

糖尿病性ケトアシドーシスの際には，通常，血糖値は200〜300mg/dL以上を示します。インスリン不足は脂肪酸分解を促進しますが，この過程では β 酸化によって脂肪酸がアセチルCoAに分解されます。β 酸化亢進により過剰となったアセチルCoAは，血中でケトン体になるため，血中ケトン値が上昇します（ケトーシス ketosis）。これら酸の過剰から代謝性アシドーシス（血液pH7.3未満，HCO_3^- 濃度15mEq/L未満）を引き起こし，呼吸器系代償作用から Kussmaul呼吸となります。呼気はアセトン臭で，尿中にもケトン体が出現します。脳細胞の糖不足は意識障害を引き起こします。また，脱水は非常に高度で，ヘマトクリット値も上昇しています。循環血漿量は減少し，血圧低下とそれに対する代償機能で頻脈が起こります。

● 2型糖尿病

無症状のことが多く，大半は学校健診で発見されますが，軽度の糖尿病症状（口渇，多飲，多尿，体重減少など）を示すこともあります。1型と2型の比較を表8（p.274）にまとめます。

＊　Kussmaul呼吸

深くて大きな規則正しい呼吸です。糖尿病や尿毒症などの代謝性アシドーシスに際して出現し，これを呼吸性に代償するために生じます。

第8章　代謝疾患　273

J

糖尿病

表8 1型糖尿病と2型糖尿病の比較

<table>
<tr><th colspan="2"></th><th>1型</th><th>2型</th></tr>
<tr><td rowspan="3">疫学</td><td>糖尿病中比率</td><td>＜5％</td><td>＞90％</td></tr>
<tr><td>好発年齢</td><td>＜20歳</td><td>＞40歳</td></tr>
<tr><td>好発季節</td><td>秋・冬（カゼの季節）</td><td>な　し</td></tr>
<tr><td rowspan="7">病因</td><td>HLA（第6染色体短腕）</td><td>DR3, DW8, B8
（日本人はB54, DR4）</td><td>な　し</td></tr>
<tr><td>家族歴（遺伝性）</td><td>な　し</td><td>あ　り</td></tr>
<tr><td>インスリン分泌</td><td>欠如〜高度障害</td><td>分泌不全</td></tr>
<tr><td>GAD（glutamic acid decar-boxylase antibody）</td><td>60〜80％に（＋）</td><td>な　し</td></tr>
<tr><td>IAA（insulin auto antibody）</td><td>約50％に（＋）</td><td>な　し</td></tr>
<tr><td>自己抗体の合併率</td><td>高　い</td><td>低　い</td></tr>
<tr><td>先行ウイルス感染</td><td>多　い</td><td>な　し</td></tr>
<tr><td rowspan="8">臨床像</td><td>発症形態</td><td>急　速</td><td>緩　徐</td></tr>
<tr><td>重症度</td><td>重症（不安定）</td><td>軽症（安定）</td></tr>
<tr><td>代謝性ケトアシドーシス</td><td>多　い</td><td>まれ（高浸透圧性非ケトン性昏睡多い）</td></tr>
<tr><td>体　型</td><td>正常〜やせ</td><td>肥　満</td></tr>
<tr><td>膵ラ島の炎症</td><td>あり（B細胞減少）</td><td>な　し</td></tr>
<tr><td>インスリン感受性</td><td>過敏（インスリン抗体がない限り）</td><td>やや抵抗性（黒色表皮腫がみられることがある）</td></tr>
<tr><td>スルホニル尿素（SU）反応性</td><td>な　し</td><td>＞50％</td></tr>
<tr><td>治　療</td><td>インスリン，食事</td><td>小児の基本は食事，運動（コントロール困難例では経口血糖降下薬，インスリン）</td></tr>
</table>

🔵 診　断

　糖尿病性ケトアシドーシスではなく，健診で見つかるような臨床症状のない糖尿病の場合は，経口ブドウ糖負荷試験やインスリン分泌能検査，インスリン抵抗性検査などの精査を進め，どの病型に該当するかを調べます。頻度からは，1型か2型かの鑑別が中心となりますが，肥満を伴わない児童では鑑別が容易でない場合もあり，自己免疫機序が関与するものは，グルタミン酸脱炭酸酵素抗体（**GAD抗体**），膵島細胞抗体（**ICA**），インスリン自己抗体（**IAA**），**IA-2抗体**などの**自己抗体の陽性率の違い**も参考にします。なお，従来より1型糖尿病の診断・発生予知のマーカーとして利用されていた膵島細胞抗体（ICA）は，測定に膵組織切片が必要なことや経過とともに陰性化することなどから，現在ではGAD抗体が汎用されています。

　表9に，糖尿病の型の判定基準を挙げます。ここには75gOGTTも掲載されていますが，これはケトアシドーシスなどの明らかな症状を伴わない2型糖尿病が疑われる場合に施行されます。

表9 糖尿病の型の判定（1時点での高血糖の存在確認）

<table>
<tr><td>1. 早朝空腹時血糖値126mg/dL以上
2. 75gOGTTで2時間値200mg/dL以上
3. 随時血糖値200mg/dL以上
4. HbA1cが6.5％以上</td><td>1〜4のいずれかが確認された場合は「**糖尿病型**」と判定する。糖尿病の診断については，糖尿病治療ガイド2018-2019の「Ⅱ. 糖尿病の診断（慢性的な高血糖の存在確認）」を参照。</td><td rowspan="2">※左記の「糖尿病型」「正常型」いずれにも属さない場合は「**境界型**」と判定する。
（日本糖尿病学会編著：糖尿病治療ガイド2018-2019, p.24, 文光堂, 2018より）</td></tr>
<tr><td>5. 早朝空腹時血糖値110mg/dL未満
6. 75gOGTTで2時間値140mg/dL未満</td><td>5および6の血糖値が確認された場合には「**正常型**」と判定する。</td></tr>
</table>

1型糖尿病の治療

基本は，**インスリン療法**と**食事療法**です。しかし，糖尿病性ケトアシドーシスや昏睡を認める場合，口渇，多飲，多尿などの典型的症状を認めるものの高度のケトアシドーシスを認めない場合，たまたま学校検尿で発見された場合などで，開始方法が異なります。

糖尿病性ケトアシドーシスおよび糖尿病性昏睡に対する急性期の治療

•脱水への対処

本症の脱水は，血糖値の極端な上昇で浸透圧利尿を起こして生じたものです。脱水量は体重の減少と臨床症状から推測し，維持水分量＋脱水量の値を，24時間の総輸液量と考えます。

血漿浸透圧は上昇し，細胞内脱水も存在するはずです。多くの高張性脱水では，浸透圧上昇はナトリウム（Na）により起こりますが，**糖尿病性ケトアシドーシス（DKA）では糖により起こる**ことに注意します。利尿によって大量のNa^+が排泄され，量も濃度（血清Na値）も低下しています。したがって，初期輸液としては生理食塩水を用います（ソリタ®T1でも良いが，Na濃度がそれよりも高い生理食塩水の方がより良い）。DKA患児の血漿浸透圧は生理食塩水よりも高いので，生理食塩水輸液でも血漿浸透圧は下がっていきます。

この輸液の際に注意を要する電解質はカリウム（K）です。DKAはアシドーシスを呈しているため，細胞はH^+を取り込み，K^+は細胞外へ放出されます。血清K濃度は正常〜高値を示しますが，多尿のためにK^+は尿中にも大量に排出されるため，**インスリン療法開始後に利尿がつき次第**（ここがポイント），体内の**絶対的K不足を補正**する必要があります。

•アシドーシス補正

アシドーシスの積極的補正を行うと，細胞内へK^+が戻り始めて低カリウム血症を悪化させたり，逆にアルカローシスになってしまったり，脳浮腫を悪化させることがあります。したがって，pH7.1以下，HCO_3^-が5〜10mEq/L以下というような重症のもの（死亡の危険が高い）に対してのみ行うべきです。つまり，**多くの場合はアシドーシスの補正は必要ありません。**重症アシドーシスでなければ，脱水と高血糖という基本病態が改善すれば，多くの場合でアシドーシスは解消されます（アシドーシスの原因はケトン体）。

•インスリン投与

初期輸液の1〜2時間後にインスリン投与を開始します。まず，速効性インスリン0.1U/kg/時間で維持静注します。これにより，通常1時間で50〜100mg/dL程度血糖値が低下します。

血糖値が250〜300mg/dL前後となったら0.05U/kg/時間とし，初期輸液の生理食塩水に5％程度のグルコース濃度となるようにグルコースを加えます。これは，治療による急激な血糖値低下を招かないよう，また気づいたら低血糖となっていた，などということがないようにするための対応です（DKAでは，過量投与により低血糖を招く）。インスリン持続注入中は血糖値を1時間ごとにチェックします。この治療開始後，1時間くらいの時点で，上述したカリウム補給がしばしば問題となります。このようにして，インスリン注入量を調節しながら血糖値を200mg/dL前後に維持し，経口摂取が可能になった時点で，インスリン投与を皮下注射もしくは持続皮下注射法に変更します。

> **ケトアシドーシスの急性合併症**
> 10歳以下，特に5歳以下では，治療開始後4～5時間後に浸透圧の大きな変動により脳浮腫の危険が高くなります。輸液過剰に注意しながら脱水の治療を行います。また，1時間当たりで100mg/dLを超える血糖低下とならないように，血糖値は緩やかに下げる必要があります。

● 維持・在宅療法

- **インスリン投与**

インスリン頻回注射法を行います。基礎分泌分として持効型インスリンを1日1～2回，食後の追加分泌分として超速効型インスリンを各食前（または食直後）に皮下注射します。注射部位は，上腕，腹部，殿部，大腿で，同一部位へ反復して注射することは避けるようにします（lipohypertrophyを避けるため）。

最近では，小型のポンプを用いた持続皮下インスリン注入療法も行われています。

- **食事療法**

小児期の1型では，成長に必要と考えられるエネルギーと栄養素をバランスよく摂取させることを基本に考え，エネルギー制限は行いません。基本的には，糖質：脂質：蛋白質＝50％：30％：20％くらいとします。糖質は，血糖上昇が早く起こり，食後高血糖を起こしやすい砂糖に代表される二糖類は避けて，多糖類を選びます。

間食は午後3時ころと就寝前，年少児ではこれに加えて午前10時ころというように，2～3回とします。

- **運動療法**

1型の場合は，体の成長を促す，ストレスを発散する，そして身体機能向上の意味からも運動療法は重要で，運動時の低血糖に注意しながら，積極的に行います（合併症がない場合は，基本的には運動制限はない）。

- **維持療法中の合併症への備え**

インスリンによる維持療法中に一番問題となるのは**低血糖**（☞p.278）です。低血糖症状には，中枢神経症状として，頭痛，けいれん，意識レベルの低下，性格変化，記銘力低下，異常行動などがあり，**交感神経刺激症状**として，カテコールアミン分泌が亢進し，冷汗，振戦，心悸亢進，皮膚蒼白，頻脈などを来します。

したがって，低血糖への備えとしてブドウ糖10gを常に携帯させます。これに加え，できれば即効性の食品（単糖類：グルコースサプライ，ジュース，角砂糖）や予防目的として遅効性の食品（多糖類：パン，ビスケット）も携帯するように指導します。また，グルカゴン自己注射も保険適用となっていて，その携帯も可能です。

● 2型糖尿病の治療

大部分が肥満を認めているため，まずは**食事の量と質を改善**させます。次いで**有酸素運動**を行うよう指導します。ただし，実行してもらうのはなかなか大変で，この2つのみで治療を押し進

めると，来院しなくなるという報告があります。

食事・運動療法で血糖値が十分に下がらない場合に，経口血糖降下薬あるいはインスリン治療を開始します。

経口血糖降下薬

• スルホニル尿素 sulfonyl urea（SU）薬

膵島B細胞からのインスリン分泌を促しますが，2型でもインスリン抵抗性には適しません。

• ビグアナイド biguanide（BG）薬

インスリン抵抗性を改善します。まれに，副作用として乳酸アシドーシスを来すことがありますが，肥満傾向の強い2型患者に対しては，積極的に使用されています。

α-グルコシダーゼ阻害薬　α-glucosidase inhibitor（α-GI）

小腸の二糖類分解酵素を阻害し，食後の血糖上昇ピークを抑制します。2型で，糖負荷後のインスリン分泌能が低下しているといった軽症患者のなかには，食後だけ高血糖を起こすものが存在し，そのような症例の血糖コントロールに適しています。

この薬を服用して低血糖になったときには，砂糖を服用しても分解されないため，あまり有効ではありません。このため，まずはブドウ糖を服用させます。

インスリン抵抗性改善薬（チアゾリジン薬）

骨格筋や脂肪組織に作用し，組織のブドウ糖取り込みを促進します。副作用に重篤な肝機能障害がみられることがあります。

SGLT2阻害薬

腎臓の近位尿細管においてブドウ糖を再吸収しているSGLT2（Sodium Glucose cotransporter）を阻害して尿中に糖を排出させることにより，血糖を低下させる薬です。

インクレチン関連薬

• GLP-1受容体作動薬

GLP-1は小腸L細胞より分泌されるインクレチンホルモンで，インスリン分泌を促進しますが，これ自体を投与してもすぐ分解されてしまうため，その受容体を刺激して同じ効果を得ようとする薬です。

• DPP-4阻害薬

インクレチンはDPP-4により分解されますが，このDPP-4を阻害してインクレチンの働きを保ってインスリン分泌を促そうとする薬です。

インスリン療法

早期からインスリン療法を開始し，B細胞のインスリン分泌能を温存した方がよいという考え方を根拠に，2型にもインスリン療法を行う傾向が強まっています。

K 低血糖
hypoglycemia

1 低血糖とは

STEP 小児の低血糖は
- 血糖値40mg/dL以下
- 中枢神経症状と交感神経刺激症状を呈する
- 緊急治療はブドウ糖の静注

定　義

概ね，成人は60mg/dL以下，乳児期以降の小児は40mg/dL以下，新生児は35mg/dL以下で低血糖と考えます。診断基準では40mg/dL以下で低血糖ですが，実際には45mg/dL以下で低血糖を疑って治療を考える必要があります。

原因・分類

低血糖は，原因からみると表10のように分類されます。また，発症時期からみると表11のようになります。

表10　小児低血糖症の原因

病　態		原因疾患
高インスリン血症	機能的異常	ロイシン過敏性低血糖症
	器質的異常	糖尿病の母親からの新生児，先天性高インスリン血症，新生児溶血性貧血
インスリン拮抗ホルモン異常		グルカゴン欠乏症，下垂体機能低下症，成長ホルモン欠損症，ACTH欠損症，Addison病，副腎性器症候群，甲状腺機能低下症
代謝異常		ガラクトース血症，乳糖不耐症，糖原病，メープルシロップ尿症
その他		新生児一過性低血糖症（低出生体重児，RDS），ケトン性低血糖症，Reye症候群，肝炎

表11　発症時期からみた低血糖症

発症時期	低血糖症
早期新生児期	新生児一過性低血糖症が非常に多い
乳児期	ロイシン過敏性低血糖症，この時期には，糖原病をはじめとする酵素欠損症が発症
幼児期	ケトン性低血糖症（本症が小児期の低血糖症の約40％を占める）

症　状

主に，中枢神経症状とそれに続発する自律神経症状（交感神経刺激症状）です。そのほか，原

因となる病態の症状もみられます。ただし，新生児と乳児では，振戦，けいれん，不機嫌，哺乳力低下，筋緊張低下，無呼吸発作などの非特異的症状が現れるので，低カルシウム血症，髄膜炎・敗血症，核黄疸（ビリルビン脳症），先天代謝異常などとの鑑別が難しくなります。

● 中枢神経症状

脳はブドウ糖が唯一のエネルギー源なので，低血糖が長時間に及ぶと，けいれんや昏睡を起こし，死に至ります。また，死を免れても将来の知的能力障害の原因となります。

● 低血糖に対する生体防御反応

血糖値が低下すると，これを上げようと交感神経が興奮してカテコールアミンが分泌され，交感神経刺激症状である不安，発汗・冷汗，蒼白，頻脈や動悸を来します。脱水を伴わないため，皮膚は湿潤で，血圧も低下しません。

● 診 察

発症年齢，発作頻度，食事時間やその内容，家族歴などを問診します。次いで，低身長や肥満，やせ，精神発達の程度，肝腫大を確認するほか，小奇形の有無にも注意します。

● 検 査

低血糖と判断されたとき，発症時の血糖値（BS）と血中インスリン値（IRI）が1つの目安となります。IRI/BS比が0.4以上ではインスリン分泌過剰（高インスリン血症性低血糖症）を考えます。ほかに，原因疾患がないかを確認するうえで，血中乳酸，ピルビン酸，β-ヒドロキシ酪酸，尿酸，アンモニア，アミノ酸などの測定も必要です。また，尿からケトン体に代表される有機酸や還元糖が検出されるかについても注意が必要です。

前日の夕食後から絶食させる文字どおりの"絶食試験"があります。これは，絶食後平均18時間後くらいで，先行するケトン尿が確認され，低血糖が出現すればケトン性低血糖症が疑われる，とういう検査です。高インスリン血症性では約2時間後に発症します。

● 緊急治療

低血糖症は，原因のいかんにかかわらず，ブドウ糖を投与して血糖値を上げ，脳の不可逆的変化を防がなければなりません。特にけいれんや意識障害があれば直ちに行います。血糖値を50mg/dL以上に維持することが重要です。数分以内に意識が回復しますが，症状が消失したからといって安易に中止すると，リバウンドで血中インスリン値が上昇し，再度低血糖に陥る危険があります。

低血糖の改善がみられない場合は，インスリン値が低～正常のときは血糖上昇作用のあるヒドロコルチゾン hydrocortisone などの副腎皮質ステロイドを投与します。そして，高インスリン血症を認めている場合はインスリン分泌を抑制するジアゾキシドを投与します。また，緊急時かつブドウ糖静注に手間取る場合には，グルカゴン glucagon やアドレナリン*を筋注することもあります。

＊　アドレナリン adrenaline （☞p.93脚注）
　副腎髄質から分泌されるホルモンです。交感神経を刺激します。主な働きは，心臓の収縮力の増強，心拍数の増加，心拍出量の増加，気管支と血管の拡張作用などです。また，アドレナリンはβ_2受容体刺激作用を介してグルカゴンの分泌を亢進するとともに，肝臓に蓄えられていたグリコーゲンを分解し，血糖値を上昇させます。

❷ 新生児一過性低血糖症 transient hypoglycemia of the newborn

● 病　態

　　新生児は**糖新生機能が未熟**なため，血糖値は正常正期産児でも 55〜60mg/dL 以下と低く，低出生体重児では 40〜50mg/dL 以下とさらに低いため，**低血糖症に陥りやすい状態**といえます。

● 症　状

　　生後 1〜3 日（特に生後 24 時間以内）に発症することが多く，しばしば**低カルシウム血症**を伴います（通常，高インスリン血症は認めない）。男児，特に低出生体重児に多くみられます。また，糖尿病母体および妊娠高血圧症候群の産児にも多くみられます。

　　本症は，糖新生機能の発達に伴い，大多数は 1〜3 週で自然軽快するので，血糖値が正常化するまでの間の血糖値管理をしっかり行います。

❸ ケトン性低血糖症 ketotic hypoglycemia

> **STEP**
> ケトン性低血糖症は
> ・1.5〜5 歳に好発する予後良好な低血糖症
> ・絶食が低血糖発作・ケトン尿を誘発
> ・発作時にはブドウ糖を静注し，予防には食事回数を増やすなどが有効

● 病　態

　　絶食や炭水化物不足によってケトーシス ketosis が出現し，それに低血糖が続発したのが本症です。

　　食事が摂れず，糖補給が不十分な状態に陥ると，第 1 段階として，体は血糖を維持しようとして肝臓よりグリコーゲン glycogen を動員し始めます。しかし，そのまま糖の補給が行われないでいると，第 2 段階として糖新生*が始まります。そして，その際に余ったアセチル CoA がケトン体となります。

　　小児は，成人に比べグリコーゲン貯蔵量が少ないため，肝臓のグリコーゲンは 4〜5 時間で使い果たしてしまいます。しかも，小児は筋肉量が少ないため（特にやせ型の児），糖新生も十分に行われないことになり，**低血糖を発症しやすい**のです。

　　本症は，乳幼児期の低血糖のなかで最も頻度が多く，**好発年齢は 1.5〜5 歳**です。男児に多くみられますが，学童期（10 歳ころ）になると自然治癒します。知能も正常で，予後良好です。

● 症　状

　　"前日の夕食を十分に摂らなかったら，翌朝にケトーシスが出現し，引き続き低血糖症を生じた"というのが特徴的なエピソードです。後述するアセトン血性嘔吐症と同様，疲労，上下気道感染，乳幼児消化器疾患，ストレスが誘因となることがあります。繰り返し発症することもしば

---

*　**糖新生** gluconeogenesis
　乳酸，アミノ酸，グリセロールなどの筋肉や脂肪組織由来の糖質以外のものからグルコース（ブドウ糖）をつくることを糖新生といいます。糖新生は主に肝臓（一部は腎臓）で行われ，グルココルチコイドやグルカゴンなどのホルモンによって促進されます。

しばです。

低血糖症状であるため，軽度のものは**顔面蒼白**，**腹痛**，悪心・嘔吐，頻脈を来し，悪化すればけいれんや意識障害に至ります。

診　断

本症は**突然発症**し，発作時には，低血糖，血中グルカゴンや血中コルチゾールの上昇，尿アセトン陽性がみられます。そして，ケトーシスから代謝性アシドーシスを示します。

ケトン食（高脂肪低カロリー食）で低血糖発作が誘発され，このとき**グルカゴン負荷**をしても**血糖値は上昇しません**。これは高インスリン血症による低血糖との鑑別に有用です。なお，発作間欠時の空腹時血糖は正常です。後述するアセトン血性嘔吐症，およびその鑑別疾患である中枢神経疾患，腎疾患，消化器疾患が鑑別の対象となります。

治　療

発作時には，ブドウ糖静注を行うことで急速に状態が改善します。本症も低血糖発作の予防が重要なため，食事回数を増やします。例えば，食事をとらずに就寝するようなときには，前もってジュースを与えます。ストレスや感染などの誘発因子にも注意が必要です。

④ ロイシン過敏性低血糖症 leucine sensitive hypoglycemia

> **STEP**
> ロイシン過敏性低血糖症は
> ・生後1～6か月に多くみられる
> ・ロイシン負荷でインスリン分泌が過剰に反応する

病態・症状

哺乳や摂食を契機にアミノ酸の一種である**ロイシン** leucine が体内に取り込まれると，**意識障害やけいれんなどの低血糖症状**を繰り返し呈する疾患です。ロイシンはアルギニン同様，インスリン分泌を刺激する働きがありますが，患児はロイシン負荷に過敏に反応して血中にインスリンを分泌してしまい，低血糖が生じると考えられています。高インスリン血症に起因する低血糖症の1つです。

本症は，**生後1～6か月に多くみられ**，乳児の低血糖の約30％を占めています。

検査・診断

基本的には，**ロイシン負荷試験**で20～45分後に**血糖値が負荷前の50％以下に低下すること**と，**インスリンの増加**を認めれば本症と診断します。ただし，この試験は注意して行わないと低血糖ショックを招きます。

インスリノーマ*の関与を調べるために，膵組織の化学染色や電顕検査を行うこともあります。

＊　**インスリノーマ** insulinoma
膵臓のランゲルハンス島（膵島）のB細胞を発生母地とする腫瘍です。インスリノーマはほとんどが良性の腫瘍ですが，腫瘍が無秩序にインスリンを分泌するので，低血糖症状を来し，Whipple三徴（空腹時低血糖，中枢神経症状を伴う低血糖発作，ブドウ糖静注による劇的な回復）を呈します。

第8章　代謝疾患

治療・予後

　低ロイシンとなるよう**低蛋白食**とします。薬物療法としては，高インスリン血性低血糖症治療薬のジアゾキシド diazoxide を投与します。このジアゾキシドは，B細胞からのインスリン分泌を抑制しますが，多毛，乳房腫大，FSH高値，骨年齢促進，発疹，浮腫（塩と水が貯留する），IgGや白血球減少などの副作用がみられることがあります。

　1歳ころから正常の膵組織を示すようになり，幼児期になると自然寛解し，発作を起こさなくなる症例もある一方で，改善のみられない症例もあるなど，予後はさまざまです。

L　その他の糖質代謝異常症
other disorder of carbohydrate metabolism

① アセトン血性嘔吐症 acetonemic vomiting

> **STEP**
> アセトン血性嘔吐症は
> ・ストレス→元気がない→嘔吐より始まる原因不明の症候群
> ・ケトーシスはあるが，低血糖は認めない
> ・呼気はアセトン臭を伴う

病　態

　1.5〜8歳くらいの小児に，反復性嘔吐が起こり，ケトーシス ketosis とケトン尿が確認される原因不明の症候群です。乳児にはみられず，思春期に近い小児や成人にもみられません。前述のケトン性低血糖症と異なり，**低血糖は起こりません**。本症は，かつては自家中毒 autointoxication あるいは周期性嘔吐症 periodic vomiting と呼ばれていました。

　ケトーシスの発現機序は明らかではありませんが，視床下部ないし自律神経系の未熟性が考えられています。

　体質的なものでよくみられるのは"旅行，運動会，発表会などの精神的ストレスのあった後に，全身倦怠，食欲不振を訴え，嘔吐が始まる"といったものです。ストレスが生じると交感神経を介してカテコールアミン分泌が増加し，その結果，脂肪分解が促進され，ケトン体の産生が増加すると考えられています。感染後にみられることもあります。

症　状

　いつもは元気に起床する児が，目覚めが悪く，ごろごろして元気がなかったり，一度起床しても食欲がなく，頭痛，腹痛を訴えたりして，やがて嘔吐が始まります。吐物は，最初は食物残渣や胃液ですが，嘔吐が頻回で重症になると，胆汁様やコーヒー残渣様となります。嘔吐は，1日に数回〜十数回に及び，2〜3日続くこともあります。

　次第に脱水症が進行し，顔面蒼白，嗜眠，昏睡，腹痛（＋）なのに腹壁緊張低下，腹部陥凹，急性循環不全から脈拍は頻であるが小さい，などを呈し，**股動脈音が亢進**して聴きとれるようになります。重症例は Kussmaul 呼吸となり，呼気はアセトン臭を呈します。発熱や下痢は原則と

して認められません。

検 査

血中・尿中ケトン体が強陽性となります。

一般的には，嘔吐のみの場合は，胃酸の吐出で低クロール性アルカローシスとなります。嘔吐および下痢の場合にはアシドーシスとなります。これに対して本症では，**嘔吐のみであるにもかかわらず，ケトーシスのためにアシドーシス**となることに注意しましょう。また，ケトーシスは急速に出現しますが，絶食など飢餓状態による糖欠乏では，ある程度の時間を要します。

なお，飢餓状態となると健常児でもケトン尿陽性となるので，嘔吐とケトン尿のみで診断を下すのは危険です。いずれにしても，特異な検査所見はみられず，初回の発作では診断が確定することはまずありません。

鑑別疾患

鑑別を要する代表的な疾患はケトン性低血糖症ですが（表12），中枢神経疾患（てんかんや脳腫瘍，脳炎，髄膜炎），腎疾患（慢性腎炎，尿毒症），消化器疾患（肝炎，腸重積症，腹膜炎）なども鑑別が必要になります。神経質で情緒不安定な子，ひとりっ子，長男，末っ子に多い，という傾向がみられるため，心理的側面も否定しきれず，心因性嘔吐症との鑑別も必要です。

表12 アセトン血性嘔吐症とケトン性低血糖症の鑑別

		アセトン血性嘔吐症	ケトン性低血糖症
好発年齢（広めにみて）		1.5〜8歳	1.5〜5歳
性		男児＞女児	男児＞女児
誘 因		感染，ストレス	糖質不足，高脂肪食（感染，ストレスもあり）
グルカゴン反応（血糖上昇）		＋	－
ケトン食による誘発		－	＋
絶食による誘発		－〜±	＋
発作時	ケトーシス	＋	＋
	嘔 吐	＋	＋
	けいれん	－	＋
	低血糖	通常（－）	＋
出産時状況		特になし	低出生体重児，SFDに多い
予 防		ストレスを避ける	高炭水化物の摂取

＋：ほとんどすべてにみられる　±：時々みられる　－：ほとんどみられない

治療・予後

嘔吐を繰り返すうちは，安静を保ち，経口摂取を禁止します。次いで，脱水とアシドーシスを考慮し，重炭酸ナトリウムを含む**低・等張性脱水に準じた輸液**を行います。前述したように，低血糖は来しませんが，ケトーシス改善目的で，多くの場合ブドウ糖も添加します。鎮静制吐目的で鎮静薬を投与することもあります。

10歳を過ぎるころになると，多くが自然に治癒します。

第8章　代謝疾患　283

M ビタミン類の代謝異常

> ビタミンは，「健常な生理機能を維持するために不可欠で，しかも体内で合成できない有機物質」です。ビタミンは13種類ありますが，ビタミンA，D，E，Kは脂溶性ビタミンで，残りが水溶性ビタミンです。脂溶性ビタミンは尿中に排泄されにくいので，過剰症に注意が必要です。逆に，水溶性ビタミンは尿中に排泄されるので，過剰症はまれで，欠乏症に注意が必要です。

① ビタミンD欠乏性くる病 vitamin D-deficient rickets

> **STEP** ビタミンD欠乏性くる病は
> ・早産・低出生体重児，術後の脂肪吸収障害，肝障害，栄養障害が原因
> ・治療は活性型ビタミン D_3 製剤の投与

● ビタミンDとは

皮膚において，7-デヒドロコレステロールが紫外線の働きでビタミンDとなったものや，食事で摂取されたビタミンDは，肝臓で水酸化されて25-ヒドロキシビタミンD（25-OHD）となり，次いで，腎臓で水酸化されて活性型ビタミンD（1,25-$(OH)_2$D）となります。

食品に含まれるビタミンDのほとんどが D_3 です。植物性食品ではきのこ類に D_2 が含まれるのみで，十分量を摂取するには，しらす，かつお，まぐろ，いわしなどの魚や，バターおよび卵黄を摂取しなくてはなりません。

● 原因

ビタミンD欠乏性くる病は，脂肪吸収障害が存在すると起こりやすくなります。例えば，胆道閉鎖および乳児肝炎やこれらに関連した手術後です。吸収不良症候群でもみられやすいことは，疾患名からも明白ですが，原発性のものは小児には少なく，むしろ腸管の手術後の吸収不良の方が頻度として高率です。肝臓の働きが弱い早産・低出生体重児では，生後8～12週ころに発生リスクが高まります。

そのほかにも，ビタミンD摂取不足や不十分な日光浴が原因となったり，母乳志向やアトピー性皮膚炎に対する厳格な食事制限による栄養障害が原因となったりすることもあります。

くる病は，ビタミンD欠乏性くる病以外にも，低リン血症性くる病，ビタミンD依存性くる病（Ⅰ型，Ⅱ型），尿細管機能異常（遠位尿細管性アシドーシス，Fanconi症候群），腎不全，カルシウム・リン摂取不足でもみられます。また，てんかん治療で抗けいれん薬投与を受けているとき，ビタミンD代謝が阻害されて発症することもあります。

● 症状

骨成長時期に当たる小児では，骨端軟骨での石灰化障害（内軟骨性骨化の抑制）や，骨吸収能

抑制とそれに伴う**モデリング障害**などの広範な骨障害を来します。これらの影響が顕著に出現するのは生後6か月～2歳ころの乳幼児で，臨床的には表13に示すとおりです。

表13　くる病の臨床症状

頭　部	頭蓋癆，大泉門離開・閉鎖遅延
胸　部	念珠，鳩胸，漏斗胸，Harrison溝
四　肢	O脚，X脚，骨端腫脹
脊　椎	側彎，前・後彎
筋	緊張低下（フロッピーインファント：☞p.529）
その他	蛙腹，肝脾腫，精神状態不穏，低Ca血症によるけいれん（テタニー）

検査・診断

血液生化学検査

血清カルシウム減少およびリン減少，血清アルカリホスファターゼ増加，副甲状腺ホルモン増加，25-OHD減少を来します。

骨単純X線撮影

成長期骨端線の軟骨内骨化障害より，O脚変形と骨端線の拡大が認められます（図8左）。また，予備石灰化層の不鮮明化〔杯状陥凹（cupping）や毛羽立ち（fraying）：図8右〕も認められます。

図8　くる病の下肢（103-G-56）と手根部（104-E-49）の単純X線写真

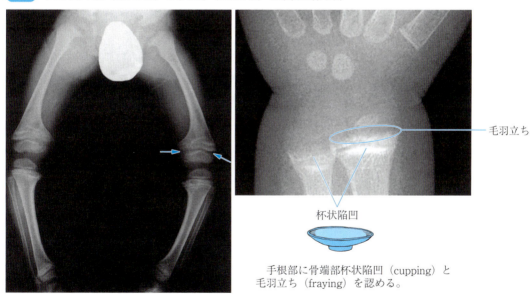

O脚変形を来し，長管骨骨端の骨端線の拡大（←）を認める。

手根部に骨端部杯状陥凹（cupping）と毛羽立ち（fraying）を認める。

治　療

腎石灰化や尿路結石などのビタミンD過剰症に注意しながら，アルファカルシドール alfacalcidol やカルシトリオール calcitriol などの活性型ビタミンD_3製剤の投与を行います。

> **参考**
>
> **頭蓋癆** craniotabes
>
> 　後頭骨や頭頂部の後部を軽く押すと，ピンポン球のような弾力がみられる状態です。その部分に化骨不全が存在するときみられる現象で，早産・低出生体重児に多いのですが，新生児全般でも10〜35％にみられます。くる病性頭蓋骨軟化とも呼ばれるため，くる病の特徴ととらえられがちですが，このように正常新生児でも認められます。もちろん重度の場合はくる病の疑いが高まります。なお，くる病によるものでない場合はビタミンD治療を行わなくても生後数か月で改善します。

② ビタミンK欠乏症 vitamin K deficiency

> **STEP**
>
> 新生児ビタミンK欠乏症は
> - 生後24時間〜5日に発症
> - 消化管出血（新生児メレナ），臍出血，紫斑を呈する
>
> 乳児ビタミンK欠乏症は
> - 生後1〜3か月までの母乳栄養児に発症
> - 頭蓋内出血を起こすことがある

● ビタミンKと欠乏症

　ビタミンKは，肝細胞内で第II凝固因子のプロトロンビン合成のほか，第VII・IX・X凝固因子の産生に不可欠です。出生直後は，腸内細菌がビタミンKを産生できないので，**生後24時間〜5日ころが最もビタミンKが不足しやすく**なります。特に**母乳栄養**は人工栄養に比べてビタミンKが少なく，ビタミンK欠乏の原因となります。

● 分　類

　生後1〜3か月ころの乳児期にビタミンK欠乏を起こすものには，欠乏原因が不明である**特発性**のものと，明らかな**続発性**のものがあります。

　特発性では，原因不明とはいうものの，新生児ビタミンK欠乏症の原因となるような要因（母乳栄養，一過性の肝機能障害など）が重なり合うことで発症すると考えられています。**続発性**の原因としては，肝機能障害を起こす原因となる胆道閉鎖症，抗菌薬の長期投与（セフェム系の場合，腸内細菌叢を抑制することでビタミンKの産生を阻害することがある），ワルファリンwarfarinに代表されるようなビタミンK類似構造をもっていて，肝臓でのビタミンK作用に拮抗するものの投与などがあります。また，**長期の下痢**でも腸内細菌叢に変化が起こり，ビタミンKが欠乏することがあります。

● 症　状

　新生児ビタミンK欠乏症は，生後2〜7日に発症することが多く，**消化管出血**（下血）が主症状の場合は**新生児メレナ**（☞p.449「新生児出血性疾患」の項）とも呼ばれます。また，臍出血

や皮下出血（紫斑）をみることもあります。

乳児ビタミンK欠乏症では，頭蓋内出血（突然の嘔吐，けいれん，意識障害）（図9）のほか，臍出血あるいは注射部位の出血が止まらないなどがみられることもあります。

図9 ビタミンK欠乏症の頭部CT（102-D-49）

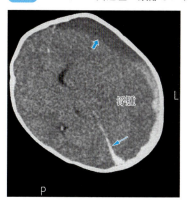
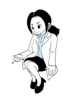

症例は生後2か月の乳児です。元気がないことと皮膚の黄染を主訴に来院しました。在胎40週3日，2,580gで出生し，母乳栄養です。3日前に鼻出血の痕に気づいていましたが，様子をみていました。2日前から哺乳力が低下しています。CTでは，三日月状の頭蓋内出血（↑）と脳浮腫による正中線の変位（←）が認められます。

治療

ビタミンK_1およびK_2を静注しますが，緊急時に新鮮凍結血漿の投与が必要となることもあります。ただし，一般に，合併症をもたない正期産新生児は，出生当日，生後1週（退院直前），生後1か月健診時の3回，ビタミンK_2シロップを2mgの内服を行うことで，ビタミンK欠乏性出血症を予防しています。このため，現在はビタミンK欠乏による頭蓋内出血を起こす児は少なくなりました。また，母乳栄養児では，3か月まで，週1回，投与を続けることもあります。

③ その他のビタミン欠乏症と過剰症

その他の主なビタミン欠乏症および過剰症については，表14をご覧ください。

表14 その他の主なビタミン欠乏症・過剰症

	疾患	症状
欠乏症	ビタミンA欠乏症	皮膚乾燥症，眼症状（眼球乾燥，角膜軟化，年長児で夜盲症）
	ビタミンB_1欠乏症	脚気（多発性神経炎，心不全，浮腫），Wernicke脳症（意識障害，運動失調），下痢
	ビタミンB_2欠乏症	脂漏性湿疹，間擦疹，結膜炎，口唇口角炎，舌炎
	ニコチン酸欠乏症（ナイアシン欠乏症）	ペラグラ〔下痢，皮膚炎（日光過敏），精神錯乱〕，腱反射消失，しびれ感，多発性神経炎，脳症
	ビタミンB_6欠乏症	脂漏性湿疹，尋常性痤瘡，口唇口角炎，舌炎，けいれん
	ビタミンC欠乏症	壊血病による出血傾向（点状出血，骨膜下出血），仮性麻痺，関節腫脹，骨端軟骨成長障害
過剰症	急性ビタミンA過剰症	頭蓋内圧亢進症状（悪心・嘔吐，頭痛，大泉門膨隆），意識障害
	慢性ビタミンA過剰症	脱毛，肝腫大，骨痛，骨肥厚，頭痛，嘔吐
	ビタミンK過剰症	赤血球にHeinz小体（+），溶血現象，高ビリルビン血症

※脂溶性ビタミンはA，D，E，Kで，これらには過剰症あり。

N 微量元素欠乏 trace element deficiency

亜鉛，銅，マンガン，マグネシウム，セレン，クロムなどの微量元素が欠乏することで，臨床上問題が生じることがあります．欠乏の原因としては，摂取不足，先天代謝異常，早産・低出生体重児，何らかの疾患の治療のため経静脈栄養を実施された場合，などがあります．ここでは，主な微量元素について解説します．

亜 鉛 zinc

> **STEP** 亜鉛欠乏症候群は，手足や眼囲・口囲などの開口部に紅斑，びらん，痂皮を生じる

● 機 能

亜鉛は，蛋白質を合成し，胎児の成長を正常にします．また，二次性徴発現と性機能発育を助けます．さらに，活性酸素の働きを抑制し，悪性腫瘍や老化を予防します．そのほか，味覚を正常に保つなどの働きがあります．したがって，**亜鉛欠乏症**を来すと**味覚異常，脱毛，貧血，口内炎，性機能障害**などを呈します．

亜鉛は牡蠣，牛肉，豚肉，鶏肉，卵，チーズに多く含まれています．

● 亜鉛欠乏症 zinc deficiency

文字どおり亜鉛欠乏に起因します．先天性の腸管における亜鉛吸収障害は常染色体潜性遺伝疾患で，**腸性肢端皮膚炎**とも呼ばれます．後天性の亜鉛欠乏症は，低亜鉛母乳の児や未熟児にみられます．

本症では，手足や眼囲・口囲などの開口部に紅斑，びらん，痂皮などを生じる（図10）のが特徴です．そのほか，脱毛も来しやすく，下痢や味覚低下も認められます．

治療は，もちろん亜鉛の内服です．

図10 亜鉛欠乏症候群の顔面（左）と外陰部（右）の写真（93-E-3）

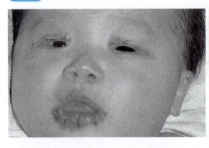 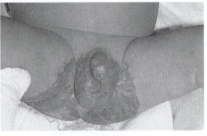

症例は5か月の乳児です．1か月前から下痢が続き，治療を受けていましたが改善せず，顔面と外陰部に皮疹が出現し，脱毛も伴ってきたため来院しました．写真からは，眼囲・口囲，外陰部に赤色調のびらんが認められます．

腸性肢端皮膚炎 acrodermatitis enteropathica の鑑別疾患とそのポイント

　腸性肢端皮膚炎は，上述のように常染色体潜性遺伝を示すもので，四肢末端に湿疹様病変，痂皮，膿痂疹様病変，水疱，びらん，脱毛を来し，下痢を伴います。このような皮膚症状を示す患児をみたとき，頻度からまず疑うべきは，炎症の強い脂漏性皮膚炎，膿疱性乾癬，カンジダ症です。鑑別のポイントは，これら3疾患では脂漏部位に皮疹が多いのに対し，腸性肢端皮膚炎では，眼瞼縁，尿道，肛門といった体の開口部や手足（つまり肢端）に皮疹がみられるということです。

銅 copper

　銅は酵素の成分（セルロプラスミンの co-factor）で，鉄の吸収・貯蔵を促進し，ヘモグロビンの合成に必要とされるほか，活性酸素の退治にも一役買っています。亜鉛と同様に経静脈栄養の際に不足しやすく，鉄不応性低色素性貧血，皮膚・毛髪の色素減少，下痢を生じます。

　牛レバー，牡蠣，ごま，肉類，豆類，プルーン，タコ，イカ（軟体動物の呼吸色素は銅を含むヘモシアニン）に多く含まれます。

第9章 呼吸器・胸壁・縦隔疾患
respiratory apparatus, chest wall and mediastinal disease

A 主要症候 major symptom

1 呼吸困難 dyspnea

どのような病態か

換気運動に際して**努力を要する**感じ，あるいは**息苦しい**といった自覚的症状です。新生児の異常徴候（☞p.104「呼吸障害」の項）でも記載したように，新生児では**多呼吸**，**陥没呼吸**，**呻吟**，**チアノーゼ**などの努力性の呼吸運動がみられれば，呼吸困難と考えます（呼吸窮迫 respiratory distress とも呼ばれる）。

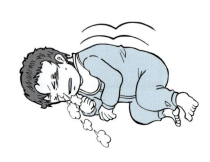

呼吸困難の原因として最も多いのは気道疾患で，ほかに心疾患，ヘモグロビン低下を来す血液疾患，中枢神経系異常がありますが，ここでは呼吸器系に関連したものについて解説します。

気道閉塞による呼吸困難

- **吸気性呼吸困難** inspiratory dyspnea

通常，鼻～気管上部の**上気道病変**でみられます。クループ，先天性喘鳴，Pierre Robin 症候群，異物によるものが代表です。吸気性呼吸困難が強いと，患児が息を吸っても胸が膨らまないのが確認できます。**陥没呼吸**が著明となりますが，当然，呼気の延長は認められません。

- **呼気性呼吸困難** expiratory dyspnea

気管支以下に病変がある場合に生じやすく，**呼気の延長**が認められます。喘息性気管支炎，気管支炎，（急性）細気管支炎，肺気腫，気管支喘息，気管支異物などでみられますが，なかでも，乳児期に多い気管支炎と，幼児期以降に多い気管支喘息に特徴的です。年長児が，両手を前に突いて**起座呼吸***をしていたら，まず，気管支喘息を疑います。

2 喘鳴 stridor, wheezing

喘鳴とは

- **病態**

呼吸とともに"ゼイゼイ"あるいは"ヒューヒュー"という音が聴取されることです。気道内腔に狭窄が存在すると，空気の流れが速まり渦流となって生じます。したがって，気流速度が大きい喉頭，気管，主気管支などの**大気道に原因**があるときに生じやすく，気流が低速の**末梢気道**では生じにくいものです。小児期，特に乳幼児では気管支腔が狭い，刺激に対する反応が強く分

---

* 起座呼吸 orthopnea
仰臥位になると呼吸困難が増強するため，座位をとって行う呼吸をいいます。左心不全に伴う肺水腫，気管支喘息などでみられます。

泌物も多い，痰を喀出する力が弱い，などの理由から喘鳴がみられやすくなります．呼気性と吸気性に分けられます（図1）．

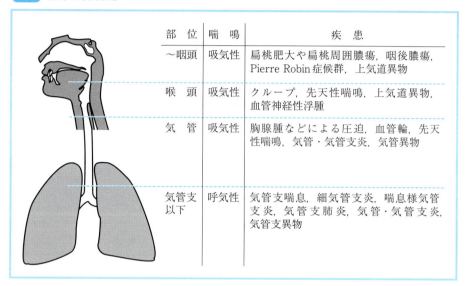

図1 喘鳴と原因疾患

部位	喘鳴	疾患
～咽頭	吸気性	扁桃肥大や扁桃周囲膿瘍，咽後膿瘍，Pierre Robin症候群，上気道異物
喉頭	吸気性	クループ，先天性喘鳴，上気道異物，血管神経性浮腫
気管	吸気性	胸腺腫などによる圧迫，血管輪，先天性喘鳴，気管・気管支炎，気管異物
気管支以下	呼気性	気管支喘息，細気管支炎，喘息様気管支炎，気管支肺炎，気管・気管支炎，気管支異物

原因疾患

新生児では**先天性喘鳴**と呼ばれるもの，乳児では**クループ**や**細気管支炎**，幼児では**異物**，学童では**気管支喘息**が重要です．突発的に生じる場合は**気道異物**が疑われます．

気道異物では，飲み込んだ直後から**チアノーゼ**を伴うこともあります．クループの場合は，その多くが数日前から**鼻水**や**咳**を認めていた，というエピソードが聞かれます．

吸気性喘鳴 inspiratory stridor

吸気相に聴取される"ゼイゼイ"，"ゼロゼロ"という**粗い音**です．喉頭が軟弱な場合（**先天性喘鳴**と呼ばれる），喉頭蓋や喉頭の炎症（**クループ**），後咽頭に膿瘍がある場合，喉頭や上部食道に異物が存在する場合など，**喉頭狭窄の原因**が存在するときにみられます．したがって，吸気性喘鳴が急激に発症した場合は，**クループ**，上気道異物，血管性浮腫，扁桃肥大や扁桃周囲膿瘍，咽後膿瘍が疑われます．

呼気性喘鳴 expiratory wheezing

呼気相に聴取される"ピーピー"，"ヒューヒュー"という**高音の笛音**で，**笛声喘鳴**とも呼ばれます．**気管支性の狭窄**を原因とすることが多く，**気管支喘息**，細気管支炎，喘息様気管支炎，気管支肺炎，気管・気管支炎，気管支異物でみられます．吸気性喘鳴よりも高頻度です．

③ チアノーゼ cyanosis

　新生児の異常徴候（☞p.104「チアノーゼ」の項）でも記載したように，チアノーゼは毛細血管内還元ヘモグロビン5g/dL以上で出現します。小児，特に新生児〜乳幼児期にみられる場合は，**右→左短絡の先天性心疾患**と**呼吸器系疾患**が疑われます。原則的には，**酸素投与**でチアノーゼに改善がみられる場合は**呼吸器系疾患**を，改善しないときには**短絡**を考えます。

　また，呼吸器系疾患によるチアノーゼは，その出現する時期によって疑われる疾患が異なります。出生直後から認められるときは胎便吸引症候群（☞p.298）が，出生後2〜3時間で認められるときは呼吸窮迫症候群（☞p.295）が，そして，出生後2〜3週で認められるときは慢性肺疾患Ⅰ・Ⅱ型（☞p.300）あるいはⅢ型（☞p.301）などが，それぞれ疑われます。

B 　新生児の呼吸器疾患

① 新生児仮死 asphyxia neonatorum

　出生時の新生児にみられる呼吸，循環不全を主徴とする症候群です。先天異常や未熟性がない場合，大半は胎児の低酸素・虚血に続発します。

● 原　因

　分娩時に生じる**母体の子宮収縮**は，胎盤の血行を低下させ，児にはさまざまな程度の**無酸素状態**が起こっています。このような状態にも十分耐えられる胎児もいれば，胎児発育不全（FGR）児や胎児貧血がある場合などのように耐えられない胎児もいます。また，陣痛が強すぎる，分娩が遅延する，などから呼吸循環不全を起こして仮死となることがあります。さらに早産や過期産も原因となり得ます。一般にハイリスク児に起こりやすいといえます。

　新生児仮死の原因を表1に示します。

表1　新生児仮死の原因

母体の異常	妊娠高血圧症候群，多胎，貧血，糖尿病，心疾患
胎盤の異常	常位胎盤早期剥離，前置胎盤
児の異常	FGR，早産・低出生体重児，胎児水腫，胎児赤芽球症，胎児貧血，横隔膜ヘルニアなどの先天奇形，気道閉塞
機械的圧迫	児頭骨盤不適合，胎位異常，臍帯脱出，臍帯巻絡，吸引分娩，鉗子分娩

● 病　態

　必要とされる呼吸が起こらないので，**低酸素血症，呼吸性アシドーシス，代謝性アシドーシス**を来します。これに対して患児は，末梢の皮膚および筋肉への酸素供給を減らして（Apgar score の皮膚の色はこれを反映），重要臓器へ回すことで対応しますが，長引けば腎尿細管は壊死し，脳障害も起こります。特に低出生体重児では頭蓋内出血（☞p.102）を起こす率が高まります。

新生児仮死の評価

新生児仮死の指標として Apgar score を用いる
→点数が低いほど重症

　出生直後の死亡原因としては新生児仮死が最も多いので，最近では，分娩時の低酸素状態（胎児仮死）から新生児仮死となるのを予防するために，分娩中に**胎児の心拍数をモニター**するのが一般的です。

　そして，仮死の程度を客観的に評価するために Apgar score が用いられます（表2）。これは，出生直後の新生児に対して，**出生後1分および5分**の時点で採点します。5分の時点の点数は，1分の時点よりも，生存や神経学的異常の確率とよく相関するとされています。

　Apgar score が**7点以上は正常**，**6〜4点は軽度仮死**（仮死度Ⅰ，青色仮死），**4点未満は重度仮死**（仮死度Ⅱ，白色仮死）とし，**点数が低いほど重症**となります。

　軽度仮死では，**チアノーゼ**を認めるものの刺激を与えると反応を示し，自発呼吸を始めます。重度仮死では刺激や酸素投与にも反応しません。

　なお，Apgar は人名ですが，appearance（皮膚色），pulse（心拍数），grimace（しかめ面），activity（活発さ），respiration（呼吸）の頭文字として記憶する方法があります。すべてが2点である児は少なく，多くは四肢にチアノーゼがあるため，皮膚色で1点減点されます。

表2 Apgar score

徴　候	点　数		
	0点	1点	2点
皮膚色 appearance	全身チアノーゼ	軀幹ピンク，四肢チアノーゼ	全身ピンク
心拍数 pulse	なし	100/分未満	100/分以上
反射 grimace	なし	顔をしかめる	泣く
筋緊張 activity	なし	四肢をわずかに屈曲	活発に動く
呼吸 respiration	なし	弱く不規則	強く規則的

仮死への対応

　呼吸を確立させ，**低酸素状態から脱出**させなければなりません。そこで，まず低体温防止と呼吸確立のため，乾布で身体の水分の拭き取りと全身刺激を行います。鼻腔・口腔の吸引を行った後に足底を叩いたり背中をこすったりすることで呼吸が回復するか確認します。状態の改善がみられない場合は，マスクとバッグを使った陽圧換気を行います。それでも回復しない場合は，気管挿管による陽圧換気とします。徐脈が回復しなければ心マッサージを行います。さらに，静脈路を確保し，アシドーシスの是正や低血糖状態の有無の確認と治療へ進みます。低体温とならないよう放射熱源による保温も必要です。

　新生児蘇生アルゴリズム（日本蘇生協議会 蘇生ガイドライン2020）を図2（p.294）に示します。

図2 新生児蘇生アルゴリズム（2020）

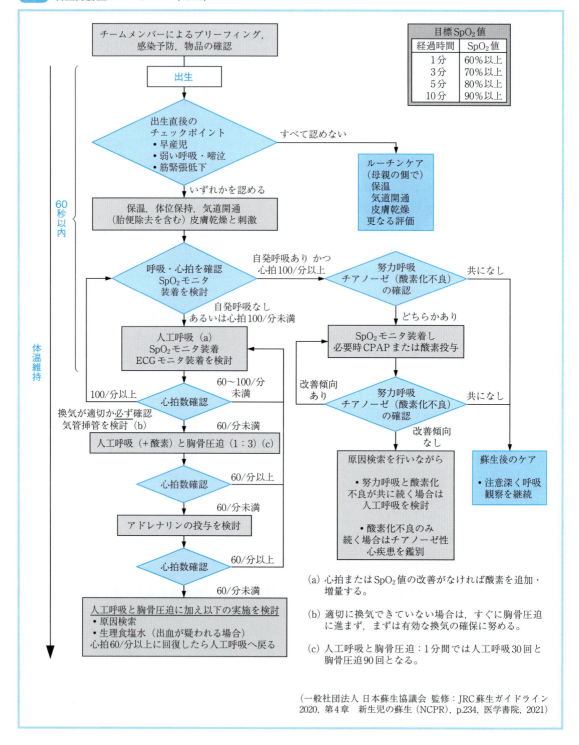

予 後

重症例では死に至ることもあります。仮に乗り切ることができても，低酸素症による中枢神経

障害を起こし，しばしば後遺症として脳性麻痺，知的能力障害，てんかんを残します。

② 呼吸窮迫症候群 respiratory distress syndrome（RDS）

STEP

呼吸窮迫症候群は
- 在胎32週以前の早産児，低出生体重児，母体糖尿病児などが要因
- 出生2〜3時間後に多呼吸などの症状が出現
- 肺サーファクタントの検査には L/S比とマイクロバブルテスト

🔵 成 因

胎児の肺は肺水で満たされ，萎んでいます。分娩が始まると，産道を通過するときに圧迫されて肺水は押し出され，さらに「オギャー」と泣くこと（**出生時の第一呼吸**）によって気体と液体の表面張力をうち負かし，**肺を膨らませます**。また，肺水自体は，間質のリンパ管や毛細血管からの吸収も手伝って生後4時間くらいで消失します。

しかし，肺の成熟が十分に進行していないと，本来，Ⅱ型肺胞上皮細胞で合成分泌されるべき**肺サーファクタント**（☞p.94脚注）**が不足**して呼気の終わり（肺胞の体積が小さくなった際）に**肺胞は表面張力に負けてつぶれて**しまいます。これは二次性無気肺，拡張不全ということができ，**肺コンプライアンスは低下**しています。一度この状態に陥ると，肺血管抵抗の上昇による肺血流量減少と肺胞上皮障害が，さらに肺サーファクタント活性を阻害するという悪循環を生じ，事態は一層悪化します。なお，本症では，肺胞上皮障害から血漿成分の肺胞への漏出が起こり，**肺硝子膜***が形成されます。

在胎32週以前，出生時体重1,500g未満の早産児に多いほか，**母体が糖尿病**あるいは帝王切開により出生した児にもしばしばみられます。

現在では単なる早産児や低出生体重児に好発する肺疾患ではなく，肺心循環系の症候群ととらえ，呼吸管理のみではなく循環系管理を含めた，全身管理を要する病態と考えられています。

🔵 症 状

分娩時に一旦は広がった肺胞が，出生後に時間の経過とともに**徐々に虚脱**し，**無気肺**となることで症状が出現します。したがって，出生後2〜3時間以内に**多呼吸**，陥没呼吸，呼吸性呻吟，**チアノーゼ**，呼吸音減弱を生じます。

呼吸性呻吟は，新生児の呼吸障害の重要な症状の1つで，Silverman-Anderson retraction score の1項目にも入っています。呼気時には声門を閉じることで，気道内〜肺胞内を陽圧に維持できますが，これによって**肺胞の完全虚脱を防ごう**とする生体防御反応が**呼吸性呻吟**となって現れます。治療で用いられる持続的陽圧呼吸法continuous positive airway pressure（CPAP）も，これと同じ原理です。

病初期には換気不全，低酸素症により**呼吸性アシドーシス**を示します。進行すると組織において嫌気性代謝が亢進して**代謝性アシドーシス**を合併し，混合性アシドーシスの状態となります。

---

* **肺硝子膜** pulmonary hyaline membrane
肺胞壁に付着した血漿成分が固まって，ガラス様の膜を形成したものです。

検査所見・診断

胸部X線撮影で得られる，**網状顆粒状陰影** reticulogranular pattern と**気管支透亮像** air bronchogram が重要です。網状顆粒状陰影は，虚脱した肺胞と広がって機能している肺胞が混在することでみられるもので，本症に特有の所見です（図3）。気管支透亮像は，空気に満たされた気管支が虚脱した肺胞と重なって写ることにより得られる像です。肺胞はつぶれても，太くて丈夫な気管支はつぶれにくいわけです。

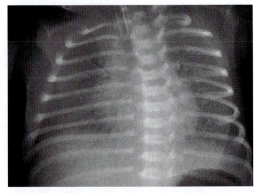

図3　呼吸窮迫症候群の胸部X線写真

網状顆粒状陰影が認められる。

また，**無気肺**が肺野全体に広がれば，**スリガラス様陰影**を示すようになり，さらに進行すると心陰影が不明瞭になります。

出生前の羊水の**レシチン／スフィンゴミエリン（L/S）**比や，出生後の**胃液**で調べる**マイクロバブルテスト**[*1]でも診断できます。

治療

ほとんどが早産児と低出生体重児なので，まず低体温を防ぐために保温を行います。

アシドーシス補正は，次に挙げる呼吸管理を行うことで改善が期待できるため，通常，最初から輸液にアルカリ化薬は加えません。生後24時間は，維持輸液として10％ブドウ糖液60～80mL/kg/日を投与します。当初は電解質の入らない輸液を続け，その後，基本のブドウ糖液にNa，Clを少し加え，Kは濃度が3mEq/Lを下回るようであれば加え，アシドーシスが依然残っていれば7％重曹水（メイロン®）で補正を行います。

低酸素症に対しては**酸素投与**を行います。肺胞が虚脱しているため，陽圧呼吸を行います。間欠的強制換気（IMV）＋呼気終末陽圧換気（PEEP）もしくは，持続的陽圧呼吸法（CPAP）が必要となります。PaO_2は未熟児網膜症[*2]を招く危険があるため，50～80Torrを目安とします。

同時に，**肺サーファクタントの気管支内注入**を行います。

経過・合併症

通常は急速に進行し，**24～48時間で極期**となります。適切な治療がなされないとこの時期に死亡しますが，児の肺胞上皮細胞機能が病態を上回っていれば，肺サーファクタント分泌が徐々に増してくるのに伴って，呼吸困難も急速に改善し，治癒へと向かいます。

本症の早産・低出生体重児に**人工肺サーファクタント療法**を行うと，高頻度に**動脈管開存症**

[*1]　**マイクロバブルテスト** stable microbubble test
新生児の胃内容物を採取して，ピペットで吸排して泡立たせます。そして，これを4分間放置したのち，顕微鏡下で1mm²当たりの直径15μm未満の泡の数を数え，10個/mm²以上であればRDSの可能性が極めて高くなる，という検査です。

[*2]　**未熟児網膜症** retinopathy of prematurity
網膜血管が未熟なままで出生した児（超・極低出生体重児など）に高濃度酸素を投与すると，網膜動脈が攣縮し，その末梢部に閉塞が生じます。その後，酸素供給を中止すると網膜が低酸素状態となり，硝子体への血管新生，滲出，出血を伴う網膜症となります。

（☞p.342）が生じます。肺サーファクタント投与により低酸素状態が回復すると，肺血管抵抗が減少するに従い，**動脈管を介する左→右短絡**（右→左短絡ではない）が急増し，左心系に容量負荷が加わることで**呼吸不全や心不全**を招くことがあります。

この症候性動脈管開存症には，プロスタグランジン E_1 合成阻害薬であるインドメタシンindometacin などの薬物による動脈管の閉鎖や，結紮術を行います。

❸ 新生児一過性多呼吸 transient tachypnea of the newborn（TTN）

> **STEP**
> 新生児一過性多呼吸は
> ・出生後，数分〜数時間で多呼吸を来すが，24時間ほどで消失
> ・胸部X線撮影で，肺過膨張，肺門部陰影の増強，軽度心拡大

● 成　因

通常，胎児肺に充満する肺水は，分娩時の機械的排出によって消失します。しかし，**帝王切開**や骨盤位分娩では機械的排出が働かず，また，早産児や低出生体重児では低蛋白血症になりやすいことから，吸収が悪くなります。臍帯結紮を速やかに行わなかったときにも，胎盤の血液が胎児の循環系に流入して中心静脈圧を高め，肺間質からの吸収を抑制します。**肺間質に液体が貯留**したままだと**1回換気量が減少**し，これを反映して多呼吸となります。生直後にみられる一過性多呼吸の多くは本症です。

● 症　状

出生後，数分〜数時間で多呼吸，呻吟，陥没呼吸で発症します。ただし，呻吟と陥没呼吸は呼吸窮迫症候群（RDS）ほど顕著ではありません。これは**肺サーファクタントが正常**なためで，**チアノーゼも軽度**です。

また，本症は，呼吸窮迫症候群，胎便吸引症候群，B群溶連菌感染による肺炎，頭蓋内出血，うっ血性心不全などの高リスク疾患を否定することで，除外診断されます。

● 検　査

血液ガス分析では正常範囲内です。

胸部X線撮影では，肺野が過膨張，肺門部が濃厚な陰影を示すのに比べ，末梢が明るい傾向を示すほか，軽度の心拡大もみられます（p.298図4）。

● 治　療

チアノーゼが存在するときに酸素投与を行えばよい程度で，一般的には呼吸数や心拍をモニターし，誤嚥性肺炎に注意して経過観察していれば，**24時間ほどで消失**します。重症例では呼気終末陽圧換気や持続的陽圧呼吸法が必要となります。

図4 新生児一過性多呼吸の胸部X線写真（109-D-22）

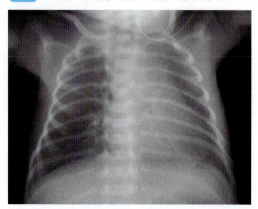

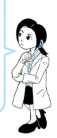

症例は生後1時間の新生児です。在胎32週に骨盤位で陣痛発来のため帝王切開で出生しました。出生時体重は1,496gで，出生後に第1呼吸は認めましたが，蘇生台で処置中に浅い呼吸を認めるようになりました。呼吸数は90/分です。写真では，肺の過膨張，肺門部の血管陰影の増強，軽度の心拡大が認められます。

❹ 胎便吸引症候群 meconium aspiration syndrome（MAS）

> **STEP** 胎便吸引症候群は
> - あえぎ呼吸による胎便を含んだ羊水の吸引に起因する
> - 胎盤機能不全や過期産による低酸素血症の存在時にみられる
> - 胸部X線撮影で，索状陰影，斑状陰影

● 成　因

　胎便の肺内への吸引によって起こる呼吸障害です。分娩前に長い**低酸素血症（胎児仮死）**があると，迷走神経反射から腸管蠕動運動が亢進して肛門括約筋が弛緩するため，児は胎便を排泄してしまいます。同時に低酸素状態によって起こる**あえぎ呼吸**（深い吸息運動）により**胎便を含んだ羊水を肺に吸引**すると，出生後，気道閉塞や炎症による呼吸障害を生じます。

　低酸素血症の原因には，妊娠高血圧症候群，貧血，**胎盤機能不全**，**過期産**があります。したがって，早産児には少なく，過期産児や胎児発育不全に多くみられます。

● 症　状

　分娩に際して，胎児心音が弱まる，羊水混濁を認めるなど，胎児仮死の徴候が確認できることが多く，分娩後も新生児の口や鼻咽腔には混濁した羊水が大量に存在するほか，皮膚や臍帯に黄染（汚れ）をみることもあります。

　仮死より蘇生させても，吸引した胎便による**呼吸障害**（多呼吸，努力呼吸，チアノーゼ）を認め，肺野には断続性ラ音が聴取されます。

　胎便は気道に対して刺激性を有するため，気道狭窄と炎症を引き起こします。気道が完全に閉鎖すると**無気肺**が起こります。部分的な閉鎖を示すときには，吸気時に空気が入るのに対して，呼気時に気道が狭くなり，空気の排出ができなくなって**肺気腫**となります。

● 検　査

　上述のように，肺気腫と無気肺が混在することになり，胸部X線撮影では**索状陰影**や**斑状陰**

影として確認されます（図5）。さらには，この肺気腫から気胸や縦隔気腫となることもあります。

血液ガス分析では，通常，低O_2血症，高CO_2血症を示します。

● 治療・経過

気管挿管して**吸引・洗浄**を行います。胎児仮死が認められるなら，分娩時に待ち構えていて，**第一呼吸開始前に胎便を気管内吸引**してしまうのが予防のうえでは重要です。吸引だけで不十分であれば，肺サーファクタントを用いて気管内洗浄も行います。

低O_2血症および高CO_2血症に対しては，新生児仮死の治療と同様に酸素投与を含めた呼吸管理とアシドーシスに対する治療が必要になります。

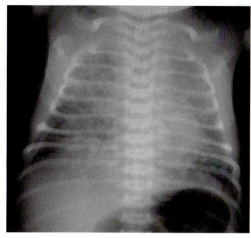

図5 胎便吸引症候群の胸部X線写真

左右上下葉に不均一で境界不明瞭な陰影が見られる。

加えて，肺炎予防のための抗菌薬を投与することになります。細菌性肺炎，気胸，縦隔気腫を合併しなければ48時間以後改善されていきます。しかし，胎児循環の遺残（主として動脈管と卵円孔を介する右→左短絡と，それによるチアノーゼ）を認める症例では，酸素投与を行ってもPaO_2が上昇せず，予後不良のことがあります。

⑤ 慢性肺疾患 chronic lung disease（CLD）

1996年の旧厚生省研究班により，「先天性奇形を除く肺の異常により，酸素投与を必要とするような呼吸窮迫症状が新生児期に始まり，日齢28を超えて続くもの」と定義されています。また，病型をⅠ～Ⅵ型に分類していますが，以下では特に重要なⅠ～Ⅲ型（表3）について解説します。

表3 慢性肺疾患の病型分類

Ⅰ 新生児の呼吸窮迫症候群（RDS）が先行する新生児慢性肺障害で，生後28日を超えて胸部X線上びまん性の泡沫状陰影もしくは不規則索状気腫状陰影を呈するもの
Ⅱ RDSが先行する新生児慢性肺障害で，生後28日を超えて胸部X線上びまん性の不透亮像を呈するも，泡沫状陰影もしくは不規則索状気腫状陰影には至らないもの
Ⅲ RDSが先行しない新生児慢性肺障害で，臍帯血のIgM高値，絨毛膜羊膜炎，臍帯炎などの出生前感染の疑いが濃厚であり，かつ生後28日を超えて胸部X線上びまん性の泡沫状陰影もしくは不規則索状気腫状陰影を呈するもの

（新生児の慢性肺疾患の疾患分類基準より一部抜粋）

■ ⅠまたはⅡ型

STEP
CLDⅠ型は
- 肺疾患治療目的で酸素療法や人工換気を受けた児にみられる肺線維症
- 胸部Ｘ線撮影で，びまん性泡沫状陰影，不規則索状気腫状陰影

● 病　態

　表3（p.299）のように，Ⅰ型は呼吸窮迫症候群（RDS）が先行する新生児慢性肺障害で，生後28日を超えて胸部Ｘ線撮影でびまん性の泡沫状もしくは不規則索状気腫状陰影を認めるものです。従来は，**気管支肺異形成bronchopulmonary dysplasia（BPD）**と呼ばれていました。また，Ⅱ型もRDSが先行する新生児慢性肺障害で，生後28日を超えて胸部Ｘ線撮影で**びまん性の不透亮像**を呈しますが，泡沫状もしくは**不規則索状気腫状陰影には至りません**。

　かつて，RDSの合併症の1つとしてBPDが定義されましたが，現在ではBPDの所見はRDSに特異的でないことが明らかになっています。つまり，BPDはさまざまな肺疾患管理の際に行われる**高濃度・高圧酸素投与**（IMV＋PEEPやCPAP）と，それによりもたらされる肺の損傷といった外的因子，およびその肺損傷に修復機序が働く際の内的因子（マクロファージや白血球の遊走化→**肺線維化**）によって起こると考えられています。

　基礎となる肺疾患が重症なものほど，また，それに対する治療が濃厚かつ長期に及ぶものほど，発症率が高くなることがわかっています。**超・極低出生体重児**で**人工換気**を受けたものでは，**約20％**に発症します。症候性動脈管開存症，水分の過剰摂取，感染症の合併も悪化因子と考えられています。

● 症状・検査

　本症では，肺気腫と無気肺が混在し，肺間質には線維化もみられ，閉塞性障害と拘束性障害の両方を示します。

　当然，主症状は呼吸障害です。上述のとおり，すでに人工呼吸管理下にある児に，生後2週ころから胸部Ｘ線撮影で**びまん性泡沫状陰影，不規則索状気腫状陰影**といった変化を認めるようになります。

　PaO_2低下，$PaCO_2$上昇がみられ，吸入酸素濃度と換気圧の上昇が必要となります。

　肺高血圧→肺性心*→右心不全となり，死亡することもあります。

● 治　療

　肺気腫，肺性心，呼吸器系感染に注意しながら，**必要とされる最低レベルでの酸素濃度，換気圧による人工換気**でコントロールしつつ徐々に回復するのを待ちます。そのため，通常は肺の容積変化が少なく，肺損傷を起こしにくいと考えられる高周波振動で人工換気を行います。過剰の水分摂取は避けるとともに，肺水腫を軽減させるために副腎皮質ステロイド投与を行うこともあ

---

*　**肺性心** cor pulmonale
　肺高血圧症では，右室が血液を送り出す際には，右室の後負荷が強まることにより多くのエネルギーが必要となります。右室は肥大してこれに対応しますが，限界を超えると右心不全に陥ります。これを肺性心と呼びます。

ります。

軽症例では，正常細胞に置換されるに従って回復します。

Ⅲ型

STEP CLDⅢ型は超・極低出生体重児にみられる慢性肺疾患，IgM高値

病　態

呼吸窮迫症候群（RDS）が**先行しない**新生児慢性肺障害で，臍帯血や出生直後の**血清IgM高値**，絨毛膜羊膜炎，臍帯炎など子宮内感染の疑いが濃厚であり，かつ生後28日を超えて胸部X線上びまん性泡沫状もしくは**不規則索状気腫状陰影**を呈するものです。**在胎32週以下，出生体重1,500g未満**の超・極低出生体重児にみられ，この点はRDSに類似しています。従来はWilson-Mikity症候群と呼ばれていました。

肺組織が未熟であること，および児の有する何らかの内的因子により起こる慢性肺疾患と考えられますが，詳しいことはわかっていません。ただし，上述のように出生直後から血清IgM値が上昇している症例が多く，基礎に子宮内感染などの存在も示唆されています。正常正期産児では，児の内的因子が存在しないことから，発症しないと考えられています。

症　状

超・極低出生体重児であるのに，生直後は呼吸障害を認めず，問題なく経過します（RDSでは生後2～3時間ころから症状が出現）。超・極低出生体重なので，NICUなどで経過観察していると，2～3日ころより胸部X線上に異常陰影が出現し，進行し始めます。**生後2週前後**より，多呼吸，**陥没呼吸**，チアノーゼといったRDS類似の呼吸障害が現れます。

検　査

出生直後の胸部X線撮影では正常ですが，時間の経過とともに1～4mm小円形透亮像が全肺野に散在するように出現し（びまん性），**囊胞状陰影**あるいは**泡沫状陰影**と表現される状態となります。さらに進行すると，肺門部より放射状に広がる粗い**索状陰影**を生じます。

病理学的には無気肺と肺気腫の混在状態です。大半の症例で**血清IgM高値**を認めます。

治療・経過

特異的な治療は存在せず，Ⅰ・Ⅱ型に準じます。軽症例では酸素投与のみで構いませんが，重症例では人工換気が必要となり，そのためⅠ・Ⅱ型に移行します。

軽症～中等症では肺の発育に伴い治癒傾向を示します。肺炎を合併すると予後は不良です。

第9章　呼吸器・胸壁・縦隔疾患

C 上気道疾患
upper respiratory tract disease

① 感冒（かぜ症候群）common cold ／ 急性鼻咽頭炎 acute nasopharyngitis

STEP 小児の発熱には，アスピリンを投与してはいけない

● 病 態

"熱がある，鼻水・鼻づまりがある，喉が痛い"というものですが，他疾患との鑑別が重要です。潜伏期は2〜3日で，感染後免疫は4〜6週間持続します。二次感染として，中耳炎，副鼻腔炎，肺炎に注意が必要です。特に**乳幼児**では，かぜ症候群そのものよりも**二次感染の合併症**の方が重要です。

● 原 因

ライノ，コロナ，RS（respiratory syncytium），パラインフルエンザ，アデノ，ヒトエンテロ，エコー（ECHO）など，**種々のウイルスで起こります**（これらでかぜ症候群の原因の約**90%**を占める；なお，インフルエンザはかぜではない）。一般的には，**38.5℃以上の高熱**となった場合は，**インフルエンザウイルス感染**の可能性が高いとされますが，乳幼児では，それ以外でも初期に38〜40℃の高熱を呈するものがあります。それに対し，年長児に最初に挙げた3つのウイルス感染があった場合，発熱は軽度にとどまることが多くなっています。

年齢が低いほど**細菌**に起因するものが高頻度となります。最も多いのは **A群β溶血性連鎖球菌**（A群溶連菌）ですが，ほかにブドウ球菌，肺炎球菌，インフルエンザ菌があり，これらは二次感染の原因としても重要です。

● 症 状

鼻症状が主体ですが，小児では，**下痢や嘔吐**などの消化器症状がみられやすいことが特徴です。さらに，**乳幼児では脱水に注意**する必要があります。

● 検 査

上記以外の症状が認められなければ，通常は検査を行いません。

細菌性の場合は，血液検査で，白血球増加，好中球核左方移動，赤沈亢進，CRP陽性などの特徴的な所見が得られます。

● 治療・予後

細菌感染では抗菌薬を投与します。ウイルス感染では対症療法のみで，通常は1週間以内で軽快し予後良好です。ただし，非常に少ないながらも，上気道の炎症が治まるころから脳炎や脳症を起こす場合もあります。

発熱に対しては，**アセトアミノフェン** acetaminophen を用います。小児の発熱には，川崎病などを除き非ステロイド性抗炎症薬の**アスピリン** aspirin やジクロフェナクナトリウム diclofenac sodium を**投与してはいけません**（Reye症候群（☞p.517）や脳症の問題があるため）。また，過

302 各 論

度の体温降下などを招くため、メフェナム酸mefenamic acidの投与も行いません。

② 急性咽頭炎 acute pharyngitis

● 病　態
　"熱がある、喉（＝咽頭）が痛い"というもので、**急性の経過を示す口蓋扁桃を含む咽頭の炎症**で、臨床的には上述した急性鼻咽頭炎（感冒）との区別は困難です。口蓋扁桃の炎症が非常に強い場合は、特に急性扁桃炎（p.304）と呼びます。

● 原　因
　感冒と同じで、ほとんどがウイルス感染ですが、特殊型としてヘルパンギーナ（ヒトエンテロウイルスA）、咽頭結膜熱（アデノウイルス3型）があります。

● 症状・治療
　発熱、全身倦怠感、食欲不振、咽頭痛、嗄声が主症状で、顎下リンパ節腫脹を伴い、咽頭粘膜は発赤腫脹します。
　治療は急性鼻咽頭炎に準じます。

③ 扁桃炎 tonsillitis

　扁桃は、気道と消化管の入り口であり、病原体侵入に対する第1関門としてリンパ組織が発達しています。そして、それは咽頭壁に環状に並んだ咽頭扁桃、耳管扁桃、咽頭側索、口蓋扁桃、咽頭後壁リンパ濾胞、および舌扁桃から構成され、**Waldeyer咽頭輪**（ワルダイエル）と呼ばれます（図6）。**咽頭扁桃（アデノイドadenoid）は4～5歳**で、**口蓋扁桃は6～7歳**で最大となり、その後は免疫機能向上に伴って小さくなります。

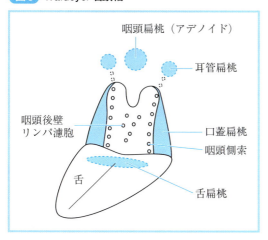

図6 Waldeyer咽頭輪

急性扁桃炎 acute tonsillitis

> **STEP**
> 急性扁桃炎は
> - 発熱，頭痛，全身倦怠感で初発。唾液嚥下時の咽頭痛は強烈
> - 扁桃部は，カタル性では発赤と腫脹，腺窩性では小膿栓，濾胞性では赤い腫脹と小白斑

● 病　態
　小児～青年にみられやすい疾患で，原因は急性鼻咽頭炎や咽頭炎と同じです。ウイルスで多いのはEBウイルスやアデノウイルス，細菌で多いのはA群溶連菌です。

● 症　状
　初発症状は，発熱，頭痛，全身倦怠感で，しばしば39～40℃の高熱となり，悪寒・戦慄を伴います。唾液を飲み込むときの咽頭痛は特に強烈です。
　原因病原体推定には，扁桃所見のほか，A群溶連菌では年齢により症状が異なりますが（☞p.165），イチゴ舌（☞p.165図16）や皮疹が，EBウイルス感染では肝脾腫，頸部リンパ節腫脹，咽頭の偽膜，血液検査による異型リンパ球増加が参考になります。

● 分　類
　扁桃部の所見で，カタル性，腺窩性，濾胞性の3つに分類されます。**カタル性**では，発赤と腫脹のみで，分泌物は少なく，ウイルス感染で多くみられます（図7）。**腺窩性**では，口蓋扁桃の表面に小膿栓がみられます（つまり，膿が貯留している）。このようなときには高熱を伴うのが一般的です。細菌感染でしばしばみられます。**濾胞性**では，口蓋扁桃は赤く腫脹し，小白斑を認めます。やはり細菌感染でしばしばみられます。

図7 アデノウイルスによる扁桃炎の口腔内写真

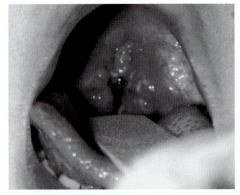

口蓋扁桃の滲出，発赤，腫脹が認められる。

● 診　断
　ウイルス性か細菌性かを鑑別しますが，まず，**A群溶連菌感染か否か**を確認することが重要です。これは，リウマチ熱や急性腎炎の予防を考慮しなくてはならないからです。A群溶連菌感染では，上述したイチゴ舌や皮疹がみられるほか，一般的な細菌感染でみられる赤沈亢進，CRP陽性，好中球増加のほか，ASOやASK，抗ヒアルロニダーゼ抗体の上昇などが確認できます。原因菌同定には，咽頭ぬぐい液培養が必要です。

● 治　療
　抗菌薬と消炎鎮痛薬の投与を行います。ウイルス性の場合は対症的に行います。安静，水分補給を心がけるのはもちろんです。

■ 慢性扁桃炎 chronic tonsillitis

● 病　態

　反復する急性扁桃炎が原因で，扁桃周囲炎やその膿瘍を繰り返す，慢性副鼻腔炎へ発展する，など扁桃の慢性的な炎症です。本症は，**口蓋扁桃肥大症** palatine tonsil hypertrophy あるいは**咽頭扁桃（アデノイド）増殖症** hypertrophied adenoid に至ることもあり，注意を要します。

● 症　状

　軽症の場合は，一般に軽い咽頭異常感を呈し，ときに咳嗽や微熱を認めます。問題となるのは，扁桃肥大が高度な場合（口蓋扁桃肥大症や咽頭扁桃増殖症などに至った場合）です。

　鼻咽頭が非常に狭い幼少児では，**アデノイドが増殖**すると**鼻閉**を起こし，閉塞性鼻声となります。炎症が加わると，いびき，睡眠障害，睡眠時無呼吸を起こしたり，呼吸窮迫・慢性低酸素血症から**肺性心**へ至ったりすることもあります。嚥下障害を来すほか，耳管を圧迫すると難聴を起こします。また，注意力散漫となり，学業に支障を来すことや，言語障害，喘息，夜尿がみられることもあります。

　慢性炎症が持続すると，**腎炎**などの原因となるほか，滲出性中耳炎との関連も考えられています。

● 治　療

　咽頭扁桃増殖症では**摘出**を考慮することになりますが，低年齢児に行うと，感染防御力が低下するため，3歳以下では原則として行いません。9歳以上になれば免疫機能への影響はほとんどなくなります。

④ 咽後膿瘍 retropharyngeal abscess

● 病　態

　咽頭後壁と椎体前筋膜の間には，**鼻咽頭や扁桃と交通しているリンパ節**があります。急性咽頭炎や扁桃炎といった周囲の化膿性炎症が波及し，このリンパ節が化膿したものが咽後膿瘍です。

　膿瘍が自潰し，それを飲み込むと**誤嚥性肺炎や縦隔炎**に進展する危険もあります。原因菌として多いのは，**黄色ブドウ球菌やA群溶連菌**です。

　リンパ節は，乳児～幼児前半（**特に0歳**）に発達するため，この時期が**好発期**です。

● 症状・検査

　突然の高熱で発症します。しかし，ときに発熱を認めずに上気道閉塞による咽頭痛（乳児では流涎など），嚥下困難，吸気性呼吸困難・喘鳴で発症することもあります。場合によっては陥没呼吸を認めたり，上述のように膿瘍の自潰を誤嚥して肺炎や縦隔炎を合併するほか，**突然死**することもあります。**咽頭後壁は赤く腫脹**し，膿によって**波動性**を呈しています。

　また，側面喉頭高圧X線撮影で，咽頭後壁の腫脹が確認できます。

● 治　療

　他の膿瘍と同じく，抗菌薬投与のみでは治療は不十分です。膿が貯留していれば，全身麻酔下に切開排膿が必要となります。

❺ クループ症候群 croup syndrome，急性声門下喉頭炎，仮性クループ

● 病態

喉頭気管支炎もしくは喉頭気管気管支炎による粘膜の浮腫で，喉頭部に狭窄や閉塞を生じ（図8），その結果，陥没呼吸と吸気性呼吸困難（上気道なので），吸気性喘鳴，咳嗽（多くは犬吠様と表現される），嗄声を認めるようになります。そもそも，3歳以下の児では喉頭が狭く，声門下リンパ節も豊富です。

児は喉(のど)が詰まったように非常に苦しそうな呼吸を呈し，横臥すると呼吸困難が悪化します。放置すると呼吸・心停止を起こすことがあります。

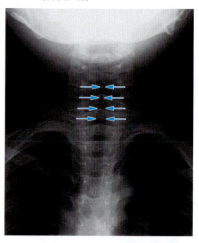

図8 クループ症候群の頸部X線写真
（103-D-41）

症例は4歳の男児です。気管支透亮像の狭小化（→）が認められます。ところで，犬吠様咳嗽とは"犬が吠えるような，ケンケンという咳嗽"のことで，金属性咳嗽とも呼ばれます。

● 原因

主な原因は，パラインフルエンザ，インフルエンザ，RS（respiratory syncytium），アデノなどのウイルス感染です（なかでもパラインフルエンザウイルスが最多）。なお，インフルエンザ菌感染でも類似症状がみられます。

● 分類・治療

● ウイルス性クループ viral croup

感冒症状から始まり，徐々にクループ症状が出現しますが，急性喉頭蓋炎ほど高度な気道閉塞を起こすことはあまりありません。原因ウイルスは乾燥を好み，喉頭が乾燥すると悪化するため，加湿が必要です。炎症による浮腫が喉頭にみられる場合は，血管を収縮させ炎症を抑制する目的で，ネブライザーでアドレナリン adrenaline や副腎皮質ステロイドを吸入させます。また，低酸素状態に陥っていることが多いため，酸素投与を行います。輸液も必要です。

● 痙性クループ spasmodic croup

無熱（これがポイント。つまり，先行する感冒症状がない）か，あっても微熱程度の児が，夜間の就寝中に突然起き上がり，犬吠様の咳嗽などで苦しがります。多くの場合，短時間で症状は軽快しますが，ネブライザーなどで加湿すると改善します。症状が重いときには，ウイルス性ク

ループに準じて治療します。なお，こうした経過から，**喘息発作と誤診**されることがあります。

⑥ 急性喉頭蓋炎 acute epiglottitis

病　態

細菌感染，特に**インフルエンザ菌b型**が原因であることがほとんどです。本症はウイルス性クループおよび痙性クループと同様，**クループ症候群**の1つです（表4）。

症　状

クループより強く，**急激な発熱と喉の痛み**で始まります。喉の痛みのために**唾液を飲み込め**ず，患児はこれを垂らしていることもあります。

注意を要するのは突然の呼吸停止と心停止です。嚥下困難に続いて**呼吸困難**が急激に増強した場合，処置が遅れると窒息死します。電撃的と表現される経過です。

検　査

喉頭蓋炎を疑ったときに，舌圧子を用いて無理に視診を行うと，喉頭閉塞から窒息を来し死亡することもあるため，側面**喉頭高圧X線撮影**を行います。腫大した喉頭蓋が母指状に確認できます。

治　療

診断の後は，躊躇することなく**気管挿管**か**気管切開**を行い，ペニシリン系あるいはセフェム系抗菌薬を投与します。時期を見誤ると大変ですが，急性の炎症がその本態なので，適切に対処すれば予後良好です。

ウイルス性クループ，痙性クループ，急性喉頭蓋炎の鑑別診断を表4に示します。

表4　クループ症候群の鑑別診断

	ウイルス性クループ	痙性クループ	急性喉頭蓋炎
好発年齢	3か月～3歳	1～3歳	3～7歳
発症形態	徐　々	夜間に突発	突発的
発　熱	あ　り	あっても微熱	高　熱
喉頭所見	喉頭部（声門下部）の浮腫	喉頭部（声門下部）の浮腫	サクランボのように赤く腫れた喉頭蓋（声門上部）
検査所見	白血球数正常もしくは軽度上昇，CRPは陰性あるいは弱陽性	白血球数正常，CRPはほとんど陰性	白血球数増加，CRP陽性
原　因	ウイルス	ウイルスに心理的因子やアレルギーが関与	インフルエンザ菌b型

⑦ 先天性喘鳴 congenital laryngeal stridor

病　態

喉頭付近に**構造的・機械的な異常**が存在するために，出生直後～4週に**吸気性喘鳴**を起こす疾患の総称です。喉頭周辺の異常であるため，喘鳴は吸気性となります。

原　因

表5に示すように多くの原因がありますが，**最多は**喉頭軟化症 laryngomalacia です。

喉頭軟化症は文字どおり喉頭が軟らかく，吸気時に下方に吸い込まれてしまいます。喘鳴は，啼泣時，哺乳時，仰臥位で悪化し，腹臥位で軽減します。呼吸困難を呈することはまれです。喘鳴自体も通常は2歳くらいまでに消失しますが，原因によっては慢性呼吸不全から肺性心に至ることもあり，この場合は原因に対する外科的治療が必要となります。

表5　先天性喘鳴の原因

部　位	原因疾患
鼻咽頭	**小顎症**（Pierre Robin症候群），巨舌（舌根が喉頭部に飛び出している），後鼻腔閉鎖
喉　頭	**喉頭軟化症**，声門付近の先天性囊腫，声門下部の狭窄
気　管	気管気管支軟化症，気管食道瘻
気管外	**血管輪**

血管輪は，胎生期における大動脈の発生異常（血管奇形）で，血管が気管や食道を取り巻いています。気管が圧迫され，出生直後から呼吸困難が生じます。

Pierre Robin症候群は，小顎，口蓋裂，舌根沈下による吸気性上気道閉塞を認める多発奇形です。下顎領域の発生がうまく進行せずに生じたものです。

D｜下気道疾患
lower respiratory tract disease

① 急性気管支炎 acute bronchitis

病　態

気管支の炎症ですが，気管支のみが単独で炎症を起こすことはなく，**上気道または下気道の炎症を合併**しています。上気道感染に続発することが多く，2歳以下にしばしばみられます。一般的には，上気道の炎症が主な場合は症状が軽く，下気道を巻き込むと重篤になります。1歳以下ではさらに末梢まで波及し，急性細気管支炎症状（次項）も現れることが多くなります。

原　因

インフルエンザ，パラインフルエンザ，RS（respiratory syncytium），アデノ，コクサッキーなどの**ウイルスが原因の大部分**を占めています。細菌では，ウイルス感染後の二次感染が多く，ブドウ球菌，インフルエンザ菌，連鎖球菌が代表的です。マイコプラズマによるものもあります。

特殊なものとして，感染ならびにアレルギー素因の関与が考えられている**喘息様気管支炎***があります（p.309表6）。

---

*　喘息様気管支炎 asthmatic bronchitis
アレルギー素因を有する児に上気道感染を生じると，呼吸困難発作を反復するほどには至らないものの，喘鳴が出現するものがあります（喘息の児はときどき発作を起こすのに対し，平素は喘息症状がない）。これが喘息様気管支炎です。"かぜをひくと，すぐゼーゼーいって治りにくい"児で，感染時に気管支粘膜から分泌される滲出液が多いことが原因と考えられています。多くは成長すると自然治癒しますが，約10%が喘息に移行します。

表6　細気管支炎と喘息様気管支炎

	細気管支炎	喘息様気管支炎
病　因	ウイルス（RS）	アレルギー
発症時期	2歳未満（特に6か月前後）	3〜5歳までの発症が多い
喘　鳴	呼気性喘鳴	呼気性喘鳴
肺気腫合併	＋	＋
アドレナリンの反応	－	＋ [†]
血清IgE	正　常	↑
鼻汁中好酸球	正　常	↑

[†]　外来での鑑別において非常に有用。
注）喘息様気管支炎は反復して発症するが，細気管支炎はほとんど1回（まれに2回）しか罹患しない。

症　状

　一言でいえば**感冒症状**です。上気道感染から数日経過後に，乾性咳嗽で始まり，炎症が末梢へ進行すると，湿性咳嗽や喀痰を認めるようになります。喀痰も最初は透明ですが，膿性となることもあります。通常，38℃くらいの発熱を伴います。

　胸部聴診で断続性ラ音が聞かれることがありますが，呼吸困難や多呼吸などの重症に属する所見はあまりみられません。

検　査

　胸部X線撮影では，肺門陰影，肺紋理の増強，気管支肥厚像が見られる程度です。

　しかし，重症の場合は，赤沈，CRP，白血球所見などから細菌性かウイルス性か見極める必要があります。

治療・合併症

　対症的に，鎮咳薬や去痰薬を投与しますが，**ウイルス感染**では**安静**が基本です。二次感染が疑われる症例には抗菌薬を投与します。

　乳児では，細気管支炎や肺炎を合併することが少なくありません。

② 急性細気管支炎 acute bronchiolitis

> **S T E P**
>
> 急性細気管支炎は
> - **多くの場合で RS ウイルスが原因**
> - **生後6か月前後の児に好発，呼気性呼吸困難が主症状**
> - **気管支喘息の初回発作との鑑別に注意**

原因・疫学

　ほとんどがウイルス感染によるもので，50〜90％は RS（respiratory syncytial）ウイルスに起因しますが，パラインフルエンザやアデノなどでもみられます。冬季に多く，2歳未満，特に生後6か月前後の児に好発します。成人ではマイコプラズマによるものがみられます。

症　状

　呼気性呼吸困難を主症状としますが，これは細気管支の上皮細胞が強く傷害され，浮腫や粘液

第9章　呼吸器・胸壁・縦隔疾患　　**309**

分泌亢進が起こり，細気管支が閉塞されることによります。乳児の細気管支は細いため，このようなことが起こりやすいのです。発熱，咳嗽，呼気性喘鳴，陥没呼吸も認めます。チアノーゼ，クループ症状，無呼吸を生じることもあります。

聴診では，呼気の延長と喘鳴，ときに連続性ラ音も聴取できます。

本症は，気管支喘息の初回発作と非常に類似していて，ときに鑑別が困難です。さらに，本症に罹患した児の多くは，気管支喘息に移行します。このようなことから，本症はRSウイルスなどの直接の侵襲ではなく，RSウイルス再感染に伴うアレルギー反応とも考えられています。

検　査

呼気性呼吸困難では，吸った息をうまく吐き出せずに空気が溜まるため，胸部X線所見として，肺野は明るく横隔膜は低いという肺気腫像と，小さな無気肺の散在が認められます（図9）。

血液ガス分析では，高CO_2血症，低O_2血症，呼吸性アシドーシスがみられます。

臨床症状が重篤なのに対し，白血球数正常，赤沈およびCRPも正常というように，検査所見には大きな異常はみられません。臨床現場では迅速診断キットが用いられます。

図9 RSウイルスによる急性細気管支炎の胸部X線写真

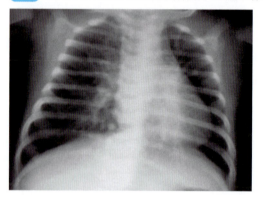
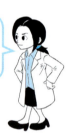

症例は生後1か月の女児です。鼻腔吸引液を用いたRSウイルス迅速検査で陽性を示しました。

治　療

対症的に行います。低酸素血症にはネブライザーで加湿した酸素吸入を行います。乳幼児は，自ら水分摂取はできず，多呼吸から不感蒸泄も増加しています。したがって，常に脱水の危険があるので，輸液を行います。また，成人とは異なり，喀痰排出もうまくできないため，体位を変えて分泌物を気管支に誘導したり，タッピングや吸引を行います。抗菌薬は原則として不要です。用いるのは二次感染が疑われる場合です。

気管支喘息ではないので，β受容体刺激薬やアミノフィリンなど気管支拡張薬は通常無効です。副腎皮質ステロイドが有効という報告はなく，一般には用いません。中枢性の鎮咳薬は，喀痰排出を妨げるほか，呼吸そのものを抑制する可能性があるので禁忌です。

症状は発症後48〜72時間で最も強くなりますが，治療によって急速に軽快し，約2週間で治癒します。

❸ 細菌性肺炎 bacterial pneumonia

　肺炎球菌，黄色ブドウ球菌，インフルエンザ菌，モラクセラ・カタラーリス菌によるものが主体で，ウイルス性肺炎に比べて，全身状態は悪いことがしばしばです。

　多くの場合，上気道感染とその炎症症状に続発します。具体的には，幼児期後期などでは湿性咳嗽，食欲不振とその後の嘔吐，発熱などから始まり，鼻翼呼吸・呻吟・多呼吸・陥没呼吸といった呼吸不全に進展します。

　細菌感染症なので，好中球増加と核左方移動，赤沈亢進，CRP強陽性といった炎症反応が現れます。

　原因菌の同定には喀痰，咽頭ぬぐい液，胸水を培養して診断します。

■ 肺炎球菌性肺炎 pneumococcal pneumonia

● 病態・症状

　幼児期（1〜3歳）に好発します。胸部X線撮影で，乳幼児に斑点状陰影や均等性濃厚陰影を認めますが（図10），年長児には**大葉性肺炎**＊像が認められます。

図10　肺炎球菌性肺炎の胸部X線写真

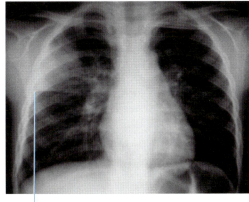 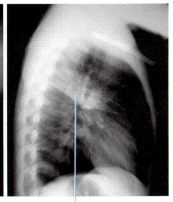

斑点状陰影　　　　　　　　　　　　均等性濃厚陰影

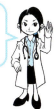
症例は4歳の女児です。咽頭培養で肺炎球菌陽性を示し，CRP22mg/dL，白血球数20,200/μLでした。

＊　**大葉性肺炎** lobar pneumonia
　病原体を含む滲出物が肺胞腔に充満し，それが肺胞孔（Kohnの小孔）を通って一葉を占めるまでに拡大した病態です。

● 治療・合併症

ベンジルペニシリンとセフェム系抗菌薬が用いられますが，ペニシリン耐性のものに対しては
カルバペネム系抗菌薬が用いられます。

しかし，抗菌薬による治療によって，気管支肺炎を示す症例も増えています。また，中耳炎，
膿胸，髄膜炎などを合併することもあります。

現在，肺炎球菌ワクチン（20価結合型）の定期予防接種が行われています。

■ 黄色ブドウ球菌性肺炎 *Staphylococcus aureus* pneumonia

● 病　態

黄色ブドウ球菌の侵襲による**肺化膿性病巣**です。肺炎は，インフルエンザや麻疹などウイルス
感染の二次感染としてみられる場合は，しばしば**膿胸**を来します。2歳以下，特に生後6か月以
下の乳児が大半を占めます。

発症年齢が低いため，細菌性肺炎のなかで重篤化することが最も多いのが本症です。

● 症　状

咳嗽や**発熱**など上気道炎症状の後に，**呼吸困難**や**チアノーゼ**，ときに突然のショックで発症し
ます。早期新生児期に発症した場合は，発熱が明らかでなく，呼吸困難から一気にショックにな
ることもあります。

聴診では，しばしば胸水貯留による肺胞呼吸音や気管支呼吸音の減弱が聴取されますが，乳幼
児に必発ではありません。

典型例では，病初期に気管支肺炎像を呈します。進行すると，周囲組織を破壊して小葉同士が
連絡することによって空洞を形成し，**肺化膿症**や**膿胸**（化膿性胸膜炎）に至ります。また，経過
中に**ニューマトセル***を形成することもあります。

● 診断・治療

治療も兼ねて胸腔ドレナージを行い，胸水を培養して原因菌であることを同定し，感受性のあ
る抗菌薬で治療します。

治療にはアンピシリン水和物ABPC またはセフェム系抗菌薬が用いられますが，メチシリン
耐性であればバンコマイシン vancomycin やテイコプラニン teicoplanin を投与します。

膿胸を呈しているときは，外科的に持続吸引します。

■ インフルエンザ菌肺炎 *Haemophilus influenzae* pneumonia

インフルエンザ菌に起因する肺炎で，小児期全般でみられます。本菌は鼻咽頭の常在菌である
ため，ウイルス感染などの際には混合感染となりやすい傾向があります。また，高頻度に敗血
症，髄膜炎，関節炎などを合併します。

治療にはアンピシリン ABPC が用いられますが，β-ラクタマーゼ産生を示すものに対しては，
第三世代セフェム系抗菌薬を用います。

髄膜炎予防のため，インフルエンザ菌b型ワクチン（Hib ワクチン）の定期接種が五混ワクチ

＊　ニューマトセル pneumatocele
肺胞が融合した結果生じた含気空間で，ブドウ球菌性肺炎を来した乳幼児にしばしばみられます。

ン（DPT-IPV-Hib）として行われています。

■ モラクセラ・カタラーリス肺炎 *Moraxella catarrhalis* pneumonia

モラクセラ・カタラーリス菌は，グラム陰性球菌で鼻咽腔の常在菌です。近年は本菌による小児肺炎が増加していて，インフルエンザ菌，肺炎球菌に次ぐ起炎菌となっています。乳児に多くみられます。

ウイルス感染症に続発することも多く，比較的軽症で，発熱，湿性咳嗽が主症状です。喀痰は透明～白色，聴診でしばしば crackle（水泡音・捻髪音）を聴取します。副鼻腔炎，急性中耳炎の起炎菌として重要です。

■ レジオネラ肺炎 Legionella pneumonia

レジオネラ菌（グラム陰性桿菌）によって引き起こされる肺炎です。本菌は空調システムや加湿器のなかで繁殖するため，**院内感染**を起こす可能性があります。

本症に感染すると，症状は急速に進行し，多くは敗血症（☞p.137）や播種性血管内凝固症候群（☞p.142脚注）などの急激な経過をとります。

間接免疫蛍光抗体法による血清診断を行い，本症の疑いが濃厚であれば，直ちにマクロライド系やニューキノロン系などの抗菌薬，リファンピシン rifampicin を投与します。

本菌はまた，非肺炎型のポンティアック（pontiac）熱を起こすことがありますが，症状は発熱や頭痛などにとどまり，予後は良好です。

■ 連鎖球菌性肺炎 streptococcal pneumonia

4～5歳ころに好発する肺炎で，A群溶連菌を原因とするものです（新生児ではB群溶連菌感染もある）。上気道炎に続いて，高熱や胸痛を生じます。胸部X線撮影では間質性肺炎像を認めます。治療にはベンジルペニシリンが用いられます。

④ マイコプラズマ肺炎 mycoplasma pneumonia

STEP

マイコプラズマ肺炎は
- 発熱と咳が必発する間質性肺炎
- 咳嗽が激しく，胸部X線撮影でびまん性陰影を認める

● 病態・疫学

マイコプラズマは，感染力が弱く，気道粘膜の上皮細胞に付着して増殖し，上皮細胞を破壊後，粘膜下の間質に侵入して進行するため，**間質性肺炎**を呈します。本症は飛沫感染で感染します。学童期～20歳まで，また秋期～冬期に好発します。乳児と高齢者にはまれにしかみられません。

● 症　状

2～3週の潜伏期ののち，頭痛，発熱，咽頭痛，咳嗽などの感冒症状で発症します。発熱は39～40℃で，中等度です。病変が間質にあるため，咳嗽は乾性で激しく，しばしば夜間や明け方

第9章　呼吸器・胸壁・縦隔疾患　**313**

に発作性に咳込みます。喀痰はあまりみられません。この発熱と咳嗽はもちろん特異的症状ではありませんが，他の肺炎に比べると前面に立つ症状といえます。

胸部聴診でも呼吸音正常，ラ音を認めない（あっても軽度）など，異常所見はあまりみられません。

ほとんどの症例で，呼吸困難を起こすことはありませんが，数％の症例（特に低年齢児の場合）で，細気管支炎を呈して，呼気性呼吸困難を来すことがあります。

検　査

胸部X線撮影

典型例では間質性肺炎像，肺門部陰影の増強と末梢に向かう薄いびまん性陰影を呈します（図11）。本症に特有なX線所見はありません。

血液検査

白血球は増加しないことが多く，ときには減少を示します。多くは分画もほぼ正常で，細菌性肺炎と大いに異なります。赤沈が亢進している割にCRP陽性度はしばしば軽度です。

寒冷凝集反応

寒冷凝集素[*1]が産生され，半数以上で寒冷凝集反応陽性を示します。寒冷凝集素は早期より上昇し，128倍以上となります。ただし，これはマイコプラズマ抗体ではなく，ほかのウイルス感染でも陽性となることに注意しましょう。

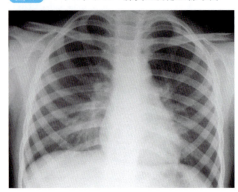

図11　マイコプラズマ肺炎の胸部X線写真

マイコプラズマ抗体価640倍の6歳の男児。

診　断

確定診断は，PPLO培地[*2]による喀痰などからの肺炎マイコプラズマの分離ですが，時間を要するので，赤血球凝集抑制試験や補体結合反応試験などを利用した抗体価の測定や，PCR法やLAMP法で行います。

また，脂質抗原を用いた高比重粒子凝集反応を用いれば，急性期の血清診断が可能です。

治　療

抗菌スペクトルおよび副作用の点から，エリスロマイシン erythromycin に代表されるマクロライド系抗菌薬が第一選択ですが，テトラサイクリン系抗菌薬を用いることもあります。マイコプラズマは細胞壁をもたないので，ペニシリン系などの細胞壁合成阻害薬は無効です。

合併症

麻疹様発疹，中耳炎，頸部リンパ節腫大，溶血性貧血，脳炎，髄膜炎，関節炎や心筋炎があり

[*1]　寒冷凝集素 cold agglutinin
赤血球を抗原とする抗IgM抗体で，寒冷時に赤血球に結合し，補体の活性化を招いて溶血を示しますが，温度が上昇すると赤血球から離れるので，溶血を示さなくなります。この寒冷凝集素は健常者にも認められますが，力価が低いため何の症状も起こしません。ただし，マイコプラズマ肺炎では未知の機序で赤血球の抗原性が高まり，力価が上昇します。

[*2]　PPLO培地
PPLO は pleuropneumonia-like organism（ウシ肺疫菌様微生物）の略で，寒天培地にサプリメントを添加したマイコプラズマ寒天培地が PPLO 培地です。

ます。麻疹様発疹は，多形滲出性紅斑*様となることもあります。

重症化すると，肺組織が不可逆的に破壊され，日常生活に酸素吸入が必要となることもあります。

⑤ ウイルス性肺炎 viral pneumonia

● 病態・原因

ウイルス性肺炎は，通常は間質で生じた免疫応答によって間質性肺炎像を示し，ほとんどは軽い症状の後に治癒しますが，**乳幼児**や**易感染性宿主** compromised host では**重症化**することもあります。

乳幼児ではパラインフルエンザウイルスが，学童期以降ではインフルエンザウイルスが，しばしば原因となります。また，アデノウイルス7型は，ときに重症肺炎を惹起することがあります。乳幼児期には RS（respiratory syncytial）ウイルスに起因するものも認められます。

ウイルス性肺炎は，細菌性肺炎よりもはるかに多いと考えられています。

● 症状・検査

何となく不機嫌，上気道感染症状や発熱，筋肉痛で発症した後に間質性肺炎となります。一般的に，全身症状は細菌性肺炎よりも軽症ですが，咳嗽が強く（気道症状が強く），多呼吸・陥没呼吸・鼻翼呼吸などの呼吸困難がみられます。

理学所見は乏しいものの，胸部X線撮影ではびまん性浸潤像が著明に認められます。

通常は**好中球増加も少なく**，赤沈やCRPなどの**炎症所見も強くありません**。

● 診　断

病初期と回復期のペア血清の抗体価上昇を調べますが，2～3週を要します。したがって，重篤化しそうか否かを判断し，PCR法などで迅速診断を行います。

● 治　療

安静，栄養補給，脱水に注意し，輸液，呼吸困難があれば酸素吸入などの対症療法を行います。ウイルス性肺炎のみであれば抗菌薬投与は不要ですが，実際にはブドウ球菌，肺炎球菌，インフルエンザ菌といった細菌感染，もしくはマイコプラズマ感染が半数近く合併しているため，投与が必要となる例は少なくありません。

⑥ 肺囊胞症 pulmonary cyst

● 病　態

気管支や肺の**発生過程**の問題で生じた**スペース**です（ブラ・ブレブとは成り立ちの過程がやや異なります）。結核，肺膿瘍，腫瘍，寄生虫など，肺組織破壊に起因する空洞は含まれません。肺内の病的囊状構造物または通常の気管支肺胞系ではみられない気体や液体内容を有する囊胞状構造，とも定義できます。単発性と多発性がありますが，後者は結節性硬化症（☞p.525）やMarfan症候群（☞p.91）に合併することがあります。

---

*　**多形滲出性紅斑** erythema exsudativum multiforme
手足や四肢伸側に対称性に生じる紅斑で，マイコプラズマ，ウイルス，細菌などの感染や薬剤に起因するアレルギー反応とされています。紅斑は鮮紅色で，周辺はやや隆起し，遠心性に拡大して環状になります。皮疹の中央部はやや紫がかり，水疱を生じて二重環となり虹彩状とも呼ばれます。

● 症　状

多発性で肺組織に占める割合が大きいと，新生児〜乳幼児期には，呼吸困難，チアノーゼ，無呼吸発作などが出現しますが，多くは無症状です。しかし，肺予備能力は低いため，呼吸器感染の際にはしばしば呼吸困難を起こします。健康診断で偶然発見されることもあります。異常組織なので二次感染を起こしやすく，肺化膿症となることもあります。

● 検査・治療

単発性では，胸部X線撮影で壁の薄い平滑な円形〜楕円形の透亮像として認められます（図12）。多発性では，重症化した肺炎としてみられることがあります。

無症状の場合は，経過観察とします。感染を繰り返したり，嚢胞が大きくなったりする場合は外科的切除を行います。

図12　肺嚢胞症の胸部X線写真（92-F-2）

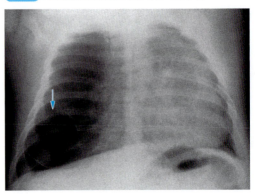

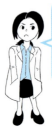
症例は生後6時間の新生児です。生後間もなくより多呼吸が出現し，口唇にチアノーゼが認められました。写真では，右下肺野に嚢胞状構造の病変（↓）を認めます。

7 肺分画症 pulmonary sequestration

● 病態・分類

肺組織が異常血管の支配を受け，機能を有さない胎児性肺組織が正常肺実質内や肺葉外に存在するようになったものです。

● 肺葉内肺分画症 intralobar sequestration

正常肺と共通の肺胸膜に包まれた肺分画症で，肺分画症全体の約85％を占め，そのほとんどが左肺下葉に生じます（p.317図13左）。分画肺は，胸部下行大動脈や腹部大動脈の支配を受けますが，帰路は正常肺と同様に肺静脈です。

気管支と交通することが多く，呼吸器感染を反復します。合併奇形はあまりみられません。

● 肺葉外肺分画症 extralobar sequestration

正常肺と異なる固有胸膜で包まれた肺分画症で，左横隔膜直上に好発します（p.317図13右）。胸部下行大動脈や腹部大動脈の支配を受け，帰路は多くが，奇静脈，門脈，下大静脈などをとります。気管支との交通は少なく，気道感染合併もあまりありません。一方，横隔膜ヘルニアなどの奇形を高率に合併します。

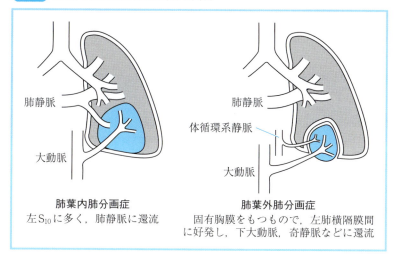

図13 肺葉内肺分画症と肺葉外肺分画症

肺葉内肺分画症
左S_{10}に多く，肺静脈に還流

肺葉外肺分画症
固有胸膜をもつもので，左肺横隔膜間に好発し，下大動脈，奇静脈などに還流

症　状

　肺葉内肺分画症では，合併奇形がない場合は出生時には発見されません。しかし，呼吸器感染を反復しやすい，肺膿瘍類似所見が認められる，などで疑われ，精査によって診断されます。

　肺葉外肺分画症では，合併奇形が大きければ出生時に発見されます。軽度の奇形の場合は，普段は無症状なことと相まって見過ごされ，学童期に至ることもあります。

検　査

　胸部X線撮影で，境界明瞭な腫瘤状陰影や，結節状あるいは囊胞状陰影を認めます。大動脈造影で，分画部への異所性動脈が認められれば診断は確定します（図14）。

図14 肺分画症の胸部X線写真（左）と大動脈造影像（右）（82-E-37）

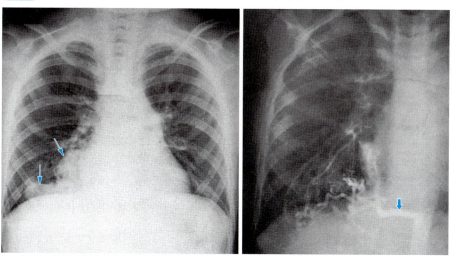

左の写真では境界明瞭な腫瘤状陰影（↓）が認められ，右の写真では異所性動脈（⬇）が認められます。

治　療

慢性に経過したり，反復性感染を起こしたりする場合は，外科的切除を行います。無症状でも，正常肺の発育への影響や，気道感染の際の重篤化も考慮して切除するのが一般的です。

E　胸膜・縦隔疾患
pleural and mediastinal disease

① 胸膜炎 pleurisy

ほとんどは，肺疾患から続発する二次性です。胸水が線維素性である乾性胸膜炎，滲出性である湿性胸膜炎，および膿胸（化膿性胸膜炎）に分類されますが，多くは混在しています。

小児ではその頻度から，**乳児期では黄色ブドウ球菌性肺炎に続発する膿胸**が，**学童期ではマイコプラズマ肺炎に合併するもの**が重要です。また，胸膜炎はウイルス性肺炎に合併することもありますが，これらは多くの場合で予後良好です。

■ 乾性胸膜炎 dry pleurisy

急性細菌性肺炎（特にその初期），全身性エリテマトーデスなどの膠原病および類縁疾患に合併することが多く，**深呼吸および咳嗽で増強する胸痛を主訴**とします。

聴診では，胸膜摩擦音が聴取されます。側臥位胸部X線撮影では，胸水の貯留が確認できます。胸膜肥厚やフィブリン析出，癒着をみることもあります。

■ 湿性胸膜炎 wet pleurisy

多くは**乾性胸膜炎が進行して起こります**が，黄色ブドウ球菌，肺炎球菌，インフルエンザ菌（これらは膿胸の原因菌でもある），マイコプラズマ，ウイルスなどの感染のほか，白血病などの悪性腫瘍，全身性エリテマトーデス，若年性特発性関節炎などの膠原病，尿毒症でもみられます。

胸水（滲出液）増加に伴い，壁側・臓側胸膜の擦れが減るため**胸痛は軽減**しますが，**呼吸困難やチアノーゼが明らかになります。**

原因菌同定のためには胸腔穿刺を行います。胸水が多量なら，閉鎖式胸腔ドレナージを行います。

■ 膿　胸 pyothorax（化膿性胸膜炎 purulent pleurisy）

黄色ブドウ球菌性肺炎に続発することが多く（肺炎球菌とインフルエンザ菌がこれに続く），乳幼児に多発します。敗血症合併には注意を要します。

胸部X線撮影では，胸水貯留が認められます（図15）。

治療は，起因菌に感受性のある抗菌薬投与と，閉鎖式胸腔ドレナージを行います。

図15 黄色ブドウ球菌による膿胸の胸部X線写真

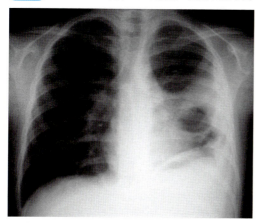

左肺野は胸水の貯留によって白く写っている。

❷ 気　胸 pneumothorax

肺胸膜と壁側胸膜の間の胸膜腔に空気が漏れた状態です。ここでは，小児の気胸について解説します。

STEP

気胸は
- 新生児期は，RDS，MAS，一過性多呼吸などの際の陽圧換気から続発することが多い
- 乳幼児期は，黄色ブドウ球菌性肺炎や膿胸の際に肺胞が破れて起こる続発性が多い
- 学童期以後は，特発性自然気胸がみられるようになる

● 発症機序

● 新生児期

呼吸窮迫症候群（RDS）や胎便吸引症候群（MAS）の治療，そして**一過性多呼吸の際の人工換気**にしばしば続発します。この時期の肺胞は未完成であるため，陽圧呼吸で蘇生術を行うと，破れて気胸となることがあります。なお，このようなものを除いても，新生児の1〜2％には片側性に無症候性気胸があるともいわれています。

● 乳幼児期

小児のなかでは気胸発生は最も少ない年齢です。**黄色ブドウ球菌性肺炎や膿胸の際に肺胞が破**

れることで続発性に生じるほか，胸腔穿刺など外科的処置の合併症として起こる医原性のものがあります。

学童期以後

若年男性に好発する原因不明の**特発性自然気胸**がみられるようになります。

症状・検査

新生児では，生後1～2日ころに**多呼吸**，**呼吸困難**，**チアノーゼ**が出現し，PaO_2低下，$PaCO_2$上昇が認められます。

空気漏出が持続すると**緊張性気胸**となります。患側肺は虚脱し，縦隔は健側に偏位します。静脈還流は阻害され，心拍出量も低下し急性心不全を起こすこともあります。

胸部X線撮影では，空気の部分は明るく描出され，肺紋理が見られません。**萎んだ肺**は末梢に向かい，**凸型弧状陰影**となります（図16）。

図16 自然気胸の胸部X線写真

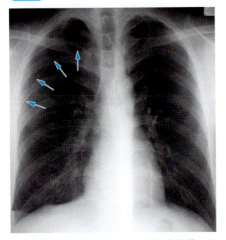

右肺は縮小し（↑），その周囲を遊離した空気が取りまいている。

治療

新生児の場合，肺虚脱が軽度であれば，気道内圧を下げると破れた部位も閉鎖し，胸腔内残留ガスは血中に吸収されて軽快し，再発もほとんどありません。したがって，原則，経過観察します。肺虚脱が中等度以上で呼吸不全がある，軽度でも進行が認められる場合は，穿刺・吸引や胸腔ドレナージを行います。

乳幼児の場合も，軽症では安静および酸素投与で自然吸収が期待できます。高度なものでは穿刺・吸引や胸腔ドレナージを行います。

❸ 縦隔腫瘍 mediastinal tumor

● 病 態
　小児では，縦隔腫瘍の頻度はさほど多くありませんが，成人とは異なり，他の胸部腫瘍が少ないことから，相対的に胸部腫瘍に占める割合は高くなります。**約2/3が良性**です。

● 分 類
　全年齢でみると，頻度の高いものは，胸腺腫，奇形腫，神経原性腫瘍，先天性嚢胞で，そのほかには悪性リンパ腫，異所性甲状腺腫などがあります。

　小児では，**神経原性腫瘍，悪性リンパ腫，奇形腫**が多くみられ，胸腺腫はまれです。また，小児では成人より悪性腫瘍の割合が高く，前縦隔の腫瘍の4割強が悪性リンパ腫で，後縦隔の神経原性腫瘍の多くは悪性です。なお，奇形腫の悪性の割合は高くありません。

　縦隔腫瘍はその発生母地との関係から好発部位が決まっているので（図17），部位診断は重要です。

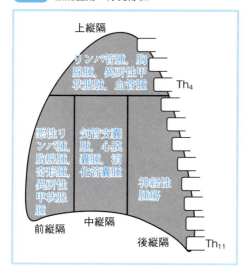

図17 縦隔腫瘍の好発部位

● 症 状
　良性の場合は，大きくなれば**占拠性の症状**を呈しますが，そうでなければ多くの場合で無症状です。悪性の場合は増殖スピードも速く，浸潤するなどで種々の症状が出現します。表7（p.322）に，縦隔腫瘍の圧迫症状について示します。

表7 縦隔腫瘍の圧迫症状

部　位	症　状
循環器	上半身浮腫と表在静脈の怒張（上大静脈症候群）
呼吸器	腫瘍の圧迫や浸潤による咳嗽，喀痰，呼吸困難，無気肺。胸膜への浸潤による胸水貯留
消化器	後縦隔腫瘍では，食道圧迫による嚥下困難
神　経	肋骨神経圧迫による胸痛や背部痛，反回神経麻痺による嗄声，交感神経麻痺によるHorner症候群

● 検査・治療

　胸部X線撮影（図18），CT，MRIなどの画像検査を中心に診断します。

　悪性リンパ腫以外は，良性・悪性とも原則的に外科的切除を行います。そのうえで腫瘍の性質に合わせ，放射線治療と化学療法を行います。悪性リンパ腫は放射線および化学療法に感受性大なので，これらによる治療が中心となります。

図18　前縦隔腫瘍（↓）の胸部X線写真（左）と胸部CT（右）

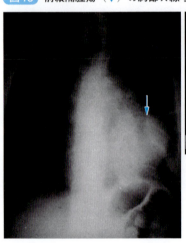
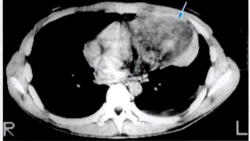

参考

セイルサイン sail sign

　胸部X線撮影で，乳幼児の大きな胸腺の下端部が水平に縦隔側に切れ込んでヨットの帆のように見えることがあり，これをセイルサイン（p.323図19）と呼びます。正常の胸腺陰影なので，腫瘍陰影や無気肺と間違わないように注意します。

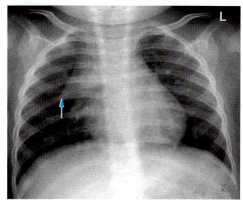

図19 Sail signの胸部X線写真（104-B-45）

写真は8か月の男児で，右胸腺の下縁は明瞭（↑）ですが，気道や大血管を圧迫する所見は見られません。

第10章
心臓・脈管疾患
cardiovascular disease

A 主要症候
major symptom

❶ チアノーゼ cyanosis

■ チアノーゼ型心疾患 cyanotic heart disease

　毛細血管内還元ヘモグロビンが5g/dL以上になり，皮膚が紫色になった状態がチアノーゼです（☞p.104）。チアノーゼ型心疾患では，不足する酸素を少しでも多く運ぼうとして**多血症**を起こしていることが多く，**チアノーゼがより著明**になります。

　チアノーゼを呈する場合，最初に行うべきは，原因（先天性心疾患で短絡によるもの，肺疾患によるもの，その他のものなど）の分類です。心疾患によるチアノーゼでは，**100％酸素を投与しても改善しません**が，肺疾患によるものでは**改善がみられます**。ただし，患児の血行動態が残存している動脈管に依存し，これで生命を保っていることがあり（三尖弁閉鎖症，肺動脈閉鎖症，左心低形成症候群など），**酸素投与は動脈管を閉鎖させる**方向に作用することから，不用意に行うと**致命的**となります。

■ 右→左短絡を有するもの

　右→左短絡によりチアノーゼを来す心疾患は表1に示すとおりですが，実際の発症時期は，基本病態の重症度により表の分類とは多少ズレが生じます。

表1 チアノーゼの発症時期と疑われる心疾患

チアノーゼの発症時期	疑われる心疾患
出生直後（呼吸器疾患が否定されたとき）	完全大血管転位症，三尖弁閉鎖症，総動脈幹症，肺動脈閉鎖症，左心低形成症候群，総肺静脈還流異常症
生後1～数か月	Fallot四徴症

❷ 心不全 cardiac failure

　左心不全は，左心系機能低下により血液が肺にうっ滞し，**肺水腫**と**肺胞拡散障害**が起こることで，PaO_2の低下を呼吸数で補おうとするために**多呼吸**がみられます（成人では労作時呼吸困難）。聴診では肺野にラ音を聴取します。また，末梢は酸素不足のために**チアノーゼ**が出現します。

　右心不全では，右室から肺への血流が減少し，全身の静脈系のうっ血を生じて，**浮腫**，**肝腫大**，**頸静脈怒張**が起こります。純粋な右心不全では**肺水腫**はみられません。

324　各 論

原因・病態

> **STEP** 新生児期に左→右短絡があると，容量負荷から心不全を招きやすい

● 容量負荷によるもの

小児の心不全の多くがこれです。心房レベルでの左右短絡の場合は右房と右室に，心室や大動脈レベルでの左右短絡の場合は左房と左室に容量負荷がかかります。

大きな心室中隔欠損症，大きな動脈管開存症，房室中隔欠損症，心房中隔欠損症が代表です。ほかに，僧帽弁閉鎖不全症による左室負荷，三尖弁閉鎖不全症による右室負荷，大動脈弁閉鎖不全症による左室負荷，肺動脈弁閉鎖不全症による右室負荷があります。

● 圧負荷によるもの

小児では，**左室側**での**大動脈弁狭窄症**や大動脈縮窄症，**右室側**での**肺動脈弁狭窄症**や末梢肺動脈狭窄症が代表的です。房室弁の狭窄では，心房に圧負荷と容量負荷が加わります。

● 心筋機能（収縮力）の低下によるもの

拡張型心筋症や心筋炎，冠動脈に虚血を起こす川崎病などで，**学童期に多く**みられます。心拍出量は減少し，拡張末期容積が増大するため，拡張末期圧も上昇します。

● 不整脈によるもの

学校での定期健康診断（小1，中1，高1の全員に心電図検査を実施）によって，小児期にも不整脈が少なくないことがわかってきました。頻脈および徐脈のいずれからも心不全に至ることがあります。

● 発症時期

出生直後は，胎児循環の名残から肺血管抵抗は高くなっています。このため，心不全を起こしやすい疾患でも，生後1か月ほど経過し，**肺血管抵抗が低下**してきてから心不全症状が表出するという傾向がみられます。つまり，正期産児は乳児期発症が多くなります。それに対し，早産・低出生体重児は肺血管抵抗が低下しやすく，心機能に余裕がないので，出生後早い時期から心不全を呈しやすくなっています。

● 症　状

乳幼児で心不全が出現する場合，左もしくは右の心不全という明確な区別がつけにくく，多くは両心不全の形を取ります。症状も，不機嫌，泣き声が弱い，**哺乳力が弱い**，**汗をよくかくのに皮膚は青白くて冷たい**，など非特異的です。皮膚が青白くなるのは，皮膚や腎臓，消化管への血流を血管収縮により抑え，心臓や脳への血流を増やすためです。

乳児は肺静脈うっ血を来しやすいことから，**多呼吸や努力呼吸**が必発するほか，喘鳴や咳嗽も頻繁にみられます。肺血流量の増加で，気道狭窄や無気肺を合併することもあります。体重の増加は順調ではありません。

学童期以降で心不全が出現する場合，その**症状は成人に類似**していますが，多くは"休まないと運動が続けられない"，"外遊びで友達についていけない"などで疑われます。

理学所見・検査

脈拍は弱い半面，頻脈となります。代償範囲内では，容量負荷が加わると心筋は収縮力がアップします（Frank-Starling効果）が，新生児〜乳児では限界があるため，数（心拍数増加）で補います。

そのほか，肝腫大，断続性ラ音，奔馬調律（☞p.348脚注）などもみられます。

左→右短絡が原因の場合，胸部X線撮影では，心胸比の拡大，肺のX線透過性の低下を認めます。

B 心雑音と心電図異常所見

① 診察に重要な心雑音

心雑音の大きさの表現は，Levine の分類（表2）に従います。

表2 Levine の分類

I/VI：聴診器で注意深く聴かないととらえられない微弱雑音
II/VI：小さいが，聴診器を当てればすぐにわかる雑音
III/VI：中等度の雑音
IV/VI：耳に近く聴こえる強い雑音
V/VI：大きいが，聴診器なしには聴こえない雑音
VI/VI：聴診器なしでも聴こえる大きな雑音

■ 収縮期雑音 systolic murmur

● 収縮期駆出性雑音 systolic ejection murmur

心室から大動脈や肺動脈に血液が駆出されるときに生じます。I音からやや遅れて始まるので，I音がかき消されることはありません。漸増漸減性を示します。**大動脈弁狭窄症**や肺動脈弁狭窄症が典型的で，そのほかに心房中隔欠損症，Fallot四徴症，血液の粘性が低下している貧血，心機能が亢進している甲状腺機能亢進症でも聴取されます。

● 収縮期逆流性雑音 systolic regurgitant murmur

**僧帽弁閉鎖不全症と三尖弁閉鎖不全症が代表的です。心室中隔欠損症では，心室収縮時に左室から右室に短絡する音が聴こえます。いずれもI音に引き続いて生じ（このためI音は聴き取りにくい），圧較差は収縮期を通じて存在するので，雑音は全収縮期にわたって聴取できます（pansystolic murmur）。

■ 拡張期雑音 diastolic murmur

● 拡張期逆流性雑音 diastolic regurgitant murmur

大動脈弁閉鎖不全症ではII_Aに続き，肺動脈弁閉鎖不全症ではII_Pに続く形で始まり，どちらも漸減します。

● 心室充満性雑音（拡張期ランブル diastolic rumble）

心室拡張期に房室弁を通過する血流が増加していることによるもので，相対的に血流路が狭くなった場合に聴こえる雑音です。僧帽弁や三尖弁の開放音に続いて拡張中期に生じます。小児では大きな**左→右短絡**の存在（例えば，**心室中隔欠損症**の相対的僧帽弁狭窄）をまず考えます。心房中隔欠損症の相対的三尖弁狭窄でも認められます。

■ 連続性雑音 continuous murmur

収縮期に漸増性で始まり，Ⅱ音付近で最大となって拡張期に漸減性となります。拡張期と収縮期を通じた1つの音なので，Ⅱ音の前で途切れることはありませんが，収縮期雑音と拡張期雑音が同時に存在する場合（**往復雑音** to-and-fro murmur：大動脈弁狭窄兼閉鎖不全症）は途切れます。動脈管開存症，大動脈肺動脈中隔欠損症，Valsalva洞動脈瘤破裂，動静脈瘻などで認められます。

■ 無害性心雑音 innocent murmur（**機能性心雑音** functional murmur）

器質的心疾患が存在しないのに生じる心雑音です。また，機能的に雑音を生じるような病態がなくても聴取されることがあります。健康な若者，特に小児に多く，心臓の "生きが良すぎて" 血流が速いために生じるもので，生理的です。新生児の心雑音の約50%はこれです。4か月児健診でもかなりの割合を占めます。

通常は収縮期駆出性雑音です。拡張期雑音が単独で存在することはほとんどありません。Ⅰ音から少し間をおいて生じ，漸増漸減型を示し，心音図はダイヤモンド型を呈します。

● 楽音様雑音 musical murmur（**Still雑音**）

音叉を弾いたときのブーンという感じで聴こえます。幼児〜学童期に比較的多く，第4肋間胸骨左縁で聴取される Levine Ⅰ〜Ⅱ度の雑音で，臥位で増強します。

● 肺動脈領域雑音

肺動脈へ血液が駆出される際に生じる正常乱流によるものです。学童〜思春期に多く，第2肋間胸骨左縁で聴取される Levine Ⅰ〜Ⅱ度の収縮中期駆出性雑音です。

● 静脈コマ音（静脈雑音）venous hum

静脈の血流速度が早いときに聴取されます。通常，皮下の浅いところを走行する内頸静脈でわかる程度です。左右頸部〜胸骨右縁上部で，収縮期〜拡張期にわたる連続性雑音として聴取されます。静脈還流の増加する吸気時と立位や座位で増強，臥位で減弱します。鉄欠乏性貧血や甲状腺機能亢進症で出現することがあります。

■ 心雑音の聴取部位

代表的な疾患の心雑音聴取部位を図1（p.328）に示します。

第10章　心臓・脈管疾患　327

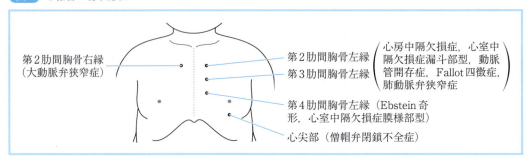

図1 心雑音の聴取部位

2 心電図検査の異常所見

小児の心電図の特徴

> **STEP** 小児心電図の特徴
> - 新生児期には右軸偏位と右室肥大を示す
> - 正常でも $V_1 \sim V_3$ で陰性T波を認めることがある
> - 生後7日以内を除いて V_1 のT波陽性は右室肥大を疑う

　新生児期には右室優位であるため，心電図を記録してみると**右軸偏位**と**右室肥大**所見を示すのが一般的です。これは**胎児循環の名残**としての生理的肺高血圧や右室肥大があるためです。心電図上の右室優勢は幼児期までは残り，学童期になって大人と変わらない程度になります。

　もう1つのポイントは"V_1 における T 波（後述）の変化"です。生後7日以内では陽性を示しますが，以降陰性化し，15歳ころになって再び陽性となります。

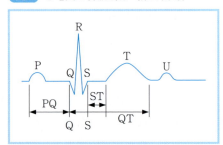

図2 心電図の各波成分（第Ⅱ誘導）

　図2に心電図の各波成分を示すとともに，以下では成人と比べて違いのあるものを中心にまとめました。

● PR（PQ）時間

　延長が問題となることが多いので，長い方の基準値を覚えましょう。**0.2秒以内**ならば**正常**と考えます。**延長**がみられる場合は，最初に**房室ブロック***を考えます。その原因として，まずは電解質異常，心房中隔欠損症や房室中隔欠損症（☞p.335），感染症状の後なら溶連菌感染症とリウマチ熱（☞p.203），急性心筋炎，ジギタリス投与中ならその中毒を考慮すべきです。

---

* **房室ブロック** atrioventricular block（AV block）
　心房の刺激が心室に伝わりにくくなった状態です。第1度房室ブロックは，心房から心室への伝導が遅くなっただけで（PQ時間＞0.2秒），心房からの刺激の全部がとりあえず心室に伝わります。第2度房室ブロックは，心房の刺激がときどき心室に伝わらなくなるものです。第3度房室ブロックは，心房の刺激が心室に伝わらなくなった状態で，完全房室ブロックとも呼ばれます。

● QRS

正常の場合，QRS時間は**0.1秒を超えません**。T波にもいえますが，胸壁が薄いことからQRSはhigh voltageを示すことが多くなります。

● Q波

成人に比べると，小児では**正常でもQ波を認めやすい**傾向があります。Ⅰ，Ⅱ，Ⅲ，aV_F，V_5，V_6で認めやすく，特にV_5とV_6では，Q波は成長とともに大きくなりますが，0.4mV以内です。幼児期以降でV_5，V_6に**0.5mV以上**のQ波を認めた場合は，**左室肥大**が示唆されます。一方，V_1ではQ波は認めません。V_1にQ波が認められたら**右室負荷**を疑います。

● R波

胸部誘導では新生児期には$RV_1 > RV_5$で，成長とともにRV_1は低くなり，RV_5は高くなります。新生児〜乳児期早期には生理的右室肥大があること，成長とともに左室が発達すること，また，子どもは胸壁が薄いことなどが関係しています。

● S波

SV_1は新生児期には浅く，成長とともに深くなります。上述したR波の特徴と合わせて，V_1のR/S比をみると，生後1か月までは1.0以上，1か月〜4歳は≒1.0，5歳以降は1.0以下を示すのが一般的です。SV_5，SV_6は成長とともに浅くなります。

● 電気軸

新生児は右軸偏位が著明で，生後6か月以降成人値に近づいていきます。目安はⅠ誘導とaV_F誘導のQRSで，成人同様に図3が判断のよい指標となります。また，軸の正常範囲を表3にまとめます。

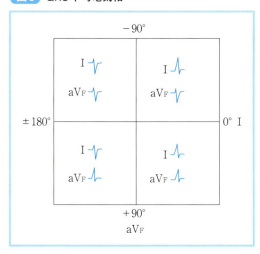

図3 QRS平均電気軸

表3 小児における電気軸の正常範囲

分類	正常範囲
新生児	+60°〜+180°（+20°より少ないときは要注意）
乳児	+10°〜+150°
幼児	-20°〜+120°
学童	-30°〜+100°

● T波

正常な場合，生後7日まではV_1のT波は陽性を示し，V_5，V_6のT波は陰性〜平坦な二相性です。**生後7日を過ぎるとV_1〜V_3ではT波は陰性化**し，V_5とV_6のT波は陽性化します。次いで生後3か月ころから，V_4から順にV_1に向かって徐々に陽性化していきます。最終的にV_1のT波

が15歳ころまで陰性を示すのも右心系優位の名残といえます（表4）。

表4 陰性T波のみられる最終年齢の目安

V_1	V_2	V_3	V_4	V_5	V_6
15歳	12歳	10歳	5歳	7日	7日

心室肥大の心電図検査

心室肥大の判定では，年齢が重要な要素となります。新生児期を除くと次のようになります。

● 右室肥大として重要な所見

V_1がqRパターンを示す，V_1Tが陽性，RV_1が2.0mV以上，SV_6が深い（V_6のR/Sが1.0以下）などです。

● 左室肥大として重要な所見

V_5，V_6での高いR波，生後48時間以降になってもV_5T，V_6Tが陰性，SV_1が深いなどです。

● 両室肥大として重要な所見

右室肥大と左室肥大の疑徴があるもの，$SV_3 + RV_3$が6.0mV以上などです。

先天性心疾患の心電図検査

先天性心疾患の多くは右軸偏位を示します。完全大血管転位症，総肺静脈還流異常症，総動脈幹症では，右軸偏位と右室負荷所見がみられ，左軸偏位を示す代表は，房室中隔欠損症と三尖弁閉鎖症です（表5）。

表5 代表的な先天性心疾患の心電図所見

	軸偏位	心肥大	不完全右脚ブロック
心房中隔欠損症	右	右室	+
房室中隔欠損症	左	右室	+
心室中隔欠損症	正～左	正～左室	−
肺動脈狭窄症	右	右室	−
Fallot四徴症	右	右室	−
動脈管開存症	正～左	正～左室	−

C 先天性心疾患
congenital heart disease（CHD）

① 心房中隔欠損症 atrial septal defect（ASD）

　二次孔欠損型は，左右心房間の二次中隔が二次孔を閉鎖できないために生じたものです。**欠損孔のほとんど**は，心房中隔の中央部にある**卵円窩付近**にみられます。また，大静脈洞に生じる静脈洞型もあります。**静脈洞型**には，上位型と下位型があります。心房中隔欠損症には，**部分肺静脈還流異常**を伴うことがあります。

STEP 心房中隔欠損症は
- 血行動態の基本は心房レベルの左→右短絡
- 生後2か月ころから，左→右短絡が増加しⅡ音の固定性分裂が出現
- 第2～3肋間胸骨左縁の収縮期駆出性雑音を聴取

● 症状・自然歴

　出生直後には**心雑音を認めず**，通常はうっ**血性心不全症状**（哺乳困難，多汗，多呼吸，体重増加不良など）もみられません。多くは，乳児期以降に感冒で受診したり，健診の際に心雑音が聴取されて**診断**されます。しかし，この時期にも心不全を起こすことはまれで，その後も無症状で経過することが少なくありません。

　学童期に，運動時呼吸困難，易疲労感，動悸，呼吸困難などの心不全症状を認め始めることもありますが，多くはさらに長い経過の後，30～40歳ころになって症状が明らかとなり，心房細動，ときに急速なうっ血性心不全を呈するようになります。これらには，長引く右心への負担継続による最終的な右心機能低下と，徐々に進行していた肺高血圧が関係しています。

　なお，**肺血管抵抗が上昇し肺高血圧が進む**と，理論上は右房圧が左房圧を上回り，右→左短絡を生じますが，実際は左房圧を大きく上回るまでには至らず，右→左短絡量もさほど多くはありません。チアノーゼもあまり目立たず，Eisenmenger症候群*を来すことも少ないといえます。

　本症の二次欠損孔は広く，短絡血流のスピードが遅いため，血流により心房壁が傷つけられる率も低く，感染性心内膜炎を合併することはまれです。

● 病　態

　右室は，左室より壁が薄く拡張しやすい（コンプライアンスが大きい）ため，欠損孔では左→

---

* **Eisenmenger症候群**
　先天性心疾患があることで，左→右短絡を有するとき，肺血管抵抗の増加の結果，右心系の圧が左心系の圧と等しいか，またはこれを超える状態となり，右→左短絡または両方向性の短絡となったものをいいます。右心不全による症状が主体で，労作時呼吸困難，チアノーゼ，ばち指なども認められます。予後は不良で，多くは30歳代までに死亡します。

第10章　心臓・脈管疾患　331

右短絡が生じます（図4）。

左房（LA）→右房（RA）の短絡は，右室（RV）→肺動脈（PA）の血流を増加させるため，右心系血流量は左心系血流量の2〜4倍となります。この結果，**右房**，**右室**，**肺動脈**に容量負荷が加わり，次第に**拡大・拡張**が生じます。

実際には，負荷に対する右室の拡張のしやすさも年齢によって異なります。胎児の間は，右室優位で右室肥大を呈し（伸展しにくい），肺血管抵抗も高い状態です。出生早期は，この名残から欠損孔での左→右短絡は少なく，症状は出現しにくい状態です。乳児期〜幼児期には，肺血管抵抗が低下し，右室壁も薄くなるため，左→右短絡量が増加します。しかし，幼児期までは，肺血流量（Q_P）：体血流量（Q_S）（肺体血流量比）が高くても，肺動脈圧や肺血管抵抗は一般に低くとどまります。**学童期以降になると右心系への容量負荷が明らかとなり，肺動脈圧，肺血管抵抗の上昇**が始まります。

図4 心房中隔欠損症の血行動態

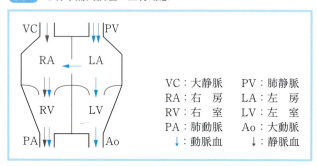

聴診所見

欠損孔が比較的大きく，通過する血液は乱流となりにくいため，それによる心雑音は聴取されません。聴診上のポイントは，吸気時および呼気時とも，肺動脈弁を通過する血液量がほぼ同じであることによる**II音の固定性分裂**です。ここで聴取される心雑音は，心房での左→右短絡によるものではなく，短絡した血液が肺動脈を通過する際に**相対的肺動脈狭窄**を来したことによる，**第2〜3肋間胸骨左縁の収縮期駆出性雑音**です（通常，生後2か月ころから）。

肺血流量がさらに増加すると，三尖弁を通過する血液量増加から**相対的三尖弁狭窄**となり，胸骨左縁下部に**拡張期雑音**が聴取されます（低調音，ランブル）。

検査

心電図検査

右心系容量負荷から**不完全右脚ブロック**を示すほか，右室拡大も伴って**右軸偏位**となります（図5）。右房負荷によるP波異常や，ときにPQの延長がみられます。

図5 心房中隔欠損症の心電図（91-F-6）

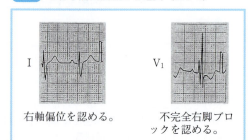

右軸偏位を認める。　不完全右脚ブロックを認める。

● 胸部X線撮影

軽症の正面像ではほぼ正常ですが，中等症では左→右短絡で左第1弓がわかりにくく，肺動脈幹拡大による左第2弓突出，心拡大（右房，右室の拡大による）がみられます（図6）。肺血流増加により肺血管陰影は増強し，肺血管陰影は末梢まで見られるようになります。

● 心エコー検査

2D心エコー（断層心エコー）では，右房と右室の拡大，心房中隔の欠損孔，太い肺動脈が確認できます。カラードプラ心エコーでは，左房→右房へ短絡する血流を観察できます（図7）。Mモード心エコーでは，心室中隔の奇異性運動*がみられます。

図6 心房中隔欠損症の胸部X線写真（91-F-6）

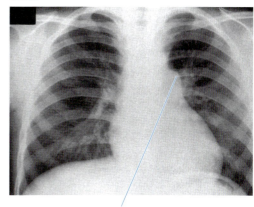

左第2弓の突出

図7 心房中隔欠損症の四腔断面の心エコー図（左）とカラードプラ心エコー図（右）（104-D-26）

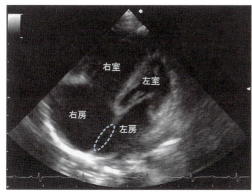 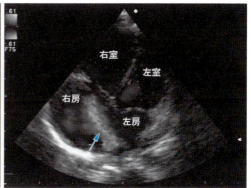

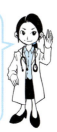

> 症例は8歳の女児です。学校の健康診断で心雑音を指摘されるも自覚症状はありません。左の写真では，右室と右房の拡大が確認され，心房中隔の欠損を疑わせる所見（囲み）も見られます。右の写真では，左房から右房への血流（↑）が確認できます。

● 心血管CT

部分肺静脈還流異常症の鑑別診断に有用です。

● 心臓カテーテル検査

カテーテルが右房より左房に挿入できます。右房での酸素飽和度の上昇を認めます。重症と

---

*　心室中隔の奇異性運動
　正常なら，心室中隔は収縮期には左室後壁に向かって動きますが，ASDでは右室容量負荷から逆向きに動きます。これは右心系の容量負荷によって，右室の1回拍出量＞左室の1回拍出量となるため，心室中隔は右室からの駆出に呼応して動くからです。

なって，肺高血圧に至らない限り，右房圧と右室圧は正常です。心臓カテーテル検査は，肺動脈圧や肺体血流量比の確認以外の目的では，最近ではあまり行われません。

● 鑑別診断

部分肺静脈還流異常症[*1]は ASD と同じ血行動態を示すため，心雑音では事実上区別できません。心エコーでは確認が困難なこともあります。上述のように部分肺静脈還流異常を診断するためには CT が有用です。

そのほか，肺動脈狭窄症の軽度のもの，房室中隔欠損症の不完全型，無害性雑音も鑑別の対象となります。

● 合併症

静脈洞型 ASD では，しばしば部分肺静脈還流異常症が認められます。

また，僧帽弁逸脱症候群[*2]の合併も高率に認められますが，これは短絡による右室拡張と，それによる僧帽弁輪の歪みが原因と考えられます。

ときに，僧帽弁狭窄症[*3]を合併することがあり，Lutembacher症候群（ルタンバッシェ）と呼ばれます。

● 治療

25歳以前での根治術成功率が非常に高い一方，心室中隔欠損症（☞p.338）とは異なり，自然閉鎖はあまり期待できません。

通常は肺体血流量比＞1.5を手術適応と考え，欠損孔の位置が適していれば，幼児期後半以降にカテーテル欠損孔閉鎖術を行います。乳児期〜幼児期前半に心不全に陥りそうであれば，その時点で手術します。適切な手術時期を逃し Eisenmenger症候群 を呈した症例（肺高血圧により肺体血流量比＜1となっている）では手術禁忌です。これは，肺血流量が体血流量より少なくなって小康状態を保っている（最終的には死亡する）のに，欠損孔を閉鎖すると右室不全が急激に進行し，生命予後をさらに悪くするからです。

＊1　部分肺静脈還流異常症 partial anomalous pulmonary venous return（PAPVR）
肺から心臓へ戻る4本の肺静脈のうち，1〜3本が左房以外につながった状態です。血行動態は左房→右房に短絡する ASD に類似するため，症状もほぼ同様で，小児期は無症状ですが，加齢とともに労作時呼吸困難や動悸などが出現します。

＊2　僧帽弁逸脱症候群 mitral valve prolapse syndrome（MVP）
左室から駆出した血液が左房に逆流しないように防いでいる僧帽弁の一部が，収縮期に僧帽弁輪を超えて左房内にはみ出す病態です。はみ出す程度が著しいと，左室から左房へと血液が逆流します。

＊3　僧帽弁狭窄症 mitral stenosis（MS）
僧帽弁口が狭くなったために，拡張期に左房から左室へ血液が通りにくくなったものです。左房圧が上昇するため，左房は肥大するとともに拡大します。また，肺高血圧から右室肥大も来します。肺うっ血による労作時呼吸困難が出現し，これが増悪すると肺水腫に至ります。そのほか，易疲労感，末梢性チアノーゼ，肝腫大や全身の浮腫などが認められます。ほとんどがリウマチ熱の後遺症として出現します。

❷ 房室中隔欠損症 atrioventricular septal defect（AVSD）

心房中隔の一次中隔，房室弁，および心室中隔の一部を形成する心内膜床*が欠損しているのが房室中隔欠損症で，心内膜床欠損症 endocardial cushion defect（ECD）とも呼ばれます。Down症候群（☞p.83）に合併する心疾患の約40％が本症です。

STEP

不完全型AVSD
- 血行動態は，ASD＋房室弁（主に僧帽弁）閉鎖不全症。左→右短絡による肺血流量の増加
- 聴診所見は，ASDによる収縮期駆出性雑音と僧帽弁閉鎖不全症による心尖部全収縮期逆流性雑音
- 典型的な心電図所見は，不完全右脚ブロック＋左軸偏位，第1度房室ブロック

完全型AVSD
- 血行動態は不完全型AVSDにVSDが加わる。不完全型に比べて肺血流量増加が著明
- 左室造影所見として，goose neck sign

病態

不完全型は，一次孔型心房中隔欠損と房室弁の変形による弁閉鎖不全の2つを合併したものです（図8中）。完全型は，一次孔型心房中隔欠損，房室弁の変形による弁閉鎖不全，心室中隔欠損の3つを合併したものです（図8右）。多くは，僧帽弁および三尖弁が分離独立せず，共通房室弁（5尖よりなる1つの弁）となっています。

図8 一次孔型欠損症と二次孔型欠損症

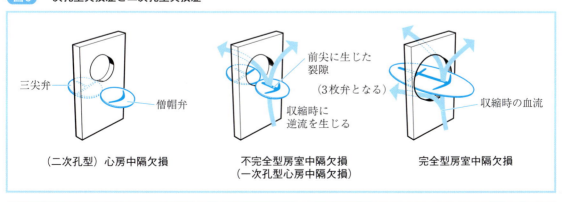

（二次孔型）心房中隔欠損　　不完全型房室中隔欠損（一次孔型心房中隔欠損）　　完全型房室中隔欠損

---

*　心内膜床 endocardial cushion
房室管を仕切る隆起で，心構造の発生過程で心房の一次中隔形成に関与しますが，房室弁の分割（僧帽弁と三尖弁への2弁化）と心室中隔膜様部の形成も担います。

血行動態

不完全型AVSD

心房中隔欠損症（ASD）と同様，心房での**左→右**短絡から，**右心系に容量負荷**が加わります（図9左）。シャント量および肺動脈圧上昇は，多くが軽〜中等度です。僧帽弁前尖に裂け目があるために，僧帽弁閉鎖不全症*が加わります。

完全型AVSD

不完全型の血行動態に，**左室での左→右短絡**が加わり，いっそう**右心系の容量負荷**が増大します（図9右）。肺血流量増加から，多くは乳児期から肺高血圧を起こします。放置されれば右室圧は左室圧に近づき，今度は右→左短絡を認めるようになり，チアノーゼが出現して早期にEisenmenger症候群を呈します。

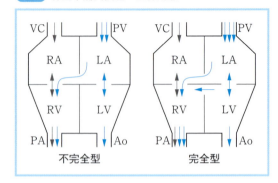

図9 房室中隔欠損症の血行動態

症状・自然歴

不完全型AVSD

僧帽弁閉鎖不全症が非常に軽いものは血行動態もASDに近く，自覚症状が認められないこともあります。経過もASDと同様です。

僧帽弁閉鎖不全症による有意な逆流が存在する場合は，乳児期であれば多呼吸，哺乳力低下，体重増加不良などの心不全症状が認められます。幼児期〜学童期になると発育不良，労作時呼吸困難が目立つようになります。放置されれば心不全症状がさらに明確となり，最終的に肺高血圧からEisenmenger症候群を呈します。

完全型AVSD

肺血流量増加が著明で，早期に肺高血圧を来します。**乳児期よりうっ血性心不全症状**が出現し，放置されればそのまま死亡します。心不全になると頸静脈怒張や肝脾腫大もみられます。

聴診所見

不完全型AVSDの聴診所見は，ASDの中等症＋僧帽弁閉鎖不全症（＋三尖弁閉鎖不全症）です。

完全型AVSDの聴診では，不完全型AVSDに加え，心室中隔欠損症（☞p.338）による**全収縮期逆流性雑音**（☞p.326）を聴取します。肺高血圧となるとⅡ音（Ⅱ$_P$音）が亢進します。

検　査

胸部X線撮影

ASDとほぼ同じ所見か，さらに僧帽弁閉鎖不全症が加わるため，**心拡大はより高度**になります。完全型では心室中隔欠損症も加わり，すべての心腔が拡大し，肺血管陰影も増強します。

---

* **僧帽弁閉鎖不全症** mitral regurgitation（MR）
僧帽弁の閉まりが悪くなり，収縮期に左室から左房へ血液が逆流する疾患です。このため，左室と左房の両方に容量負荷が加わって，共に拡大します。原因疾患として，僧帽弁逸脱症候群，腱索断裂，感染性心内膜炎，房室中隔欠損症，リウマチ熱，川崎病，Marfan症候群などがあります。

● 心電図検査

不完全右脚ブロック＋左軸偏位（LAD：－30°～－120°）を見たら本症を疑います。特にV₁など右側胸部誘導で不完全右脚ブロックは明らかとなりやすく，左側胸部誘導（V₅，V₆）ではqRやRパターンを示します。しばしば第1度房室ブロックも示します。また，右室肥大や両室肥大の所見が見られるようになります（図10）。

図10 房室中隔欠損症の心電図（95-D-19）

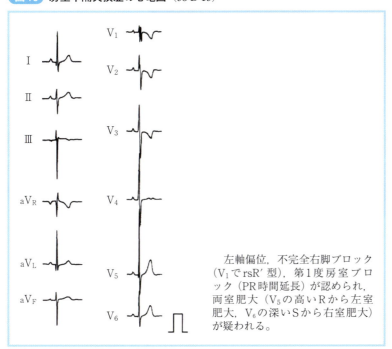

左軸偏位，不完全右脚ブロック（V₁でrsR′型），第1度房室ブロック（PR時間延長）が認められ，両室肥大（V₅の高いRから左室肥大，V₆の深いSから右室肥大）が疑われる。

● 断層心エコー検査

不完全型では心房中隔下方に一次欠損孔が，完全型では心房中隔～心室中隔の欠損孔が確認できます（図11）。また，僧帽弁および三尖弁の裂け目や，形態異常も確認できます。

● Mモード心エコー検査

ASD同様に心室中隔の奇異性運動が認められます。また，房室弁が下方に付着するため，僧帽弁と三尖弁が心室中隔を突き抜けて動いているように見えます。

図11 房室中隔欠損症の四腔断面心エコー図（95-D-19）

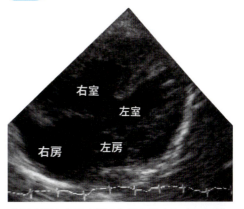

心房中隔と心室中隔の欠損を認める（完全型）。

● 心臓カテーテル検査

右心カテーテルで左房や左室にカテーテル挿入が可能です。左室造影ではgoose neck signが

第10章 心臓・脈管疾患

得られます（図12）。これは，僧帽弁付着位置が低いために生じるものです。

血液ガス分析では，原則として両型とも右房で **O$_2$ step up**（酸素飽和度が7%以上上昇）が認められます。また，肺高血圧の進行とともに，肺動脈圧と右室圧の上昇も確認されます。

図12　房室中隔欠損症の左室造影像（81-E-9）

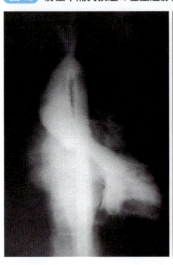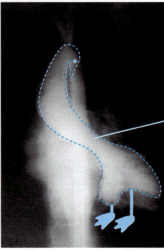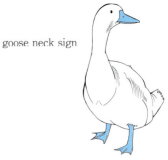

鑑別診断

肺静脈還流異常症，僧帽弁閉鎖不全症を伴う心房中隔欠損症や心室中隔欠損症などとの鑑別が必要です。

治　療

放置すると心不全に陥るため，**全例が手術適応**（欠損孔のパッチ閉鎖と僧帽弁などの裂け目の修復）です。不完全型は幼児期に，完全型はできるだけ早期に行います。発見時に心不全を起こしている場合は，利尿薬でコントロールします。

Eisenmenger症候群に陥った場合は，もはや手術禁忌で，対症療法のみです。

③ 心室中隔欠損症 ventricular septal defect（VSD）

心室中隔の欠損部位により，漏斗部（肺動脈弁下，室上稜上部の欠損で，高位VSDとも呼ばれる），膜様部（室上稜下部：His束が欠損部の後下部に隣接していることに注意），流入部（共通房室弁口型），筋性中隔部の4つに分類されます（p.339図13）。最も多いのは膜様部で，漏斗部がこれに次ぎます。

VSDは，先天性心疾患のうちでは最多です。

図13 心室中隔欠損の位置

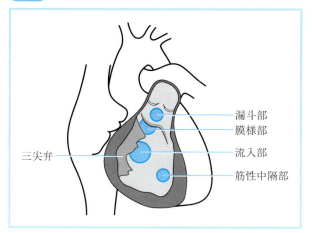

- 漏斗部
- 膜様部
- 流入部
- 筋性中隔部
- 三尖弁

● 血行動態

　病態の根本は，左室（LV）と右室（RV）の交通です（図14）。欠損孔がある程度以上大きい場合は，収縮期には高圧の左室から右室へ短絡します（出生直後は生理的肺高血圧状態で，大動脈圧≒肺動脈圧で，左室→右室の短絡がほとんど起こらない）。しかし，左室からの流入時には右室も収縮しているので，病初期では右室の容量負荷（拡張）は現れません。

　増加した血液は，肺動脈→肺→肺静脈→左房→左室と流れます。そのため，中等症では，肺動脈，左房，左室の順に容量負荷がかかっていきます（軽症ではこのレベルに達しない）。なお，肺血管抵抗が亢進して肺高血圧やEisenmenger症候群を呈することは少ないといえます。

　重症では肺高血圧を呈し，右室に圧負荷が加わって右室圧＝左室圧，さらには右→左短絡となってEisenmenger症候群を呈します。

図14 心室中隔欠損症の血行動態

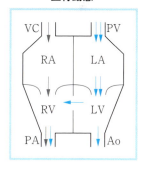

● 症状・自然歴

> **STEP** VSDの予後決定要素は，欠損孔の大きさと肺血管抵抗の程度

　本症では，欠損孔の大きさと肺血管抵抗によって全く異なる予後となります。経過もさまざまで，**自然閉鎖が20～50％に認められる（3～6歳）**一方で，乳児期に心不全に陥る症例も存在します。

● 軽症（small VSD）

　多くは，生後早期に心雑音で見つかります。欠損孔が極めて小さければ，血流の乱れが激しくなって**収縮期雑音は大きくなります**が，血行動態は正常とほぼ変わらないため，通常は**何ら症状はみられません**。VSDそのものによる寿命への影響はないので治療は不要です。ただし，**感染**

性心内膜炎[*1]の合併リスクに注意が必要です。

● 中等症 （moderate VSD）

肺血管抵抗がさほど高くなく，しかも欠損孔がそれなりに大きいと，肺血流量が増加します（胸部X線撮影では肺動脈の拡大）。乳幼児期に左心不全を起こせば，多呼吸，呼吸困難，陥没呼吸，哺乳困難，多汗，頻脈が出現します。また，発育不良を認めます。さらに，肺血流量増加による頻回の気道感染を示すようになります。幼児期なら運動能力低下と易疲労性が一般的な症状です。

● 重症 （large VSD）

欠損孔が大きいと，生後1か月くらいから左→右短絡が増加して，心不全に陥ります。左室圧＝右室圧のため，短絡による心雑音は減少します。ただし，この雑音の減少は悪化を示唆することに注意しましょう。発育は遅延し，肺感染を起こしやすく，生後3〜6か月でうっ血性心不全に至ります。放置されると10歳代でEisenmenger症候群を呈し，20歳代で死亡します。

● 聴診所見

> **STEP**
>
> 収縮期逆流性雑音の最強点は
> ・漏斗部型：第2〜3肋間胸骨左縁
> ・膜様部型：第4肋間胸骨左縁
> ・筋性中隔部型：下部胸骨左縁から心尖部の間

欠損孔が小さいと，左→右短絡による，Ⅰ音と同時に始まる全収縮期逆流性雑音が聴取できます。これは生後数日で出現するのが一般的です。最強点は，漏斗部型では第2〜3肋間胸骨左縁に，膜様部型では第4肋間胸骨左縁に，筋性中隔部型では下部胸骨左縁から心尖部の間に，それぞれあります。触診では胸壁上に振戦[*2]を触れることがあります。

中等度の欠損孔（$Q_P：Q_S＞1.5$）で，左→右短絡量が多くなると，僧帽弁を通過する血流量も増加し，相対的僧帽弁狭窄を来すため，心尖部の拡張中期雑音を聴取します（拡張中期ランブル）。Ⅲ音も聴取されます。

肺高血圧が進むとⅡ音（Ⅱ$_P$音）は亢進しますが，収縮期雑音は短くなります。

● 検　査

● 胸部X線撮影

短絡量が少なければ，所見はほぼ正常です。短絡量が増えるに従い，容量負荷のかかる肺動脈，左房，左室と順に拡張，左第2弓，左第3弓，左第4弓の突出がみられます（p.341図15）。また，肺血流量増加に伴って肺血管陰影は増強し，肺門部で肺動脈が太くなり，肺血管陰影は末

---

*1　感染性心内膜炎 infective endocarditis
　何らかの感染を誘因として心内膜に炎症を来した状態です。起炎菌の多くは，緑色連鎖球菌（緑連菌），腸球菌，黄色ブドウ球菌，表皮ブドウ球菌などのグラム陽性球菌です。発熱は必発で，関節痛や筋肉痛も起こります。また，感染性血栓が生じ，これによって皮膚の点状出血，爪下出血，Osler結節，Janeway病変などを引き起こすことがあります。
*2　振　戦 thrill
　心血管の狭窄や逆流によって乱流が生じると，体表からのその振動をとらえることができます（特に母指球で）が，これを振戦と呼びます。神経学的な振戦tremorとは異なるので，注意が必要です。

梢まで追えるようになります。

心電図検査

短絡量が少ない場合はほぼ正常です。短絡量が増加すると左室肥大所見が現れ，肺高血圧が進行すると右室肥大所見も明らかになります（図16）。

心エコー検査

断層心エコーでは，欠損孔を直接確認できます。カラードプラ心エコーでは，短絡血流の様子もわかります（図17）。短絡血流の速度から，左室右室間圧較差が推定できます。

図15 心室中隔欠損症の胸部X線写真（105-F-26, 27）

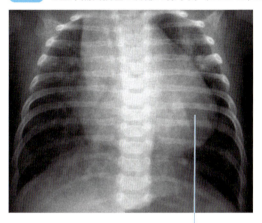

心陰影の拡大

図16 心室中隔欠損症の心電図（100-A-25）

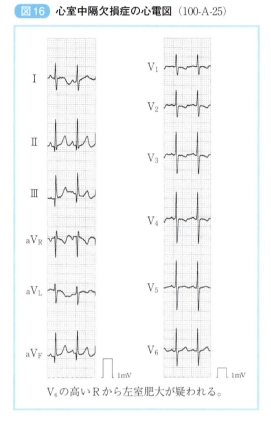

V_6の高いRから左室肥大が疑われる。

図17 心室中隔欠損症のカラードプラ心エコー図（92-C-1~3）

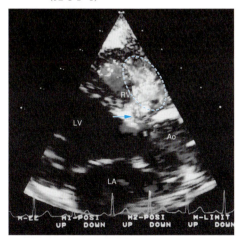

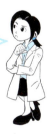

症例は5歳の男児です。胸骨左縁下部にⅢ/Ⅵ度の収縮期逆流性雑音を聴取しました。また，拡張期雑音は聴取されず，Ⅱ音の亢進も認められません。写真では，欠損孔（→）と短絡している血流（囲み）がわかります。

心臓カテーテル検査

侵襲性の高い心臓カテーテル検査は，**手術治療適応を決定する際の検査**として位置づけられています．欠損孔が大きいVSDでは，そのほかの心奇形の合併が比較的よくみられますが，その診断に心臓カテーテル検査が有用です．

鑑別診断

乳児期に**左→右短絡**を生じる疾患，つまり完全型房室中隔欠損症，動脈管開存症，両大血管右室起始症，総動脈幹症が対象です．

合併症

合併しやすい心奇形には，心房中隔欠損症，動脈管開存症，僧帽弁閉鎖不全症，大動脈縮窄症があります．

治療

軽症では自然閉鎖を期待し，**経過観察**にとどめます．

心不全を呈している場合は，**利尿薬**で治療します．内科的治療で効果がない（心不全進行の危険がみられる）場合には，**パッチ閉鎖術**を検討します．

漏斗部の欠損では欠損孔が小さくても大動脈弁右冠尖がVSDに逸脱し，大動脈弁閉鎖不全症を来すことがあります．大動脈弁閉鎖不全症は左室容量負荷を引き起こすので心不全の危険が増します．このように漏斗部型では大動脈弁閉鎖不全症の危険があるため，心室中隔欠損閉鎖術の適応は広がります．

感染性心内膜炎の合併は，**扁桃腺摘出**や**抜歯**などの歯科治療が行われた小児でみられることがあります．これらの治療を行う際には，処置前に抗菌薬を投与します．

④ 動脈管開存症 patent ductus arteriosus（PDA）

肺動脈から下行大動脈に向かう短絡路の Botallo管（動脈管）は，生後10～15時間で機能的に閉鎖し，2～3週間で器質的に閉鎖します．PDAは，この**動脈管が新生児期以降も開存**しているもので，出生後の血圧は左＞右であるため，血液は，左室→大動脈→動脈管→肺動脈→肺毛細血管→肺静脈→左房→左室という経路を旋回することになります．動脈管は，左鎖骨下動脈分岐の直後に開くので，本症で **Eisenmenger症候群**を呈すると，**チアノーゼは下半身のみに生じます**．

病態

左→右短絡量は，動脈管の太さ，肺血管抵抗，大動脈・肺動脈圧較差など，いろいろな要因によって変化するので，細かな病態は症例ごとに異なります．

典型例では，最初は大動脈圧＞肺動脈圧から，血液は**大動脈（Ao）→肺動脈（PA）の分岐部**へと流れ（図18），その後は肺血管抵抗を高めるべく作用するとともに，**左心系には容量負荷**として作用し，**上行大動脈が拡大**します．

左心系への負荷は**左心不全**へ，肺血管抵抗上昇は**肺高血圧**へとつな

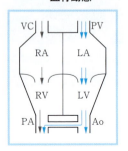

図18 動脈管開存症の血行動態

がり，ついに肺動脈圧が大動脈圧を超えると，右→左短絡に変わり Eisenmenger 症候群に至ります。

症状・自然歴

拡張期に大動脈圧が肺動脈の拡張期圧近くまで下降することにより，**脈圧増大**と**速脈**が認められます。

小さな PDA は，短絡量は少なく無症状で，健診などの際に心雑音で見つかります。その後も感染性心内膜炎を避けられれば，正常な生活を送ることができます。中程度短絡では，20歳代より左心不全を来すことが多く，大きな短絡では生後数週〜数か月で心拡大，うっ血性心不全，肺水腫を起こします。

聴診所見

新生児期では，しばしば第2肋間胸骨左縁に収縮期雑音を認めます。これは，胎児循環の名残で，右心系が比較的高圧なため，拡張期には大動脈と肺動脈の圧較差が少なく，短絡流も少ないからです。乳児期に入ると，収縮期，拡張期とも大動脈圧が肺動脈圧を上回り"**石臼を挽くような**"と表現される連続性雑音が，Ⅰ音の少しあとからⅡ音を包む形で聴かれるようになります。この雑音は，左鎖骨へ放散するように感じられます（**最強点は第2肋間胸骨左縁**で聴取）。

短絡量が比較的多いと相対的僧帽弁狭窄のため心尖部で拡張期雑音を聴取します。

病状が進行して肺高血圧が高度になると，再度，拡張期圧差が少なくなり，雑音はまた収縮期だけ聴き取れるようになります。

検　査

胸部X線撮影

容量負荷のかかる肺動脈（**左第2弓**），左房（**左第3弓**），左室（**左第4弓**）の**突出**が見られるほか，肺血流量の増加から肺野の**肺血管陰影が増強**します。

心電図検査

中等度以上で**左室肥大**や**左房拡大**の所見が出現し，肺高血圧進展で右室肥大所見が加わります。

心エコー検査

断層心エコーでは動脈管が描出されます。ドプラ心エコーでは，大動脈→肺動脈短絡が観察できます。

心臓カテーテル検査

大動脈造影を行うと動脈管と肺動脈が描出されます。ただし，最近は診断のために心臓カテーテル検査が行われることはまれで，コイルや閉塞栓を用いたカテーテル治療の際に行われることがほとんどです。

血液ガス分析では，肺動脈で O_2 step up（酸素飽和度が7％以上上昇）が生じます。

鑑別診断

胸骨左縁や右縁上部に，収縮期および拡張期ともに心雑音を示す疾患の鑑別が必要です。具体的には，静脈コマ音（☞p.327），大動脈弁閉鎖不全症を伴う心室中隔欠損症，冠動静脈瘻，Valsalva洞動脈破裂です。

治　療

短絡量に関係なく，常に感染性心内膜炎を来す危険性があることと，自然閉鎖傾向は小さいこ

とから，**カテーテル治療**により動脈管を閉鎖します。カテーテル治療が困難な場合は，外科的治療を行います。乳児期に心不全を起こしかけていれば，治療はさらに急を要します。

❺ Fallot四徴症 tetralogy of Fallot（TOF）

心室中隔の発生過程の問題で，心室中隔欠損，肺動脈漏斗部狭窄（右室流出路狭窄），右室肥大，大動脈騎乗の四徴を呈するのがFallot（ファロー）四徴症です。

本症は，チアノーゼ性心疾患のなかでは最多で，DiGeorge（ディジョージ）症候群（☞ p.129「胸腺低形成」の項）に合併することがあります。

STEP TOFは
- チアノーゼを認め，運動量の増加に伴い低酸素発作や蹲踞を呈する
- 第2～3肋間胸骨左縁に収縮期駆出性雑音
- 胸部X線撮影では木靴心を認める
- 姑息的手術としてBlalock-Taussig手術を行う

● 病　態

病態の根本は，大きな心室中隔欠損（VSD）と右室流出路狭窄の2つです。大きなVSDで左室圧＝右室圧となり，右室流出路狭窄は右室圧負荷を引き起こし，右室肥大を来します。

一体ともいえる左右心室からの血液が，肺動脈（PA）あるいは大動脈（Ao）のいずれに流れるかは，右室流出路狭窄と大動脈騎乗の程度に依存します（図19）。

軽度右室流出路狭窄の場合は，短絡量はそこそこで，TOFにもかかわらずチアノーゼは目立ちません。これをピンクファローと呼びます。

重度右室流出路狭窄の場合は，チアノーゼが強くなります。また，右室流出路狭窄により，右室は肥大します。

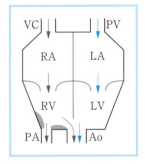

図19 Fallo四徴症の血行動態

● 症状・自然歴

ここでは，チアノーゼが出現する典型例について解説します。

出生直後は心雑音が聴かれる程度で，新生児期を通じ無症状です。つまり，**全身状態は一見良好**です。そして，生後1～6か月ころにチアノーゼが出現します。これは，右室流出路狭窄が出生直後はそれほどではなかったのに，成長とともに狭窄が進行したことに起因します。

乳児期後半になると，低酸素発作を繰り返すようになるほか，易疲労性，発育不全，ばち指，多血症が明らかになります。

● 低酸素発作 hypoxic spell（無酸素発作 anoxic spell）

6か月～2歳に多くみられます。興奮や啼泣時，排便時，**運動時**のほか，朝の覚醒時に，突然

チアノーゼの悪化が起こります。数分〜数時間持続し，重症例では失神やけいれんを来したり，低酸素を来したりして死亡することもあります。感染で誘発されることもあります。肺動脈弁下部〜漏斗部のけいれん性収縮により，肺血流量が急激に減少することで起こるとされています。

蹲　踞 squatting

歩行可能となる12か月過ぎ〜幼児期ころからみられる肢位です。しゃがみ込んだ姿勢（蹲踞）は，下半身を中心とした体循環抵抗が上昇し，肺血流を増加させることができます。患児はこの姿勢を自然にとるようになります。

聴診所見

右室流出路狭窄による $Q_P↓$，右→左短絡のため II_P が減弱して単一II音となります。第2〜3肋間胸骨左縁に右室流出路狭窄による収縮期駆出性雑音も聴取されます。肺動脈狭窄では，狭窄が強いほど雑音が大きくなりますが，本症では狭窄が強まると血液は大動脈側に流れるため，雑音はむしろ小さくなります。なお，低酸素発作を起こしているときには収縮期雑音が消失していることが多く，これは肺血流が途絶えていることを意味します。基本的に VSD の孔は大きく，右室圧＝左室圧で，短絡性雑音は聴こえません。

検　査

胸部X線撮影

肺動脈の発生・発育が悪く，左第2弓が陥凹します。右室は圧負荷で求心性肥大を呈し，左第4弓は丸みを帯び，心尖部が挙上突出します（木靴心 sabot heart, cœur en sabot と呼ばれる）。圧負荷が病態の中心なので，心陰影はほとんど拡大しません。肺血流量減少から，肺野は明るく末梢の肺紋理は少なくなります（図20）。

心電図検査

右室に圧負荷が加わることから，心電図では右軸偏位と右室肥大が認められます。

心エコー検査

断層心エコーでは，膜様部心室中隔に大きな欠損が見られるほか，右室流出路狭窄，大動脈騎乗，右室肥大も認められます（p.346図21）。

図20　Fallot 四徴症の胸部X線写真（90-E-8）

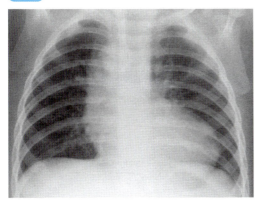
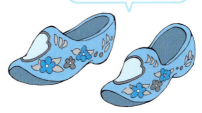

症例は1歳1か月の男児です。左第2弓の陥凹と，左第4弓の突出による木靴心を呈しています。

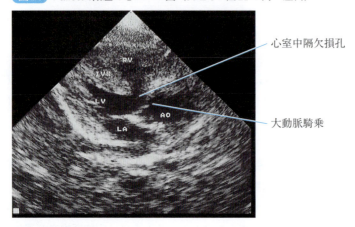

図21 Fallot四徴症の心エコー図（90-E-8：図21と同一症例）

心室中隔欠損孔
大動脈騎乗

- ● 心臓血管CT

心臓カテーテル検査より小さいリスクで，形態的な情報が得られます。

- ● 心臓カテーテル検査

右室圧が上昇し，左室圧との差がほとんどなくなります。右→左短絡により，血液ガス分析で大動脈の酸素飽和度低下が認められます。**右室造影**では，**右室流出路狭窄**と**肺動脈低形成**，**心室中隔欠損**とその上に騎乗し早期に造影される**大動脈**を認めます。心臓カテーテル検査は，他の血管異常合併の有無や心内修復手術を検討する際の材料として用いられます。

● 合併症

代償性にエリスロポエチン分泌が亢進し**多血症**となり，ヘマトクリット値は上昇し，血液は粘稠で，**脳血栓や肺塞栓**を来す危険が増します。**脱水**も危険因子です。

VSDの存在から**感染性心内膜炎**を起こすことがあるほか，**脳膿瘍**を合併する危険もあります。

● 治療

- ● 低酸素発作に対して

乳児は**膝胸位**となるよう抱きます。すると，体血管抵抗を上げて，右室への静脈血還流を増やすことができます。また，低酸素状態に陥っているので，**酸素吸入**を行います。

モルヒネ morphine，**ペチジン塩酸塩** pethidine hydrochloride，**フェノバルビタール** phenobarbital などを投与して鎮静することにより，右室流出路のけいれんを解除します。プロプラノロール propranolol などのβ受容体遮断薬も狭窄部位のけいれん抑制が期待できます。また，**アシドーシス改善**のため，炭酸水素ナトリウム $NaHCO_3$ を投与することもあります。状態が安定したら，急いで**Blalock-Taussig手術***を行い，発作の再発を防ぎます。

なお，β受容体刺激薬やジギタリス製剤は心筋収縮力を高めることを通じて右室流出路狭窄を増強するため，本症には**禁忌**です。

- ● 手術療法

本症はチアノーゼ性心疾患のなかでは予後が良い方ですが，無治療だと半数は幼児期に死亡す

---

* Blalock-Taussig手術
鎖骨下動脈を同側の肺動脈に端側吻合する手術で，代表的な体肺動脈短絡術です。最近は，人工血管を利用したmodified Blalock-Taussig手術が行われます。

るため，早期の外科手術が必要となります。心内修復手術（心室中隔欠損孔閉鎖，右室流出路形成）は，幼児期でも可能です。年齢的に小さすぎる場合や全身状態が不良で一期的心内修復術に耐えられそうもない場合は，鎖骨下動脈と肺動脈に短絡を作るBlalock-Taussig手術などの姑息的手術を行い，将来の心内修復手術に備えます。

⑥ Ebstein奇形

> 三尖弁形成不全で，後尖と中隔尖が低位（右室内）に位置しているのがEbstein奇形です。右室（RV）は解剖学的に機能的右室と右房化した右室に分けられます。
> 本症の約70％に，卵円孔開存あるいは心房中隔欠損症（ASD）の合併が認められます。

STEP Ebstein奇形は
- 三尖弁閉鎖不全＋右心不全（＋心房間の右→左短絡）
- 重症例は早期新生児期にチアノーゼや心不全を呈する。中等症は小児期以降に心不全が増悪
- 刺激伝導系形成異常から，不整脈を起こすことがある

● 病態

病態に重要なのは，三尖弁と右室機能不全で，心房間短絡の程度がこれに加わります。新生児期は生理的に肺血管抵抗および右室圧が高くて正常な肺循環が成立しないので，心房レベルで右→左短絡が生じます。右室の有効拍出量減少と，右→左短絡によって酸素化されていない血液が左房→左室→大動脈と流れる（図22）などにより，重症例では生直後より重症チアノーゼを認めます。肺血流を動脈管に依存する場合もあります。

● 症状・自然歴

中等症では，早期新生児期にチアノーゼを示すものの，生後1週を過ぎるころから軽快します。これは肺血管抵抗が減少してくることによります。右房から右室へ血液は流入しやすくなり，肺血流量が増加し，右→左短絡も減少することで，チアノーゼが軽減するとともに全身状態も改善します。

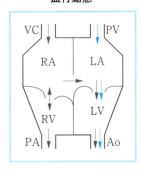

図22 Ebstein奇形の血行動態

その後，学童期前半まではほぼ無症状で経過しますが，加齢に伴い右室機能不全が徐々に進行します。10〜20歳ころには，再びチアノーゼが出現し，労作時呼吸困難や易疲労性を訴え，徐々に右心不全が悪化します。ほかにも，刺激伝導系形成異常による不整脈（WPW症候群など）を合併します（突然死もある）。

軽症では，新生児期に無症状，その後も中〜老年期までほとんど無症状で経過するものもあります。

🔵 聴診所見

狭い機能的右室に血液が流入することによるⅢ音，右室機能の減弱によるⅣ音が聴取できます。これらがそろうと**奔馬調律***となります。第4肋間胸骨左縁には，三尖弁閉鎖不全による全収縮期逆流性雑音が聴取できます。

🔵 検　査

⚫ 胸部X線撮影

心陰影は正常から中等度～著明な拡大まで見られます。拡大するものでは，右房化した右室による**右第2弓の著明な突出**，左第1弓の縮小，肺血流量減少による左第2～3弓平坦化が見られます。また，拡大右房のため，圧排・偏位した右室流出路が心陰影左上縁に張り出し，**球型**あるいは**箱型**となります。

⚫ 心電図検査

右房拡大による**幅広いP波**とPR時間延長を認めます。刺激伝導系形成異常があれば，**発作性上室性頻拍**，房室ブロック，**完全右脚ブロック**，**WPW症候群**などがみられます。

⚫ 心エコー検査

断層心エコーで，**後・中隔尖の付着位置異常**と右房化した右室が描出されます。Mモード心エコーでは，三尖弁前尖の異常な動き（僧帽弁に遅れて閉鎖する）や心室中隔奇異性運動がわかります。

🔵 治　療

症例によって外科的治療は様々です。新生児重症型は，三尖弁の閉鎖と体肺短絡を組み合わせた**Starnes手術**で救命ののち，**Fontan手術**（☞p.351脚注）を行います。重症ではないものの，チアノーゼがある場合は，三尖弁を形成する手術として**Carpentier手術**や**Cone手術**などを行います。

---

⑦ 三尖弁閉鎖症 tricuspid atresia（TA）

三尖弁が形成されず（**三尖弁口が閉鎖**し），**右房**（RA）から**右室**（RV）への直接の**血流が遮断**されたものです。必ず**卵円孔開存**か，**心房中隔欠損症**（ASD）を合併し，血液は**右房→左房→左室**へと流れます。右室は小さく，事実上機能している心室は左室のみです（≒**単心室**）。

Keith-Edwardsの分類では，大血管転位症（☞p.358）を伴わない**Ⅰ型**（約70%）と，大血管転位症を伴う**Ⅱ型**（約27%）に大別されます。a型，b型は肺血流減少型で，チアノーゼが主体ですが，c型は肺血流増加型で呼吸障害や心不全が主体です。

---

*　**奔馬調律** gallop rhythm
Ⅰ音，Ⅱ音と並んで，Ⅲ音または／およびⅣ音が出現すると，まるで馬が駆けているように聴こえるため，これを奔馬調律（奔には"勢いよく駆ける"という意味がある）と呼びます。

> **STEP**
> 三尖弁閉鎖症は
> ・新生児〜乳児早期に左軸偏位＋左室肥大＋チアノーゼ
> ・単一Ⅱ音も特徴的

血行動態と症状

Ⅰa型

体循環（VC）→右房（RA）と流入してきた静脈血は，ASD→左房（LA）→左室（LV）→大動脈（Ao）→動脈管→肺動脈（PA）→肺と流れます（一部は大動脈から全身に流れる：図23左）。Ⅰa型にとっては，動脈管が肺への血流の生命線なので，これが途絶えると死亡します。血液が流入しない右室や肺動脈は低形成を示します。

Ⅰb型

体循環（VC）→右房（RA）と流入してきた静脈血は，ASD→左房（LA）と流入します。肺へは，動脈管のほか，**左房→左室→VSD→右室→肺動脈**というルートもありますが，これは肺動脈狭窄を伴っているため，あまり役立ちません（図23右）。右心系は，VSDから血液が流入する分，Ⅰa型より発育していますが，低形成には変わりなく，肺動脈も細くなっています。

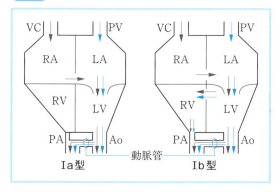

図23 三尖弁閉鎖症の血行動態

Ⅰc型・Ⅱc型

Ⅰc型とⅡc型は，肺動脈弁の狭窄も閉鎖もありませんが，VSDがあり，肺血流量はむしろ増加していて，チアノーゼは軽度なものの，肺高血圧や心不全が起こる危険が高まります。

低酸素発作

このように，Ⅰa型，Ⅰb型とも肺血流は少なく，動脈血酸素飽和度の低下に著明な**チアノーゼ**がみられ，**低酸素発作**をみることもあります。

聴診所見

Ⅰ音は単一です。Ⅱ音は肺動脈狭窄や閉鎖の程度によりますが，Ⅱ$_P$が大きく遅れることが多く，さらに減弱〜消失して**単一Ⅱ音**となります。Ⅳ音を認めることもあります。心雑音には，PDAの音，VSDの音，肺動脈狭窄症（☞p.353）の音などがあります。

検査

胸部X線撮影

左房と左室は拡大するものの，右室が低形成のため，心陰影は正常〜拡大を示します。特に，肺血流が減少するタイプでは心拡大は現れにくく，肺動脈弓は凹みます。肺血管陰影は，肺血流量の減少するⅠa型やⅠb型では減少します。Ⅰc型とⅡc型では，心拡大と肺血管陰影増強が見られやすくなります。

心電図検査

右房に負荷が加わり，P波先鋭化がみられます。左房には容量負荷が加わりますが，血液はすぐに左室に流出するので，左房負荷所見はみられたり，みられなかったりとまちまちです。体循環と肺循環をともに担う左室は，肥大所見が認められます。

心エコー検査

診断に最も有用です。断層心エコーでは，三尖弁が閉鎖しているため弁エコーが描出されません（図24）。右室低形成やASDなどの合併奇形が認められます。

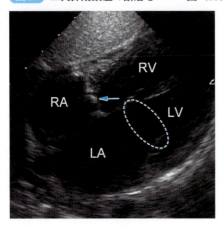

図24　三尖弁閉鎖症の断層心エコー図（103-A-59）

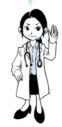

症例は生後2か月の乳児です。顔色不良を主訴に来院しました。心雑音は認めませんが，Ⅱ音は単一でした。胸部X線撮影により，心胸郭比0.5，肺血管陰影の減弱を認めました。写真では，左室の大きさは適正で，閉じた三尖弁（←）と開いた僧帽弁（囲み）を認めます。

心臓カテーテル検査

診断目的で行われることはまれです。肺動脈の形態，肺血管抵抗，肺への側副血行路を評価して治療方針を決定するために行われます。

治療

肺血流が減少し，チアノーゼを起こすタイプでは，プロスタグランジンE_1（PGE_1）を持続点滴静注し，動脈管の開存維持に努めます。次いで，生命維持に必要な肺血流を確保するため，ASDが小さい場合はバルーン心房中隔裂開術balloon atrioseptostomy（BAS）を行います。これらの治療でひとまずチアノーゼを軽減させることができます。

BASでも十分な肺血流量が得られない場合は，手術適応となります。姑息手術にはBlalock-Taussig手術（☞p.346脚注）や両側性Glenn手術[*1]があります。肺血流量が増加するタイプで

[*1] 両側性Glenn手術
上大静脈と左右の肺動脈を端側吻合し，上半身からの灌流血のみを酸素化する手術です。原法は，上大静脈と右肺動脈を端々吻合する手術です。

は，肺血管抵抗を上昇させないように姑息的に**肺動脈絞扼術**を行うことがあります。そのうえで，経過を見ながら Fontan 手術*などの機能的根治手術を検討します。

⑧ 大動脈縮窄症 coarctation of the aorta（CoA）

大動脈弓部あるいはそれより末梢の大動脈に狭窄を起こしたものです。先天性大動脈縮窄症の多くは，左鎖骨下動脈分岐部から動脈管（あるいは動脈管索）近傍の峡部にみられます。本症は，心奇形の合併がない**単純型大動脈縮窄症**と，心奇形の合併がある**大動脈縮窄複合**に分類されます。

本症は，Turner 症候群の 10 〜 20％に認められます。

単純型大動脈縮窄症

STEP

単純型は

- **上肢の血行は十分，下肢の血行は不十分**
- **胸部 X 線撮影で rib notching**

🔵 血行動態

縮窄のみで，ほかの心奇形がないものです。狭窄部より末梢の血流が悪化します。腹部以下が最も血流減少の影響を受け，特に腎臓が反応します。腎血流量減少により**レニン・アンジオテンシン系活性は亢進**し，上半身血流は過剰となって上肢高血圧が起こります。縮窄そのものと，上半身の**高血圧の負担が左心室にかかった状態**になります。

一方，時間は要しますが，腹部以下への血流を確保するため，代償的に**下半身への側副血行路**が発達します。

🔵 症　状

縮窄の程度の軽いものが多いため，**自覚症状を訴えることはあまりありません**。この場合は，成長してから健診などで心雑音や高血圧を指摘され，精査して診断されます。ただし，運動時に高血圧による頭痛や，運動に見合う血流が確保されないことによる下肢の筋肉痛が現れることがあります。**上肢脈拍は強い**のですが，**下肢は弱く，上肢に高血圧**を認めます。縮窄部を血流が通る雑音として，収縮期に第 3 〜 4 肋間に背部に放散する短い**駆出性雑音**を聴取します。

🔵 検　査

⚫ 胸部 X 線撮影

正面像で当該大動脈弓部に**縮窄による凹み**（3 の字の形態）が確認できます（p.352 図 25）。無治療で経過が長いときに側副血行のため**肋骨に欠損像** rib notching が現れます。

---

*　Fontan 手術
　上大静脈を肺動脈に端側吻合。下大静脈を人工血管を介して肺動脈に端側吻合するのが一般的です。術後 10 年前後で「Fontan 術後症候群」が出現することがあり，全身の臓器不全を来します。発症機序は不明です。

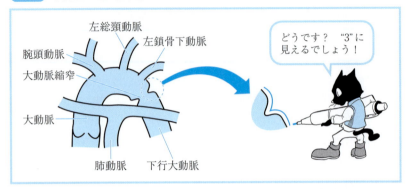

図25 単純型大動脈縮窄症の特徴的所見

● 心電図検査

単純型では，多くの場合で正常範囲内ですが，負荷が大きくなると左室肥大が認められます。

● 心エコー検査

鎖骨上窩からの心エコーで大動脈弓，腕頭動脈，総頸動脈と一緒に**狭窄が確認**されます。

● 心臓カテーテル検査

診断目的で行われることはまれです。心臓カテーテルでは，単純型は上行大動脈造影で縮窄部位とその末梢側の拡張部を造影できます。

● 心血管CT

大動脈弓の形態や狭窄の位置や程度を確認します。

治　療

単純型では，心不全が起こる危険があるとき，つまり，発見時や経過観察中に**上下肢の血圧差を20mmHg以上**認めれば，**手術適応**と考えます。また，それ以下の圧較差でも，高血圧が明らかなら手術を行った方がよいでしょう。乳幼児期に見つかったものでも，心不全進行の可能性との兼ね合いで，幼児期に縮窄切除術と端々吻合する場合もあります。

大動脈縮窄複合

血行動態

大動脈縮窄症にほかの心奇形を伴うものですが，ここでは，縮窄部（動脈管開口部より中枢にある）に離断を認めず，**心室中隔欠損症（VSD）を合併している場合**について説明します。

この場合，上肢は通常どおり左室よりの動脈血で灌流されますが，腹部以下は肺動脈から動脈管を経てきた血液で灌流されるので，下半身だけの**分離性チアノーゼ**がみられます。右室〜肺動脈にはVSDによる容量負荷が加わるので，VSDの重症例と同様に**新生児期〜乳児期早期**から**肺高血圧**を呈し，うっ**血性心不全**に陥ります。多くの場合，動脈管も時間経過とともに閉鎖する方向へ変化します。動脈管が閉鎖すると，下半身への血行，ひいては腎血流量もさらに低下する一方，肺循環血液量は増加して肺うっ血を悪化させます。生後数か月では，下半身への側副血行路の確立も期待できず，動脈管閉鎖後は腹部以下の循環が破綻し，ショック状態となります。

症　状

右心系負荷が大きく，うっ**血性心不全**に進行し，治療が遅れると多くは**予後不良**です。Ⅱ音亢

進と収縮期雑音などの左→右短絡疾患の症状に，動脈管血流が減少すると股動脈微弱などの上肢脈拍＞下肢脈拍といった症状が加わります。動脈管が閉鎖するとショック状態となります。

検　査

胸部Ｘ線撮影
左→右短絡が多い場合は，心陰影拡大，肺動脈弓突出，肺血管陰影増強，ときに静脈性うっ血像を認めます。

心電図検査
複合型で肺高血圧が出現すれば，右室肥大，右軸偏位，右室負荷を認めます。

心エコー検査
上述のように，単純型と同様に，鎖骨上窩からの心エコーで大動脈弓，腕頭動脈，総頸動脈と一緒に**狭窄**が確認されます。大きな心室中隔欠損が確認できます。

胸部CT
大動脈弓の形態，狭窄の位置や程度を確認します。

治　療

プロスタグランジンE_1（PGE_1）持続点滴静注で動脈管を開存した状態に維持し，全身状態を維持しつつ**狭窄部切除**と**大動脈再建**を行います。なお，合併奇形に対する心内修復術を同時に実施するか否かは，ケースによって判断します。

⑨ 肺動脈狭窄症 pulmonary artery stenosis（PS）

> 右室流出路から肺動脈の間で狭窄した病態です。狭窄部によって弁性狭窄，弁上狭窄，弁下狭窄に分類されます（図26）。ただし，弁性狭窄（肺動脈弁狭窄）が約90％と，そのほとんどを占めています。以下では**弁性狭窄**について説明します。

図26　肺動脈狭窄症の狭窄部位

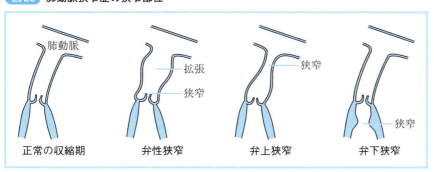

> **STEP** PSは
> ・胸骨左縁に収縮期雑音
> ・狭窄後拡張で，左第2弓突出
> ・治療は，心臓カテーテルを用いた経皮的肺動脈弁形成術

血行動態

肺動脈尖端が互いに癒合するため，血流が妨げられます。このため，**右室への圧負荷**による右室心筋肥厚（右室肥大）を来し，右室収縮期圧が上昇します。

なお，狭窄部を通過した後の肺動脈主幹部は拡張します（狭窄後拡張）。

症　状

軽症では，新生児期は**無症状**で経過し，健診で心雑音を指摘され，精査して見つかるというパターンです。その後も**一生を通じて無症状**です。ほかに心奇形を伴わなければ，**チアノーゼはみられません**。

中等症では，運動時の心拍出量を確保できないため，**労作時呼吸困難**や**易疲労性**を来し，必要な酸素を得られない末梢ではチアノーゼが見られることもあります（短絡によるものでなく，**末梢性チアノーゼ**）。そして，最終的に**右心不全**となります。

重症では，新生児期に心不全とチアノーゼを生じます。このチアノーゼは，高度の狭窄によって右心系内圧上昇が右房まで及び，卵円孔を通じ，右→左短絡を生じることによるものです（本症は，基本的には非チアノーゼ性心疾患）。

聴診所見

肺動脈狭窄による**収縮期駆出性雑音**が，**第2〜3肋間胸骨左縁で聴取**されます。これは駆出音から始まるもので，中等症で最も顕著で，重症では逆に減弱します。

軽症ではII_Pもほぼ正常ですが，中等症になるにつれてII_Pが遅れ，**II音の幅広い分裂**が聴取されるようになります。**重症**では，肺動脈弁の開きが悪いため，II_Pは**減弱**し，ときには聴取できません。

検　査

● 胸部X線撮影

狭窄後拡張があると**左第2弓が突出**します。本症は圧負荷が主体なので（容量負荷がない），右室は求心性肥大を示し，基本的に心陰影拡大は見られません。肺血流減少によって，中等症以上では肺野は明るくなります。

● 心電図検査

右室収縮期圧が50mmHg以下では，約半数が正常範囲です。これを上回ると，右室への圧負荷から**右軸偏位**と**右室肥大**がみられます。

● 心エコー検査

断層心エコーで，肺動脈弁の**ドーム状変形**と**弁**の動きが悪いこと，そして主肺動脈の**狭窄後拡張**を確認できます。また，連続波ドプラ法で肺動脈右室圧較差の計算が可能です。

● 心臓カテーテル検査

バルーン・カテーテルを用いる経皮的肺動脈弁形成術を目的に行われることがほとんどです。安静時に右室収縮期圧が30～35mmHgを超えていれば異常です。肺動脈から右室へカテーテルを引き抜く際の圧較差より病変部位と重症度を判定します。

一般的に右室圧≦50mmHgを軽症，50mmHg～体血圧程度を中等症，体血圧以上を重症としています。

右室で造影すると，肺動脈弁のドーム状変形，肺動脈への造影剤のジェット流，主肺動脈の狭窄後拡張がみられます。

● 治療・予後

軽症では，無治療でも生命予後に影響がないため，感染性心内膜炎に注意しながら定期的経過観察とします。

中等症以上では，右心不全の危険が高まるので，狭窄部拡張手術の適応を検討します。第一選択となるのは侵襲性が少ない経皮的肺動脈弁形成術percutaneous transluminal pulmonary valvuloplasty（PTPV）です。

⑩ 純型肺動脈閉鎖症 pure pulmonary atresia（PPA）

> **STEP**
> PPA は
> ・診断後速やかに PGE₁ で動脈管開存を維持
> ・Blalock-Taussig 手術で肺血流量を確保

● 病態・血行動態

肺動脈が閉鎖し，右室から肺動脈への血流がみられない病態です。つまり，右室流出路と肺動脈の間に交通がありません。また，左右の心室間には交通がありません。このため，血液は右房から右室に流れ込んでも，ほとんどが右房に逆流します。右房に逆流した血液は心房中隔欠損（ASD）もしくは卵円孔を通じて左房→左室と流れ，体循環を形成することになります。

肺循環は動脈管に依存しています。

● 症　状

出生の数時間後から，動脈管閉鎖が始まるのにつれてチアノーゼの出現が多く見られます。多呼吸と肝腫大もみられます。

● 聴診所見

三尖弁逆流による収縮期雑音を認めます。また，動脈管開存による連続性雑音が聴かれることもあります。

● 検　査

胸部X線撮影では，肺血管陰影は減少しています。

心電図では，多くの場合で電気軸は正常か右軸偏位を示します。

心エコーで右房の拡大，右房から左房への血流，三尖弁での逆流がみられます。

右室造影では，左右の肺動脈は造影されません（p.356図27）。右室の発達の評価が治療方針決定に重要です。

図27 純型肺動脈閉鎖症の右室造影正面像（左）と右室造影側面像（右）（105-D-39）

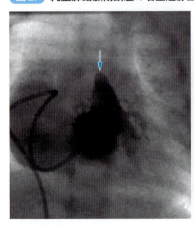
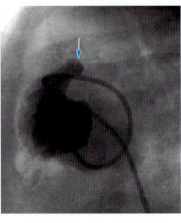
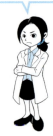

症例は生後3日の新生児です。チアノーゼのために搬入されてきました。写真では，正面像，側面像ともに，主肺動脈が盲端に終わり（↓），肺動脈が造影されていないのがわかります。

● 治療

動脈管を通じる血流で肺循環が保たれているため，プロスタグランジンE_1（PGE_1）持続点滴静注で動脈管開存を維持します。

右室や肺動脈の発達が良好な場合は，Brock手術を行うことがあります。

右室の発達が不良な場合は，Blalock-Taussig手術（☞p.346脚注）などの姑息手術の後にFontan手術（☞p.351脚注）を目指します。

⑪ 総肺静脈還流異常症 total anomalous pulmonary venous return（TAPVR）

肺静脈が左房と連絡せずに，すべて右房や体静脈系に連絡してしまったものです。本症は，卵円孔開存あるいは心房中隔欠損（ASD）を伴っているため，肺うっ血がなければ体循環の酸素化は比較的良好です。自然予後は不良で，80～90％が1年以内に死亡します（部分肺静脈還流異常症は☞p.334脚注）。

● 分類

肺静脈の還流部位より，Ⅰ型（上心臓型），Ⅱ型（傍心臓型），Ⅲ型（下心臓型），Ⅳ型（混合型，Ⅰ～Ⅲ型の組合せ）に分類されます（p.357図28）。最も多いのはⅠ型で，Ⅱ型がこれに次いでいます。

Ⅰ型は，左右の肺静脈が合流して共通肺静脈となり，垂直静脈を介して上大静脈や無名静脈に合流した後に右房に戻ります。Ⅱ型は，共通肺静脈が直接右房（もしくは冠静脈洞→右房）に還流します。Ⅲ型は，垂直静脈が横隔膜下を走行し，門脈，肝静脈，そして下大静脈を経由し，右房に戻ります。Ⅲ型は，肺静脈の行程が長く，一度横隔膜の下に出るので肺静脈系の血流障害が起こりやすく，肺うっ血が重症化します。

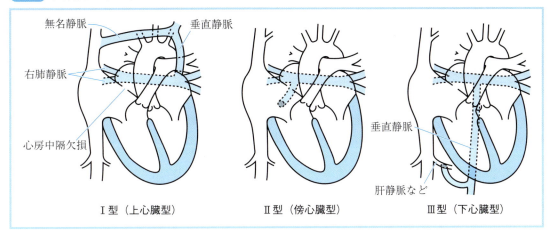

図28 総肺静脈還流異常症の分類

● 病　態

共通肺静脈が体静脈系に還流し，**右室に容量負荷**がかかります。うっ血している肺に血液を送るため，**右室には圧負荷**も加わります。

肺血流量が多いと動脈血酸素飽和度の低下は軽いので，チアノーゼは軽度となりますが，肺うっ血が生じると高度のチアノーゼを認めます。

● 症　状

新生児期や乳児期早期から肺血流量増加による多呼吸，哺乳困難，発育障害，肝腫大などの**心不全症状**とチアノーゼが出現し，多くは**早期に死亡**します。肺静脈系の狭窄があると，肺うっ血は増強し，症状も重篤化します。

● 聴診所見

Ⅱ音は幅広く固定性に分裂し，Ⅱ_Pは亢進します。Ⅲ音およびⅣ音が聴取されます。多くは胸骨左縁上部に収縮期駆出性雑音が聴かれますが，心雑音は認められないこともあります（重症ほど心雑音が現れにくい傾向）。

● 検　査

● 肺静脈閉塞がないもの

右房と右室への容量負荷から，心電図では，先鋭P波，右軸偏位，**右室肥大**，不完全右脚ブロックが出現します。

胸部X線撮影では，右房，右室，肺動脈が拡大します。Ⅰ型では，無名静脈からの血流のため，上大静脈が拡大して右第1弓が突出し，垂直静脈の存在にのため左第2弓が突出することで**8の字型**や**雪だるま snow-man型**と呼ばれる心陰影がみられます。

断層心エコーでは，右房と右室の拡大，右→左短絡を伴った大きな心房中隔欠損，左房後方の共通肺静脈（肺静脈が還流するが，左房とは交通していない）を認めます。

心エコー検査で診断がつくことが多いので，心臓カテーテル検査を行うことはまれです。

● 肺静脈閉塞を伴うもの

胸部X線撮影では，肺全体のうっ血のためにスリガラス様の肺野を示します。

● 治 療

外科治療の絶対適応です。全身管理を行いつつ，できる限り早く根治的手術（共通肺静脈と左房後壁の吻合，ASD の閉鎖）を行います。

⑫ 完全大血管転位症 complete transposition of great arteries（complete TGA）

心室と大血管の関係が逆転した疾患で，**左室からは肺動脈が起始し，右室からは大動脈が起始**します。

> **STEP** 完全大血管転位症
> ・Ⅰ型は出生直後から高度のチアノーゼを示す
> 　治療は，PGE₁の持続点滴静注でしのぎ，Jatene 手術
> ・Ⅱ型はⅠ型よりチアノーゼは軽いが肺高血圧を呈する
> 　治療は Jatene 手術＋VSD 閉鎖

● 血行動態・症状

本症は血行動態によって，以下のように分類されています。症状は，すべて**出生時からチアノーゼ→出生直後から重症→生後 1 週ころから心不全**，と考えてください。

- Ⅰ型：心室中隔欠損症（VSD）を伴わないもの
- Ⅱ型：VSD を伴うもの
- Ⅲ型：VSD と肺動脈狭窄症（PS）を伴うもの

◉ Ⅰ型完全大血管転位症

VSD が存在しないため，生命維持には心房レベルの短絡が必要で，実際，**卵円孔開存か心房中隔欠損症（ASD）が存在**します。**重度のチアノーゼ**を起こすのが一般的です。**動脈管開存症（PDA）**を伴っている場合は，2 か所の交通路を通じ血液が交換されます。肺血流量が多い場合は肺うっ血も生じ，心不全を生後早期に起こすのが通例です。

◉ Ⅱ型完全大血管転位症

VSD は大きいことが多く，心室レベルでの動静脈血の混合が多くなり，その結果**チアノーゼは軽度**になります。しかし，VSD を通じての短絡量が増えるということは，**肺高血圧ひいてはうっ血性心不全が高率に生じる**ことになります。

◉ Ⅲ型完全大血管転位症

PS を合併するので，左室から肺への血流は減少します。これは，VSD を通じて右室に回り，大動脈に駆出され全身へ回る酸素量の減少を意味します。したがって，出生直後から**高度のチアノーゼ**を示しますが，肺への負担は軽減するため，**呼吸困難やうっ血性心不全は他の型より軽度**となります。PS が高度になれば，肺血流は動脈管に依存するようになります。

検査

胸部X線撮影

典型例では，両大血管がほぼ前後に並ぶので，上縦隔陰影が狭くなり，心陰影は卵を横に寝かせた型を呈します。肺血管陰影は，Ⅰ型とⅡ型で増強し，Ⅲ型で減弱します。

心電図検査

出生直後は生理的右室肥大しか現れないことが多く，時間が経過するとともに，典型例では右軸偏位と右室肥大の所見が明らかになります。また，生理的右室肥大に病的な右室負荷が追加されています。

心エコー検査

右室から出る血管は大動脈で，弓状を示します。左室から出る血管は左右に分枝しているため肺動脈であることがわかります。冠動脈の異常を合併していないか，診断することも重要です。

心臓カテーテル検査

心エコー検査の進歩により，診断のために行われることは少なくなりました。所見は症例ごとに異なりますが，通常は血液ガス分析で大動脈と右心系の酸素飽和度が非常に低いことが確認されます。肺高血圧が明らかとなれば，肺動脈圧上昇も認められます（Ⅲ型ではその血行動態から肺動脈圧上昇はない）。

一般的には，右室造影では前方に位置する右室から大動脈が造影され，左室造影では肺動脈が造影されます（p.360 図29）。大動脈造影で，冠動脈異常の診断が可能です。

CT検査

大動脈弓や冠動脈異常の診断に有用です。

治療

ここでは原則的治療の解説にとどめます。

新生児期に低酸素血症が著しい場合は，動脈管閉鎖を阻止し，動静脈血混合を進める目的でプロスタグランジンE$_1$（PGE$_1$）を持続点滴静注します。低体温の改善とアシドーシス補正を行います。

心房間の血液交通量を増やすことで低酸素症が改善されそうな場合は，根治術前に緊急にバルーン心房中隔裂開術（BAS）を行います。Ⅰ型では生後数日以内に一期的に Jatene 手術（大動脈と肺動脈を切断しつなぎ換える）を行います。Ⅱ型では Jatene 手術に併せ VSD 閉鎖も行います。Ⅲ型では大動脈が左室起始となるよう，VSD をパッチで閉鎖し，右室流出路を作成する Rastelli 手術を行います。肺血流を動脈管に依存している場合は，Rastelli 手術の前に Blalock-Taussig 手術（☞ p.346 脚注）を行います。

第10章　心臓・脈管疾患　359

図29 完全大血管転位症の右室造影像（左）と左室造影像（右）（81-E-10）

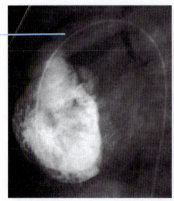
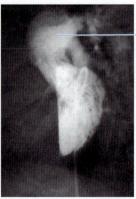

大動脈　　　　　　　　　　　　　　　　　　　肺動脈

D　新生児の循環器疾患

先天性チアノーゼ型心疾患と心不全型心疾患については，既述の通りです。したがって，ここでは新生児に特徴的な病態といえる新生児遷延性肺高血圧症と未熟性動脈管開存症について説明します。

1　新生児遷延性肺高血圧症 persistent pulmonary hypertension of newborn（PPHN）

> **STEP** PPHN は
> ・胎児期生理的肺高血圧が出生後も持続している状態
> ・右→左短絡と分離性チアノーゼ
> ・低酸素状態の持続から悪循環に陥り，予後不良

● 病　態

肺動脈の低形成，血管壁の肥厚やその感受性の亢進が素因として存在し，**胎児仮死や胎便吸引症候群**（☞p.298），**呼吸窮迫症候群**（☞p.295）などによる呼吸障害によって低酸素血症やアシドーシスの状態となると，それが刺激となって**肺血管攣縮**が持続し，**肺血管抵抗が容易に亢進**します。肺血管抵抗の亢進は，右室からの血流が肺へ流れるのを妨げ，まだ閉鎖していない動脈管への血流を増やします。胎児循環としての**動脈管の閉鎖が妨げられる**のに加えて，**卵円孔の閉鎖進行も妨げられ**，右心系の圧亢進から，心房レベルでも**右→左短絡**が発生します。このようにして，あたかも**胎児循環**（の一部。静脈管と胎盤はない）**が生後も残る**形となるのが本症です。

かつては，胎児循環遺残と呼ばれていましたが，本症の本態が肺高血圧症なのでこの用語は使用されなくなりました。

本症の原因には，特発性，二次性（胎便吸引症候群，呼吸窮迫症候群，先天性横隔膜ヘルニア，過粘稠度症候群）などがあります。新生児仮死などにより体血圧が上昇しない場合は，相対

的な肺高血圧症となり似たような病態となります。**極めて予後不良**な病態です。

症状・検査

右→左短絡による**チアノーゼ**を呈しますが，動脈管によるところが大きいため，下肢に強いチアノーゼ（**分離性チアノーゼ**）となります。

また，肺高血圧症状のために陥没呼吸など**呼吸困難**を認めます。上述のように，新生児仮死のエピソードが認められることもあります。

聴診では**Ⅱ音の亢進**が，心電図上では著明な**右室負荷**が認められます。アシドーシスおよび右→左短絡によるため，**PaO$_2$低下**が著明です。そして，100％酸素を投与しても，チアノーゼ型心疾患と同様に PaO$_2$ は上昇しません。

なお，本症と診断するには，ドプラ法で**卵円孔**や**動脈管**を通じた短絡が存在することを確かめるとともに，新生児期にチアノーゼを示す他の疾患ではないことを確定させる必要があります。

治　療

低酸素症に対しては，高濃度酸素による人工換気を行います。

容量負荷を十分に行い，血圧を保ちます。血圧は50mmHg以上になるよう，状態に応じてドパミン dopamine やドブタミン dobutamine を投与します。

重篤な症例に対しては，**一酸化窒素投与**を行います。一酸化窒素は肺上皮細胞で合成され，出生後に血管平滑筋に作用し，これを拡張させます。肺高血圧が起こる原因として，肺上皮細胞の一酸化窒素の産生が弱まっていると考えられるため，低濃度一酸化窒素を投与して肺血管抵抗を低下させるのです。体外式膜型人工肺（ECMO）を使用することもあります。

② 未熟児動脈管開存症 patent ductus arteriosus in premature infant

> 低出生体重児は，出生後の環境変化に対する適応が十分に行えません。循環器系では，**動脈管の成熟が十分でない**ことから，**閉鎖が進行しない**というのが代表的です。なお，この病態は**未熟性が原因**であり，先天性心疾患の1つである動脈管開存症（PDA）とは別のものです。また，本症は呼吸窮迫症候群（RDS）の児で比較的よくみられます。

病　態

出生時に胎盤から離れると母体からの PGE 供給がなくなるため，動脈管が収縮します。また，肺呼吸が始まると，酸素による動脈管収縮が起こります。未熟な動脈管は PGE に対する感受性が高く，酸素に対する感受性が低い状態です。呼吸窮迫症候群などの肺の炎症があると PGE の産生が続くので，動脈管が開存する傾向があります。

動脈管が開存していることで短絡が生じますが，本症では，大動脈圧の方が肺動脈圧より高いので，**左→右短絡**を生じます（新生児遷延性肺高血圧症とは異なることに注意）。その際の短絡量は，左右の圧較差で決まります。すなわち，出生直後は右室圧がまだ比較的高いため短絡量は少ないのですが，生後数週のうちに生理的肺高血圧が弱まり，右室圧の低下に伴って短絡量が増加します。肺血流量増加→左房への流入血液量増加→左室拡張期圧上昇（左心系容量負荷），肺静脈圧上昇，の機序により，**左心不全症状**（肺うっ血と呼吸不全）が明らかになってくる，とい

第10章　心臓・脈管疾患　　361

う経過をたどります。

● 症状・聴診所見

出生直後は右室圧が高いこともあり，心雑音は多くの場合で明らかとなりません。動脈管開存による連続性雑音も生後1か月ころから確認できるようになります。左→右短絡による循環器系症状は，低出生体重児では生後1～2週で，正期産児（先天性動脈管開存症）では1か月ころから現れます。これは，低出生体重児の方が肺血管抵抗は低く，また，心臓機能の余裕も少ないからです。左→右短絡が明らかになるにつれ，速脈，Ⅱ音の亢進などがみられるようになります。

● 検　査

胸部X線撮影では心拡大と肺血流量増加による陰影の増強が認められます。

心エコーでは動脈管を描出でき，ドプラ法で大動脈→肺動脈短絡を観察できます（図30）。また，LA/Ao（左房・大動脈幅比）が1.2～1.3に拡大しています。

● 治　療

インドメタシン indometacin などのプロスタグランジン生合成阻害薬静注で，動脈管閉鎖を促す治療がまず試みられます。この治療が無効なものには，外科的に動脈管結紮術を行います。心不全を起こしていれば，水制限や利尿薬の投与を行います。

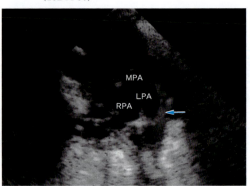

図30　動脈管開存症のカラードプラ心エコー図
（102-A-60）

MPA：主肺動脈，RPA：右肺動脈，LPA：左肺動脈

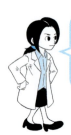

症例は生後3日の新生児です。在胎25週，体重774gで出生しました。動脈管を通じて大動脈から肺動脈へ流入するジェット流（←）を認めます。

E 心筋症
cardiomyopathy

心筋症とは，**心機能障害を伴う心筋疾患**の総称です。ただし，原因または全身疾患との関連が明らかな心筋疾患（虚血性，代謝性，炎症性，中毒性，自己免疫性など）は**特定心筋症**と呼ばれ，ここでいう"心筋症"とは区別しています。

心筋症は，肥大型心筋症，拡張型心筋症，拘束型心筋症，不整脈源性右室心筋症に分類されますが，以下では肥大型について解説します。

① 肥大型心筋症 hypertrophic cardiomyopathy（HCM）

STEP

HCM は
- いびつで錯綜配列した心筋細胞
- 学童期の健診で発見される
- 多くは常染色体顕性遺伝
- 治療は β 受容体遮断薬と Ca 拮抗薬

● 病　態

病理学的には，形がいびつで，配列も乱れた（**錯綜配列**という）肥大した心筋細胞が特徴です。心室筋（特に左室）が異常に肥大して広がりにくく，左室腔は狭くなっています。つまり，**左室心筋の異常な肥大に伴う左室拡張期コンプライアンス低下**を来しています。

心室筋の異常肥大の原因は不明ですが，本症の50～70％は家族内発生し，**常染色体顕性遺伝**を示します。判明している原因遺伝子は1,400種類を超えています。

左室流出路狭窄が著明な場合（**肥大型閉塞性心筋症**hypertrophic obstructive cardiomyopathy：HOCM）は，**僧帽弁**（通常は前尖）の**収縮期前方運動**systolic anterior motion（SAM）を認めます。また，自由壁や心室下部～心尖部の中隔壁肥厚が著明なものもあり，これは**肥大型非閉塞性心筋症**hypertrophic nonobstructive cardiomyopathy（HNCM）と呼ばれます。

● 症　状

多くは学童期の健診で発見されます。つまり，**学童期には無症状**です。20～30歳代になると動悸，運動時呼吸困難，胸痛，めまい，失神などがみられるようになります。

胸痛は，心筋が虚血状態となるためと考えられます。めまいや**失神**は，HOCM では**左室流出路狭窄**が存在するため，HNCM では合併する**不整脈**で脳血流量低下が起こるためと考えられます。強く咳込んだり，急激な体位変換を行うことで失神発作を起こすこともあります。

また，特に若年者では，運動により致死性不整脈や急激な拡張障害が誘発され，**突然死**に至ると考えられています。

● 聴診所見

Ⅲ音とⅣ音が聴取され，**奔馬調律**を示す典型的疾患です。

HOCM では，左室流出路狭窄の存在で，大動脈弁狭窄と同様に**収縮期駆出性雑音**も出現し，Ⅱ音の奇異性分裂もみられます。雑音の**最強点は胸骨左縁下部**で，大動脈弁は正常なので頸部へ

第10章　心臓・脈管疾患　363

は放散しません。

検　査

胸部Ⅹ線撮影

左室は求心性肥大を呈しますが，通常は拡大を伴わないため，左第4弓は丸みを帯びますが，心陰影拡大は認められません。

心電図検査

左室肥大が非対称性で，特に心室中隔壁に著明であることから，この部位の異常脱分極によりV_5，V_6やⅠ，aV_Lに異常Q波がみられます。再分極に要する時間に変化が生じ，ST-T低下となり，多くの場合でST低下や陰性T波を認めます。

心エコー検査

断層心エコーでは，左室壁肥厚のほか，非対称性心室中隔肥厚asymmetric septal hypertrophy（ASH）が見られます。心室中隔は左室壁より肥厚しています（心室中隔の厚さ：左室後壁の厚さは1.3：1以上）。

HOCMでは，左室流出路の狭窄も見られます。さらに，Mモード心エコーで，僧帽弁（通常は前尖）の大きな収縮期前方運動（SAM）が認められます。大動脈弁の半閉鎖（収縮中期半閉鎖）も確認できます。

心臓カテーテル検査

左室は拡張しにくいため，左室拡張末期圧は上昇します。HOCMでは，左室流出路狭窄部位の前後で圧較差が存在します。なお，心筋生検を行うことがあります。

期外収縮の際，正常では期外収縮後増強により血圧が上昇しますが，HOCMでは，期外収縮後の心筋収縮力増強より左室流出路狭窄が強まるため，逆に大動脈圧が低下し脈圧が減少します。これをBrockenbrough現象といいます。

心筋シンチグラフィ

心筋血流イメージングで，可逆性欠損を認める症例はハイリスクです。

心臓MRI

シネMRIや遅延造影MRIが診断に極めて有用です。

治　療

突然死の危険があるため，日常生活管理が必要です。特に運動制限は厳しく行います。心筋肥厚が強い，左室流出路狭窄がみられる，心室性不整脈がみられる，過去に失神発作を起こした，などが突然死の危険因子です。

治療は，薬物療法が主体です。HOCMとHNCMともに自覚症状がない軽症例では，β受容体遮断薬を経口投与します（心筋コンプライアンス増加，体動時の心拍数増加を抑制）。β受容体刺激薬やジギタリス製剤は，左室流出路狭窄を強めるので禁忌です。

左室流出路狭窄を来し，失神発作を繰り返す場合は，β受容体遮断薬のほかCa拮抗薬を加えます（心筋コンプライアンス増加，心室性不整脈予防）。

F 川崎病の心血管障害

本症は冠動脈炎が主病変で，心内膜炎とそれに基づく弁膜症，心筋炎，心膜炎，心筋梗塞なども呈します（川崎病Kawasaki's diseaseの詳細は☞p.205）。

● 病　態

● 冠動脈病変

発病1か月以内に，**冠動脈の拡張**や**動脈瘤形成**が約10％の症例にみられます（図31）。動脈瘤は冠動脈全層の炎症や内弾性板の障害によるもので，極めてまれに破裂することがあります。破裂しなかったものは時間の経過とともに**縮小傾向**を示し，最終的に冠動脈瘤として残るのは約1％といわれています。しかし，8mm以上の大きさの巨大冠動脈瘤が残ると，しばらくして狭窄や閉塞を起こしやすくなります。この狭窄性病変は，動脈瘤の前後にみられやすく，血栓を形成することもあり，極めて少数ですが心筋梗塞に至るといわれます。**免疫グロブリン超大量投与に反応しなかった場合は**，反応した場合に比べ，冠動脈障害の**リスクは数倍高く**なります。

● その他の血管病変

本症は全身に系統的に生じる血管炎で，**冠動脈以外にも動脈瘤**がみられます。腋窩動脈，腸骨動脈，腎動脈，内胸動脈に動脈瘤がみられたという報告があります。

● 心内膜炎，弁膜症

急性期の弁膜症は約1％。後遺症として残るのは0.5％。ほとんどは僧帽弁閉鎖不全。

図31 川崎病による冠動脈瘤（↓）の左室造影像（左）と左冠動脈造影像（右）（別症例）

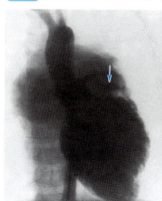
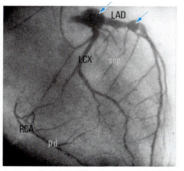

LAD：左前下行枝，LCX：左回旋枝，
RCA：右冠動脈

● 心筋炎，心筋障害

発病第1～4病週に高頻度にみられ，頻脈，奔馬調律，不整脈，収縮期雑音を呈します。ほとんどは軽症で，下熱とともに軽快しますが，心筋障害が高度な場合は死亡することもあります。

⬤ 心膜炎

心筋炎同様に急性期に高頻度に生じます。心タンポナーデ*などはまれで，軽症に経過し，比較的早期に治癒します。

● 症　状

冠動脈瘤が存在するのみでは症状は認められません。冠動脈に狭窄や閉塞が生じれば，成人なら狭心痛が出現しますが，**小児では狭心痛も胸部痛とは限らず，腹痛**となることもあります。また，乳幼児期では自分で胸痛を訴えることはなく，低拍出に由来する**顔面蒼白，蹲踞，動作の中断，虚脱状態**などの症状が出現します。心筋梗塞を起こした場合でも，症状が不定なことが多く，無症状例が約40％程度あります。

心不全は，陳旧性心筋梗塞や弁閉鎖不全に続発するものです。

● 検　査

⬤ 心エコー検査

瘤が存在すれば比較的簡単に発見できます。また，心膜炎や弁の閉鎖不全も診断可能です。

⬤ 冠動脈造影

狭窄性病変の診断には冠動脈造影（p.365図31）が有用ですが，侵襲性が高いため，回復期を過ぎても動脈瘤が残っているもの，狭窄性病変を疑わせる狭心痛を認めるものに行います。

⬤ 心電図検査

心筋炎，心膜炎，冠動脈狭窄性病変を反映して，PR延長，QT延長，ST-T の変化，異常Q波が見られます。

⬤ 胸部X線撮影

回復期以降に，胸部X線撮影で冠動脈石灰化が見つかることがあります。

● 治　療

川崎病の急性期は，アスピリンaspirin内服とγ-グロブリン大量点滴治療を行います（☞p.207）。アスピリンは抗炎症作用と抗血小板作用を期待して用いられます。中等〜巨大冠動脈瘤では，抗血小板療法＋ワルファリンカリウム warfarin potassium などを行います。

発生直後の心筋梗塞を見つけたら，酸素吸入，静脈確保，ウロキナーゼ urokinase やヘパリン heparin による血栓溶解療法を行います。冠動脈狭窄に対しては，カテーテル治療や冠動脈バイパス手術を行います。

G 起立性調節障害
orthostatic dysregulation（OD）

● 病態・症状

"起立時に起こる血管反射の失調，自律神経失調症の1つ" といえます。つまり，起立時に静

---

*　心タンポナーデ cardiac tamponade
　通常，心膜腔には約20mL の心膜液が貯留していますが，外傷や尿毒症などの何らかの理由によってその量が増えると，心膜腔内圧が上昇し，心臓が拡張期に広がることができなくなります。すると，拡張期に血液を貯め込むことができなくなります。これを心タンポナーデといいます。本症は心臓の拡張障害であり，全身の浮腫を認めるほか，脈圧の減少と頻脈がみられます。

脈の血管収縮反射が不十分なため，下半身の血液がそのままとどまってしまい，他の部位，特に脳の循環血液量が減少し，さまざまな症状が出現するものです。

症状は，診断アルゴリズム（図32）を参照してください。

小学生～中学生のやせた子どもに多くみられ，ズル休みや登校拒否と間違われることもあります。

● 診　断

問診で自覚症状を聞き出し，**新起立試験**（一般的な起立負荷試験に加えて，起立直後にみられる収縮期血圧低下からの回復時間を測定します）の結果を参考に診断します（図32）。収縮期血圧や心拍数の変動パターンによって，起立直後性低血圧，体位性頻脈症候群，血管迷走神経性失神，遷延性起立性低血圧の4つのサブタイプに分類されます。もちろん，図32に示す症状や検査所見の原因となる他疾患が存在しないことが絶対条件です。具体的には，貧血，器質性心疾患，結核や慢性副鼻腔炎などの慢性感染症，登校拒否，てんかんなどです。

● 治　療

適度な運動と規則正しい生活が基本です。毎日30分程度の歩行を行って筋力低下を防ぐことや，毎日1.5～2Lの水分を摂取し，かつ塩分を多目に摂る（10～12g/日前後）ことも勧められています。夜は早く寝るように指導しますが，朝起きるのが苦手なのは怠け癖のためではなく，病気によるものであることを本人や家族そして学校の教師に十分に説明します。

めまい，立ちくらみなど循環器症状が強ければ，あるいは非薬物療法で軽快しなければ，神経末端でノルアドレナリン不活化を抑制するアメジニウムメチル硫酸塩，選択的 $α_1$ 受容体刺激作用を有するミドドリン塩酸塩といった昇圧薬が用いられます。体位性頻脈ではプロプラノロールが用いられることもあります。

図32 起立性調節障害の診断アルゴリズム

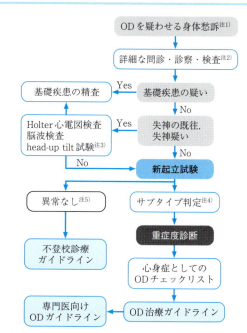

注1）OD身体症状項目（以下の項目が3つ以上当てはまるか，あるいは2つであってもODが強く疑われる場合には，アルゴリズムに沿って診療する）
①立ちくらみ，あるいはめまいを起こしやすい。②立っていると気持ちが悪くなる，ひどくなると倒れる。③入浴時あるいは嫌なことを見聞きすると気持ちが悪くなる。④少し動くと動悸あるいは息切れがする。⑤朝なかなか起きられず午前中調子が悪い。⑥顔色が青白い。⑦食欲不振。⑧臍疝痛をときどき訴える。⑨倦怠あるいは疲れやすい。⑩頭痛。⑪乗り物に酔いやすい。
注2）検尿，便潜血，検血一般，電解質，腎機能，肝機能，甲状腺機能，心電図，胸部X線（または心エコー）。
注3）脳波やHolter心電図に異常が見つかっても，それだけで患者の症状が説明しきれない場合には，新起立試験に進む。
注4）サブタイプ判定
　・起立直後性低血圧
　・体位性頻脈症候群
　・血管迷走神経性失神
　・遷延性起立性低血圧
注5）異常なしでも起立時の自覚症状が強ければ，1～2週後に再度新起立試験。

（日本小児心身医学会編：小児起立性調節障害診断・治療ガイドライン，小児心身医学会ガイドライン集－日常診療に活かす5つのガイドライン，改訂第2版，p.31, 2015, 南江堂より許諾を得て改変し転載）

第11章 消化管・腹壁疾患
gastrointestinal and abdominal wall disease

A 主要症候 major symptom

1 下痢 diarrhea

下痢とは，便の水分量が増加した状態で，排便回数が増加する病態です。

日常診療で遭遇する急性下痢症の大部分は，ウイルスや細菌による急性消化管感染，もしくは上気道感染症，中耳炎，肺炎，髄膜炎，尿路感染症，敗血症など消化管外感染によるものです。消化管以外の感染で下痢が起こる病態は，消化管の反応によるものか，病原体の消化管に対する二次感染によるものなのかは，いまだ不明です。

■ 分類

● **浸透圧性下痢** osmotic diarrhea

腸管内に吸収できないものが存在するために，管内浸透圧が上昇し起こる下痢です。吸収不良症候群を来す乳児難治性下痢症（☞p.385）や乳糖不耐症（☞p.385）などでみられます。

● **分泌性下痢** secretory diarrhea

腸粘膜から水や電解質の大量分泌が起こる下痢です。コレラ cholera が代表的です。コレラでは，毒素が小腸絨毛の Na-Cl 共役吸収を抑制し，腸陰窩で Cl 分泌を亢進させます。

● **滲出性下痢** exudative diarrhea（**炎症性下痢** inflammatory diarrhea）

粘膜の炎症によって，滲出物が腸管内に貯留することで生じる下痢です。赤痢や潰瘍性大腸炎が代表的です。

■ 下痢に対する一般的対応

急性下痢症 acute diarrhea では，軽度のものは経口的に水分補給を行いますが，体重減少が10%以上となる**中等度脱水症**では，点滴による**補液**が必要になります。

通常は**輸液を中心とした治療**のみで十分です。絶食させるか否かについては，症状や年齢などから個々に検討することになります。ただし，下痢が頻回に及び，安静が保てなければ**止痢薬**を投与することもあります。例外は**細菌感染**による場合で，細菌を排泄させる方がよいため，**止痢薬は用いません**。止痢薬としては収斂薬（タンニン酸アルブミン）や吸着薬（ケイ酸アルミニウム）を乳酸菌製剤とともに用いるのが一般的です。**腸管蠕動運動抑制薬**（リン酸コデイン，ロートエキス，硫酸アトロピン）は，乳幼児には副作用が強いので**用いません**。

慢性下痢症 chronic diarrhea では，まず**基礎疾患の治療**を考えます。

■ 乳児下痢症 infantile diarrhea

● 定義・原因

乳児期に下痢が主症状となるものを乳児下痢症と総称します。

原因からみると表1のようになります。

表1 乳児下痢症の主な原因

食事要因	糖・脂肪の過量摂取，母乳栄養児の生理的下痢症
消化管感染	ウイルス性胃腸炎，細菌性腸炎
消化管以外の感染	上気道炎，中耳炎，肺炎，髄膜炎，尿路感染症，敗血症
アレルギー性	新生児–乳児消化管アレルギー（☞ 参考）
内分泌機能異常	甲状腺機能亢進症
免疫不全	原発性免疫不全（Wiskott-Aldrich 症候群，重症複合免疫不全症）
薬剤性	抗菌薬による刺激・菌交代現象

● 生理的下痢症

"母乳栄養児で，下痢の回数は多いが，そのほかには症状を認めず，体重増加も良好"といった症例が代表的な生理的下痢症です。母乳栄養児は，人工栄養児に比べて軟便ですが，これは乳糖を分解する**ラクターゼ不足**が原因といわれています。特に治療を行わず，経過観察とします。

● 下痢による脱水

急性下痢症や**重症下痢症**では，上述したように脱水に陥る危険があります。重症下痢症の症状には，四肢冷感や顔面蒼白などの末梢循環不全症状，意識障害やけいれんなどの中枢神経障害，アシドーシスなどがあります（☞p.64「脱水症」の項）。**慢性下痢症**では**栄養障害**が主体となります。

参考

新生児–乳児消化管アレルギー

新生児あるいは乳児が，ミルクまた母乳を開始したのちに発症する疾患で，かつては**ミルクアレルギー**と呼ばれていました。哺乳力減少，不活発，体重増加不良（p.370図1）などの非特異的症状のみの場合もあれば，嘔吐や下血などを呈することもあります。本症は好酸球性消化管疾患（**新生児–乳児食物蛋白誘発胃腸炎**）として，難病法による指定難病とされています。

図1 新生児-乳児消化管アレルギーの全身写真

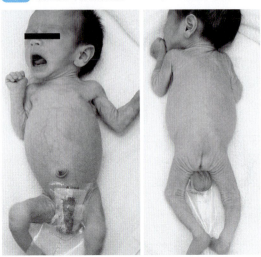

一般のミルクから，アレルギー用のミルクに変更して，症状は改善した。

❷ 嘔 吐 vomiting

● 原　因

急性にみられる嘔吐で，血液や胆汁の混入，全身状態が悪い，あるいは脱水を伴っている場合などは，緊急を要することが多いので注意が必要です。

また，表2に示したような原因が背景にあるので，その検索が重要です。

表2　嘔吐を来す主な原因

時　期	急性の嘔吐	慢性反復性の嘔吐
新生児期	初期嘔吐，敗血症・髄膜炎，先天性消化管閉鎖	―
乳幼児期	腸重積症，感染性胃腸炎，肝炎，髄膜炎・脳炎，中耳炎	胃・食道逆流症，肥厚性幽門狭窄症
学童期	急性虫垂炎，感染性胃腸炎，急性胃炎，肺炎，IgA血管炎	胃・十二指腸潰瘍，アセトン血性嘔吐症

● 対　応

嘔吐の原因が**消化管通過障害**なら，胃チューブを挿入し**減圧**を試みます。腸回転異常症（☞p.381）など，原因によっては緊急手術の適応となります。また，急性胃腸炎などの**通過障害がない**場合は，軽症で経口摂取が可能なら**制吐薬**を投与し，少量の**水分を頻回に飲**ませます。経口摂取が不可能なら**輸液**を行います。

消化管疾患以外にも，嘔吐を起こすものがあります。新生児の場合は，先天代謝異常，脳出血，髄膜炎が，乳児期なら肺炎などの呼吸器感染症や髄膜炎，幼児期以降なら脳腫瘍が代表的です。

> **参考**
>
> **溢　乳** regurgitation
>
> 　下部食道は，腹腔内から食物が逆流しないように弁として機能していますが，乳児（特に生後6か月未満）ではこの機能がまだ未熟なため，ときに母乳やミルクなどの胃内容が腹腔内の陽圧に押されて出てしまいます。これを溢乳といい，嘔吐とは区別しています。

③ 便　秘 constipation

　新生児の排便回数は2〜7回/日です。1〜2歳でほぼ成人同様に1回/日となります。この回数が少ない場合を便秘と考えますが，小児では，成人のような体質的な便秘は多くありません。原因として多いのは，**脱水（ミルク不足）**や摂食不良によるものです。これらは一般的に**急性便秘**ということになります。

　便秘を来す疾患で鑑別を要するものには表3のようなものがあります。そのほか，低カリウム血症や高カリウム血症などの電解質異常でも，便秘（麻痺性イレウス[*1]）が起こることがあります。

表3　便秘を来す主な原因

時　期	原　因
新生児期	Hirschsprung病，下部消化管奇形，脊椎の奇形
乳幼児期	クレチン症
学童期	糖尿病，尿崩症，中枢神経障害

④ 吐血 hematemesis，下血 melena

　吐血の場合の出血部位は，Treitz靱帯[*2]（トライツ）より口側です。

　タール便（下血）は，原則として**小腸より口側**の消化管からの出血を意味しますが，出血量があまりに多いと上部消化管からの出血でも赤色を呈することがあります。**便に混じっていない出血**は，**肛門に近い部位**からの出血と考えられます。

　出血量は，必ずしも吐血や下血の量とイコールではありません。また，急性の大量出血では，代償性頻脈がみられたり，代償できなくなれば血圧低下が起こります。慢性的に出血が続くと鉄欠乏性貧血となります。

　消化管出血の主な原因疾患を表4（p.372）に示します。

＊1　麻痺性イレウス paralytic ileus
　イレウスは腸閉塞のことで，麻痺性イレウスは腸管の蠕動運動低下によって通過障害を来すものです。腹部膨満，排ガスの停止，鼓腸を来し，腸内容を嘔吐します。また，腸雑音は減弱ないし消失します。

＊2　Treitz靱帯
　十二指腸空腸曲から横隔膜に向かって出ている平滑筋の束で，これによって腸間膜が固定されています。

第11章　消化管・腹壁疾患　371

表4	消化管出血を来す主な原因		

時　期	急性消化管出血	慢性反復性消化管出血
新生児期	新生児メレナ，消化管穿孔，壊死性腸炎	————
乳幼児期	腸重積，Meckel 憩室，感染性胃腸炎	逆流性食道炎，若年性ポリープ，肛門裂傷，IgA 血管炎
学童期	胃・十二指腸潰瘍，感染性胃腸炎，急性胃炎，IgA 血管炎	胃・十二指腸潰瘍

⑤ 腹　痛 abdominal pain

　小児の腹痛は**非特異的な症状**なので，他の症状と併せて検討する必要があります。対象が乳児の場合は，親の説明から理解しなくてはなりません（腸重積が典型例）。

　また，**IgA 血管炎**との鑑別にあたり，紫斑の確認のため全身の皮膚の観察が重要となります。

　全身状態も悪い，激痛である，筋性防御などの腹膜刺激症状がある，胆汁性や血性の嘔吐を伴う，などの場合には，緊急治療が必要となる可能性が高くなります。

　腹痛の主な原因を表5に示します。

表5	腹痛を来す主な原因	

時　期	急性腹痛	慢性腹痛
乳幼児期	腸重積，感染性胃腸炎，かぜ症候群	便秘，反復性腹痛症
学童期	急性虫垂炎，感染性胃腸炎，かぜ症候群，IgA 血管炎	便秘，過敏性腸症候群

B 食道疾患
esophageal disease

① 先天性食道閉鎖症 congenital esophageal atresia

S T E P

先天性食道閉鎖症は
- C型が最多で，約半数に他の先天奇形を合併
- 出生直後から泡沫状の唾液，吐乳，呼吸困難，チアノーゼ
- 胸部X線撮影で胃チューブの反転像

病　態

　胎生期に，気管原基と食道原基の分離過程に問題があるとき生じるもので，約30％は低出生体重児にみられます。

　遺伝性は認められませんが，約半数に循環器系や泌尿器系などの**他の先天奇形を合併**します。染色体異常として高頻度なのは，18トリソミーです。

Gross分類（図2）では，**C型が最多**で，A型がそれに次ぎます。A型以外では，気管食道瘻 tracheoesophageal fistula（TEF）が存在し，しばしば肺炎を併発します。

図2 先天性食道閉鎖症のGross分類

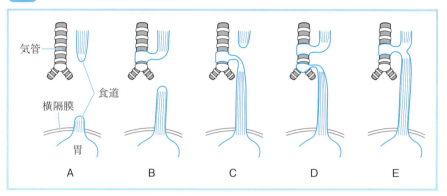

● 症　状
　ここでは，最も多いC型で説明します。食道が閉鎖しているため，出生直後から**流涎が多い**ほか，口腔内に泡沫状の唾液が認められます。初回授乳でむせて吐乳するほか，**呼吸困難**やチアノーゼが出現します。瘻孔から胃に空気が入り，腹部膨満ひいては胃破裂の危険もあります。肺炎を起こすと呼吸困難がさらに強まります。

● 検　査
　胎児エコーで，母体に羊水過多を認めることや，胎児の胃泡が同定し難いことから本症が疑われます。

　E型以外では，胃チューブを鼻腔から挿入したとき，胸部X線撮影で盲端での反転像coil up signが確認できます（p.374図3左）。このとき，同時に胃内に空気像を認めれば，気管と胃に交通のあるC型かD型（空気像は一目でわかるほど大きいことが多い），認めなければA型かB型を考えます。

　食道造影（p.374図3右）は肺炎を起こす危険が高いため，**原則として行いません**。行う場合でも，造影剤は水溶性のものを用います。

● 治療・予後
　肺炎予防がポイントで，上体を起こし，唾液を持続吸引します。脱水を起こしていることが多く，全身状態の管理には輸液が必要となります。そして，できるだけ早く外科的に**気管食道瘻閉鎖**と**食道端々吻合**を行います。

　術後，縫合不全や吻合部狭窄が出てきたり，気管軟化症や胃食道逆流を起こしたりすることもあり，長期の管理が必要です。

図3 先天性食道閉鎖症の胸部X線写真（左）と上部消化管造影像（右）

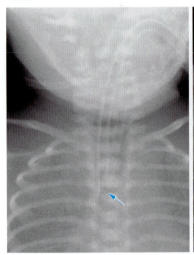
coil up sign（←）

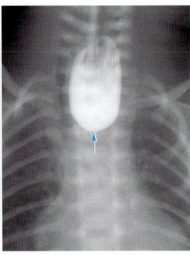
食道での造影剤の途絶（↑）を認める。

② 胃食道逆流症 gastroesophageal reflux disease（GERD）

> **STEP**
> - 噴門部神経筋機能の発達未熟による機能的逆流が噴門弛緩症，合併症がみられるものは胃食道逆流症
> - 繰り返す"げっぷ"が特徴
> - 24時間pHモニタリングで，pH4以上が4%以上の時間を占めれば診断

● 病態

噴門部は，下部食道括約筋の働きが中心となって胃内よりも圧が高く維持され，正常では胃内容が食道に逆流することはありません。しかし，**噴門部括約筋機能の発達が未熟**な児では出生直後に胃内容物の逆流がみられることがあり，これを**噴門弛緩症** chalasia と呼びます。なお，新生児が授乳後にミルクを吐いてしまうことはよくあります。これは**生理的な胃食道逆流現象**で，**空気嚥下症** aerophagia と呼ばれます。胃内容の逆流に，食道炎，反復性肺炎，体重増加不良などの合併症が認められるとき，それはもはや生理的なものを越えていると判断し，**胃食道逆流症**と呼び，治療の対象となります。重症心身障害児に多くみられます。

● 症状

生後まもなくより授乳後に吐乳を認めるようになり，これが次第に増強します。体位変換で嘔吐の仕方に差がみられます。幼児では繰り返す噯気（"げっぷ"のこと）を主訴とすることもあります。

● 検査

上部消化管内視鏡で下部食道炎がみられます（発赤，びらん）。上部消化管造影では，胃内のバリウムの逆流を認めます。

下部食道のpHをモニターすると，胃酸の影響でpHが長時間4.0以下を示すようになります。24時間モニターでpH4.0以下の時間が4％以上あれば胃食道逆流症と診断されます（図4）。

図4 胃食道逆流症の24時間下部食道pHモニタリング（105-A-52）

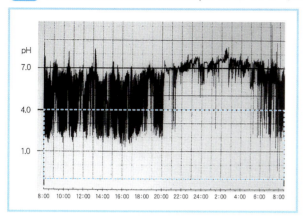

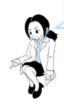

症例は4歳の男児です。頻回のげっぷを主訴に来院しました。pHモニタリングからは，24時間中およそ50％の時間で，pH4.0以下を示している（囲み）のがわかります。

治療

軽症例では体重増加もさほど影響を受けず，自然治癒傾向もあるため，授乳後2～3時間座位をとらせるなど，逆流を防ぐように心がけます。胃酸分泌を抑制するためにプロトンポンプ阻害薬やヒスタミンH_2受容体拮抗薬（H_2ブロッカー）の投与や，制酸剤を投与します。また，消化管運動賦活薬（セロトニン作動薬）も用いられます。しかし，重症例では体重増加不良を伴うようになり，誤嚥性肺炎合併の危険も高まります。器質的な異常が存在する場合は，外科的治療の適応となります。

> **参考**
>
> ### 噴門無弛緩症 achalasia
>
> 食道下部に機能的狭窄が起こり，その口側食道が異常拡大を起こしている食道運動障害です。固有筋層内のAuerbach神経叢（アウエルバッハ）の神経節細胞の減少〜消失が確認され，そのために蠕動の伝達とそれに続く食道下端部開大がうまく行われなくなっていると考えられています。まれな疾患ですが，すべての年齢でみられます。
>
> 主症状は，嚥下困難と嘔吐（食道内の食物の停滞と逆流）です。固形物のみでなく液体の嚥下も困難です。軽快するかと思えば増悪するなど，慢性に経過します。
>
> 食道造影で噴門部の狭窄がみられます。胃液の逆流は伴わないので食道内，口腔内のpHは正常です。軽症例では薬物療法を，重症例では筋層切開術を行います。

C | 胃・十二指腸疾患
gastroduodenal disease

① 肥厚性幽門狭窄症 hypertrophic pyloric stenosis（HPS）

STEP　肥厚性幽門狭窄症は
- 生後2〜3週ころに嘔吐で発症し，やがて大量の噴水状嘔吐を来す
- 上腹部正中付近に肥厚した幽門筋を腫瘤として触知し，胃の蠕動も目視できる
- 腹部エコー横断面で target sign
- 治療は粘膜外幽門筋切開術が第一選択

● 病　態

　幽門輪状筋が肥厚するために，**通過障害**を起こす疾患です。原因は不明ですが，幽門筋の一酸化窒素合成酵素の活性低下あるいはコリン作動性神経の異常などが考えられています。内側への肥厚のため，幽門部内腔が狭くなっていますが，同時に縦軸方向への肥厚・延長もみられます。幽門の肥厚は生後2〜3週に生じてきます。

● 疫　学

　生後数週の男児に多く，また，第1子に多くみられます。乳児期に外科的治療が必要となる消化器疾患としては，鼠径ヘルニアに次いで多いものです。白人に多く，黄色人種には少ない傾向にあります。

● 症　状

　出生直後は無症状で，その後も吐乳がみられる程度であったものが，生後2〜3週ころに嘔吐で発症するのが特徴的です。1〜2週経過するうちに次第に特徴的といえる噴水状嘔吐 projectile vomiting（大量の嘔吐）を認めるようになります。幽門が狭窄しているので，通常は吐物に胆汁は含まれません。嘔吐で胃が空になり空腹となるため，吐いた直後でもミルクを欲しがるのも特徴的です。発熱や中枢神経の問題を疑わせる症状や所見はありません。嘔吐が続くと，脱水症を来してツルゴール turgor（皮膚の緊張度）は低下します。脱水が著明になるまで全身状態は良好です。

　ときに黄疸が出現しますが，その原因は不明です。閉塞性黄疸ではありません。多くの場合は間接ビリルビン優位で，幽門部の通過障害が解消すると軽快します。

　HClを含む胃液を嘔吐するため，低Cl性代謝性アルカローシスが認められます。このアルカローシスを補正しようと，細胞内から H^+ が出る，交換で K^+ が細胞内に移動する，腎尿細管での H^+ 排泄が抑制される（代わりに K^+ 排泄が増える），ということから低カリウム血症も起こします。代謝性アルカローシスに対しては呼吸性代償が働くため，呼吸は浅くなります。

● 診　察

　触診すると，上腹部正中や少し右よりのところに肥厚した幽門筋を腫瘤として触知できます。

これは弾性硬，表面平滑，可動性，母指頭大の腫瘤であり，"オリーブの実のような"と表現されます。胃内圧上昇に伴って胃の蠕動も亢進するので，その様子が左上腹部から右下方に向かう蠕動波として見ることもできます（図5）。腫瘤より肛門側の腹部は，消化管が空のため，むしろ陥凹しています。

図5 肥厚性幽門狭窄症の腹部の写真（104-I-44）

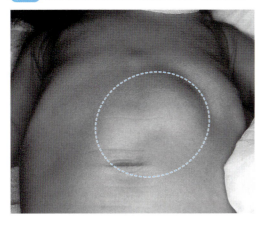
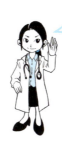

症例は生後1か月の乳児です。嘔吐を主訴に来院しました。視診では，写真の囲み部分に，胃の蠕動が確認できます。

● 検　査

本症が疑われる場合はまず腹部超音波検査を行いますが，多くはこれで確定診断となります。腹部エコーでは，横断面で肥厚した幽門筋が低エコー領域として標的様に描出（target sign：図6左）され，内側は粘膜が高エコー域として確認できます。前述の特徴的症状に加えて，幽門筋の肥厚が4mm以上であれば本症と診断してよいでしょう。また，幽門部には延長も認められることが多いので，縦断面で長さが14mm以上あれば診断はさらに確実です（図6右）。

上部消化管造影では，圧迫され狭窄延長している幽門管がひも状に写りますが，これをstring signと呼びます。

図6 肥厚性幽門狭窄症の腹部超音波の横断像（左）と縦断像（右）

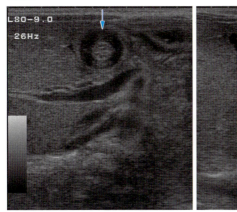
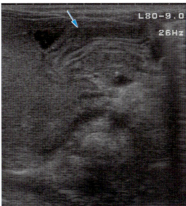

target sign（↓）　　　肥厚した幽門筋（↓）

● 治療・予後

粘膜外幽門筋切開術pyloromyotomy（Ramstedt手術）による治療が一般的です。

ただし，生命に関わるほどの全身状態悪化はまずないので，脱水症と電解質異常に対する内科的治療として1：1比の生理食塩水＋5％ブドウ糖液の投与をまず行います。その際，**低Cl性代謝性アルカローシス**を起こしているため，輸液に**重炭酸ナトリウム**や**乳酸ナトリウム**（アシドーシス治療のためのアルカリ化薬）は**加えてはいけません**。胃液からH⁺が失われることで起こる代謝性アルカローシスでは，Cl⁻（生理食塩水）投与によってアルカローシスが改善されます。

また，幽門部の弛緩を図るため，抗コリン作用のある硫酸アトロピンの経口もしくは静注投与が行われますが，治療効果に不確実な面があります。

② 新生児胃破裂・胃穿孔 neonatal gastric rupture/perforation

● 病　態

原因不明ですが，胃壁筋層が先天的に脆弱である，あるいは周産期の低酸素血症が関与すると考えられています。大きな孔は大彎側に多くみられ胃破裂になり，小さな孔は小彎側に多くみられ胃穿孔となる傾向があります。**生後2〜3日ころの新生児**にみられ，低出生体重児だけでなく**正期産児・正常体重児**にも生じます。

● 症状・検査

多くは，出生直後より母乳をあまり飲みたがらなかったり，嘔吐したりするなどの症状を認めます。これが生後2〜3日ころに，突然，**腹部膨満，呼吸困難，チアノーゼ**，体温低下などの症状で発症し，急速に**ショック状態**に至ります。大網が未発達，免疫機能が低いなどから**新生児腹膜炎**の原因として重要です。腹水が貯留し，脱水状態となり，心拍出量の低下，末梢循環不全，代謝性アシドーシスに陥ります。

腹部X線撮影で，大量の遊離ガスが横隔膜の下に貯留しているのが，立位では saddle bag sign*，仰臥位では football sign* として確認できます。

● 治　療

気管挿管による呼吸管理，代謝性アシドーシスと低蛋白血症の補正，抗菌薬投与による敗血症への対応などを行って全身状態を改善させておき，可及的速やかに手術を行いますが，救命率は約50％です。

---

*　saddle bag sign と football sign
　新生児胃破裂の立位の腹部X線撮影で，横隔膜下面に充満した遊離ガスが，肝臓を中心に左右に振り分けた様に（乗馬の鞍のように見える）描出されたのが saddle bag sign です。これが，仰臥位の腹部X線撮影では，ラグビーやアメリカンフットボールで用いるボールの様に描出され，football sign と呼ばれます。

③ 先天性十二指腸閉鎖症・狭窄症 congenital duodenal atresia/stenosis

> **STEP**
> 先天性十二指腸閉鎖症・狭窄症は
> ・Down症を合併することが多い
> ・閉鎖症では生後24時間以内に嘔吐で発症し、上腹部に限局した腹部膨満
> ・閉鎖症では立位腹部X線撮影でdouble bubble sign

● 病　態

　文字どおり、先天的な要因によって十二指腸が閉鎖あるいは狭窄した状態です。膜様型，索状型，離断型，多発型に分類されますが、臨床的には膜様型と離断型がほとんどです。また、頻度的には閉鎖症：狭窄症は約2：1となっています。

　本症には、腸回転異常、鎖肛、輪状膵、心血管奇形などを認めやすいこと、約20%にDown症候群の合併がみられる、などの特徴があります。また、約40%で胎児期に羊水過多が認められることから、胎児超音波検査で出生前に診断されることもあります。

● 症　状

　閉鎖症であれば、通常は生後24時間以内に嘔吐で発症し、上腹部に限局した腹部膨満を認めます。これに対して、下腹部は陥凹しています。吐物が胆汁性か否かは、閉鎖部が乳頭開口部より口側か肛門側かで異なります（肛門側であれば胆汁性）。通常24時間以内に認められるはずの胎便排泄は遅れます。胎便も閉鎖部位がVater乳頭の肛門側であれば胆汁が含まれないため、灰白色となります。また、胎便が認められる場合でも、それは胎児期の腸管が閉鎖する前に通過・形成されたものであるため、少量となるのが一般的です。嘔吐の繰り返しで、脱水症や電解質異常を基盤とした症状が明らかになります。しばしば生理的黄疸は遷延し、間接ビリルビン優位の上昇も認められます。

　狭窄症の場合は、その程度によって発症年齢や症状はさまざまで、幼児期まで気づかれないこともあります。

● 検　査

　閉鎖症であれば、立位腹部X線撮影で胃と十二指腸それぞれにガスが充満することによって2つの気泡（double bubble sign）が認められます（図7，p.380図8）。気泡の下方には、貯留した液体による鏡面像も見られます。閉鎖部位より下部の消化管にはガス像は見られません。

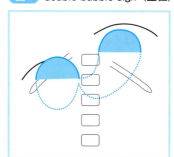

図7　double bubble sign（立位）

● 治　療

　まず、経鼻胃管を挿入し、吸引減圧します。全身状態を改善させた後、外科的に十二指腸十二指腸吻合術を行うのが原則です。

図8 先天性十二指腸閉鎖症の腹部X線写真（左）と上部消化管造影像（右：仰臥位）

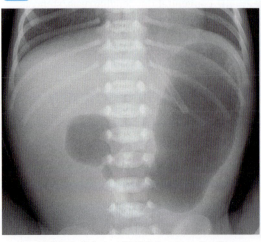
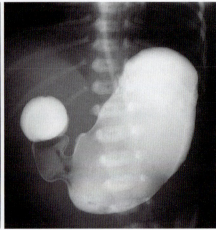

拡張した胃と十二指腸球部のみのガス像　　　十二指腸球部での造影剤の途絶

D 小腸・結腸疾患
small intestinal and colonic disease

1 先天性小腸閉鎖症・狭窄症 congenital small intestinal atresia/stenosis

STEP
先天性小腸閉鎖症は
- 24時間以内に胆汁性嘔吐で発症し，腹部膨満を呈する
- 胎便は少なく，排泄も遅延
- 上位空腸閉鎖症では立位腹部X線撮影で triple bubble sign

● 病　態
　空腸と回腸のどちらにもみられ，閉鎖症が約95％を占めています。上述した十二指腸閉鎖・狭窄症と異なり，本症では合併奇形や染色体異常はまれにしかみられません。出生前の健診で，胎児の消化管が拡大しているのがエコーで確認され，診断される場合もあります。

● 症　状
　Vater乳頭部より下部の閉鎖，狭窄なので，通常生後24時間以内に胆汁性嘔吐で発症します。この嘔吐も口側に近いと早く始まり，肛門側に行くに従い遅くなる傾向があり，その一方で肛門側に行くほど腹部膨満は顕著となります。
　また，胎便が少ないうえ排泄も遅延し，便の色は灰白色を呈し，間接ビリルビン優位の黄疸の出現，脱水症の合併など，先天性十二指腸閉鎖症・狭窄症と同様の所見を呈します。

● 検査・治療
　上位空腸閉鎖症では，立位腹部単純X線撮影で，胃，十二指腸，空腸による3つの鏡面像を伴ったガス像（triple bubble sign）が見られます。閉鎖部位が肛門に近づくと，ガス像は増え

multiple bubble sign となります。

　注腸造影では，機能喪失した大腸が萎縮して小結腸microcolon として写し出されます。

　出生後，嚥下された空気が盲腸に到達するには3～5時間，下行結腸に到達するには12～24時間を要するので，出生後1～2時間で消化管ガス像が見られなくても異常とはいえません。

　治療は十二指腸閉鎖症・狭窄症に準じて行われます。

② 腸回転異常症 malrotation of intestine，　腸軸捻症 volvulus of intestine

STEP 腸回転異常症は
- 生後2日以内に胆汁性嘔吐を反復
- 絞扼性イレウスのリスクが高い

● 病　態

　十二指腸Vater乳頭部から横行結腸までの中腸（上腸間膜動脈で栄養される）は，発生段階で270°回転することで後腹壁に固定されますが，本症ではこの腸回転が正常に行われません。そのため捻転やイレウスを起こしやすくなります。

● 症　状

● 不完全回転型

　180°回転した状態で停止したものです。Ladd靱帯による十二指腸の閉塞が起こることで，70％以上が生後2日以内に胆汁性嘔吐を繰り返すことで発症します。先天性十二指腸閉鎖症・狭窄症と比較して，閉塞の程度が軽いため，嘔吐の出現時期は腸回転異常症の方がやや遅い，出生時には異常を認めない，胎便排泄も正常，授乳が開始されてから発症する，といった傾向がみられます。中腸軸捻転（上腸間膜動脈を軸に捻転）を来すこともありますが，こうなると明らかなイレウス状態であるため，嘔吐に加えて腹痛が激しくなり，さらには下血も起こり，全身状態は急速に悪化してショック状態となります。

　十二指腸閉塞の程度が軽いものでは，新生児期は気づかれず経過し，年長児以降になって，反復する嘔吐と激しい腹痛で発症し，診断されることもあります。

● 無回転型

　Ladd靱帯による十二指腸閉塞症状が認められなければ，出生後も明らかな症状を伴わずに経過します。しかし，中腸軸捻転を来す率が高いため，ある日突然，激しい腹痛，嘔吐，下血を生じ，ショック状態に陥ります（不完全回転型に比べると症状の出現が遅い傾向）。

● 検　査

　腹部X線撮影で，十二指腸閉鎖による double bubble sign が認められますが，この段階では十二指腸狭窄症と鑑別できません。

　注腸造影では，回盲部が上腹部正中付近に写し出され診断できます（p.382図9左）。また，腹部超音波カラードプラ検査では，腸管，腸間膜，上腸間膜静脈（SMV）が上腸間膜動脈（SMA）を取り囲む whirlpool sign が認められます（p.382図9右）。

図9 腸回転異常症・中腸軸捻転の注腸造影と超音波カラードプラ検査（117-A-66）

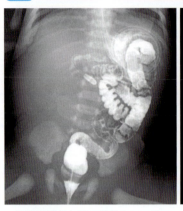
上行結腸が左側に偏位している。

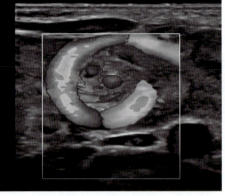
SMAをSMVが取り囲んでいる。

● 治　療

中腸軸捻転の合併や，絞扼性イレウスの危険が高いので，通過障害や腹痛を生じた場合は外科的治療の対象となります。したがって，脱水などの全身状態改善を行った後，イレウスを起こす前に緊急手術を行います。Ladd手術＊が一般的です。

❸ Hirschsprung病

> **STEP**
> Hirschsprung病では
> ・無神経節領域がS状結腸まで及ぶ場合は胎便排泄遅延，新生児期の腹部膨満，頑固な便秘
> ・注腸造影で caliber change を認める
> ・診断に直腸肛門内圧検査と直腸粘膜生検が有用

● 病　態

Hirschsprung（ヒルシュスプルング）病は腸管壁内神経節細胞（Meissner（マイスネル）神経叢，Auerbach（アウエルバッハ）神経叢）の先天的欠損です。食道壁に出現した神経節細胞は，胎生12週ころまでに肛門側まで下降・分布しますが，本症はこの下降が途中で停止したものです。停止部位より肛門側は無神経節腸管となり，蠕動運動が起こりません。また，無神経節領域は神経節細胞の下降が停止した部位から肛門まで連続性に存在しています。具体的な停止部位としては，S状結腸での停止が約50％ですが，小腸や大腸全域にわたることもあります。

本症は，**先天性巨大結腸症** congenital megacolon あるいは**腸管無神経節症** intestinal aganglionosis とも呼ばれます。

＊　Ladd手術
　Ladd靱帯を切除して十二指腸の閉塞を解除し，腸間膜根部を広げる手術です。十二指腸を脊柱の右側に垂直に置き，回盲部を左下腹部にもっていきます。これは，正常の配置ではありませんが，腸間膜根部を広げるには最も都合の良い配置です。また，将来の虫垂炎に備えて，虫垂も切除します。

原因・疫学

原因として，神経節細胞の分化発達に関与する*SOX10*遺伝子や*RET*遺伝子の異常が疑われています。

男女比は3〜4：1です。他部位の奇形を合併する率はあまり高くありません。

症　状

無神経節となっている腸管の範囲によって異なります。頻度の高いS状結腸までの場合は，まず胎便排泄遅延がみられます。さらにその後（新生児期）も便秘やそれに伴う腹部膨満（図10），嘔吐が頻繁かつ継続してみられ，なかには浣腸しないと排便しない場合もあります。遅くともこの時点で本症を疑わなくてはいけません。通常，下痢は来しませんが，貯留した腸内容に腸内細菌叢が増殖して大腸炎を起こすと，腐敗臭を伴う下痢を認めることもあります。

無神経節部分が直腸下部に限局していると，症状も軽いために長い間見逃され，学童期や成人になって頑固な便秘を主訴として来院し，初めて診断されることもあります。

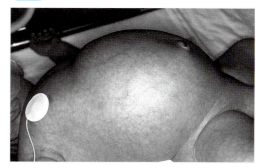

図10　Hirschsprung病の腹部の写真（104-A-21）

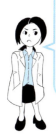

症例は生後5日の新生児です。出生直後から腹部膨満に気づかれていましたが，症状が持続するため来院しました。写真では，高度の腹部膨満によって腹壁静脈の怒張までがわかります。

触診所見

便が肛門まで達していないので，直腸指診を行っても便を触れることはありませんが，指を引き抜くと"爆発的"と表現される勢いでガスとともに大量の糞便噴出がみられることがあります。

検　査

腹部X線撮影

神経節細胞の存在する部位までは拡張した腸管と貯留するガス像が見られます（p.384図11左）が，神経節細胞の存在しないところにはガス像が見られません。

注腸造影検査

肛門から連続する無神経節腸管部分は狭小（狭小腸管 narrow segment：機能的イレウスである），それより口側は拡張（巨大結腸 megacolon）として描出され（p.384図11右），その口径の急激な変化は caliber change と呼ばれます。

図11 Hirschsprung病の腹部X線写真（左）と注腸造影像（右）

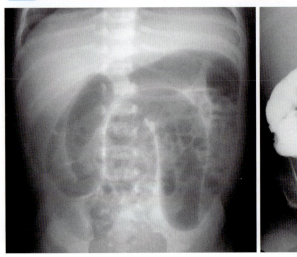
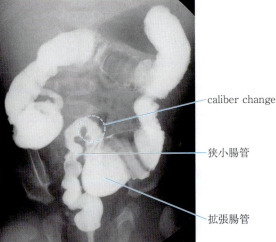

caliber change
狭小腸管
拡張腸管

拡張した腸管内ガス像を認める。

直腸肛門内圧検査

正常では，直腸に糞便が届くことで直腸内圧が上昇すると，壁内神経節を介して反射的に内肛門括約筋が弛緩し，肛門内圧が下降→便意の出現→排便という直腸肛門反射 rectoanal reflex が存在します。しかし，本症ではこれが陰性です。この直腸肛門反射を定量的に調べるのが直腸肛門内圧検査です。

直腸粘膜生検

最も正確な検査です。肛門近くの直腸粘膜浅層を生検し，アセチルコリンエステラーゼ染色すると，その活性が著明に増加しています。

治療

患児の体力が十分でない生後3か月くらいまでは，全身状態に注意しつつ浣腸や洗腸を中心とした保存的治療を行い，時期をみて一期的に根治術を行います。保存的治療中は消化管穿孔や壊死性腸炎の発症に十分注意します。

根治術としてはSwenson法[*1]，Duhamel法[*2]，Soave法[*3]といった術式があります。

[*1] Swenson法
直腸全周を肛門に向かって剝離し，引き出して肛門外に反転します。そして，歯状線の口側約1cmで腸管を切断し，引き出した正常腸管と端々吻合して肛門内に押し戻す手術です。

[*2] Duhamel法
腹膜反転部で直腸を切断し，縫合閉鎖します。そして，直腸後壁を歯状線まで剝離し，引き出した正常腸管を縫合のうえ，直腸後壁と正常腸管前壁を重ね合わせて連続させる手術です。

[*3] Soave法
直腸粘膜を筋層から剝離し，肛門外に引き出して反転させたうえ，歯状線の口側1cmで直腸粘膜を切断します。そして，引き出した正常腸管と端々吻合して肛門内に押し戻す手術です。

④ 吸収不良症候群 malabsorption syndrome

脂肪を主体に，脂溶性ビタミン，糖質，蛋白，無機質など各種栄養素の吸収が障害されている状態が吸収不良症候群です。つまり，吸収障害とそれによる低栄養状態という病態生理面から，1つの疾患単位としてとらえた疾患名です。いろいろな病態が含まれ，分類法も種々あり，確定されたものはありません。

以下では，本症候群を来す乳児難治性下痢症と乳糖不耐症について解説します。

■ 乳児難治性下痢症 intractable diarrhea of infancy（IDI）

● 病態・症状

生後3か月以内の乳児を中心に，**2週以上**も（慢性の）**下痢**が続き，便培養を行っても菌が検出されず，先天性酵素欠損も，**明らかな原因もない**ものです。人工栄養児に多くみられます。

本症は，多元的に存在する原因が悪循環を作り，重篤な病像を構成するとされています。

● 治　療

輸液，抗菌薬，副腎皮質ステロイド，食事療法は無効，といった特徴があります。かつては，高い致命率を示していましたが，経静脈栄養の進歩により現在では治療成績が大幅に向上しています。

■ 乳糖不耐症 lactose intolerance

不耐症は吸収不良によって何らかの症状がみられる場合に用いられる臨床的概念です。つまり，乳糖不耐症とは**乳糖摂取**によって，**腹痛**，**下痢**，**悪心・嘔吐**などの消化器症状が出現し，摂取を**中止**すると症状が**消失**するものです。

● 原発性乳糖不耐症 primary lactose intolerance

先天的に小腸刷子縁に**ラクターゼ*欠損**を認めるものです。母乳を与えていると，生後まもなくから重篤な**水様下痢**と**吐乳**を認め，体重増加不良，発育障害を来します。脱水の危険もあります。

便は発酵性かつ酸性です。便や尿中の乳糖lactose（＋），テステープ（－），乳糖負荷を行っても血糖は上昇せず下痢を起こします。小腸粘膜生検で，乳糖分解酵素活性の低下が確認されます。早期から，乳糖除去食，乳糖分解酵素製剤の投与などの治療を開始すれば予後は悪くありません。

● 続発性乳糖不耐症 secondary lactose intolerance

急性あるいは慢性の**胃腸炎**のために，続発性に腸管の乳糖分解酵素活性が**一過性に低下**し，乳糖不耐症状を示すものです。胃腸炎の原因には，ロタウイルス感染，難治性下痢症，免疫不全，抗菌薬投与などがあります。学童期以降では，潰瘍性大腸炎，Crohn病，胃切除，短腸症候群などもあります。

＊　ラクターゼ lactase
腸液に含まれる消化酵素で，乳糖をガラクトースとブドウ糖に分解する働きをもっています。乳糖分解酵素とも呼ばれます。

⑤ 壊死性腸炎 necrotizing enterocolitis

● 病 態

原因は不明ですが，出生時の仮死，徐脈を伴う無呼吸発作，呼吸窮迫症候群，敗血症（*Clostridium* などの感染が注目されている），他の理由で経腸管栄養を行っていることなどが要因となり，まだ未熟な腸管（小腸，特に回盲部）に虚血性変化が生じ，さらには乳汁の負荷，細菌増殖といった因子が加わることによって起こると考えられている腸管壁の壊死です。

本症は超・極低出生体重児に多くみられます。また，母乳栄養児は人工栄養児に比べ少ないのですが，これは母乳中の免疫成分である IgA などが受動免疫機構を司るためです。

● 症 状

生後数日のうちに，何となく元気がない，母乳をあまり飲まない，などの初期症状から始まり，腹部膨満，胆汁性嘔吐，下血などを経て，敗血症やショック状態となります。消化管穿孔を起こせば，汎発性腹膜炎となり死亡する危険も高まります。

● 検 査

イレウスを起こしているため腸管は拡張しています。細菌増殖によりガスが産生されていることが多く，腹部X線撮影では腸管壁内に一致してガスの異常集積像を認めます。穿孔すると腹腔内に free air を認めるようになります。

● 治療・予後

まず，穿孔させないように最大限の努力を払います。超・極低出生体重児が生まれた場合は，十分な管理を行います。腸管に負担がかからないように経口栄養を禁止し，経静脈的に栄養・補液を行います。細菌の増殖を予防する目的で抗菌薬も投与します。穿孔してしまったら緊急手術を行うことになりますが，致命率は約50％ともいわれます。

⑥ 腸重積症 intussusception

> **STEP** 腸重積症は
> ・腹痛，嘔吐，いちごゼリー状の粘血便が主症状
> ・右上腹部にソーセージ様の可動性腫瘤を触知，Dance徴候も認める
> ・生後4〜11か月に好発
> ・治療は，検査も兼ねたバリウム注腸造影

● 病 態

腸管の一部が，隣接する肛門側の腸管内に嵌入し，血行障害と通過障害を生じたものです。

約90％は2歳未満の乳幼児（特に生後4〜11か月）にみられ，回盲部を好発部位とします。回腸末端が盲腸や結腸にはまり込む回腸盲腸型と回腸結腸型が大部分です。はまり込む原因は不明ですが，ウイルス感染などによって肥大した回腸末端のリンパ組織が起点になるものと考えられています。

残りの約10％は，2歳以上の比較的年長の児〜成人に起きるもので，ポリープ，悪性リンパ

腫，Meckel憩室などを基礎として，そこが先進部位となり，隣接する腸管にはまり込みます。

● 症　状

"元気で栄養状態もよく，これまで順調に発育していた2歳未満の乳幼児が，突然，激しく泣くようになり，ミルクを飲まず，血便を認める"というのが典型例です。

主要症状は腹痛，嘔吐，血便です。腹痛は，突然の啼泣として表現されます。嘔吐は，腸間膜刺激による反射性嘔吐で，顔面蒼白となり，胆汁混入もみられます。しばらく泣いた後はぐったりとし，また10～20分すると激しく泣き出し，あたかも陣痛のよう（間欠的）です。

少し時間が経過すると，嵌入した先進部位の腸管がうっ血するため，**粘液に血液が付着した**いちごゼリー状の粘血便が約90％にみられます。粘血便の排泄がみられない場合でも，浣腸によって血便が明らかになります。

● 診　察

腹部の触診で，重積した腸管はソーセージ様腫瘤として触れ，患児は痛がります。また，空いたスペース（回腸末端がはまり込むタイプでは右下腹部）は空虚な感じに触れ，これをDance徴候といいます。

この時期に診断され，治療が開始されれば予後は良好ですが，放置されると嵌入が進行し，血管を巻き込んで絞扼性イレウスとなることもあります。

● 検　査

治療も兼ねたバリウム注腸造影で，重積部分の造影剤の停滞，蟹爪状（あるいは杯状，もしくはコイルスプリング状）の陰影欠損などが認められます（図12）。

ただし近年は，低侵襲の腹部超音波検査が主流となっています。本法の右季肋部走査では，陥入した腸管が，横断面では標的様（target sign）に，縦断面では**腎臓様**（pseudokidney sign）に描出されます（p.388図13）。

図12 腸重積症の注腸造影像の整復前（左）と整復後（右）

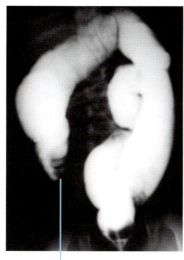
陰影欠損

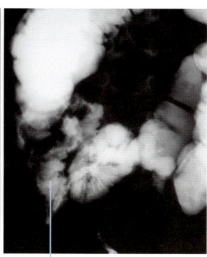
造影剤の小腸への流入

図13 腸重積症の腹部超音波の短軸像（左）と長軸像（右）

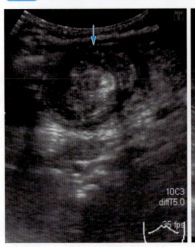
target sign（↓）

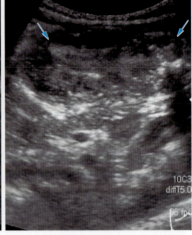
pseudokidney sign（↓）

● 治　療

　原則として，非観血的整復法を試みます。注腸造影の場合は，透視下で造影剤を入れ続け（高圧浣腸），嵌入部を押し戻します。腹部超音波検査で診断した場合は，空気や生理食塩水の注腸による整復を行います。ただし，**非観血的整復後24時間以内の再発率は約10%** といわれているため，最低でも24時間の入院管理が必要です。

　発症後12時間以内であれば非観血的整復も比較的奏効しますが，48時間以上を経過した例では，困難なこともしばしばです。

　非観血的整復が奏効しない場合，発症後長時間経過している場合，絞扼性イレウスに陥っている場合，穿孔によると思われる腹膜炎所見がみられる場合，全身状態が不良の場合には，開腹手術を行います。

7 Meckel憩室

● 病　態

　卵黄嚢と腸管をつなぐ**卵黄管の回腸側が遺残**したものです。残存部位は，回盲部の数十cm吻側で，腸間膜付着部の反対側です。全人口の1～2%程度は存在するといわれ，多くは無症状ですが，ときに**合併症**をみることがあります。2歳以下の発症が約50%を占めるため，好発年齢からは腸重積症との鑑別が重要になります。

合併症

下　血 melena
憩室内に**異所性胃粘膜**が存在することがあり，分泌される酸によって回腸粘膜に潰瘍ができます。幼児期発症が多く，無症状であった児が突然**大量下血**します。異所性胃粘膜が存在すると，^{99m}Tcシンチグラフィで**集積**が認められます（図14）。

憩室炎 diverticulitis
感染を起こすと，虫垂炎類似の腹痛や発熱が突然出現します。圧痛点は，虫垂炎より臍に近いといえます。

腸閉塞 intestinal obstruction
憩室から臍に至る索状物が残っていると，腸管が屈曲や捻転を起こし，腸閉塞となることがあります。腹痛や嘔吐など，絞扼性イレウスとして発症します。

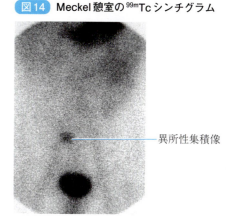

図14　Meckel憩室の^{99m}Tcシンチグラム

異所性集積像

⑧ 急性虫垂炎 acute appendicitis

> **STEP**
> 急性虫垂炎は
> - 学童では腹痛，嘔吐，発熱が三主候
> - 他覚的にはMcBurney点とLantz点の圧痛，Rosenstein徴候がポイント

病　態
何らかの原因で虫垂内腔が狭窄し，分泌物の貯留と虫垂内圧上昇，粘膜の循環障害を経て細菌感染を起こすことで生じると考えられています。

本症は，学童期に多くみられるもので，5歳以下ではまれです。

症　状

自覚症状
学童では，突然，腹痛，嘔吐，発熱の三主徴が出現します。初期には上腹部痛で，悪心・嘔吐を伴い，徐々に右下腹部に移動します。ただし，幼児では症状が非特異的，つまり三主徴がはっきりしないことが多く，訴えも正確ではありません。また，大網が十分発達しておらず，虫垂壁も薄いことから，進行が早く**穿孔**しやすいのが特徴です。

成人では，麻痺性イレウスから便秘傾向を示しますが，幼児例では，反応性に蠕動が亢進することで，下痢を認める場合もあります。

他覚的所見

McBurney点[*1]とLanz点[*1]の圧痛が特徴的です。また，Rosenstein徴候[*2]も重要です。Rovsing徴候[*3]がみられることもあります。

腹膜炎が進展すると，腹膜刺激症状として筋性防御[*4]とBlumberg徴候[*5]が出現するのが一般的ですが，小児では明瞭でないこともしばしばです。

検査・治療

原則的には，細菌感染による末梢血白血球数増加と核の左方移動，赤沈亢進，CRP（＋）が認められ，特に白血球は重症度に比例するともいえますが，白血球数が正常範囲内にとどまるものも約30％存在します。重症例では，白血球数は7,000以下を示すこともあります。

腹部X線撮影では，糞石，回盲部の局所的イレウス像などが参考になります。

腹部エコーでは，径が腫大した虫垂（6mm以上を腫大とする）が低エコー域として写ることがあります（図15）。

治療は，虫垂切除が原則で，現在では腹腔鏡下手術も行われています。

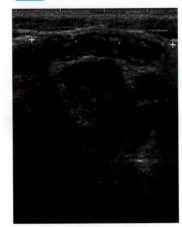

図15　急性虫垂炎の腹部超音波像

＋～＋が腫大した虫垂

---

*1　McBurney点，Lanz点
　右上前腸骨棘と臍を結ぶ線の外より1/3の点がMcBurney点，左右の前腸骨棘を結ぶ線の右より1/3の点がLanz点です。急性虫垂炎を生じていると，これらの点に圧痛が生じます。

*2　Rosenstein徴候
　McBurney点を圧迫する際に，仰臥位よりも左側臥位で圧痛が強くなる現象です。

*3　Rovsing徴候
　左下腹部の下行結腸を押さえたときに増強する右下腹部（回盲部）痛。

*4　筋性防御　muscular defense，défense musculaire
　通常の腹壁は柔らかいのですが，腹膜に炎症が及ぶと，腹壁の緊張が著しく高まります。この際に，腹壁を手掌で軽く圧迫すると，まるで板のように硬く感じられます。これが筋性防御です。

*5　Blumberg徴候
　腹膜炎を生じている場合，腹壁を軽く圧迫しておき，急に圧迫を解除すると，腹痛を訴える徴候です。

⑨ ウイルス性胃腸炎 viral gastroenteritis

経口感染や飛沫感染などで侵入したウイルスが，消化管に感染して消化器症状を起こすものと，腸管で増殖して血行性に他の臓器に移動し，さらにそこで増殖して種々の症状を起こすものに分類されます。前者には，ロタウイルス（レオウイルス科に属する），カリシウイルス（ノロウイルスやサポウイルスが含まれる），アデノウイルス，アストロウイルスなどがあります。後者には，ヒトエンテロウイルスがあります。そして，これらのウイルスによって惹起される胃腸炎をウイルス性胃腸炎と呼びます。

以下ではロタウイルス下痢症について解説します。

■ ロタウイルス下痢症 Rotavirus diarrhea

STEP

ロタウイルス下痢症は
- 生後3か月〜1歳に好発
- 主訴は発熱，嘔吐，米のとぎ汁様下痢

● 病 態

ロタウイルス Rotavirus は小腸絨毛上皮細胞に侵入してこれを破壊し，絨毛の短縮や欠落などを来します。すると，絨毛の吸収面積が減少して水分の吸収能が低下します。また，細胞に侵入したウイルスの構成成分は，Na^+ と水分の吸収作業を妨げるため，**水様性の下痢**を来します。ロタウイルスはときに重症化します。

本症は冬季に発生しやすく，生後3か月〜1歳の乳幼児に好発します。

● 症 状

2日前後の潜伏期の後，それまで健康であった乳幼児が，突然，嘔吐と発熱（37〜38℃）で発症し，下痢を来します。咳嗽や鼻汁などの感冒症状も伴います。

本症の下痢は白色の米のとぎ汁様であるため，**白色便性下痢症**あるいは**仮性小児コレラ**とも呼ばれますが，便が白色化しない例も少なくありません。

● 検 査

通常は臨床症状から診断しますが，便中のウイルス抗原をラテックス凝集法などの迅速診断キットで検出できます。

● 治 療

適切な輸液で脱水を防止できれば，ほぼ1週間で治癒します。ただし，重症脱水に陥るとショック，電解質異常，ときには死に至ることもあるので，十分な注意が必要です。また，全身状態良好な離乳進行期の乳児の軽度感染性胃腸炎なら，輸液療法ではなく，乳児用イオン飲料や食塩を添加した粥食を与えて脱水を防止し，電解質を補充します。

2020年10月から，ロタウイルスワクチン（経口）が定期接種となっています。

⑩ 細菌性腸炎 bacterial enteritis

病　態

発熱，嘔吐，下痢が急激に出現し，かつ血便を呈したり全身状態も不良となるなど，症状が重度の場合には，ウイルス性よりも細菌性の腸管感染の可能性が高くなります。

本症には，細菌が侵入して粘膜傷害を来すものと，細菌の産生する毒素によって症状を呈するものがあります。前者には，病原大腸菌，サルモネラ，赤痢菌（ただし，志賀毒素を産生する群もあります），エルシニア，カンピロバクターなどがあります。後者には，セレウス菌，コレラ菌などがあります。

症　状

上述のように発熱と下痢，そして腹痛をみるのが一般的です。しかし，粘膜傷害型では炎症反応が生じて滲出液が産生されるため，血管からは血液が漏出して粘血便を呈しやすくなります。毒素型では繰り返す水様性下痢が特徴的です。O157:H7〔腸管出血性大腸菌（EHEC）〕ではベロ毒素による粘膜の傷害が特に強く血便となります。また，合併症として溶血性尿毒症症候群（☞ p.482）が重要です。

診断・治療

診断は，便培養などの菌同定で行います。

治療は，粘膜傷害型では抗菌薬が有効ですが，毒素型には抗菌薬が有効でない場合もあります。抗菌薬は細菌を殺すだけで，毒素には影響しないからです。腸管出血性大腸菌の場合は，抗菌薬投与で溶菌させると，毒素症状が悪化するので避けるべき，という考え方もあります（抗菌薬を使用するのであれば，ホスホマイシンの経口投与となります）。また，抗菌薬を使用するとサルモネラやカンピロバクターの排菌期間が長くなります。

脱水に対する輸液は，他の下痢の場合と同様です。

E　直腸・肛門の疾患
anorectal disease

① 鎖　肛 imperforate anus

病　態

横行結腸の遠位1/3から肛門歯状線までは，後腸から発生します。この後腸からは膀胱も分化していますが，一連の発生過程に異常があると直腸肛門奇形が生じ，鎖肛と呼ばれます。本症では，肛門が開口しておらず，膀胱や子宮と瘻で交通していることもあります。

この発生形態からもわかるとおり，食道閉鎖などの消化器奇形，泌尿生殖器奇形の合併が50%以上にみられ，特に高位型に多い傾向が認められます。男女比は3：2で，やや男児に多くみられます。

症　状

出生時に明らかな肛門の閉鎖があれば"肛門がない！"として診断できます（p.393図16）。ま

た，肛門の位置や形態が少しおかしいとか，瘻孔が存在することでわかることもあります。直腸温測定のために体温計を入れようとして挿入できず，診断されることもあります。

また，このようなことに気づかなくても，**胎便排泄遅延**あるいは全く排便できない，**瘻孔からの排便**，さらに時間が経過すると，**腹部膨満**や**胆汁性嘔吐**といった腸閉塞症状が明らかとなってきます。

図16 鎖肛の会陰部の写真（108-A-44）

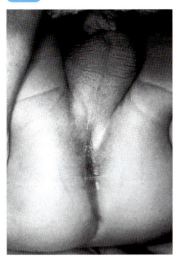
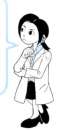

症例は出生直後の男児です。在胎39週，2,850gで出生しました。顔貌は正常ですが，尿中に胎便が認められました。写真では，会陰部に存在すべき肛門が認められないのがわかります。

● 病型診断

生後12時間以降（これ以前では，低位型が高位型と誤診される危険がある）に，倒立位X線撮影側面像（Wangensteen-Rice法（ワンゲンスティーン　ライス））により，**直腸盲端の位置**を確認して病型診断を行います。

図17に示したように，直腸盲端がm線より頭側に存在するものを高位型，m線とI線の間に存在するものを中間位型，I線より肛門側に存在するものを低位型としています。

図17 鎖肛の病型診断（倒立位）

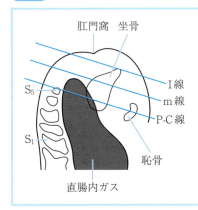

P-C線：恥骨と仙尾関節（第5仙椎の下端または尾骨の上端）を結んだもの。
I線：坐骨下面のコンマ状の先端を通ってP-C線に平行な直線。
m線：P-C線とI線の中間で両者に平行な線。m線は恥骨直腸筋の上縁，I線は下縁に位置する。

治療

高位型と中間位型では，新生児期に人工肛門造設術，生後6か月ころに肛門を作る根治術，さらにその数か月後に人工肛門閉鎖術を行います。低位型では新生児期に根治術を行うのが一般的です。

② 肛門周囲膿瘍 perianal abscess

病態・原因

肛門陰窩や肛門縁に感染を起こし，肛門周囲が赤く腫脹する疾患です。皮下組織に膿瘍を形成しています。主に大腸菌などの腸内細菌やブドウ球菌が原因となります。男児に多くみられます。

症状・治療

乳児期に好発します。痛みのため，児は機嫌が悪くなったり，泣いたりします。

軽快と増悪を繰り返しながらも，1歳を過ぎるころになると自然治癒することが多いのですが，重症の場合は切開・排膿が必要となります。

F ヘルニア hernia

ヘルニアは，先天的または後天的に生じた隙間から，臓器がはみ出した病態です。はみ出した臓器はヘルニア内容 hernia content と呼ばれます。このヘルニア内容のはみ出し口をヘルニア門 hernia orifice，ヘルニア門からはみ出した囊状の内膜をヘルニア嚢 hernial sac と呼びます。

① 臍帯ヘルニア omphalocele

病態

腹壁中央部に皮膚や筋肉の欠損部がみられ，そこから臍帯内に，小腸や肝臓がヘルニア嚢に覆われた状態で脱出した疾患です（図18）。

染色体異常（13-トリソミーや18-トリソミーなど）やWilms腫瘍などの合併が高率にみられます。

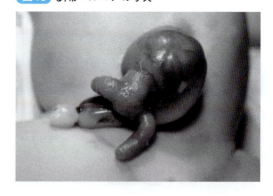

図18 臍帯ヘルニアの写真

対処法・治療

通常，超音波検査などで出生前に診断がついているため，治療体制の整った施設で分娩が行われます。

分娩後に初めて診断された場合は，低体温と感染に注意する意味で，ヘルニア嚢または脱出臓器を滅菌乾燥ガーゼでくるみ，その上から滅菌した食品用ラップフィルムをかぶせ，湿度を高くした恒温器 incubator 内に収容して治療可能な施設に搬送します。

脱出臓器が少なければ一期的腹壁閉鎖術が，多ければ二期的腹壁閉鎖術の適応となります。

② 臍ヘルニア umbilical hernia

● 病　態
出生直後の臍輪の結合組織増生が何らかの理由によって遅滞し，臍部皮下にヘルニア囊を伴って腸管が脱出したものです。一般には"出べそ"と呼ばれています。上述した臍帯ヘルニアと異なり，ヘルニアは完全な皮膚で覆われています。

● 症　状
生後数日から2〜3週以内に発生することが多く，3か月ころまでは大きくなります。啼泣や"いきみ"などによって腹圧が上昇すると，小指大〜直径3cm程度にまで膨隆します（図19）。

図19　臍ヘルニアの腹部の写真（102-D-40）

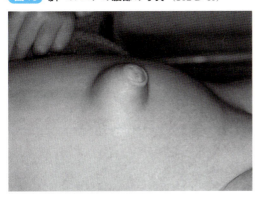

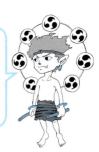

症例は3か月の乳児です。"へそ"の膨らみを心配した母親に連れられて来院しました。写真は，号泣時のもので，"へそ"が大きく膨隆しているのがわかります。

● 治　療
成長に伴って臍輪の結合組織が増生して閉鎖し，2歳までに9割以上は自然治癒します。したがって，原則として経過観察としますが，治癒しない例もあることから，大きい場合には特に，圧迫療法が行われることもあります。この方法は早期に開始するほど有効で，6か月を過ぎると効果が低下します。2〜3歳を過ぎてもなお突出している場合には，外科的に閉鎖することがあります。

③ 腹壁破裂 gastroschisis

臍帯と離れた部位（ほとんどが右側側方）に腹壁欠損があり，腹腔内にあるべき腸管が腹腔外に出てしまったものです。ヘルニア囊は認められません。

腹壁形成不全が原因で，取り扱いは臍帯ヘルニアと同様です。

④ 外鼠径ヘルニア indirect inguinal hernia

● 病　態
腹膜鞘状突起の閉鎖不全に起因して，腹部内臓が深鼠径輪（内鼠径輪）から鼠径管を経て浅鼠径輪（外鼠径輪）に脱出したものが外鼠径ヘルニアです。ちなみに，Hasselbach三角（内鼠径輪より内側の下腹壁静脈，腹直筋外側縁，鼠径靱帯に囲まれた部位）から腹膜や内臓が脱出した

のが内鼠径ヘルニアです。

男児に多くみられます。また，男児では右に好発しますが，女児では左右差はありません（腸ではなく卵巣が脱出することもある）。陰嚢に達した場合，陰嚢水腫との鑑別はライトの光を当てる透光試験などによります。

● 症　状

非嵌頓時の自覚症状は，乳幼児ではほとんどみられません。他覚的には，啼泣時など腹圧がかかったときに鼠径部の隆起がみられます。嵌頓すると絞扼性イレウス症状（腹部膨満，腹痛，嘔気・嘔吐）が出現するほか，消化管穿孔による腹膜炎の危険も高まります。

● 治　療

絞扼の徴候がなければ，まず脱出腸管の用手還納を試みます。嵌頓が整復できない場合は緊急手術を行います。なお，患児の状態によっては用手還納を行わず緊急手術を行う場合もあります。女児でヘルニア内容が卵巣の場合は，壊死の恐れはほとんどなく，用手還納は行いませんが，いずれ手術を行うことになります。

小児では嵌頓の危険が高いので（特に新生児や低出生体重児の外鼠径ヘルニア），手術が無理なく行える生後3か月くらいまでは注意深く経過観察し，Potts手術*や腹腔鏡下手術などの外科的治療を行います。

❺ 横隔膜ヘルニア diaphragmatic hernia

横隔膜（図20）の脆弱部から，腹腔内臓器が胸腔内や縦隔内に脱出したものです。Bochdalek孔ヘルニア（胸腹裂孔ヘルニア），Morgagni孔ヘルニア（胸骨後ヘルニア），食道裂孔ヘルニア esophageal hiatal hernia があります。

小児で最も多いのはBochdalek孔ヘルニアで，新生児期に重篤な症状を呈し，治療に緊急を要するのは，事実上このBochdalek孔ヘルニアだけです。

図20　横隔膜の平面・側面図

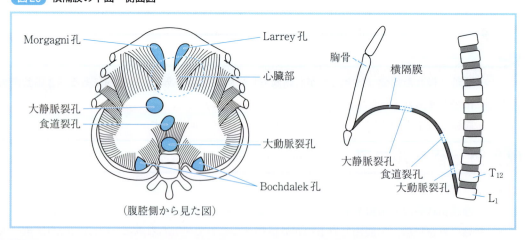

---

*　Potts手術
鼠径管を開放し，ヘルニア嚢を精管や隣接する血管から剥離した後，高位結紮する術式です。

Bochdalek孔ヘルニア

病態

　Bochdalek孔は，腰椎部外側脚と肋骨部によって構成される横隔膜の腰肋三角です。Bochdalek孔ヘルニアは左側に多くみられ，ほとんどがヘルニア囊を欠く不完全ヘルニア（偽性ヘルニア）です。羊水過多（消化管の通過が妨げられることによる羊水吸収低下のため）や胎児水腫が高率に認められるほか，しばしば腸回転異常症や心奇形などの奇形も合併します。

症状

　本症は，胎生期に腹腔内臓器が胸腔内などへ脱出することで肺の発生および発育に影響を及ぼし，肺低形成を招きます。呼吸機能が低下しているため，出生直後から呼吸困難とチアノーゼが出現します。これには，同時に存在する新生児遷延性肺高血圧症の病態も関与しています。

　消化管が胸腔内に脱出しているため，胸が大きい半面，腹部は平坦な外観を呈しています。胸部の消化管脱出部位では，呼吸音は聴取されず，腸雑音が聴取されます。また，偏位した位置に弱い心音と呼吸音を聴取します。

検査・治療

　胸部X線撮影で，胸腔内の腸管ガス像と，脱出した腹部臓器の圧迫により健側へ偏位した縦隔を認めます（図21）。本症は遺伝子異常も高率に発見されるので，出生前に診断された場合は染色体検査を行います。

　治療は，脱出した腸管を外科的に腹腔内に戻し，欠損孔の縫合閉鎖を行います。

図21　Bochdalek孔ヘルニアの胸部X線写真（105-I-68）

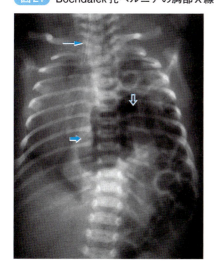
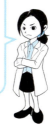

症例は出生直後の新生児です。呼吸不全のためNICUに入院となりました。自発呼吸が始まると，胸腔内圧が下がることで脱出部位は悪化しやすくなります。それを防ぐために気管挿管し，陽圧呼吸としています。右に偏位したチューブ（→）と心陰影（➡），そして左胸腔内の腸管ガス像（⇩）が認められます。

第12章
肝・胆道・膵疾患
hepatobiliary and pancreatic disease

A 肝疾患
liver disease

❶ B型肝炎 hepatitis B

B型肝炎ウイルス（HBV）の感染によるものです。母子間の垂直感染や，家族内などからの水平感染（特殊型に Gianotti病[*1]がある）がみられますが，ほとんどが前者で，また，胎内感染は1%，産道感染が99%といわれています。

母子感染予防事業（1985年開始）や輸血血液のスクリーニングによりそのキャリア率は激減しました。

母親がHBe抗原陽性にもかかわらず何ら予防措置をとらない場合は，児の約90%がキャリアとなります。また，母親がHBe抗体陽性キャリアの場合は，児がキャリアとなることは10%未満ですが，まれに生後数か月を経過してから，劇症肝炎を発症します。

■ 急性B型肝炎 acute hepatitis B

● 症 状

症状そのものはA型肝炎と区別できませんが，一般にA型肝炎[*2]より軽症で，また，成人B型肝炎における症状と比べても多くは軽症です。

● 検査・治療

HBs抗原とIgM型HBc抗体上昇で診断しますが，成人とは異なり，ときにIgM型HBc抗体が陰性の場合があるということに注意します。出現に数か月を要するHBs抗体は，急性期診断には利用できません。

急性肝炎の治療は，安静と対症療法です。

■ 慢性B型肝炎 chronic hepatitis B

● 症 状

小児ではほとんどが**無症状**です。症状を認める場合も，食欲がない，顔色が悪い，右季肋部に痛みを訴える，鼻出血を認める，など非特異的です。キャリアとなった場合，多くは20歳台前後に急性肝炎を発症し，さらにその後，seroconversion（HBe抗原消失，HBe抗体出現）を起こ

---

*1 Gianotti病
HBVの初感染によって生じるもので，皮膚症状，肝障害，表在リンパ節腫脹を来します。生後6か月～12歳に多く，皮膚症状としては，3mmくらいの紅斑性丘疹が多発します。約1か月で消退します。エコーウイルス9型，コクサッキーウイルスA16型，サイトメガロウイルス感染でも本症に類似した症状を呈することがあり，これをGianotti症候群と呼びます。
*2 A型肝炎 hepatitis A
A型肝炎ウイルス（HAV）による感染症で，流行性肝炎とも呼ばれます。慢性化することはありませんが，まれに劇症化します。食欲不振や全身倦怠感などに始まり，発熱，下痢，嘔吐，腹痛などの症状を経て黄疸が出現します。

し，肝機能が正常化します（ただし，一部の症例ではその後に「再活性化」がみられることあり）。

小児期に肝硬変や肝癌に進行するものは極めてまれです。

● 治　療

ペグインターフェロン peginterferon*の単独治療を基本とします。無効例には，核酸アナログ製剤を考慮します。

参考

B型肝炎の予防

HBs抗原陽性の妊婦から生まれた垂直感染リスクの高い新生児に対しては，母親のHBe抗原の陽性・陰性を問わず，HBs抗体含有ヒト免疫グロブリンを出生直後（12時間以内）に筋注し，受動免疫を高めます。さらに，B型肝炎ワクチンを出生直後（12時間以内），1か月および，6か月に計3回皮下注射し，能動免疫を高めます。9～12か月でHBs抗原／抗体の検査をします。これで，ほぼ100% HBs抗体を獲得できます。なお，現在では母体が非感染であっても，すべての児に水平感染予防目的として生後2か月から生後9か月（遅くとも1歳の誕生日の前日）までの間に，3回の定期予防接種が行われています。

② 新生児肝炎 neonatal hepatitis

STEP
新生児肝炎は
- 閉塞性黄疸を示す疾患で，新生児期から遅くとも2か月以内に発症
- 灰白色便を特徴とし，肝組織で多核巨細胞を認める

● 病　態

新生児期に発症し，乳児期の早期に肝内胆汁うっ滞を認める肝炎です。本症は肝炎ウイルスに起因するものではないことが確認されていましたが，明らかな原因は不明でした。近年は，生理的胆汁うっ滞による胆汁分泌の未熟性，胎児発育不全などによる周産期の低酸素および再灌流障害，敗血症などの細菌感染，経静脈栄養などによる経口栄養開始の遅延，などの複合的要因に起因すると考えられています。

● 症　状

生後1～3週（遅くとも2か月以内）に，黄疸，褐色尿，灰白色便などの閉塞性黄疸症状が出現します。1か月健診では，児の便の色に関する項目がありますが，これは本症と胆道閉鎖症を想定しています。

他覚的には，肝脾腫が確認できます。これは，後述する胆道閉鎖症（☞p.402）でも同じです。肝機能障害から，ビタミンD欠乏性くる病（☞p.284）の症状も出現します。

---

* ペグインターフェロン
インターフェロンをPEG（ポリエチレングリコール）で覆い，血中濃度が緩徐に上昇するようにしたものです。

第12章　肝・胆道・膵疾患　399

検　査

　直接ビリルビンの上昇のほか，ALP，γ-GTP，LAP などの肝・胆道系酵素の**軽度上昇**を認めます。血中胆汁酸も高値を示します。胆道閉鎖症と異なり，胆汁うっ滞でしばしば出現するリポ蛋白 X（異常なリポ蛋白の一種）は陰性です。

　腹部超音波検査では，胆囊，肝外胆管が確認できるため，胆道閉鎖症との鑑別（☞p.404 表 1）に役立ちます。

　十二指腸ゾンデで十二指腸液を採取すると，ほとんどの場合で**胆汁成分**が確認でき，胆道閉鎖症と鑑別できます。しかし，胆汁うっ滞が高度な症例ではそれも困難なため，試験開腹を行わなければなりません。このとき得られる肝組織には，胆汁うっ滞と**多核巨細胞**が多数認められる一方，線維化や細胆管増生は軽度です。

治療・予後

　特異的な治療法はなく，保存的治療が行われます。また，本症は胆汁うっ滞から脂溶性ビタミン吸収が低下し，欠乏症を起こしやすいので，これを補給します。

　予後は一般に良好で，多くは数か月〜1 年で胆汁うっ滞も肝炎も**自然治癒**します。しかし，一部に肝炎の遷延から肝硬変，そしてまれに肝癌へと進行するものがあり，このような場合は肝移植が必要になります。

③ 肝硬変 liver cirrhosis

病　態

　本症は，肝臓が高度の**線維化**を来し，結合組織が肝小葉を囲んで**偽小葉**を形成した病態です。小児ではまれにしか認められませんが，多くは乳児期に発症します。原因としては，後述する胆汁うっ滞（胆道閉鎖症や総胆管拡張症）や Wilson 病，高チロシン血症（☞p.253），ガラクトース血症（☞p.260）などの先天性代謝異常症などがありますが，最も多いのは**胆道閉鎖症**に起因するものです。

　成人では不可逆性の本症も，小児では**可逆性**のこともあります。肝炎ウイルスによる壊死後性肝硬変は，小児では極めてまれにしかみられません。

症状・治療

　代償期は無症状で，非代償期になって初めて症状が出現します。

　原因疾患を治療することで，症状が改善することもあります。したがって，**対症療法**を行いながら**肝移植の準備**を進める必要があります。

④ 肝内胆汁うっ滞 intrahepatic cholestasis

　肝内胆汁うっ滞とは，肝内胆管で胆汁排泄障害が起こることで，血中直接型ビリルビン，胆汁酸，コレステロールなどの胆汁成分が上昇した状態です。共通症状として，黄疸，皮膚瘙痒，黄色腫，脂溶性ビタミン吸収障害によるくる病や成長障害があります。

Alagille症候群

病　態

　　生後3か月以内に持続性肝内胆汁うっ滞の症状を呈する疾患です。発生段階の異常が原因と考えられ，**常染色体顕性遺伝**とされていますが，孤発例も認められます。20番染色体短腕に存在する *JAG1* 遺伝子の異常による Alagille症候群1型と1番染色体短腕に存在する *NOTCH2* 遺伝子の異常による Alagille症候群2型に区別されています。

症状・検査

　　肝外症状として，広く突出した前額部，小さい顎，幅広い鼻梁，眼の異常（後部胎生環；角膜周辺部の輪状の白濁）などの**特徴的顔貌**を呈し，成長に伴って顕著になります。ほかに，**脊椎形成異常**，末梢性肺動脈狭窄やFallot四徴症などの**心血管系異常**，成長障害，腎形成異常なども認めます。また，本症は症例ごとに重症度に大きな違いがあります。

　　肝生検では，**肝内胆管の減少**が認められます。

治　療

　　胆汁うっ滞，心血管奇形，腎機能低下やその他の臓器障害が治療の対象となります。

　　胆汁うっ滞に対しては，**利胆薬**（ウルソデオキシコール酸ursodeoxycholic acid など）の投与や，**脂溶性ビタミンの補充**を行います。

　　予後は比較的良好ですが，乳児期より顕性黄疸が持続する症例や，心不全あるいは腎不全を起こし死亡する例もあります。乳児期に肝症状を有する症例の30〜50％が最終的に**肝移植**を必要とします。

進行性家族性肝内胆汁うっ滞症Ⅰ型

progressive familial intrahepatic cholestasis type Ⅰ（PFIC-Ⅰ）

病態・症状

　　常染色体潜性遺伝で，18番染色体長腕に存在する *ATP8B1* 遺伝子の変異によるものです。

　　生後1〜2か月ころより，胆汁うっ滞による症状が出現するもので，毛細胆管膜における胆汁酸の排泄障害と考えられています。本症は，以前はByler病とも呼ばれていました。

検査・治療

　　検査では胆汁うっ滞が認められますが，診断に際しては，総コレステロールやγ-GTPが正常もしくは低値を示していることが参考になります。最終的には，症状と家族歴より診断します。

　　慢性に進行して学童期までに肝硬変となり，肝不全や感染症で死亡するというように，長期予後は不良で，思春期以降の生存の報告はありません。

　　治療は**肝移植**を検討します。

⑤ Wilson病

病　態

　　13番染色体長腕にあるP型ATPaseをコードする *ATP7B* 遺伝子の異常（常染色体潜性遺伝）によって，銅を胆汁中に排泄できなくなるのがWilson病です。したがって，銅が**肝臓に蓄積**す

るほか，同酵素を豊富に含む大脳基底核，角膜，腎臓の尿細管にも蓄積します。

● 症　状

ほとんどが肝機能障害で始まりますが，銅イオンによって起こる障害の程度により，劇症肝炎，急性肝炎，慢性肝炎，肝硬変（図1），溶血性貧血など多彩です（成人の初発症状は錐体外路症状など中枢神経症状が多い）。

図1　Wilson病の剖検写真

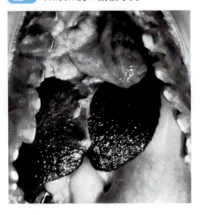

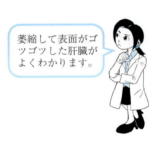

萎縮して表面がゴツゴツした肝臓がよくわかります。

● 検査・治療

血清セルロプラスミン低値および血中遊離銅高値（全血清銅は低値），尿中銅排泄の増加のほか，角膜Kayser-Fleischer（カイザー　フライシャー）輪などを認めます。

治療は低銅食療法と銅キレート剤（D-ペニシラミン D-penicillamine，トリエンチン trientine）や亜鉛の投与を行います。重症肝不全では肝移植を考慮します。

B　胆道系疾患
biliary system disease

1　胆道閉鎖症 biliary atresia（BA）

> **STEP**
> 胆道閉鎖症では
> ・黄疸の遷延，灰白色便，直接ビリルビン優位の上昇を来す（新生児肝炎と同様の臨床像）
> ・血清総ビリルビン値，AST，ALT が上昇

● 病　態

何らかの誘因が作用することで肝外胆管が完全に閉鎖してしまい，胆汁排泄が不能となると考えられています。原因としてはウイルス感染説が有力ですが，いまだに不明です。

閉塞部位から，Ⅰ型（総胆管閉塞），Ⅱ型（肝管閉塞），Ⅲ型（肝門部閉塞）に分類されます（図2）。わが国では，**Ⅲ型が最も多く**なっています。本症は，女児に好発します。

生後1か月時点での便色調のカード（便色カード）は母子健康手帳に収載されており，7段階の色調のうち，白色に近い1〜3段階の場合には，小児科などを直ちに受診するよう書かれています。

図2 胆道閉鎖症の病型分類

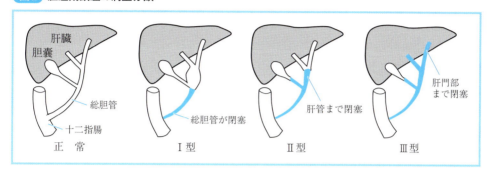

症状

新生児期〜乳児期早期に，黄疸，灰白色ないし淡黄色便（図3），濃褐色尿，肝腫大など，**新生児肝炎と同様の臨床像**を示します。黄疸は，**新生児黄疸がそのまま遷延**して生後1か月ころから増悪する場合や，生直後は順調で新生児黄疸が消退したのに，生後3週ころから再度出現する場合もあります。頻度として多いのは前者です。

元気は良く，哺乳も良好なことが多いので，灰白色便と黄疸以外は，初期症状に乏しいことに注意しましょう。なお，肝線維化が進行すると脾腫も認められるようになります。

本症は胆汁を排泄できないため，胆汁うっ滞→肝硬変→肝不全→死という経過をたどります。

図3 胆道閉鎖症の便の写真（107-D-37）

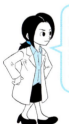

症例は生後25日の男児です。皮膚の黄染を主訴に来院しました。写真は来院時の患児の便で，やや灰白色を呈しています。

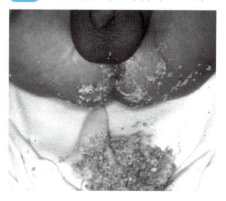

検査

血液検査

新生児肝炎とほぼ同様の検査所見を示します。

血清総ビリルビン値が次第に上昇し，大部分が直接ビリルビンとなります。黄疸が明らかになるころにはASTとALTが中等度上昇を示します。ALP，γ-GTP，LAPのほか，総コレステロールが高値を示します。

リポ蛋白Xは陽性を示します（ただし，生後2か月以内では陰性例も少なくない）。

● 十二指腸液検査

十二指腸液を採取しても，新生児肝炎とは異なり，胆汁成分は検出されません。

● 腹部超音波検査

胆嚢の形態異常や低形成がみられるほか，哺乳時に胆嚢収縮を認めず，triangular cord sign（肝門部での門脈前方の三角形あるいは帯状高エコー）を認めます。

● 肝・胆道シンチグラフィ

^{99m}Tc-IDA，^{99m}Tc-PMT によるシンチグラムで核種の排泄は認められません。したがって，腸管は描出されません。

● 内視鏡的逆行性胆道膵管造影検査（ERCP）

Ⅰ型とⅡ型では胆道が途切れているのが確認でき，Ⅲ型では総胆管が全く写らないなどの所見が得られます（新生児肝炎では，胆道が正常に造影されることが多い）。

● 試験開腹・術中造影検査

新生児肝炎とは異なり予後不良であるため，診断困難な場合は試験開腹を行い，直視下での診察や，術中造影で胆道系の状態を見て，診断を確定することが必要になります。肝組織像では，肝細胞変性，線維化，細胆管増生がみられます。

表1に新生児肝炎との鑑別点をまとめます。

表1　胆道閉鎖症と新生児肝炎の鑑別

	胆道閉鎖症	新生児肝炎
性　別	女児に多い	男児に多い
血清ビリルビン	直接ビリルビン優位	直接ビリルビン優位
リポ蛋白X	陽　性	陰　性
十二指腸ゾンデ	胆汁成分なし	胆汁成分あり
腹部エコー	多くは胆嚢非描出（形態異常・低形成）triangular cord sign	胆嚢描出
肝胆道シンチグラフィ（十二指腸への核種の排出）	なし（腸管非描出）	あり（腸管描出）
内視鏡的逆行性胆道膵管造影（ERCP）	胆道の途切れ，総胆管が造影されない	胆道描出
肝組織像	肝細胞変性，線維化，細胆管増生	多核巨細胞

治　療

　生後60日以内に，外科的に胆道閉鎖を解除しないと，2歳ころまでに**胆汁性肝硬変***に陥り，**肝不全**で死亡します。吻合可能例（Ⅰ型，Ⅱ型）では，開存する肝管と腸管を吻合します（肝管空腸吻合術）。吻合不能例（Ⅲ型）では，肝外胆道の切除に加えて，肝門部実質の一部を掘り込み，この部分に直接空腸を吻合します（肝門部空腸吻合術）。手術的に減黄が得られない症例には，肝移植が適応となります。

　経過中は，脂肪吸収障害と脂溶性ビタミン（☞p.39脚注）欠乏に注意を要します。

　術後合併症には，早期にみられる逆行性胆管炎，肝内胆道感染や肝膿瘍，そして中長期にみられる肝線維化，肝硬変への進行，門脈圧亢進に伴うもの（食道・胃静脈瘤とそこからの出血，高アンモニア血症，脾腫，脾機能亢進に伴う血小板減少）などがあります。

② 先天性胆道拡張症 congenital biliary dilatation

> **STEP** **先天性胆道拡張症の主な症状は**
> ・1歳未満では，黄疸，腹部腫瘤，灰白色便（腹痛はまれ）
> ・年長児では，腹痛，消長のある黄疸と腹部腫瘤

病　態

　総胆管が囊腫状あるいは紡錘状に**拡張**した疾患で，膵管胆管合流異常（両管が十二指腸壁外で合流）を高率に伴います。肝管から肝内胆管へかけての拡大を伴っていることも多いため，先天性総胆管拡張症と先天性胆道拡張症を同義とする場合もあります。

　原因は**不明**ですが，総胆管壁が先天的に弱いところに，膵管胆管合流異常（十二指腸外なので括約筋の作用が及ばない）によって膵酵素と胆汁酸が混ざり，膵酵素が活性化されて，総胆管炎と膵炎を起こすことが発症に関係すると考えられています。

　欧米に比べわが国に多い疾患で，しかも女児に多くみられます。**大半が2歳未満**の乳幼児期に発症しますが，なかには無症状で経過し，10～20歳代に発症することもあります。放置すると**胆管癌**に進展することがあります。

症　状

　黄疸，腹部腫瘤，腹痛が三主徴といわれていますが，同時に3つがそろうことはあまりありません（1歳未満では特に**腹痛が欠け**やすい）。乳児期早期であれば遷延性黄疸，それ以降の乳児期でも黄疸，灰白色便，嘔吐をきっかけに受診することが多くなっています。

　黄疸は，囊腫となった拡張部位の出口が狭窄していることによる胆汁うっ滞に起因するもので，**灰白色便を伴う**こともあります。幼児や**年長児**では，**腹痛が主な症状**となります。胆汁うっ滞は経過中に変化するので，**黄疸は消長**を認めます。**腹部腫瘤**は拡張した**総胆管**によるもので，これも**消長**を認めます。

---

*　**胆汁性肝硬変** biliary liver cirrhosis
胆汁として肝臓から出ていくべき物質が肝臓にうっ滞するために，肝細胞が壊死して肝硬変を来したものです。黄疸は高度で，高ビリルビン血症は直接型が優位です。原発性と続発性の2つのタイプがあります。

10歳代以降に発症する場合は，多くが反復する腹痛や黄疸を初発症状とします．腹痛は右季肋部に強いことが多く，感染などによる胆管炎から生じるため，しばしば発熱を伴います．

検　査

肝機能検査で胆汁うっ滞所見が認められますが，比較的軽度です．膵管胆管合流異常を合併する場合は，総胆管に逆流する膵液アミラーゼにより，急性膵炎（p.407）と同様にしばしば**高アミラーゼ血症**を伴います．

腹部エコーで，総胆管が囊腫状あるいは紡錘状に**拡張**しているのが確認できます．

ERCPでは膵管胆管合流異常（図4右）を探れますが，侵襲があるので，実施には注意を要します．

また，胆道，膵，腸管，血管などの位置関係が把握しやすい腹部CTも有用です（図4左）．

近年では，磁気共鳴胆管膵管撮像magnetic resonance cholangiopancreatography（MRCP）の有用性が報告されています．

図4 先天性胆道拡張症の腹部造影CT（左）と手術時の胆道造影像（右）

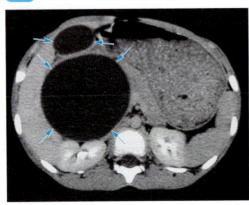 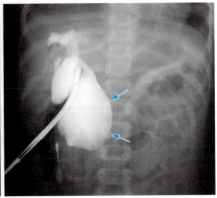

著明な胆道拡張（↑）

治　療

原則は手術治療で，拡張部を切除し，肝管空腸吻合術を行います．術後の胆道感染に注意すれば，予後は良好です．長期的には，胆道癌の発生に注意しながら経過観察します．

③ 先天性肝内胆管拡張症 congenital intrahepatic ductal dilatation

病　態

文字どおり，先天的に肝内胆管が多発性囊腫状あるいは紡錘状に拡張したものですが，拡張を来す原因は不明です．本症は**Caroli病**（カロリ）とも呼ばれ，しばしば**先天性肝線維症***を合併します．

---

* **先天性肝線維症** congenital hepatic fibrosis（CHF）
肝腫大と門脈圧亢進症を主症状とする疾患で，多くは幼児期〜思春期に消化管出血と胆道系の感染症を主訴に発症します．本症では，門脈域に限局した線維組織増生が認められ，その部位に胆管の拡張増生が確認されますが，細胞浸潤はみられず，小葉構造は保たれています．

● 症　状

　小児期〜若年期に，発熱，腹痛，黄疸などの症状を繰り返し，胆管炎を起こしていることから発見されます。肝線維化を合併すると門脈圧が亢進し，小児期から**門脈圧亢進症**＊が出現します。

● 検査・治療

　血液検査では胆汁うっ滞が，腹部エコーでは拡張した肝内胆管の所見が得られます。

　肝内胆管の異常なので，外科的治療は事実上不可能です。したがって，対症的にコントロールしますが，予後は不良です。

C　膵疾患 pancreatic disease

1　輪状膵 annular pancreas

● 病　態

　本来なら十二指腸は膵臓を回り込むような形で膵頭部に接していますが，膵臓の発生過程の異常により，**膵臓が十二指腸下行脚を輪状に取り囲んでしまったものです**（図5）。十二指腸内腔の狭窄を来すこともあります。同部における通過障害が高度な場合は，先天性十二指腸閉鎖と同様の症状になります。

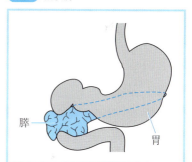

図5　輪状膵

● 症　状

　通過障害の程度が軽いと，無症状の場合もありますが，通過障害が強い場合は，**新生児期**に発症します。

● 治　療

　通過障害が軽度の場合は保存的に対症療法を行いますが，新生児期に発症するような高度なものでは，胃空腸吻合術が必要になります。

2　急性膵炎 acute pancreatitis

● 病　態

　膵臓の**自己消化**による急性炎症で，消化酵素が炎症性サイトカインを誘導し，そこに感染，播種性血管内凝固症候群（DIC：☞p.142脚注），低酸素血症などが加わることで，**多臓器不全**へと進展する疾患と考えられています。小児でもまれではなく，重症化すると死亡することもあります。

　成人ではアルコールや胆石が原因となることが多いのですが，小児では感染症（ムンプスは重

＊　門脈圧亢進症 portal hypertension
門脈系のどこかに生じた血行異常によって門脈圧が上昇し，特有の臨床症状を呈する疾患の総称です（原因疾患の代表は肝硬変）。脾機能亢進症，食道胃静脈瘤，痔静脈瘤，腹壁皮下静脈怒張（「メデューサ頭」），腹水貯留，肝性脳症など，種々の症状を来します。

要：☞p.155），胆道系疾患，薬剤起因性（急性リンパ性白血病などに用いられる L-アスパラギナーゼなど），腹部外傷，全身疾患，代謝性疾患などさまざまです（表2）。

表2 小児急性膵炎の主な原因

感染症	流行性耳下腺炎，麻疹，風疹，A型肝炎，EBウイルス，マイコプラズマ
胆道系疾患	先天性胆道拡張症，胆石症，膵・胆管合流異常症
薬剤起因性	ステロイド，アセトアミノフェン，フロセミド，L-アスパアラギナーゼ
腹部外傷	交通事故，腹部の手術，児童虐待
全身性疾患	尿毒症，副甲状腺機能亢進症，SLE，若年性特発性関節炎，IgA血管炎，Reye症候群
代謝性疾患	糖尿病，脂質異常症，ヘモクロマトーシス

症 状

　腹痛（背部への放散痛を訴えることもある），発熱，悪心・嘔吐で，胆道疾患を伴っていれば**黄疸**もみられます。重症例では，血圧低下，頻脈，冷汗，チアノーゼといったショック症状を認めますが，特異的といえる症状はありません。冷汗が強いと，激烈な膵炎が存在するにもかかわらず，発熱が明らかでないことすらあります。横隔膜に炎症が波及すると，膵臓側（左側）に胸水貯留が認められることもあります。

　重症例では，側腹部あるいは臍周辺の皮膚が暗赤色や黄褐色に着色することがあります。左側腹部の着色を Grey Turner徴候，臍周辺の着色を Cullen徴候と呼びます。

検 査

生化学検査

　膵酵素の上昇がみられれば診断されます。**血清アミラーゼ，リパーゼ，エラスターゼ-1活性**が発症とほぼ同時に**上昇**します。特に血清リパーゼは膵特異性が高い酵素です。血清アミラーゼについては，膵特異性の高いP型アミラーゼ高値を確認します。

腹部X線撮影

　膵臓に隣接する小腸や横行結腸に限局性の**麻痺性イレウス**を来し，腹部X線撮影で colon cut off sign[*1]を見ることがあります。小腸間膜に炎症が波及すると，sentinel loop sign[*2]を認めます。

腹部造影CT

　初期病変として腫大した膵臓と，その周囲に貯留した液体をとらえることができます。急性膵炎の進展とともにCT像は変化するので，重症度の分類ができます。

＊1　colon cut off sign
　急性膵炎において，ガスで拡張した横行結腸が，脾彎曲部で急に消失する像のことです。炎症が脾結腸間膜を介して波及し，脾彎曲部でけいれん性イレウスを起こすことによって生じます。
＊2　sentinel loop sign
　急性膵炎において，ガスで拡張した左上腹部空腸の像のことです。局在性の急性膵炎でみられる限局性麻痺性イレウスによるものです。

腹部超音波検査

麻痺性イレウスによって貯留した消化管ガス像が障害物となり，膵臓が描出されにくくなりますが，侵襲性がないので他疾患との鑑別の意味も含めて行います。

治　療

方　針

劇症化すると DIC や多臓器不全で死亡する危険もあるため，診断がつき次第，治療を開始します。重症度の判定は厚生労働省難治性疾患克服研究事業難治性膵疾患に関する調査研究班の判定基準（2008年改訂）に従います。

急性期の治療

初期治療の基本は，膵臓の安静です。**絶食，胃内容の持続吸引，H_2受容体拮抗薬の静脈内投与**を行います。抗酵素薬のメシル酸ガベキサート，メシル酸ナファモスタット，ウリナスタチンulinastatin は，活性化した膵酵素を不活性化するのみでなく，抗トロンビン作用もあるので DIC や多臓器不全を予防する意味からも重要です。

膵周囲の水分や電解質の喪失，嘔吐，そして治療のための胃内容吸引によって，脱水と電解質異常が避けられません。循環血液量減少性ショック*や，膵壊死による糖尿病状態（インスリンが不足する）となる危険もあります。そのために，細胞外液補充液の急速輸液，カルシウムやアルブミンの補給，アシドーシス補正，高血糖を認めればそれに対する治療が必要です。

感染性膵壊死や膵膿瘍，敗血症の予防・治療のために，胆道移行性が良く，腎毒性が少ないペニシリン系やセフェム系抗菌薬を静脈内投与します。

疼痛に対しては，膵液分泌を抑制し，oddi括約筋の緊張を減らす鎮痛・鎮痙薬を用います。ただし，鎮痛薬のモルヒネはoddi括約筋の攣縮を起こすため原則として使用しません。

---

*　**低容量性（循環血液量減少性）ショック** hypovolemic shock
酸素を運搬する血液が失われた病態です。出血が原因となることが多いため，その場合は出血性ショックhemorrhagic shock とも呼ばれますが，急性膵炎，嘔吐，下痢，重症熱傷などで大量の細胞外液が失われた場合にも生じます。

第13章
悪性腫瘍
malignant tumor

A 小児悪性腫瘍の特徴

小児では，組織学的には**癌腫は少なく**（成人では癌腫が多い），多いのは白血病や横紋筋肉腫に代表される**肉腫**です。また，発達途上の胎児期組織（発生段階初期の**未分化細胞**）から**発生**したと考えられるものが多いのも特徴です。神経芽腫，Wilms腫瘍（腎芽腫），肝芽腫，網膜芽腫が小児悪性腫瘍の代表です。

先天異常との関連

小児悪性腫瘍は，先天奇形も含めて何らかの先天異常との関連性をもつものが少なくありません。癌遺伝子や癌抑制遺伝子の関与から，染色体異常の影響も大きいといえます。悪性腫瘍の原因あるいは合併しやすい先天異常として，表1のものがあります。

表1 小児悪性腫瘍の原因あるいは合併しやすい先天異常

悪性腫瘍	先天異常
白血病	Down 症候群，Klinefelter 症候群，Marfan 症候群，Fanconi 貧血，Louis-Bar 症候群，X 連鎖免疫不全，重症複合免疫不全
褐色細胞腫	神経線維腫症，von Hippel-Lindau 病
Wilms 腫瘍	尿道下裂，虹彩欠損症
悪性リンパ腫	免疫不全症候群，Louis-bar 症候群
奇形腫	Turner 症候群
性器腫瘍	停留精巣
皮膚癌	色素性乾皮症

好発期と疫学

小児悪性腫瘍は，生後1年以内に好発することから，発生段階初期つまり胎生期にすでに腫瘍が育ち始めていると考えられます。年齢により好発する腫瘍はある程度決まっており（表2），発生率は一般に学童期～思春期と成長するに伴って低下します。

わが国の2023年の年齢階級別死因順位において，悪性新生物は5～9歳で1位と，小児の死因として大きな要因となっています。

表2 悪性腫瘍と好発期

好発期	悪性腫瘍
乳児期	網膜芽腫，神経芽腫[†]，肝芽腫，Wilms 腫瘍（腎芽腫），精巣腫瘍（卵黄嚢腫，奇形腫）
幼児期	白血病，軟部腫瘍（横紋筋肉腫など），脳腫瘍，神経芽腫[†]，耳下腺混合腫瘍，奇形腫
学童期	脳腫瘍，骨腫瘍

† 神経芽腫の好発年齢は，0歳と3～4歳の二峰性

非特異的で乏しい症状

小児悪性腫瘍も成人と同様に，自・他覚症状は乏しいことが多く，不機嫌，何となく元気がない，体重減少，不明熱，貧血，四肢の痛みなど非特異的で，感染症や膠原病と類似しています。進行して**腫瘍による圧迫症状**，**転移による全身症状**（転移のある臓器の機能不全）が出現して初めて受診し，診断されることも少なくありません。この早期発見が困難という傾向は，胸腔内腫瘍や腹腔内腫瘍でより顕著です。

診断に要する主な検査の種類

原発部位および病期の診断は，超音波検査，CT，MRIを基本とします。特異的シンチグラフィがあればそれも利用します。栄養血管を描出する血管造影検査も有用ですが，現在ではMRAが主流になっています。

確定診断は，その腫瘍に固有の腫瘍マーカーが存在すればそれを参考にしつつ，最終的には病理組織学検査で下すことになります。

治療上の注意点

治療計画を立てるうえで重要なことは，小児は成長・発達の過程にあるということです。化学療法や放射線療法によって悪性腫瘍は完治できても，その副作用のために，児の生涯を決定づけるような身体発育遅延や精神発達障害が残ってしまうこともあります。

Wilms腫瘍（腎芽腫），悪性リンパ腫，Ewing肉腫については，治療の進歩で予後は大きく改善しましたが，脳腫瘍や進行した神経芽腫，骨肉腫の予後はいまだに厳しいものがあります。

B 神経芽腫
neuroblastoma

> **STEP**
>
> 神経芽腫は
> - 交感神経節細胞へ分化する途上に発生したもので，カテコールアミンを産生
> - 主症状は，腹部腫瘤，Horner症候群，歩行障害，膀胱直腸障害など
> - 尿中のVMAとHVAの高値で診断

病　態

神経堤neural crest由来で，交感神経節細胞へ分化する途上で発生し，カテコールアミン（☞p.237脚注）を産生します。多くが副腎髄質より発生するため，腹部腫瘤として発見されることがしばしばですが，後腹膜，後縦隔，頸部交感神経節などからも発生することがあります。

疫　学

表2（p.410）に示したように，好発年齢のピークが0歳と3〜4歳にあり，以後は成長に伴って減少します（4歳以前での発症がほとんど）。0歳発症では予後は比較的良好ですが，3〜4歳の発症では不良です。

好発転移部位は，骨，骨髄，肝臓，眼窩で，肺や脳への転移はまれです。

病　理

未分化な小円形細胞からなり，非Hodgkinリンパ腫（☞p.459），横紋筋肉腫（☞p.420），Ewing肉腫（☞p.421）に類似しています。腫瘍細胞の分化度の低いほうから，神経芽腫，神経節芽腫，神経節腫と細分化されます。神経節腫は神経細胞へ分化した細胞のみからなるもので，

第13章　悪性腫瘍　**411**

良性腫瘍であるため転移を起こしません。

病期分類

　神経芽腫の予後は病期により大きく異なるため，その決定が重要です。近年用いられている国際神経芽腫リスクグループ分類International Neuroblastoma Riskg Group（INRG）を表3に示します。本分類は，術後の病期分類で，腫瘍切除ができたか否かによって病期を分けています。

　なお，病期4Sは，病期4と同じく皮膚，肝臓，骨髄に転移がありますが，1歳未満のケースでは無治療で自然治癒する場合もあるなど，病期4と比べてはるかに予後良好です。そのためspecialの意味のSを付けています。

表3　INRG病期分類

L1	遠隔転移のない局所性腫瘍で，IDRFを有さない
L2	遠隔転移のない局所性腫瘍で，IDRFを有する
M	遠隔転移を有する腫瘍（病期MSを除く）
MS	月齢18未満で皮膚。肝，骨髄にのみ転移を有する腫瘍

IDRF：image-defined risk factor. 画像診断から推定した手術のリスク。

予後因子による分類

　表4に示す因子が，神経芽腫の予後に大いに関係します。また，治療法選択にも関係します。

　本症は診断時の患児の年齢によって予後が大きく異なります。18か月未満であれば"低リスク群"，18か月以上であれば"中間リスク群"，1歳〜5歳を"高リスク群"としています。

　*MYCN*遺伝子は，胎生期に神経芽細胞などの細胞の成長に関与する遺伝子で，**増幅**（複数のコピー）は本症の**高リスク群**（予後不良）であることを示唆しています。逆に，増幅していない（単一のコピー）の場合は比較的良好なことを示唆しています。また，*MYCN*遺伝子の増幅は，予後不良因子である**1番染色体短腕（1p）の欠失**と**17番染色体長腕（17q）の増加**に関連しています。

　*TRKA*遺伝子は，神経細胞を増加させるnerve growth factor受容体（TrkA受容体とも呼ばれる）をコードしています。つまり，この*TRKA*遺伝子が**発現**している神経芽腫は，神経細胞へ分化していく可能性が高いので，予後は**比較的良好**なことを示唆しています。

表4　神経芽腫の予後因子

生物学的因子	低リスク群	中リスク群	高リスク群
発症年齢	18か月未満	18か月以上	18か月〜5歳
病　期（INSS）	1，2，4S	3，4	3，4
*MYCN*遺伝子	増幅なし	増幅なし	増幅あり
組織像（INPC†）	良　好	さまざま	不　良
1p欠失	まれ	少　数	あ　り
17q増加	まれ	あ　り	あ　り
*TRKA*遺伝子	高発現	低発現〜なし	低発現〜なし
予　後	良　好	中等度	不　良

† 国際神経芽腫病理学分類の略

症　状

　腫瘍は，凹凸不整な可動性の乏しい**硬い腹部腫瘤**として触知され，浸潤傾向を示すため**増大すると正中線を越えて広がります**（☞p.52図1）。増殖が早ければ，貧血，発熱，食欲不振などの全身症状も呈します。

　初発部位が頸部〜上胸部交感神経節では，腫瘍の成長に伴って星状神経節が圧迫されればHorner症候群＊を呈します。また，交感神経幹（Th_1〜L_2）では，脊髄が圧迫されれば歩行障害や膀胱直腸障害などの脊髄症状を呈します。まれに，血管作動性小腸ペプチド（VIP）を産生するものがあり，難治性の下痢や低Cl血症を引き起こします。

　縦隔に発生した場合には，特異的な症状に乏しく，胸部X線撮影で偶然に発見されることがあります。

　また，本症は早期に転移するため，転移先の症状が初発症状であることもしばしばです（表5，図1）。

表5　神経芽腫の転移部位と症状

転移部位	症　状
頭蓋骨（特に眼窩）	眼球突出，眼瞼周辺の出血斑，頭蓋の変形
骨　髄	貧血（骨髄における腫瘍細胞のロゼット形成），腫瘍細胞浸潤に伴う骨痛・関節痛
肝　臓	肝腫大，腹部膨満，皮膚の溢血斑
リンパ節	リンパ節腫脹

図1　神経芽腫の顔面の写真

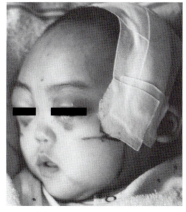

眼球突出と眼瞼周辺の出血斑，および頭部の変形が認められる。

＊　Horner症候群
　瞳孔を支配する交感神経の機能が障害されるために生じるものです。縮瞳，眼瞼下垂，眼裂狭小を来します。

検査

腹部腫瘤で受診したものには，超音波検査，CT，MRI，MIBGシンチグラフィなどを行い，本症が疑われれば血液検査と尿検査を行います。CT，MRI，MIBGシンチグラフィからは，転移の有無を知ることができ，病期診断も行えます。骨髄への転移は骨髄穿刺で調べます。

診断を確定させ，また治療方針を立てるために，神経芽腫に特異性が高いモノクローナル抗体による免疫組織検査や，上述した*MYCN*遺伝子の増幅や染色体の1p欠失の有無などを調べます。

生化学検査

尿中のバニリルマンデル酸vanillylmandelic acid（VMA）とホモバニリン酸homovanillic acid（HVA）の測定により，ほとんどが診断可能です。まれに，VMAとHVAが陰性で，ドーパミンが陽性の例も存在します。血清NSE（neuron specific enolase）も診断の補助となります。これらのマーカーによって，治療後の経過観察期間中の病勢を調べることも可能です。

画像診断

腫瘍の像が得られます（図2）。CTやMRIでは，腫瘍内部の出血や壊死が不均一な像として描出されるほか，石灰化が確認されることもあります。この石灰化は，腹部X線撮影でも確認できます。

MIBGシンチグラフィで，カテコールアミン産生細胞と骨転移巣がhot spotとして描出されます。

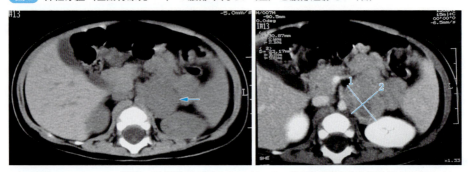

図2 神経芽腫（左副腎原発：←）の腹部単純CT（左）と腹部造影CT（右）

造影CTにおいて，腎臓の造影効果が見られるが，その腹側の腫瘍は造影効果がほとんど見られない。腫瘍部の数字は大きさを表す（1＝30.87mm，2＝23.17mm）。

治療

治療法は，病期，年齢，腫瘍細胞内の癌遺伝子である*MYCN*遺伝子の増幅の有無，国際病理分類などの予後因子を用いて分類したリスク群（低，中，高）に応じて選択します。ここでは治療法の概略を表6（p.415）にまとめるにとどめます。

予後良好な群に属する児に対し，不必要に強力な治療が加えられないようにすることも，このように治療法が細分化されている理由の1つです。

表6 神経芽腫の治療

亜分類	病期	治　療
低リスク群	病期1	腫瘍摘出
	病期2	腫瘍摘出（局所再発した場合は，化学療法や放射線療法を行うこともある）
	病期4S	経過観察
中リスク群		主に腫瘍摘出と化学療法（化学療法に対して感受性が高くないものには放射線療法）
高リスク群		導入化学療法→高用量化学療法→自家骨髄移植または自家幹細胞移植

※化学療法は，ビンクリスチン，シクロホスファミド，シスプラチン，ピラルビシンなどを組み合わせて行う。

C | Wilms腫瘍（腎芽腫）
Wilms tumor（nephroblastoma）

泌尿器系組織に発育していくはずの後腎芽細胞が，何らかの理由で未分化なまま遺残し，悪性化して腫瘍となったものが本症です。

本症はさまざまな奇形にみられますが，なかでもWAGR症候群[*1]とBeckwith-Wiedemann症候群[*2]との合併は有名です。

STEP
Wilms腫瘍は

- **2歳までに約半数が発症**
- **泌尿器系の奇形合併が多い**
- **腹部腫瘤は正中線を越えない**
- **治療は外科的に腫瘍を摘出し，化学療法さらに放射線照射**

● 疫　学

固形腫瘍としては神経芽腫に次いで多く，**2歳までに約半数**が，5歳までに約90％が発症します。停留精巣，尿道下裂，重複尿道，馬蹄鉄腎などの**泌尿器系の奇形**をしばしば合併します。本症の**約80％は非遺伝性**で，約20％に家族的集積傾向が認められます。

ほとんどが片側発生ですが，約5％は両側性という特徴を有します。

● 病　理

病理組織上は，未分化腎芽細胞，間質成分，上皮性成分の三者を基本としています。そして，

＊1　WAGR症候群

11p13の片側の欠失による遺伝性疾患で，Wilms腫瘍Wilms' tumor，無虹彩症aniridia，泌尿生殖器異常genitourinary anomalies，発達遅滞range of developmental delaysを四徴とします。WAGRとは，この四徴の頭文字をとったものです。

＊2　Beckwith-Wiedemann症候群

巨舌，腹壁欠損（臍ヘルニアなど），過成長を三徴とする遺伝性疾患で，責任遺伝子は11番染色体短腕上の11p15.5にあります。Wilms腫瘍または肝芽腫などの悪性腫瘍を比較的高率に合併します。

第13章　悪性腫瘍　415

これらの成分が退形成に陥っている退形成腎芽腫は予後不良群ですが，それ以外のWilms腫瘍は予後良好群となっています。なお，現在はWilms腫瘍とは独立した疾患と位置付けられている腎明細胞肉腫[*1]と腎横紋筋肉腫様腫瘍[*2]は，予後不良群です。

病期分類としてはアメリカのNational Wilms Tumor Study（NWTS）分類（表7）が一般的です。腫瘍を完全に摘出できたか否かで病期が変わっています。

表7　Wilms腫瘍のNWTS病期分類

病期Ⅰ	腫瘍は腎内に限局しており，完全摘出可能。腎被膜への浸潤や，摘出前の被膜破綻を認めず，残存腫瘍なし。
病期Ⅱ	腫瘍は腎外へ進展しているが，完全摘出可能。被膜，腎洞の血管への局所浸潤，腫瘍生検または手術中に局所的腫瘍散布あり。局所の腎外血管への浸潤あるいは腫瘍塞栓がある。
病期Ⅲ	腹部に限局した非血行性残存腫瘍がある。すなわち，腎門部，腹部大動脈周囲のリンパ節転移，術前・術中の広範な腹腔内腫瘍散布，腹膜播種，重要臓器・組織への浸潤のため，完全摘出不能。
病期Ⅳ	病期Ⅲを越えて血行性遠隔転移（肺，肝，骨，脳などへの），あるいは腹部・骨盤部以外のリンパ節転移がある。
病期Ⅴ	診察時に両側腎の腫瘍を認める。

症　状

約80％が**腹部腫瘤**として発見されます。そのほか，発熱，腫瘍の消化器圧迫による腹痛（腫瘍より出血するとより高度となる），嘔吐，便秘，食欲不振（訴えられない場合は不機嫌など）を呈します。ところが，血尿の出現頻度は約25％に過ぎません。腫瘍から**レニン**[*3]や**エリスロポエチン**[*4]が分泌されることで，ときに**高血圧**がみられます。

本症の腹部腫瘤は，神経芽腫と比べると**表面平滑**で軟らかい（神経芽腫，肝芽腫は表面凸凹がある），浮遊感がある，**正中線を越えない**（p.417図3，☞p.52図1），という特徴があります。

リンパ行性に腎動脈リンパ節と大動脈周囲リンパ節に転移，さらに血行性に**肺転移**を来します。ときに，肝臓や骨に転移することもあります。

＊1　明細胞肉腫 clear cell sarcoma of the kidney（CCSK）
体の軟部組織から生じる腫瘍のうち，横紋筋肉腫を除くものをいいます。間葉系細胞から発生すると考えられています。

＊2　腎横紋筋肉腫様腫瘍 rhabdoid tumor of the kidney（RTK）
小児腎腫瘍の約2％を占める比較的まれな腫瘍です。腫瘍の起源細胞はいまだにわかっていません。

＊3　レニン renin
傍糸球体装置から分泌されるホルモンです。レニンはアンジオテンシンの前駆体であるアンジオテンシノーゲンを分解し，昇圧作用のあるアンジオテンシンⅡを産生させます。傍糸球体装置は腎臓の細動脈内圧の変化を感じ取り，腎動脈圧（細動脈内圧）が低下するとレニンの分泌が亢進し，上昇すると分泌が低下します。ラテン語でrenは腎，angioは血管，tensinは収縮の意。

＊4　エリスロポエチン erythropoietin
腎臓で作られる糖蛋白質で，赤血球系幹細胞のmRNAに働きかけてヘモグロビンの産生を亢進させて赤血球の増殖を促進させます。エリスロポエチンは，腎臓の酸素分圧が低下するとその産生が増加し，腎臓の酸素分圧が上昇するとその産生が抑制されるというフィードバック機構をもっています。ギリシャ語でerythroは赤，poieは生産の意。

図3 Wilms腫瘍の腹部の写真

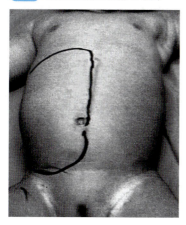
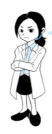

写真で示したマーカーは腫瘤の範囲で、正中線を越えていないのがわかります。

検　査

生化学検査

本症には特異的な腫瘍マーカーはありませんが、前述したようにときにレニンやエリスロポエチン値の上昇をみることがあります。

画像診断

腹部X線撮影で均一な腫瘍陰影が見られるほか、被膜に沿った**線状の石灰化**を認めることがあります。肺転移を来しやすいことから、胸部X線撮影で陰影が認められることもあります。

腹部エコーでは、境界明瞭な充実性腫瘤が描出され、**腹部CT**および**MRI**では、**原発部位**や**転移の有無**が確認できます（図4）。

静脈性腎盂造影では、**腎盂腎杯像の変形と偏位**が明らかとなります。副腎原発の神経芽腫ではこのような変形は見られません。

図4 Wilms腫瘍の腹部造影CT（88-E-32）

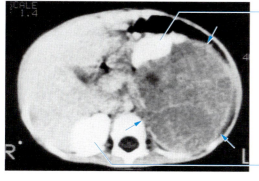
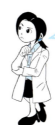

左腎／右腎

症例は2歳の男児です。腹部に腫瘤を触れたため来院しました。左上腹部はやや膨隆し、径12cmの弾性硬で表面平滑な腫瘤を触れました。写真は来院時のもので、増大した腫瘍（↑）により前方に圧排された左腎が認められます。

治療・予後

治療は、アメリカのNational Wilms Tumor Studyによるプロトコールに沿って行われます。

Wilms腫瘍は、巨大でも被膜に浸潤していなければ全摘可能です。放射線感受性が高いことも成人の腎癌と異なります。したがって、外科的に腫瘍を摘出し（摘出不能であれば生検にとど

め），進展度から病期を決定，さらに組織学的所見から予後良好群か予後不良群かを判定し，化学療法を行います。

予後良好群の病期Ⅰ～Ⅳでは，原則として，**術後にビンクリスチン vincristine とアクチノマイシン D actinomycin D を組み合わせた化学療法**を短期間行います。病期ⅢとⅣには**放射線療法**も行います。

予後不良群では，病期にかかわりなく強力な化学療法を行います。また，ほとんどが**放射線治療**も適応となります。

病期Ⅴは両側性であり，「腫瘍摘出術によって救命はできたが，腎不全となった」という事態を避けるため，まず両側生検を行い，その結果に応じて化学療法を先行させ，腫瘍を縮小させてから腫瘍摘出術を行います。

D 肝芽腫
hepatoblastoma

肝芽細胞 hepatoblast が正常に分化せず，腫瘍となったのが本症です。どの段階で肝芽腫になったかで，高分化型，低分化型，未分化型に分類されます。

STEP
肝芽腫は
- 1歳ころが発症のピーク
- 腹部腫瘤が主症状で肝機能障害はほとんどない
- AFP値が診断と治療効果の判定に有用

● 疫　学

小児肝癌の80％以上をこの肝芽腫が占めています。肝細胞癌が年長児にみられるのに対して，肝芽腫の**発症のピークは1歳ころ**で，5歳以降ではまれにしかみられません。本症では，B型肝炎ウイルスもC型肝炎ウイルスも陰性で，肝硬変の合併も認められません。

● 症　状

腹部膨満や**腹部腫瘤**を主訴に来院したり，他の理由で診察を受けたときに偶然肝腫大を指摘されたりすることをきっかけに診断されます。腫瘤は腹壁からやや突出した感じがあり，触診すると**表面不整**です。

ときに，腫瘍細胞がヒト絨毛性ゴナドトロピン*を産生するため，思春期早発をみることがあ

---

*　ヒト絨毛性ゴナドトロピン human chorionic gonadotropin（hCG）
　受精卵が子宮に着床した直後から絨毛組織が分泌するゴナドトロピンで，卵巣黄体を妊娠黄体に変えて，妊娠10週ころまで黄体機能を維持させます。分泌のピークは妊娠8～10週ころで，胎盤がエストロゲンやプロゲステロンを分泌するようになれば，その分泌は次第に減少します。また，胎生初期に精巣に働いてテストステロンを分泌させ，男性器への分化を誘導します。絨毛癌や未分化胚細胞腫などの腫瘍マーカーとしても有用です。

ります。**肝硬変を伴うことはないため**，通常は，末期まで黄疸や腹水は認められません。

転移先として多いのは，肺と骨です。

検査

生化学検査

本症の95%以上で**血清α-フェトプロテイン**[*1]が**高値**を示します。AFPの半減期は数日で，腫瘍が摘出されると急速に低下し，再発すれば再上昇するので，診断と経過観察に有用です。

腫瘍が**LDH**[*2]を産生することに加え，**コレステロール生合成**が亢進することで，血清LDH値や血清コレステロール値（特にLDL-コレステロール値）が上昇します。

画像診断

腹部エコーでは，腫瘍は比較的境界が明瞭で，辺縁整の充実性腫瘤陰影として描出されます。正常肝組織は圧排されています。

腹部CTでも，比較的境界が明瞭で，辺縁整の腫瘤陰影が低吸収域として黒めに描出されます（図5）。

肝芽腫はhypervascular（多血管性）な腫瘍なので，選択的肝動脈造影で腫瘍濃染像が確認され，摘出範囲決定の参考になります。

治療

日本小児肝癌スタディグループにより作成された，統一治療プロトコールに基づいて行われます。

基本は**腫瘍の完全摘除**ですが，初診時にはすでに**一期的摘除不能**なほど大きくなっていることがしばしばです（図6）。しかし，通常，肝芽腫には**化学療法が有効**なので，術前化学療法で腫瘍を縮小させた後，完全摘出を行うという方法がとられます（**二期的根治手術**）。**放射線感受性は低く**，原則として放射線照射は行われません。

図5 肝芽腫（肝左葉原発）の腹部単純CT

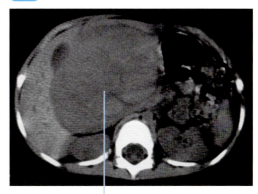

腹部を占める巨大な腫瘍

図6 肝芽腫の術中写真

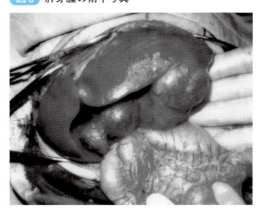

---

*1 α-フェトプロテイン α-fetoprotein（AFP）
胎児に特有の蛋白で，胎生期初期には卵黄嚢で，以後は主に肝臓で産生され胎児血清中に放出されます。生後間もなく産生が停止し，アルブミンalbuminがとって代わります。胎児ではアルブミンと同様の働きをもちますが，成人では何の役割も果たしません。出生後にAFPが出現するのは原発性の肝細胞癌，卵黄嚢腫，胃癌，膵癌，転移性肝癌，肝炎，肝硬変などの場合です。

*2 LDH（LD）
乳酸脱水素酵素lactate dehydrogenaseの略です。解糖系の最終段階で，乳酸から水素を奪ってピルビン酸にする酵素で，5種類のアイソザイムがあり，心筋，赤血球，肝臓，筋骨格などに広く分布しています。LDHは，肝炎，心筋梗塞，溶血性貧血，白血病など，多数の細胞が崩壊する疾患で上昇します。

化学療法は，シスプラチン cisplatin とピラルビシン pirarubicin の経静脈的投与が一般的です。切除可能例の3年生存率は約90％とされますが，遠隔臓器転移例の予後は不良です。

E 軟部腫瘍 soft tissue tumor

軟部腫瘍は，骨・軟骨組織と網内系を除いた，中胚葉および神経外胚葉よりなる組織を発生の母体とする腫瘍です。

全年齢でみると，悪性線維性組織球症が最も多く，次いで脂肪肉腫，横紋筋肉腫，平滑筋肉腫，滑膜肉腫という順になっています。小児の悪性軟部腫瘍で最も多いのは横紋筋肉腫で，これに次ぐのが滑膜肉腫です。

1 横紋筋肉腫 rhabdomyosarcoma

● 病態

横紋筋組織を起源とする腫瘍で，小児軟部悪性腫瘍の約50％を占めています。

骨格筋へ分化するはずの組織に好発しますが，眼窩，鼻咽腔，前立腺など，横紋筋が存在しない部位にもみられます。

筋分化制御遺伝子である *MYOD1* の発現は横紋筋肉腫に特有であり，確定診断を行ううえで有用です。胞巣型横紋筋肉腫では t(2;13)(q35;q14) または t(1;13)(p36;q14) という2種類の染色体転座，およびそれによるキメラ遺伝子が確認されています。

● 病理組織学的分類

病理組織からは，胎児型，胞巣型，多形型に分類されます。

● 胎児型

10歳以下に多く，約60％を占め，小児では最多です。頭頸部，眼窩，鼻咽腔に好発します。頭頸部では嗄声や嚥下困難，眼窩では眼球突出や眼瞼下垂，そして眼筋麻痺，鼻咽腔では鼻声や鼻出血および嚥下困難などの症状がみられます。

● 胞巣型

10歳代に多くみられ，約20％を占めています。多くの場合，四肢に腫瘤形成を認めます。図7は殿部に腫脹を認めたケースです。

● 多形型

成人の四肢に発生することが多く，予後不良です。

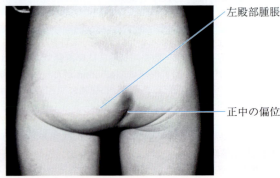

図7 横紋筋肉腫（胞巣型）の殿部の写真
― 左殿部腫脹
― 正中の偏位

● 治療・予後

　アメリカのIntergroup Rhabdomyosarcoma Study（IRS）による外科病理学的分類があり，これに基づいたプロトコールが標準的な治療として採用されています。

　手術（または生検）を先行させ，その所見により4群に分類し，VAC（ビンクリスチン，アクチノマイシンD，シクロホスファミド）療法，放射線療法を行うのが原則です。

　予後については，眼窩，傍髄膜を除く頭頸部，胆道の原発では良好ですが，膀胱，前立腺，四肢などでは不良です。

❷ Ewing肉腫

　Ewing肉腫は肉腫原発性骨腫瘍の1つに分類されていますが，細分類では，**骨原性ではなく"不明または不確定のもの"**に属します。さらに，Ewing肉腫と同様の病理組織所見をもつ腫瘍が軟部組織や胸壁に確認され，これらは**骨外性Ewing肉腫**あるいは**末梢原始神経外胚葉腫瘍**peripheral primitive neuroectodermal tumor（pPNET）として扱われ，現在ではこれらは1つの概念にまとめられています。病理組織所見が似ている，免疫組織学的検査で腫瘍細胞表面膜に発現しているMIC2抗原が確認できる，染色体はしばしば転座t(11;22)(q24;q12)とこれにより発現するキメラ遺伝子を認める，といった共通点を有します。

● 疫　学

　10〜15歳に好発し，小児に発生する骨腫瘍としては骨肉腫に次ぐ頻度ですが，わが国での発症は年間数十例です。骨盤が最多で，次いで大腿骨や上腕骨など長管骨骨幹端に好発します。骨外では，胸壁，傍脊柱，四肢などが好発部位です。

● 病理・鑑別

　細胞質の乏しい小円形細胞が増殖するため，同様の細胞を有する神経芽腫や横紋筋肉腫，そして悪性リンパ腫が鑑別診断の対象となります。

　また，本症では細胞質に**多量のグリコーゲン**が認められるのが特徴的です（図8）。

● 症　状

　疼痛や腫脹などの局所症状だけでなく，発熱，貧血，白血球増加，赤沈亢進などの全身症状がみられることも特徴的です。

● 検　査

　X線撮影では，周囲に骨硬化像を認めない広範囲な**骨破壊吸収像**と，**onion peel appearance**＊の外骨膜反応が特徴的です。

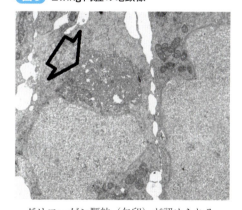

図8　Ewing肉腫の電顕像

グリコーゲン顆粒（矢印）が認められる。

＊　onion peel appearance
　骨膜が腫瘍によってもち上げられていく過程で，骨膜性の骨新生が段階的に起きたときに見られる重層像で，まさに"たまねぎの皮様"です。

治療・予後

化学療法と放射線療法に感受性が高いことがポイントです。四肢発症例なら，術前と術後の多剤併用化学療法，放射線療法，広範切除を組み合わせて行います。脊椎・骨盤発症例では広範切除が難しいため，多剤併用化学療法と放射線療法が中心となります。

骨肉腫と同様，発見されたときにはすでに肺などに転移している率が高く，**予後不良**です。

第14章
血液・造血器疾患
hematologic and hematopoietic disease

　早産児，低出生体重児，そして新生児には特有の血液疾患があります。造血予備能が低いことに起因する未熟児貧血，ビタミンB₁₂欠乏症，新生児溶血性貧血などの貧血はその代表です。また小児では，成長が旺盛なために造血因子の欠乏を来しやすいのも特徴です。これらのほか，急性白血病，IgA血管炎，免疫性血小板減少症などが多くみられます。0〜14歳での悪性新生物の発生数としては**白血病が最多**です（死亡数は脳腫瘍が最多）。

A　赤血球系疾患

① 貧血 anemia とは

■ 定　義

　血液中のヘモグロビン（Hb）濃度が減少している状態が貧血であり，WHOは"成人男子はHb値が13g/dL未満，成人女子や小児は12g/dL未満，妊婦や幼児は11g/dL未満を貧血"と定めています。

　以下では，**Hb値10g/dL未満，Ht値30％未満，または赤血球数350万/μL未満を貧血**と考えてください。

■ 一般的な症候

　Hb値8g/dL未満では，眼瞼結膜，爪床，口腔粘膜などが蒼白となります。

　Hb値5g/dL未満の高度な貧血では，学童期なら，全身倦怠，食欲不振，不活発などの症状がみられます。基礎代謝の代償性亢進と考えられる発熱，心悸亢進，頭痛を訴えることもあります。

　聴診では，血液粘稠度低下による**収縮期雑音**（☞p.326）と**静脈コマ音**（☞p.327）が聴取できることがあります。

■ 分　類

　貧血分類の着目点は，"赤血球の大きさ"と"含有するHb量"の2つです。

● 赤血球指数 erythrocyte indices

　赤血球数，ヘモグロビン（Hb），ヘマトクリット（Ht）の値から算出した指数で，平均赤血球体積（MCV），平均赤血球血色素濃度（MCHC），平均赤血球血色素量（MCH）の3つがあります。これらの赤血球指数を計算することによって，貧血のおおまかな分類ができます。

● 平均赤血球体積 mean corpuscular volume（MCV）

　赤血球の大きさの指標となります。Htは血液中に赤血球の占める体積の割合なので，これを

第14章　血液・造血器疾患　423

赤血球数で割る（Ht÷RBC）と，赤血球1個の体積が導かれます。その基準値は83〜93fL（fL は femtoliter の略で，10^{-15}L を示す単位）で，**83fL 未満であれば小球性貧血**，**93fL を超えれば 大球性貧血**になります。

● 平均赤血球血色素濃度 mean corpuscular hemoglobin concentration（MCHC）

1Ht 当たり（赤血球を寄せ集めたときの単位体積当たり）の Hb 量を示します（Hb÷Ht，ま たは MCH÷MCV×100）。その基準値は31〜37g/dL ですが，正常赤血球では Hb 飽和度がほ ぼ飽和状態であるため，37g/dL を超えることはまれです。したがって，**31g/dL 未満であれば低 色素性**，**31g/dL 以上であれば正色素性**になります。

● 平均赤血球血色素量 mean corpuscular hemoglobin（MCH）

赤血球1個当たりの Hb 量を示し（Hb÷RBC），基準値は27〜32pg（pg はピコグラムの略で， 10^{-12}g を示す単位）です。通常は MCHC の値で色素性を分類しますが，MCH で行うこともあ り，通常**35pg を超えた際に高色素性**としています。

● **貧血の分類**

● **小球性低色素性貧血** microcytic hypochromic anemia

赤血球が小さくなり，ヘモグロビン量が少なくなった貧血です。鉄欠乏性貧血，鉄芽球性貧 血，慢性疾患に伴う貧血などがこれを呈します。臨床上は**鉄欠乏性貧血**が最も多くみられ，それ 以外はまれにしかみられません。

● **正球性正色素性貧血** normocytic normochromic anemia

赤血球の大きさが正常で，ヘモグロビン量も正常な貧血です。**再生不良性貧血や溶血性貧血**な どがこれを呈します。

● **大球性（正色素性）貧血** macrocytic（normochromic）anemia

通常は，大球性であれば正色素性なので，単に大球性貧血と呼ばれます。**赤血球は大きくなっ ていますが，ヘモグロビン量は正常**な貧血です。**巨赤芽球性貧血**がこれを呈します。ただし，実 際は高色素性となることが多いため，大球性高色素性貧血とされることもあります。

---

② 鉄欠乏性貧血 iron-deficiency anemia

　　成人の鉄欠乏の原因には，胃全摘などに伴う十二指腸・空腸での鉄吸収不全や消化管出 血，女性での月経による鉄喪失，鉄供給不足があります。

　小児で問題となるのは**鉄供給不足**です。鉄欠乏性貧血は，乳児期（特に早産・低出生体重 児），思春期，妊娠時および授乳時に来しやすく，成人に限らず小児においても貧血のなか では最多です。

STEP
- ・未熟児早期貧血は正球性正色素性貧血
- ・未熟児後期貧血は小球性低色素性貧血
- ・鉄欠乏性貧血の治療は鉄剤投与（2〜3か月継続）

分 類

未熟児早期貧血

造血過程の赤血球と鉄の両方が不足している**早産・低出生体重児**に，生後1～3か月ころにみられやすいエリスロポエチン（☞p.416脚注）の産生低下による貧血です。赤血球も鉄も不足しているので**正球性正色素性貧血**を示します。

早産・低出生体重児は，もともと赤血球量が少ないうえ，エリスロポエチンの産生の場もまだ肝臓が中心であるため，その機能はより未熟です。また，健常児より体重増加の割合も大きいので，この急速な発育に造血が追いつけないという事態に容易に陥ってしまいます。

未熟児後期貧血

胎児は，特に妊娠末期の3か月間は胎盤を通じて母親から鉄を受け取って貯蔵し，出生時には，正常正期産児は約250mg，早産・低出生体重児は約130mgの鉄を貯えています。出生後，ヘモグロビン合成はより活発になりますが，供給源は母乳しかありません。しかも母乳には鉄が少ないので，**母乳栄養のみだと貯蔵鉄はどんどん減少**していき，早産・低出生体重児では**生後6～8週**，正常正期産児でも**16～20週で枯渇**します（調整粉乳には鉄が付加してあるため，人工栄養児では鉄欠乏は来しにくい）。その後，離乳食の開始で鉄が補給されるようになりますが，**母乳絶対主義**を貫くと**鉄欠乏の危険**が高まります。正常正期産児でも離乳食のスタートが遅れると，生後6か月～1年くらいで鉄欠乏性貧血の症状が出現します。早産・低出生体重児では症状の発現月齢がこれより早くなります。

思春期貧血 anemia of puberty

growth spurt による身体発育に，鉄の供給量が追いつけず起こります。女子では月経が始まり，血液が失われることも起因します。間違ったダイエットや部活動等での激しい運動も，これに拍車をかけます。思春期では**Hb値12g/dL未満**，**鉄飽和率16%未満**で，貧血と考えます。

症 状

来院する児の多くは，**顔色の悪さと易疲労感**を主訴としています。中枢神経系の鉄依存性酵素が障害されるので，幼児期では精神発達障害や異食症*，学童期では学力低下，異常行動，易興奮性がみられることもあります。頻脈や収縮期雑音が聴かれることが多い一方，爪の変形，舌炎，毛髪の変化などはまれです。つまり，成人ではよくみられる**匙状爪**spoon nail も，小児ではあまり認められません。

検 査

末梢血・骨髄

未熟児後期貧血は，通常は**小球性低色素性貧血**で，重症例では，Hb，Ht，MCV，MCHC，MCH の低下がみられます。しかし，軽症例では必ずしも当てはまりません。末梢血塗抹標本では赤血球の大きさの不ぞろいが確認されることもあります（大小不同症）。これは，一挙に小球性低色素性貧血に至るわけではないからです。**重症になると標的状，楕円状，環状**の赤血球も確認されるようになります（p.426図1）。

---

*　**異食症** pica
　通常の食物とはみなされない土や生米などを好んで食する行動をいいます。本症の患者は，特に氷をガリガリ齧る傾向があります（氷食症）。その機序はわかっていません。

貧血の診断のための**骨髄穿刺は原則として行いません**が，他疾患との鑑別目的で必要となることもあります。その場合，骨髄過形成が確認されます。しかも，貧血の影響で骨髄中の赤芽球比率が高まり，骨髄芽球（M）と赤芽球（E）の比（M/E比）は低下しています。

図1 鉄欠乏性貧血の末梢血塗抹May-Giemsa染色標本（左）と走査電顕像（右）

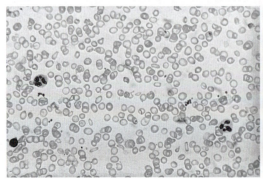
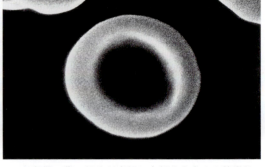

赤血球に軽度の大小不同が見られる。小型，楕円形，不整形のものも見られるが，最大の特徴は中心部が直径の1/3を超える菲薄赤血球が多いことである。

中央部の薄い部分が直径の大部分を占める特徴的な菲薄赤血球である。

● 鉄代謝

上述したように，貧血症状が出現する前に，まず組織貯蔵鉄量が低下します。したがって，鉄欠乏性貧血では血清フェリチン値が低下します（10ng/mL未満）。また，血清鉄と総鉄結合能（TIBC）は軽症例では変化があまりみられませんが，中等症以上となると血清鉄も低下します（60μg/dL未満）。肝臓はトランスフェリンを増産するためTIBCの値は上昇します（350μg/dL以上）。不飽和鉄結合能（UIBC）も上昇し，トランスフェリン飽和率は著明に減少します（軽症例で15％未満）。

● 鑑別診断

小球性低色素性貧血を起こす疾患には，慢性疾患に伴う貧血，無トランスフェリン血症，サラセミア，鉄芽球性貧血があります（表1）。そのほか，腫瘍性疾患，再生不良性貧血，溶血性貧血も鑑別を要します。

無トランスフェリン血症には，先天性と後天性がありますが，どちらも小児ではまれです。

鉄芽球性貧血はいくつかの疾患が集まった症候群ですが，やはり小児ではまれです。

表1 小球性低色素性貧血を来す疾患の鉄代謝

疾　患	血清鉄	TIBC	血清フェリチン
鉄欠乏性貧血	↓	↑	↓
慢性疾患に伴う貧血	↓	↓	↑
無トランスフェリン血症	↓	↓	↑
サラセミア	↑	↓	↑
鉄芽球性貧血	↑	↓	↑

● 治療

鉄剤3～6mg/kg/日を1日に1～3回，食後に経口で与えます。ビタミンCなどの還元剤を併用するとより効果的です。これで，数日後には末梢血中に網赤血球の劇的増加と赤血球の形態改善が認められ，これが治療の指標となります。ただし，鉄剤の投与は2～3か月継続することが必要です。なお，内服投与の場合は，鉄欠乏が解消されると吸収されなくなるので，鉄過剰とな

ることはありません。このように鉄剤投与で改善するため，輸血は行いません。

食事療法も重要で，鉄分が多い，調整粉乳，肉類，鶏卵，レバー，大豆，海藻類などを摂らせます。

なお，思春期以降に鉄欠乏性貧血を頻繁に繰り返す場合は，ピロリ菌の感染による消化性潰瘍も疑って検査し，もし陽性なら除菌します。これにより治癒することもあります。

③ 骨髄機能低下による貧血

◼ 再生不良性貧血 aplastic anemia

> **STEP**
> 再生不良性貧血は
> ・骨髄低形成で脂肪髄を呈し，汎血球減少を来す
> ・正球性正色素性貧血で，出血傾向を認める

病 態

何らかの理由で血球の生産工場である骨髄が機能しなくなり，汎血球減少（赤血球，血小板，白血球がすべて減少）を示す**難治性**で**慢性進行性**の貧血です。

本症は先天性（Fanconi貧血など）と後天性に分類され，後天性はさらに他の病態に続発する二次性と原因不明の特発性に分類されます。

症 状

初発症状は**貧血**が多く，白血球減少からは**易感染傾向**が，血小板減少からは出血傾向（紫斑や鼻出血など）がみられます。肝脾腫やリンパ節腫脹は伴いません。

検 査

● 末梢血

赤血球系は原則として正球性正色素性貧血を示します。骨髄造血機能低下から，網赤血球数も減少します。溶血は起こらないため，赤血球寿命は正常です。

白血球系では，特に骨髄系の多能性幹細胞が侵されるため好中球減少が目立ち，リンパ球数は通常は不変〜軽度減少を示します。

● 骨 髄

骨髄は**低形成**で，細胞成分が著しく減少した**脂肪髄***です。

● 鉄代謝

赤芽球減少から，血清鉄および血清フェリチン値は上昇します。骨髄では鉄芽球比率が上昇しますが，環状鉄芽球は出現しません。貯蔵鉄増加，肝臓でのトランスフェリン産生抑制から，TIBCはやや低下し，UIBCは高度に低下します。

---

* 脂肪髄 fatty marrow
造血の場として機能している骨髄は，赤い色調を呈しているために赤色髄 red marrowと呼ばれます。しかし，造血が行われなくなると脂肪組織に置換されて脂肪髄，あるいは色調からは黄色髄yellow marrowと呼ばれます。

第14章 血液・造血器疾患

● エリスロポエチン

末梢の赤血球の不足を補うため血中・尿中のエリスロポエチン（☞p.416脚注）は増加し高値を示します。

● 分類・診断

厚生労働省調査研究班により，軽症～最重症まで5つに分類されています（表2）。

再生不良性貧血の診断は除外診断なので，汎血球減少を引き起こす白血病，骨髄異形成症候群，巨赤芽球性貧血，骨髄線維症，悪性リンパ腫などではないことを確認することが必要です。

表2	再生不良性貧血の重症度分類	
Stage 1	軽　症	下記以外で輸血を必要としない
Stage 2	中等症	以下の2項目以上を満たし a　赤血球輸血を必要としない b　赤血球輸血を必要とするが，その頻度は毎月2単位未満 網赤血球　60,000/μL 未満 好中球　　　1,000/μL 未満 血小板　　50,000/μL 未満
Stage 3	やや重症	以下の2項目以上を満たし，定期的な赤血球輸血を必要とする 網赤血球　60,000/μL 未満 好中球　　　1,000/μL 未満 血小板　　50,000/μL 未満
Stage 4	重　症	以下の2項目以上を満たす 網赤血球　40,000/μL 未満 好中球　　　　500/μL 未満 血小板　　20,000/μL 未満
Stage 5	最重症	好中球　200/μL 未満に加えて，以下の1項目以上を満たす 網赤血球　20,000/μL 未満 血小板　　20,000/μL 未満

（厚生労働省調査研究班，2018年度修正）

🔷 特発性再生不良性貧血 idiopathic aplastic anemia

● 原因・疫学

原因不明ですが，内在する何らかの異常のために造血幹細胞の自己増殖が障害されている，何らかの免疫学的機序が関与しアポトーシスが亢進している，というものが考えられています。

小児の再生不良性貧血では最多（約80％）で，0～5歳に多くみられます。

● 症状・予後

発症は緩徐なことが多く，貧血・出血症状が主体で，難治性および進行性を示します。

かつては，重症例の生命予後は不良でしたが，支持療法の発達と，発症早期からの免疫抑制療法や骨髄移植により，約7割が輸血不要で，約9割の患者が長期生存するまで予後は改善されています。

● 治　療

● 治療方針

支持療法を行いつつ，造血回復を目指します。

Stage3以上の重症例は，骨髄移植または免疫抑制療法を行います。特に，HLA*が適合する同胞がいる場合は，積極的に行います。

---

*　HLA

ヒト白血球抗原human leukocyte antigen の略で，主要組織適合遺伝子複合体major histocompatibility complex（MHC）とも呼ばれます。非自己組織の拒絶に関与する重要な遺伝子領域のことで，ヒトでは第6番染色体短腕（6p）にあります。

Stage1，2での造血回復には，**免疫抑制療法**が第一選択です。軽症例では，無治療で経過観察することもあります。

● 免疫抑制療法

抗リンパ球グロブリン antilymphocyte globulin（ALG）または抗胸腺細胞グロブリンantithymocyte globulin（ATG）とシクロスポリン ciclosporin を併用し，必要に応じて蛋白同化ホルモンのダナゾール danazol を追加する治療法が中心です。

■ Fanconi貧血
（ファンコニー（ファンコーニ））

● 病態・症状

常染色体潜性遺伝を示す貧血で，汎血球減少，皮膚の色素沈着（色黒の肌，café-au-lait斑），奇形（心奇形，腎奇形，骨格奇形など），出生時からの低身長，性腺機能不全などを伴います。汎血球減少は4〜12歳ころから明らかになります。

骨髄異形成症候群*や急性骨髄性白血病（☞p.439）などを起こしたり，肝腫瘍など固形癌の発症率を高めたりします。白血病の発症は平均14歳くらいといわれています。

Fanconi症候群（☞p.494）とは全く別の疾患です。

● 治療・予後

蛋白同化ホルモンを用いますが，効果は一時的であり，血球成分の補充は避けられず，治療は困難です。**HLA適合血縁者ドナー**がいれば**骨髄移植**を行います。5年生存率は70％に達していますが，これ以外のケースでは予後は一般に不良です。

■ 赤芽球癆 pure red cell aplasia（PRCA）

● 病　態

白血球系と血小板系には全く異常が認められず，赤血球系造血のみが障害されるものです。原因は不明ですが，骨髄系多能性幹細胞→BFU-E（赤芽球バースト形成単位）の分化障害と，BFU-E→CFU-E（赤芽球コロニー形成単位）の分化障害が疑われています。

先天性の Diamond-Blackfan貧血と後天性に分類され，後者はさらに急性と慢性に分類されます。Diamond-Blackfan貧血は，全世界での報告が約400症例というまれな疾患ですが，15〜20％に自然寛解が報告されています。
（ダイアモンド　ブラックファン）

● 症　状

Diamond-Blackfan貧血は，生後2〜3か月までに，顔色が悪いなど高度な貧血で発症するほか，約30％に顔面や骨格の奇形を伴います。骨と血液は共通の胚組織（中胚葉）に由来することから，本症の障害は胎生早期に起こっていることが示唆されます。

経過中に血液腫瘍や固形癌を高率に発症しますが，胸腺腫の合併は認められません。また，リンパ節腫，肝脾腫，出血傾向は認めません。

---

*　**骨髄異形成症候群** myelodysplastic syndrome（MDS）
異常クローンをもった造血幹細胞が，正常な分化を遂げずに増殖し，結果的に正常な血球成分が産生されない病態です。異常な血球は，骨髄で破壊されるので末梢には供給されません。そのため，1つまたはそれ以上の血球成分の減少を来します。

第14章　血液・造血器疾患　　429

急性赤芽球癆は，パルボウイルス B19感染によって赤芽球前駆細胞が障害され，**赤芽球産生が抑制**されることにより起こることがあります。しかし，赤血球寿命が120日あることもあり，ほとんどの場合でその障害は一時的で，臨床症状を呈するに至りません。ただし，溶血性貧血を基礎に有すると，**無形成発作**[*1]を起こし，重篤な貧血症状を呈することがあります。

慢性赤芽球癆は，しばしば**胸腺腫を合併**します。T細胞（☞p.124脚注）が赤芽球前駆細胞を抑制するために生じる自己免疫疾患と考えられています。

● 検　査

検査所見は，再生不良性貧血にみられる赤血球系所見と同じです。

● 治　療

Diamond-Blackfan貧血では，**副腎皮質ステロイドの投与**と**赤血球輸血**が行われます。多くはプレドニゾロン反応性で，ほとんどが寛解に至ります。しかし，副腎皮質ステロイドの投与を中止すると貧血の再燃をみることがあります。最近では**骨髄移植**も行われます。

急性赤芽球癆に対する特別な治療はありません。軽症の場合は経過観察とし，溶血発作を来した場合に輸血を行うことがあります。

慢性赤芽球癆に対しては，免疫抑制薬のシクロスポリン ciclosporin が第一選択薬となります。胸腺腫がある場合には摘出術も行われますが，有効率は半数弱とされています。

④ 巨赤芽球性貧血 megaloblastic anemia

● 病　態

骨髄に**巨赤芽球**（核が小さいのに細胞質が大きい）が出現する貧血で，主に**ビタミン B$_{12}$欠乏**または**葉酸欠乏**（これらは DNA 合成に不可欠）を原因とします。また，巨赤芽球から造られる赤血球は末梢血中に出ても役に立たないので，どんどんアポトーシス（☞p.122脚注）に陥っていきます。したがって，いくら造血に励んでも意味がありません。これを**無効造血** inffective erythropoiesis と呼びます。

早産・低出生体重児の場合は，葉酸の吸収不全に起因するものが比較的多くみられます。また，葉酸は体内貯蔵量が少ないので，需要が高まる成長期には要注意です。

本症の代表は，ビタミン B$_{12}$や葉酸の摂取不足および吸収不良に起因する**ビタミン B$_{12}$欠乏性貧血**と**葉酸欠乏性貧血**，**悪性貧血**[*2]の3つです。

● 症　状

貧血症状のほか，重症例では汎血球減少，悪性貧血では^{ハンター}**Hunter 舌炎**[*3]や**亜急性連合性脊髄変**

[*1] **無形成発作** aplastic crisis
パルボウイルス B19は赤血球系前駆細胞に感染し，アポトーシスに陥らせるため，一時的に赤血球の供給がストップします。これが無形成発作です。

[*2] **悪性貧血** pernicious anemia（PA）
多くの場合，自己抗体（抗壁細胞抗体，抗内因子抗体）によって，胃粘膜が高度に萎縮して壁細胞が消失したために内因子が分泌されなくなるものです。内因子はビタミン B$_{12}$の吸収に不可欠なので，巨赤芽球性貧血をはじめとするビタミン B$_{12}$欠乏症を来します。

[*3] **Hunter 舌炎**
舌乳頭は萎縮して平らになり，しばしば発赤するので牛肉のように見える所見で，悪性貧血に特徴的です。

430　各　論

性症*が特徴的です。そのほか末梢神経障害や精神症状などがみられます（葉酸欠乏症では神経症状はみられない）。

● 検　査

末梢血では，大球性貧血，好中球過分葉（≧5葉），網赤血球数軽度減少，汎血球減少がみられます。骨髄では，赤芽球過形成や巨赤芽球を認めます。そのほか，無効造血の結果，ビリルビン高値，$PIDT_{1/2}$（血漿鉄消失時間半減期）短縮，% RCU（赤血球鉄利用率）低下，LDH高値などとなります。

● 治　療

ビタミンB_{12}欠乏性貧血には，ビタミンB_{12}の筋注や静注を行います。内因子欠乏の場合（胃全摘など）は，経口投与では吸収されません。ビタミンB_{12}欠乏に対し，葉酸のみを投与すると，ビタミンB_{12}がさらに消費されて神経症状の悪化を招くので，葉酸単独投与は行いません。

葉酸欠乏性貧血では葉酸を経口投与します。吸収障害が存在する場合は，筋注または大量経口投与を行います。葉酸が全く吸収されないケースはまれなので，大量投与で効果が得られます。

⑤ 溶血性貧血 hemolytic anemia

何らかの原因で，赤血球破壊が亢進し，貧血を来した状態です。先天性では約70%を占める遺伝性球状赤血球症のほか，遺伝性楕円赤血球症，種々のヘモグロビン異常症，酵素欠乏症などがあります。後天性では自己抗体によるもの（自己免疫性溶血性貧血）が最も多く，特に温式抗体によるものが90%以上を占め，冷式抗体によるもの（このなかでは寒冷凝集素症が多く，発作性寒冷血色素尿症はかなり少ない），発作性夜間ヘモグロビン尿症，赤血球破砕症候群などがこれに続きます。

■ 遺伝性球状赤血球症 hereditary spherocytosis（HS）

STEP
HS は
- 大半が常染色体顕性遺伝で，血管外溶血を来す
- 小型赤血球を認めるが，正球性正色素性貧血
- 治療は摘脾

● 病　態

赤血球膜の蛋白質に先天的な異常があり，赤血球が球状を呈した疾患です。赤血球膜Na^+透過性亢進がみられますが，詳細は不明です。

---

*　**亜急性連合性脊髄変性症** subacute combined degeneration of spinal cord
後索を侵すための深部感覚障害，Romberg徴候陽性の運動失調，側索を侵すための下肢痙性麻痺，深部反射亢進，病的反射出現などがみられます。進行すれば末梢神経も侵され，感覚障害（特に四肢末端のピリピリした錯感覚）や筋力低下も来します。

通常は**常染色体顕性遺伝**を示しますが，孤発例や常染色体潜性遺伝もあります。

赤血球が球形で変形能に乏しい，脾臓の血管が狭い，脾臓内がアシドーシスである，などから本症の赤血球は**脾臓で破壊されやすく**なります。

症　状

血管外溶血性貧血の一種で，**貧血**，**黄疸**，**脾腫**を主症状とします。ただし，骨髄の赤血球供給能は必要量の数倍あるので，この予備能力範囲内の赤血球破壊では貧血症状は出現しません。脾腫は必発ですが，気づかずに一生を過ごす人もいます。

年長児および成人例では，**黄疸とビリルビン胆石**が主症状のことがあります。これは，ビリルビンが胆道に分泌され続けることによるものです。

また，パルボウイルスB19が赤芽球に感染する**伝染性紅斑**では，骨髄の代償機能が損なわれ一気に貧血に至るため，動悸，倦怠感，発熱，頭痛，腹痛などを呈します（**無形成発作**：☞ p.430脚注）。そのほか，ウイルス感染により脾臓の網内系機能が亢進して，突発的に黄疸の異常亢進がみられます（**溶血発作**hemolytic crisis）。

検　査

赤血球の形は球形に変化しているものの，計算上は**正球性正色素性貧血**を呈し，溶血性貧血の特徴である**網赤血球の増加**が，塗抹標本では**小型の球状赤血球**が確認されます（p.433図2）。

MCVは正常，**MCHCは正常〜上昇**，**MCHは正常**となります。また，赤血球破壊亢進に伴って骨髄は過形成で赤芽球優位となり，M/E比は低下します。

生化学検査では，ハプトグロビン[1]低下などの溶血性貧血の所見が得られます。

本症では赤血球膜の脆弱性（浸透圧脆弱性osmotic fragility）が亢進しています。**赤血球浸透圧抵抗試験**[2]や**自己溶血試験**[3]で溶血することが確認できます。

---

[1]　ハプトグロビン haptoglobin
　肝で生成される蛋白質で，血中の遊離ヘモグロビンと結合して肝へ戻る働きがあります。

[2]　赤血球浸透圧抵抗試験 erythrocyte osmotic fragility test
　赤血球を低張食塩水に浮遊させると，浸透圧によって赤血球は水膨れ状態になります。正常赤血球はある程度までこの浸透圧低下に耐えられますが，表面積が少なくなった球状赤血球には膨らむ余地がないので，容易に溶血してしまいます。

[3]　自己溶血試験 autohemolysis test
　37℃に保った血清中に，赤血球を48時間無菌状態で浮遊させ，自発的溶血量を測定する検査です。血管内とは異なって，試験管内にはブドウ糖の供給がありません。そのため，低血糖状態となった球状赤血球は大きな負荷を与えられることになり，ますます球状を呈し，ついには溶血してしまいます。

図2 遺伝性球状赤血球症の末梢血塗抹May-Giemsa染色標本（左）と走査電顕像（右）

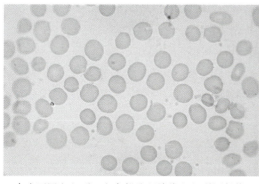
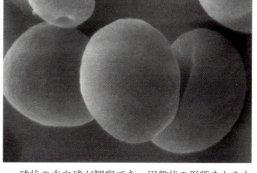

大小不同ならびに中央部分が淡染されず円盤状の形態をとらない赤血球が認められる。

球状の赤血球が観察でき，円盤状の形態をとるものにおいても，正常に比べて厚みが増している。

● 治　療

幼少児で貧血が急激に進行する場合は，赤血球輸血を行います。

溶血発作を繰り返す，あるいは高度な黄疸を示すなどの場合は，脾臓での破壊亢進を防ぐために**摘脾**を行います。ただし，細菌感染に対する体液性免疫が十分に機能し始めるのは学童期以降なので，原則として6歳ころまで待ってから摘脾を行います。一方，10歳以降では胆石症の合併率が高くなるほか，無形成発作や溶血発作の危険もあるため，それ以前に行うべきです。

摘脾後に肺炎球菌による重症細菌感染を起こす可能性があるので，摘脾前に20価，摘脾後に23価肺炎球菌ワクチンを接種します。術後に抗菌薬を数年以上内服させる場合もあります。

酵素異常による遺伝性溶血性貧血

赤血球は，必要最小限の4つの代謝系しか保有していないため，これらに関与する**酵素異常**によって**溶血**を起こします。比較的頻度が高く臨床上重要なのは，ピルビン酸キナーゼ欠損症とグルコース-6-リン酸脱水素酵素欠損症です。前者はEmbden-Meyerhof経路[*1]の酵素異常，後者はペントースリン酸経路[*2]の酵素異常です。

● ピルビン酸キナーゼ欠損症 pyruvate kinase deficiency

ピルビン酸キナーゼは，Embden-Meyerhof経路の最終段階に作用し，ホスホエノールピルビン酸をピルビン酸[*3]に変換する酵素です。ピルビン酸キナーゼが先天的に欠損していると（常染色体潜性遺伝），赤血球内は脱水状態となり，金平糖様の形態（**有棘赤血球**）となるため，脾

[*1] Embden-Meyerhof経路
解糖系の1つで，嫌気的条件下でブドウ糖をグルコース-6-リン酸やピルビン酸を経て乳酸に代謝し，エネルギー産生する主要な経路です。

[*2] ペントースリン酸経路 pentose phosphate pathway
Embden-Meyerhof経路のグルコース-6-リン酸から分岐する解糖系で，還元型ニコチンアミドアデニンヌクレオチドリン酸やリボースを供給することにより，核酸の生合成に関与します。

[*3] ピルビン酸 pyruvic acid
カルボン酸の一種で，示性式は$CH_3COCOOH$です。解糖系において，ブドウ糖が分解されて2個のピルビン酸になります。また，乳酸が脱水素されるとピルビン酸になります。ピルビン酸は脱炭酸反応によって酢酸になります。

臓を通過できず，ここで破壊されて**血管外溶血**を来します。

遺伝性球状赤血球症と同様，血管外溶血性貧血の検査結果が得られます。

臨床症状が強い症例に対しては，**摘脾**を行います。

● グルコース-6-リン酸脱水素酵素欠損症 glucose-6-phosphate dehydrogenase deficiency

グルコース-6-リン酸脱水素酵素欠損により，還元型ニコチンアミドアデニンジヌクレオチドリン酸（NADPH）の産生が低下し，**赤血球が酸化**したものです。X連鎖潜性遺伝を示し，**マラリア侵淫地域に多くみられます。**

■ 自己免疫性溶血性貧血 autoimmune hemolytic anemia（AIHA）

何らかの原因で，自己の赤血球膜表面抗原に対する抗体が産生され，**抗原抗体反応が起こり溶血を来した**ものです（Ⅱ型アレルギー）。

抗体は，赤血球膜に結合する至適温度によって**温式抗体**（37℃が至適温度）と**冷式抗体**（4℃が至適温度）に分けられます。前者には狭義の自己免疫性溶血性貧血が，後者には寒冷凝集素症と発作性寒冷ヘモグロビン尿症があります。

● 狭義の自己免疫性溶血性貧血

● 病　態

IgG抗体に属する自己抗体が産生されます。原因不明の特発性と，自己免疫疾患などに伴う続発性に分類されますが，わが国ではほぼ同数と考えられています。

上述のように温式抗体は約37℃で反応するため，容易に赤血球膜に結合して感作赤血球となります。感作赤血球は脾臓でマクロファージ（☞p.122）に貪食されるほか，補体の結合でさらに貪食が進行し，**血管外溶血**が起こります。

好発年齢は，小児期の小さなピークを除くと10～30歳の若年層と50歳以後に増加し70歳代がピークの高齢者層に多くみられます。

● 症　状

溶血の程度により，軽症～重症までさまざまです。小児では，**急激に発症**することが多いのですが，通常は**数週以内に自然に軽快**します。慢性型の症状は非特異的で，貧血も緩徐に進行します。

● 検　査

一般的に正球性正色素性貧血ですが，実際には小型の球状赤血球（脾臓での貪食を免れた感作赤血球）や大きい多染性赤血球（骨髄の反応性増殖を反映する網赤血球）が多数認められます。

赤血球浸透圧抵抗性の減弱も認めるので，**遺伝性球状赤血球症との鑑別**が必要です。そのためには**Coombs試験**（抗グロブリン試験）が有用です。直接Coombs試験では通常は陽性ですが，間接Coombs試験で陽性を示すのは約50%程度です。

● 治　療

抗体産生抑制のために，**副腎皮質ステロイド**を第一選択薬とします。多くはこれで寛解をみますが，無効の場合は免疫抑制薬を用います。また，摘脾が検討されることもあります。

輸血は，投与された赤血球も溶血してしまうことがあるため，積極的には行いません。

寒冷凝集素症 cold agglutinin disease（CAD）

病　態

IgM抗体に属する冷式抗体（寒冷凝集素）が産生され，寒冷曝露によって補体（C3）とともに赤血球膜に結合します。その後，常温になると，冷式抗体は赤血球膜から離れますが，C3が残るため血管外溶血が起こります。

小児では，マイコプラズマ肺炎，伝染性単核症，悪性リンパ腫などに続発して急性発症することがしばしばあります。

症　状

寒冷曝露後に，貧血，黄疸，脾腫，Raynaud現象*が出現します。このRaynaud現象は，寒冷曝露時にIgM抗体が赤血球同士を引き付けて凝集し，血行が阻害されることによって生じます。

検査・治療

通常は，軽度の溶血性貧血所見のほか，寒冷凝集素力価の100倍以上の上昇が確認できます。

特異的な治療法はなく，寒冷曝露を避けるよう心がけます。

発作性寒冷ヘモグロビン尿症 paroxysmal cold hemoglobinuria（PCH）

病　態

寒冷曝露によってIgG抗体に属する冷式抗体が産生され，これが赤血球に結合して補体（C1q）を引き付け，その後，常温になると，補体の古典的経路が活性化され，血管内溶血が起こります（低温環境下では，補体活性化が進行しないことに注意）。この冷式抗体はDonath-Landsteiner抗体（DL抗体）とも呼ばれます。

症　状

寒冷曝露から数分〜数時間経過後に常温になると，頭痛や腹痛を生じ，ヘモグロビン尿を来します。溶血性貧血の所見は，その程度によってさまざまです。

検査・治療

Donath-Landsteiner試験は，患者の血液を冷却後，加温して溶血の有無をみるものです。

特異的な治療法が存在しないため，寒冷曝露刺激を避けるように心がけます。

赤血球破砕症候群 red cell fragmentation syndrome

血管内で，赤血球が物理的・機械的に破壊され，末梢血中に断片化した赤血球が認められます。小児では細小血管障害性溶血性貧血と行軍ヘモグロビン尿症が代表的です。

細小血管障害性溶血性貧血 microangiopathic hemolytic anemia（MHA）

さまざまな原因によって血管内皮が傷害され，そこに生じるフィブリン網などで機械的に赤血球が破壊されるものです。播種性血管内凝固症候群（☞p.142脚注），血栓性血小板減少性紫斑病（☞p.456），溶血性尿毒症症候群（☞p.482），癌の全身転移などで起こります。小児では溶血性尿毒症症候群が代表的です。

---

*　Raynaud現象
四肢末端の細動脈が発作的に攣縮し，間欠的なチアノーゼを来しますが，やがて攣縮が治まると，次に充血が起こり，皮膚がかえって発赤するものです。

● 行軍ヘモグロビン尿症 march hemoglobinuria

　長時間の行軍，マラソン，剣道などの武術の後に，褐色尿（ヘモグロビン尿）を来すものです。足を地面に何回も打ちつけると，衝撃が血管内に波及し，赤血球が破壊されると考えられています。小児では激しい運動を行う学童期に好発します。褐色尿以外の自覚症状はほとんどありません。

⑥ 新生児赤血球増加症 polycythemia neonatorum

● 病　態

　新生児では，一般に Ht 値65％以上，もしくは Hb 値22g/dL 以上の場合を赤血球増加症と診断します。新生児の赤血球は粘度が高いので，本症では小血管内で血栓を形成しやすくなります（過粘稠度症候群*）。

● 原　因

　新生児は，成人に比べ赤血球量が多くなっています。これは，これから始まる急激な成長に際して，貧血に陥りにくいようにする適合の1つといえます。病的なものには，次のものが挙げられます。

● 輸血（胎盤を通じた血液の移行）によるもの

- 双胎間輸血：一絨毛膜双胎のときに多くなります（10％程度）。
- 母体胎児間輸血：妊娠中や出生時に母体の血液が児に流入することで起こります（多かれ少なかれ，妊娠中にはこのようなことは起きてはいるが，臨床上，赤血球増加症として問題になるものはまれ）。
- 胎盤胎児間輸血：出生時に臍帯結紮が極端に遅れた場合です。

● 胎盤機能不全から引き起こされるもの

　胎児発育不全児は，母体内で慢性の酸欠状態に陥っているために，エリスロポエチン（☞ p.416 脚注）分泌が亢進し，赤血球増加症となります。妊娠高血圧症候群のときや，過期産児でもみられます。

● 内分泌・代謝異常の際にみられるもの

　糖尿病母体から生まれた児や先天性副腎過形成でもみられます。

● 症　状

　血液粘度が亢進することで，循環器・呼吸器系に過剰な負荷が加わります。不活発，哺乳力低下，筋緊張低下が起こります。心不全や呼吸不全が顕著になると，浮腫，多呼吸，呻吟，陥没呼吸，無呼吸発作を呈します。ヘモグロビン上昇も加わることで，全身にチアノーゼを認めます。神経症状として，意識レベル低下や易刺激性などがみられます。

● 治　療

　原因となる病態に合わせて行いますが，赤血球増加症そのものについては部分交換輸血を行います。

＊　**過粘稠度症候群** hyperviscosity syndrome
　血液の粘稠度が高まると血流が滞るので，酸素欠乏に弱い中枢神経がダメージを受け，めまい，頭痛，けいれん，意識障害などを来します。また，末梢組織の酸素欠乏を打開するために心臓はフル回転しますが，その負担に耐え切れなくなると，心不全に陥ります。

B　白血球の数的変動と機能異常

❶　白血球減少症 leukopenia

　厳密な定義はありませんが，**白血球数3,000〜4,000/μL未満を白血球減少症**と考えます。臨床上問題となるのは好中球とリンパ球の減少症です。

　好中球数1,500〜2,000/μL未満を好中球減少症 neutropenia と呼びます。好中球減少症の原因のうち，小児に関係するものには表3のものがあります。

　リンパ球減少症 lymphopenia の原因は，先天性免疫不全症候群，薬物，後天性免疫不全症候群などです。

表3　好中球減少症の原因

好中球の消費亢進	ウイルス感染（麻疹，突発性発疹，風疹），チフス，ブルセラ症，重症細菌感染など
自己免疫機序	クロラムフェニコールなどの薬剤
好中球の産生抑制	白血病，悪性リンパ腫，神経芽腫，骨髄異形成症候群，再生不良性貧血など

　治療は，二次的なものは原因疾患の治療が，先天性のものは合併する感染予防が重要です。

❷　白血球機能異常症 disorders of leukocyte function

　白血球の機能には，**遊走** migration，**貪食** phagocytosis，**殺菌** sterilization があります。それらが単独もしくは複数障害された状態が白血球機能異常症です。

　代表的なものとして，慢性肉芽腫症（☞p.132），Chédiak-Higashi症候群（☞p.134），高IgE症候群*があります。

C　白血病
leukemia

❶　白血病とは

● 定　義

　骨髄における造血幹細胞の分化の過程で，異常な染色体をもった**白血病細胞**（異常クローン）が発生し，それが**腫瘍性増殖**を行い，造血障害などの多彩な症状を呈する疾患です。

　急性白血病は分化を忘れた異常クローンの腫瘍性増殖，**慢性白血病**は分化ができる異常クローンの腫瘍性増殖と定義できます。

● 原　因

　白血病は，*p53*遺伝子や*p16*遺伝子といった癌抑制遺伝子との関係も疑われるほか，先天性疾

＊　**高IgE症候群** hyper-IgE syndrome
　アトピー性皮膚炎，高IgE血症，易感染傾向を三徴候とする症候群です。細胞内蛋白である signal transducer and activator of transcription 3をコードする*STAT3*遺伝子の異常によって発症するⅠ型と，チロシンキナーゼ2 tyrosine kinase 2をコードする*TYK2*遺伝子の欠損に起因するⅡ型があります。

患，ウイルス，放射線，化学物質等の関与も考えられます。ただし，真の原因は不明です。

白血病の分類

慢性白血病 chronic leukemia

上述したように，分化できる異常クローンの腫瘍性増殖が慢性白血病です。異常クローン細胞は無秩序に増殖しますが，なかには分化という**造血幹細胞の機能が残っているもの**もあります。すると，異常クローン細胞からも成熟白血球が産生されます。したがって，末梢血中には**芽球から成熟血球までの分化の各段階の細胞が全て見られる**ことになります。しかも，分化が進むにつれて成熟血球が増加していきます。これを，縦軸に細胞数，横軸に血球の分化の程度をとって現したのが図3上です。細長いピラミッド状をしているのがわかります。

急性白血病 acute leukemia

急性白血病は分化を忘れた異常クローンの腫瘍性増殖ですから，一定の段階よりも**幼若な芽球**と，正常クローン由来の**成熟血球**だけが出現します。つまり，中間段階の細胞が認められません。これを慢性白血病と同じ図にプロットしてみると，**中間段階が欠けて，2つのピラミッドが描かれます**（図3下）。この欠けた中間段階を**白血病裂孔** leukemic hiatus と呼びます。

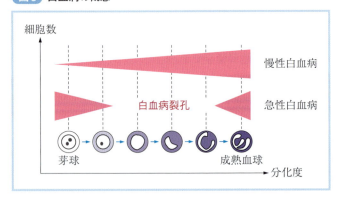

図3 白血病の概念

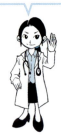

この裂孔は分化の程度に応じて血球を並べたときに示される概念であって，決して顕微鏡で裂け目が見えるわけではありません。

芽球比率

正常骨髄の芽球比率（全骨髄細胞中で芽球が占める割合）はおよそ5％未満で，これを超えたものを病的と考えます。そして，**芽球比率が20％以上の場合を急性白血病，20％未満5％以上の場合を骨髄異形成症候群**（☞p.429脚注）とします。

② 急性白血病 acute leukemia

急性骨髄性白血病と急性リンパ性白血病の鑑別

ミエロペルオキシダーゼ myeloperoxidase（MPO）染色

MPOは主に**好中球に存在**（単球にもわずかに存在）する酵素です。**顆粒球はアズール顆粒を含んでいます**が，このアズール顆粒の成分の1つがMPOです。一方の**リンパ球にはMPOはほとんど存在していません**。したがって，MPO染色を行えば急性骨髄性と急性リンパ性の鑑別が

できることになります。原則として，MPOで染色された芽球が3％以上であれば**急性骨髄性白血病**，3％未満であれば**急性リンパ性白血病**と診断します。

● Wright-Giemsa染色，May-Giemsa染色

塩基性物質が青く染まるWright染色後（May-Giemsa染色の場合は，May-Grünwald染色後）に，酸性物質が赤く染まるGiemsa染色を行う二重染色法ですが，これによってAuer小体*の存在が確認できれば**急性骨髄性白血病**であることが強く**示唆**されます。

急性骨髄性白血病 acute myeloid leukemia（AML）

● FAB分類からWHO分類へ

近年まではFAB分類が用いられていましたが，現在ではWHO分類（2016年改訂）が用いられ，これに従って診断されることが多くなりました。しかし，FAB分類を踏襲している部分が多いことと，WHO分類を理解するためにはFAB分類に関する知識が不可欠なことから，以下では**FAB分類**で説明します。

AMLは，FAB分類ではM0～M7の8型に分類され，M0～M3は骨髄球の白血化を示し，かつ分化度が大きくなるように並んでいます。M4，M5は単球の，M6，M7は赤芽球の白血化を示します。

● M0

微小に分化した**急性骨髄性白血病**で，最も未分化なAMLです。MPO陽性芽球が3％未満で，MPO染色で染まらず，リンパ性白血病と診断されたもののなかに，骨髄球系細胞に特異的な膜糖蛋白（CD13，CD33など）や細胞内ミエロペルオキシダーゼ酵素が同定される症例がみられます。M0と急性リンパ性白血病（ALL）の鑑別は，光顕による細胞形態と免疫組織化学では不可能です。ALLではAuer小体は認められません。

● M1

成熟を伴わない**急性骨髄芽球性白血病**AML without maturationで，骨髄芽球の形態をした異常クローン細胞が増殖し，骨髄のほとんどを占拠しています。細胞質にはアズール顆粒やAuer小体を認めることもあり，MPO染色は芽球の3％以上で**陽性**です。

● M2

成熟を伴う**急性骨髄芽球性白血病**AML with maturationで，M1と同様に骨髄芽球の形態をした異常クローン細胞が増殖しますが，10％以上は前骨髄球以降に分化します。細胞質にはアズール顆粒を認め，約半数にAuer小体が出現します。

● M3

急性前骨髄球性白血病acute promyelocytic leukemia（APL）と呼ばれます。細胞質にはアズール顆粒が大量に存在し，高率にAuer小体を認めます。アズール顆粒には大量のトロンボプラスチン類似物質が含まれるため，病初期に**播種性血管内凝固症候群**（☞p.142脚注）を起こす

---

* Auer小体
白血病細胞内に見られる棒状または釘状と表現される封入体で，アズール顆粒が融合して生じたと考えられます。融合するほどにはアズール顆粒をもっていない急性リンパ性白血病で観察されることはありません。

Auer小体

危険があります．ときに，Auer 小体が集合して faggot* という状態を来します（図4）。

図4 M3 の骨髄血塗抹 May-Giemsa 染色標本

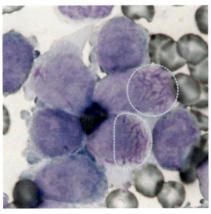

多数の Auer 小体の集まった faggot と呼ばれるものが見られる（囲み）。

M4

急性骨髄単球性白血病 acute myelomonocytic leukemia（AMMoL）と呼ばれす。顆粒球系と単球系の双方への分化傾向を示す異常クローン細胞が増殖するもので，骨髄には顆粒球系細胞（アズール顆粒を大量に含む）と単球系細胞がさまざまな割合で共存しています。エステラーゼ二重染色を行うと，単球系と顆粒球系の違いが明瞭になります（図5左）。

図5 M4 の骨髄血塗抹エステラーゼ二重染色標本（左）と May-Giemsa 染色標本（右）

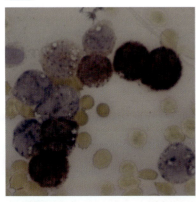 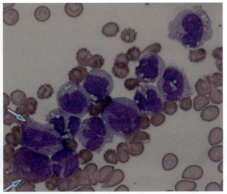

顆粒球系（青色）と単球系（茶色）の細胞を認める。　　顆粒球系の芽球（→）と核のくびれた単球系の芽球を認める。

---

* faggot
　faggot は英語で"小枝などの束"を意味します。Auer 小体が集合するとこのような束に見えることから命名されました。

● M5

急性単球性白血病acute monocytic leukemia（AMoL）と呼ばれます（図6）。単芽球が80％以上を示すM5aと，単芽球だけでなくやや分化した前単球から構成されるM5bに分類されます。

● M6

赤白血病erythroleukemiaと呼ばれます。赤芽球系細胞に類似した異常クローン細胞と，骨髄芽球に類似した異常クローン細胞が増殖し，前者が全骨髄細胞の50％以上を占めます。赤芽球系細胞に類似した異常クローン細胞は，核が未熟で巨赤芽球様を呈し，種々の異形成を伴います。これに対して，骨髄芽球に類似した異常クローン細胞の形態はM1やM2などと同様です。

● M7

急性巨核芽球性白血病acute megakaryoblastic leukemiaと呼ばれます。巨核球の特徴をもった異常クローン細胞が増殖します。この巨核球には血小板ペルオキシダーゼ*が存在しますが（図7），ミエロペルオキシダーゼ（MPO）は存在しません。したがって，**MPO染色は陰性**です。また，免疫学的に巨核球に特有とされるCD41を検出できれば診断できます。Down症候群にみられる白血病のおよそ半数がM7で，骨髄線維症を合併しやすい（合併率30％以上）のが特徴です。

図6　M5の骨髄血塗抹May-Giemsa染色標本

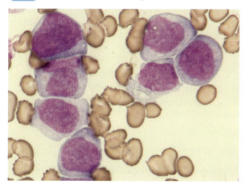

単芽球が認められる。

図7　M7の骨髄血塗抹May-Giemsa染色標本

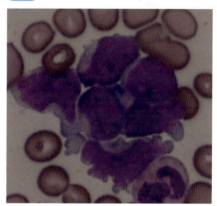

核の周りに突起をもった芽球が多数認められる。

急性リンパ性白血病 acute lymphoblastic leukemia（ALL）

● FAB分類からWHO分類へ

● FAB分類

ALLは細胞形態と免疫組織化学に基づいてL1，L2，L3の3つに分類されます。

L1はリンパ芽球様の異常クローン細胞が増殖します。その形態は小型で，核小体ははっきりしません（p.442図8a）。L2は大小不同の異常クローン細胞が増殖します（p.442図8b）。核には切れ込みがあり，その中には核小体が認められます。L3はBurkitt型とも呼ばれ，L1よりは大

---

* 血小板ペルオキシダーゼ platelet peroxidase（PPO）
ペルオキシダーゼ（PO）は過酸化水素の還元を触媒する酵素で，巨核球や血小板に含まれています。

型の細胞内に明瞭な核小体と空胞の存在が目立つ好塩基性の細胞があります（図8c）。ただし，L3はBurkittリンパ腫が白血化したに過ぎないことがわかったため，現在ではL3のALLという概念は消滅しています（次項参照）。

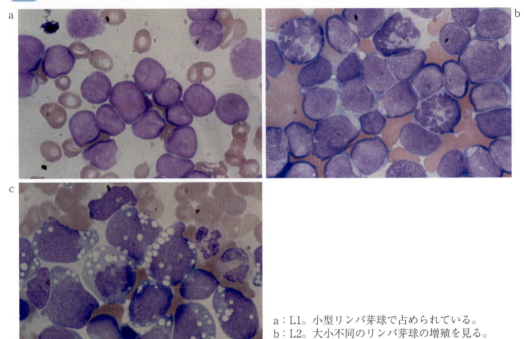

図8 急性リンパ性白血病の骨髄血塗抹May-Giemsa染色標本

a：L1。小型リンパ芽球で占められている。
b：L2。大小不同のリンパ芽球の増殖を見る。
c：L3。Burkitt細胞様芽球で占められている。

● WHO分類

かつては，急性白血病は骨髄由来，悪性リンパ腫はリンパ節由来と考えられ，骨髄や末梢血で異常クローン細胞が増殖したものは急性リンパ性白血病（ALL），リンパ節や脾臓で増殖したものはリンパ芽球性リンパ腫（LBL）としていました。

しかし，どちらもリンパ系細胞に異常クローンを生じているという点では共通であることから，WHO分類は両者を包括しALL/LBLとしたうえで，B細胞系とT/NK細胞系に大別するようになりました（2008年）。その後，2017年に表4（p.443）のように改訂されました。

なお，FAB分類のL3は，現在は成熟B細胞腫瘍であるBurkittリンパ腫に包括されています。

表4 ALL/LBL の WHO 分類 （2017年）

B-lymphoblastic leukemia/lymphoma
- B-lymphoblastic leukemia/lymphoma, NOS
- B-lymphoblastic leukemia/lymphoma with recurrent genetic abnormalities
- B-lymphoblastic leukemia/lymphoma with t （9;22）（q34.1;q11.2）；*BCR-ABL1*
- B-lymphoblastic leukemia/lymphoma with t （v;11q23.3）；*KMT2A* rearranged
- B-lymphoblastic leukemia/lymphoma with t （12;21）（p13.2;q22.1）；*ETV6-RUNX1*
- B-lymphoblastic leukemia/lymphoma with hyperdiploidy
- B-lymphoblastic leukemia/lymphoma with hypodiploidy
- B-lymphoblastic leukemia/lymphoma with t （5;14）（q31.1;q32.3）；*IL3-IGH*
- B-lymphoblastic leukemia/lymphoma with t （1;9）（q23;p13.3）；*TCF3-PBX1*
- Provisional entity：B-lymphoblastic leukemia/lymphoma, *BCR-ABL1*-like
- Provisional entity：B-lymphoblastic leukemia/lymphoma with *iAMP21*

T-lymphoblastic leukemia/lymphoma
- Provisional entity：Early T-cell precursor lymphoblastic leukemia
- Provisional entity：Natural killer （NK） cell lymphoblastic leukemia/lymphoma

（日本血液学会：造血器腫瘍診療ガイドライン 2018年版改訂版より引用）

急性白血病の臨床症状

骨髄抑制

赤血球産生が抑制され，貧血症状が現れます。乳幼児では蒼白や不活発となり，学童期では動悸や呼吸困難，倦怠感などを訴えます。白血球産生が抑制されることから，感染症を起こしやすくなります。また，血小板産生抑制から，皮膚の点状出血，鼻出血，歯肉出血などの粘膜出血を来します。

臓器浸潤

肝脾腫，リンパ節腫脹，前縦隔腫瘤

異常クローン細胞の増殖場所は骨髄が中心なので，骨髄性白血病ではリンパ節腫脹が初発症状となることはまれですが，リンパ性白血病ではその頻度が高くなります。肝脾腫を認めることもありますが，慢性白血病に比べると軽度です。T リンパ芽球性白血病／リンパ腫では，胸腺で白血病細胞が増殖し，前縦隔腫瘤とそれに伴う上大静脈症候群*が高い頻度でみられます。

骨痛，関節痛

異常クローン細胞が骨膜下に浸潤するための症状で，発育の盛んな小児で多くみられます。小児では立ちたがらない，歩きたがらないというような訴えとなることもあります。

＊上大静脈症候群 superior vena cava syndrome
　上大静脈が閉塞され，血液が右房に戻れないために生じる病態です。戻れない血液は，閉塞部位の末梢にとどまるため，顔面，頸部，上肢などの浮腫と表在静脈の怒張を来します。本症の90％は原発性肺癌を基礎疾患としていますが，縦隔腫瘍，悪性リンパ腫などのリンパ節腫脹を来す疾患でも認められます。

第14章　血液・造血器疾患

● 白血病性髄膜炎 leukemic meningitis

異常クローン細胞が髄膜に浸潤するための症状で，特に小児のALLで高頻度にみられます。髄膜刺激症状，頭蓋内圧亢進症状（うっ血乳頭がみられる），脳神経障害など中枢神経症状を呈するほか，嗜眠，多食などの症状で発症することもあります。

髄液検査で，髄液圧と蛋白の上昇，糖の低下といった悪性腫瘍の髄膜浸潤と共通する所見を示すほか，異常クローン細胞を確認できます。

● 緑色腫 chloroma

AMLの異常クローン細胞は腫瘤を形成する傾向があります。この腫瘤内容は緑色を呈することから緑色腫と呼ばれます。腫瘤は頭蓋骨に好発し，眼球突出の原因となります（図9）。

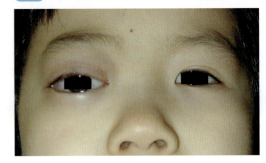

図9 急性骨髄性白血病による右眼球腫脹の写真

急性白血病の検査・診断

● 末梢血

通常，白血球数が著増し，異常クローン細胞である幼若芽球が末梢血中にも出現します。ただし，白血球増加がみられず，しかも末梢血では異常クローン細胞がみられないものも少なからず存在します。急性型では白血病裂孔をみるのが原則ですが，分化・成熟障害がない慢性型では認められません。

また，通常は正球性正色素性貧血となり，血小板数はしばしば1万/μL未満となります。

● 骨　髄

骨髄穿刺は最も重要です。異常クローン細胞に占拠された骨髄は過形成を示し，芽球は有核細胞全体の20%を超えています。

● 生化学検査

異常クローン細胞の崩壊により，血清LDH（LD）値と尿酸値が上昇します。また，M4とM5では血清リゾチームが高値を示します。

急性白血病の治療

異常クローン細胞のtotal cell killを目標として徹底的な化学療法を行います。異常クローン細胞が死滅し始めると，骨髄造血機能は回復してきますが，この期間中の骨髄抑制と免疫抑制は避けられないため，感染（ニューモシスチス肺炎，麻疹や水痘の重症化）や出血傾向を起こさないよう，支持療法（赤血球輸血，血小板輸血，免疫グロブリン投与，抗菌薬投与）を併用します。そのほか，骨髄移植やAPL（M3）に対するレチノイン酸を用いた分化誘導療法なども確立した治療法になっています。

● 化学療法

骨髄の芽球が正常の5%未満となり，赤血球系，白血球系，血小板系の細胞が正常に存在する状態（完全寛解）を目指します。残存異常クローン細胞を叩くために，地固め療法，強化療法，維持療法を適宜組み合わせます（p.445図10）。最近はPCR検査を使った微小残存病変（MRD）の検出が治療に応用されています。

図10 急性白血病に対する化学療法

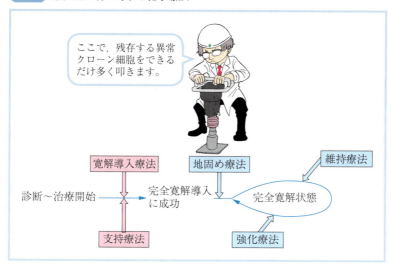

● 化学療法の実際

多剤併用療法が一般的で，これにより相乗効果，薬剤耐性発生の予防，副作用の分散軽減が可能です。

抗白血病薬の急性の副作用は，抗白血病薬が腫瘍細胞のみでなく，正常骨髄造血細胞や粘膜上皮細胞など，交代周期の早い正常細胞にも同様の作用を及ぼすことで起こります。多くの抗白血病薬に共通する副作用は，骨髄抑制（汎血球減少），口腔粘膜・胃腸粘膜潰瘍形成，下痢，毛髪成長抑制（脱毛）などです。そのほか注意すべきものに，**腫瘍崩壊症候群**＊があります。

● 急性リンパ性白血病（ALL）に対する化学療法

ALLの治療では，寛解導入，中枢神経系予防療法，強化療法，維持療法の4段階に分けて考えます。

- 寛解導入療法：L-アスパラギナーゼ L-asparaginase，ビンクリスチン vincristine，アントラサイクリン系薬，副腎皮質ステロイドのプレドニゾロン prednisoloneの4剤を投与します。
- 寛解後薬物療法：寛解導入療法とは異なり，シタラビン cytarabine（Ara-C），メトトレキサート methotrexate（MTX），エトポシド etoposide，デキサメタゾン dexamethasoneで地固めし，MTXと6-メルカプトプリン mercaptopurine（6-MP）で維持療法を行います。
- 中枢神経系予防療法：小児ALLへの初期の寛解導入療法では，血液脳関門の存在する中枢神経系や，血液精巣関門の存在する精巣などに薬剤が到達せず，異常クローン細胞が薬効から免れることがあるため，中枢神経系予防療法としてメトトレキサートの脊髄腔内注入や大量静注を行います。

＊ **腫瘍崩壊症候群** tumor lysis syndrome
腫瘍細胞が抗癌薬療法により一気に崩壊し，核酸の成分であるプリンが尿酸となって（高尿酸血症）尿中に排泄され，高濃度になると急性腎不全を起こすものです。高カリウム血症も来します。予防は，化学療法開始に先立って輸液を行い，尿量確保とアルカリ化を図ることと，高尿酸血症予防としてアロプリノールを内服させることです。

● t(15;17)(q22;q12) を伴う急性前骨髄球性白血病以外の AML に対する化学療法

- 寛解導入療法：異常クローン細胞の薬剤耐性を防ぐために複数の薬剤を用います。原則としてアントラサイクリン系薬とシタラビン cytarabine（Ara-C）の2剤を用います。
- 寛解導入に成功した場合：寛解後薬物療法を行う場合は，寛解導入療法と同様にアントラサイクリン系薬＋シタラビンの通常量投与あるいはシタラビンの大量投与を行います。
- 寛解導入に成功しなかった場合：薬剤の種類や投与量を変更して再度の寛解導入を目指しますが，長期生存は困難です。

● t(15;17)(q22;q12) を伴う急性前骨髄球性白血病に対する治療

全トランス型レチノイン酸all-trans retinoic acid（ATRA）の経口投与で90％以上の寛解が得られるようになりました。このATRAはビタミンA誘導体であり，骨髄抑制作用をもたないので，化学療法に比べて副作用は極めて少なくなっています。問題となるのはATRA症候群*で，内服を中止するとともに副腎皮質ステロイドを投与して炎症を抑制しなければなりません。

ATRAによる分化誘導療法によっても，10～20％は異常クローン細胞が薬剤耐性を獲得して再発します。そこで，現在ではATRAと化学療法（アントラサイクリン系薬とシタラビンの組み合わせ）の併用療法を行い，寛解後にも化学療法とATRAの併用療法を地固めや維持療法としても実施しています。

● 造血幹細胞移植 hematopoietic stem cell transplantation（HSCT）

骨髄移植から始まりましたが，現在は末梢血幹細胞移植と臍帯血移植が加わっています。また，従来は骨髄破壊的移植のみでしたが，前処置を軽減したいわゆるミニ移植も登場し，選択の余地が広がってきました。近年は，白血病や悪性リンパ腫などの悪性腫瘍に加えて，再生不良性貧血や一部の先天性代謝異常症にも適応が拡大されていますが，それらも他に治療法がないか，薬物療法では予後不良のケースです。

造血幹細胞移植は移植片の種類によって，自家移植と同種移植に分かれます。

■ 急性白血病の予後

血小板減少による出血傾向と，白血球減少による感染症が死因の中心ですが，治療方法の進歩により予後は改善されてきています。なかでも，小児の急性リンパ性白血病（ALL）は90％が完全寛解となり，治癒率も60％を超えています。したがって，小児ALLに対しては治癒を目的とした積極的な治療を目指すのが原則で，姑息的治療や消極的治療は行いません。

表5に，ALLの予後不良因子を挙げておきます。

表5 急性リンパ性白血病の予後不良因子
・発症年齢が1歳未満または10歳以上 ・初発時の末梢血白血球数が10万/μL以上 ・細胞遺伝学的には低2倍体を示すもの ・9;22転座（Ph陽性），11q23部位転座を認めるもの ・CD10陰性，T抗原陽性，成熟B抗原陽性のもの ・中枢神経浸潤，縦隔浸潤（胸腺腫大），リンパ節腫大，巨大肝脾腫を認めるもの ・FAB分類で，L2，L3に分類されるもの ・男児

＊　ATRA症候群

ATRA投与後には，異常クローン細胞は自壊せずに分化するので，末梢血中の白血球数は著増し，臓器に遊走します。そこでサイトカインをばらまいて，発熱，全身浮腫，呼吸困難などを呈したものです。

❸ 慢性骨髄性白血病 chronic myelocytic leukemia（CML）

> **STEP**
> CMLは
> - Ph染色体陽性で年長児に認められる
> - *BCR-ABL1*キメラ遺伝子が腫瘍性増殖の原因

● 病　態

慢性骨髄性白血病は，Philadelphia染色体（Ph染色体）をもった異常クローン細胞が増殖する疾患で，WHO分類では真性赤血球増加症，本態性血小板血症，原発性骨髄線維症などとともに骨髄増殖性腫瘍 myeloproliferative neoplasms（MPN）に分類されます。

Ph染色体の正体はt(9;22)(q34;q11)の相互転座です。このPh染色体はリンパ球を含む白血球だけでなく，赤血球および血小板系の細胞にも認められます。したがって，本症の異常クローンはすべての血球に分化できる造血幹細胞（慢性骨髄性白血病幹細胞と呼ばれる）に生じたと考えられます。

本症では，9番染色体の切断点の*ABL1*遺伝子と，22番染色体の切断点にある*BCR*遺伝子が，相互転座，融合し，*BCR-ABL1*キメラ遺伝子*を形成して腫瘍性増殖を引き起こします。小児では極めてまれですが，年長児で発症することがあります。

● 症　状

CMLは，そのほとんどが慢性期で自覚症状がないときに偶然発見されます。自覚症状で最も多いものは，巨大な脾腫による腹部膨満です（図11）。

● 検　査

● 末梢血

白血病裂孔が認められません。白血球数は数十万/μLにも達することがあります。また，好中球アルカリホスファターゼ（NAP）染色も有用で，NAPスコアが低値を示します。

● 骨　髄

過形成を呈し，顆粒球系細胞の増加が顕著です（図12）。

本症の診断はPh染色体の検出で確定しま

図11　慢性骨髄性白血病による脾腫の腹部の写真

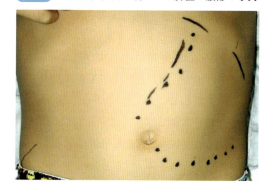

図12　慢性骨髄性白血病の骨髄血塗抹May-Giemsa染色標本

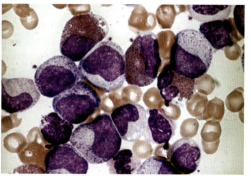

種々の成熟段階の顆粒球系細胞が認められる。

---

*　キメラ遺伝子 chimeric gene
　もともと異なった形質を導く2つの遺伝子もしくはその一部が融合した遺伝子のことです（キメラは☞p.82）。

すが, 約5％の症例では Ph 染色体を認めないこともあります。このような場合でも *BCR-ABL1* キメラ遺伝子は存在するので, FISH 法や PCR 法などで遺伝子検索を行います。

● 治 療

チロシンキナーゼ阻害薬のイマチニブ imatinib, ニロチニブ nilotinib, ダサチニブ dasatinib などで治療を行います。ただし, 慢性骨髄性白血病幹細胞には効果がないので, 根治するのは難しいと考えられています。それでも慢性期には進行しない限りほとんど無症状なので, 根治できなくても問題はありません。このため, 原則として服薬は継続する必要があります。しかし, 最近, 所定の基準を満たした場合に投薬を中止しても再発しない例が相当な割合で存在することが判明しています。

また, HLA 一致のドナーが得られ, 慢性期に造血幹細胞移植が行われた場合には, 80％以上が長期生存しています。

④ 若年性骨髄単球性白血病 juvenile myelomonocytic leukemia（JMML）

● 病 態

骨髄では骨髄芽球を中心とした過形成が, 末梢血では好中球と単球系の各分化段階の細胞が増加する症候群です。白血病という名称のとおり, 本症も造血幹細胞に生じた異常クローンが原因です。ただし, 慢性骨髄性白血病とは異なり, *BCR-ABL1* キメラ遺伝子は認められません。小児白血病の2～3％ほどを占めるまれな疾患ですが, 3歳未満の乳幼児に好発します。

● 病 因

本症は, 顆粒球・単球コロニー刺激因子[*1] に対して感受性が高いことに起因すると考えられています。顆粒球・単球系細胞に発現する GM-CSF 受容体は刺激を受けると, それを直下に位置する SHP-2[*2] に伝え, それが RAS 蛋白[*3] を活性化させて増殖に必要な転写を促します。ところが, 本症ではこの経路に複数の異常があり, GM-CSF が存在しなくても常に刺激を受けた状態におかれ, これが腫瘍性増殖を引き起こすと考えられています。

● 症 状

巨大な脾腫と発熱, 倦怠感, リンパ節腫脹, 貧血, 出血傾向などの急性白血病類似症状がみられます。皮疹を認めることもあります。脾腫は多量に作られた異常な血液細胞が, 脾臓に捕捉されるためと考えられます。

● 診 断

JMML には表6（p.449）のような診断基準があります。表6（p.449）に補足しますと, 脾腫, 血液中の単球の増加, 血液中および骨髄の芽球の割合が20％を超えると急性白血病の基準を満たすことになります。また, 慢性骨髄性白血病に認められる *BCR-ABL1* キメラ遺伝子がないこ

[*1] 顆粒球・単球コロニー刺激因子 granulocyte-macrophage colony-stimulating factor（GM-CSF）
主に活性化T細胞より分泌されるサイトカインで, 顆粒球系および単球系前駆細胞に作用し, 分化と成熟を促進します。

[*2] SHP-2
Src homology 2-containing protein tyrosine phosphatase の略で, ヒトの癌蛋白質として知られるチロシンホスファターゼのことです。

[*3] RAS蛋白
転写, 細胞増殖, 細胞の運動性の獲得, 細胞死の抑制などに関与する低分子GTP結合蛋白質の1つです。

とに注意してください（Ph染色体陰性）。JMMLでは年齢のわりにHbFの割合が高くなることが多いのが特徴の1つです。

治　療

　本症は**化学療法に抵抗性**で，急速に悪化する予後不良の疾患です。根本的治療としては造血幹細胞移植しかありませんが，症例数が少ないため，その評価は定まっていません。

表6 若年性骨髄単球性白血病の診断基準（WHO分類2016）

1. 臨床的および血液学的特徴（4項目すべて必須）
1）末梢血の単球数＞1,000/μL 2）芽球割合（末梢血／骨髄）＜20％ 3）脾腫 4）Ph染色体（*BCR-ABL1*再構成）陰性
2. 遺伝的特徴（いずれか1項目必須）
1）*PTPN11，KRAS，NRAS*のいずれかの体細胞変異 2）神経線維腫症1型の臨床診断または*NF1*の変異 3）*CBL*の生殖細胞性変異およびヘテロ接合性消失
3. 2の遺伝的特徴を認めない場合，1の臨床的および血液学的特徴のほかに，以下の基準が満たされなければならない
モノソミー7など何らかの染色体異常を認めるか，もしくは下記の基準の2項目以上を満たす 1）年齢で補正したHbFの増加 2）末梢血での骨髄系あるいは赤血球系前駆細胞の出現 3）コロニーアッセイでのGM-CSF高感受性 4）STAT5の過剰リン酸化

D　出血性疾患
hemorrhagic disease

1　新生児出血性疾患 hemorrhagic disease of newborn

S T E P

新生児メレナは
- 新生児出血性疾患の1つ
- ビタミンK不足，新生児急性胃粘膜病変，壊死性腸炎などによる

病　態

　メレナ melena は英語で“黒色便”のことです。そして，新生児早期に**消化管内の出血**により**下血**を来したのが**新生児メレナ** neonatal melena（真性メレナ true melena とも呼ばれる）です。その原因の多くが**ビタミンK不足**による血液凝固因子の欠乏でしたが，現在では，新生児へのビタミンK_2シロップ予防投与が行われ，激減しています。したがって，新生児に吐血や下血を認める場合は，まず**新生児急性胃粘膜病変**（分娩ストレスによる胃粘膜びらんにより起こると考えられている）や**壊死性腸炎**を考えます。

　一方，母乳栄養児では生後1〜3か月（乳児期）してから頭蓋内出血を来すことがあります。母乳にはビタミンKが少ないことや，母乳栄養児のビフィズス菌優位の腸内細菌叢ではビタミンKの産生量が低いことによるビタミンK欠乏が原因とされています。しかしこれも，現在では，ビタミンK_2シロップ予防投与により激減しています。

第14章　血液・造血器疾患　**449**

● 症　状

出生直後は何ら問題のなかった新生児に，1日～数日後に**下血**や**吐血**をみます。出血性素因を有するので，消化管以外にも**臍出血**（分娩後に切断された部位）や**皮下出血**を認めることもあります。多くの症例では貧血やショックに至るほどの出血となることはなく，全身状態は良好ですが，ときに顔面蒼白となるほど大量に吐血するものもあります。

● 診　断

真性メレナがあるからには仮性メレナ false melena もあり，鑑別には**Apt試験**[*1]を行います。仮性メレナは，母体の血液を分娩時に嚥下したものが，出生後2～3日後に排泄されるものです。

また，ビタミンK依存性凝固因子の欠乏があれば，プロトロンビン時間（PT-INR）延長，ヘパプラスチンテスト低値，トロンボテスト低値，PIVKA-II[*2]の出現を認めます。

● 治　療

発症した場合は，ビタミンK$_1$もしくはK$_2$を静注します。重篤で緊急の止血を要するときには，新鮮凍結血漿を用います。

② 血友病 hemophilia

> **STEP**
>
> 血友病は
> ・関節内出血など深部出血を生じる
> ・重症例では生後9～10か月ころから出血に関連した症状が出現
> ・血友病AはFVIIIの活性低下，血友病BはFIXの活性低下に起因

● 病　態

血友病AはFVIII（抗血友病因子）の活性低下，血友病BはFIX（血漿トロンボプラスチン前駆物質）の活性低下を原因とするものです。共にX連鎖潜性遺伝を示し，FVIIIの遺伝子はXq28に，FIXの遺伝子はXq27にあります。遺伝子解析で，点変異，欠失，重複，逆位などさまざまなパターンが認められ，約40％に孤発例もみられます。

ここでは血液凝固因子の種類（p.451表7）だけを掲載します。

● 症　状

血友病Aと血友病Bの**臨床症状は同一**で，検査所見も一部を除いて共通です。凝固因子には余力があり，FVIIIもFIXもその活性が20％以下まで低下しないと症状は出現しません。FVIIIおよ

[*1]　Apt試験
　HbFが酸・アルカリに強いことを利用して，水酸化ナトリウム溶液を加えて行う検査で，真性メレナであれば，血液中のヘモグロビンはアルカリ抵抗性の胎児型（HbF）であるのに対して，仮性メレナではアルカリに不安定な成人型（HbA）なので，1～2分で黄褐色に変色すれば（陽性）母体血，ピンクのまま変色しなければ（陰性）胎児血であると判定するものです。

[*2]　PIVKA-II（protein induced by vitamin K absence-II）
　血液凝固因子であるFII（プロトロンビン），FVII（安定因子），FIX（クリスマス因子），FX（スチュワート因子）の産生にはビタミンKが不可欠です。ビタミンKが欠乏すると未完成の凝固因子が産生され，これをPIVKA（protein induced by vitamin K absence）と呼びます。つまり，PIVKA-IIはFIIになり損なった凝固因子です。

びFIXの活性が1%未満を重症，1〜5%を中等症，5〜20%を軽症としています。血小板機能は正常なため，**一次止血栓は形成され一度は止血**しますが，これが剥がれて血腫を形成します。

軽症例では日常生活に何ら支障がないので，成人になるまで気づかれないこともあります。しかし，多くは**抜歯や外傷後になかなか止血しない**ことから本症が疑われ，診断に至ります。

重症例ではハイハイするころ（生後9〜10か月）に膝や肘に生じる溢血斑（血腫）その後に生じる皮下出血（図13）で気づかれます。新生児期は，出血は明らかでないことが多く，発症はまれですが，頭血腫，帽状腱膜下血腫などが増悪する場合があります。

幼児期後半〜学童期となって，活動が活発になると本症の特徴である関節内出血が出現します。関節内へのわずかな出血も止血されず，血液が漏れ続けて炎症へと進展し，熱感と腫脹を伴う関節痛を来します。関節可動域も減少し，これが反復することで思春期以降に関節変形（図14）や拘縮へ進行します。また，わずかな打撲でも筋肉内出血を起こし，筋拘縮や神経圧迫による末梢神経麻痺を来すこともあるため，**筋肉注射は禁忌**です。血小板減少症に特徴といえる皮膚点状出血（紫斑）はみられません。

表7 血液凝固因子の種類

因子番号	同義語	分子量（万）	血漿中含有量（mg/100mL）
I	フィブリノゲン	34.0	200〜400
II	プロトロンビン	7.2	15〜20
III	組織因子（TF），組織トロンボプラスチン	4.4	
IV	カルシウムイオン（Ca^{2+}）		
V	不安定因子（ACグロブリン）	30.0	2.5
VI	欠　番		
VII	安定因子（プロコンバーチン）	4.8	0.05
VIII	抗血友病因子	33.0	0.001
IX	クリスマス因子	5.5	0.34
X	スチュワート因子	5.5	0.75
XI	PTA[†]	14.3	0.5
XII	ハーゲマン因子	7.4	2.5
XIII	フィブリン安定化因子	31.0	1〜2

[†] PTA：plasma thromboplastin antecedent（血漿トロンボプラスチン前駆物質）

図13 血友病による出血の右腕の写真

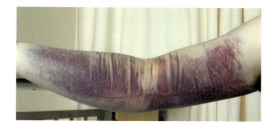

図14 血友病による膝関節の変形のX線写真

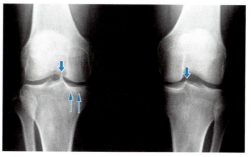

顆間隆起の骨棘（⬇），右内側脛骨軟骨下骨の硬化（⬆）を認める。

検 査

本症は，血小板の数も機能も正常で，出血時間も延長しません。内因系凝固因子である FⅧ あるいは FⅨ の活性低下から，活性化部分トロンボプラスチン時間[*1]の延長と全血凝固時間の延長が認められます（ただし，後者は感度が低く，軽症例では正常を示すこともある）。プロトロンビン時間[*2]，von Willebrand因子[*3]は正常です。これらの所見は，血友病Ａ，Ｂとも同じです。

なお，本症は，妊娠早期に胎盤絨毛の DNA 分析や妊娠中期の胎児血検査で出生前診断が可能です。

治 療

凝固因子の補充

血友病Ａには FⅧ を，血友病Ｂには FⅨ を補充します。第Ⅷ因子製剤，第Ⅸ因子製剤ともに，ヒト血漿由来製剤とリコンビナント製剤があります。

第Ⅷ因子製剤には，FⅧ 単独製剤と vWF 複合体製剤があり，その効果はほぼ同等です。

第Ⅸ因子製剤にも，FⅨ 単独製剤とプロトロンビン複合体製剤の2つがあります。

本症において，抜歯を行う場合，手術を控えている場合，重篤な出血を来した直後などは，投与量やその回数を増やします。

もう1つデスモプレシン desmopressin があります。これは ADH 誘導体で，視床下部-下垂体系を介し FⅧ および vWF を放出させ，この血中濃度を上昇させると考えられています。軽症〜中等症の血友病Ａと von Willebrand病[*4]のⅠ型が適応となります。

また，現在，Ⅸa と X を結びつけることで Xa の生成を促すエミシズマブ（非因子製剤）が，皮下注射薬として一般に使用されています。

副作用

インヒビター（循環抗凝固因子 circulating anticoagulant）の発生とそれによる止血困難です。インヒビターは，循環血中に存在する FⅧ および FⅨ に対する自己抗体です。インヒビターが出現した場合は次のように対応します。

[*1] 活性化部分トロンボプラスチン時間 activated partial thromboplastin time（APTT）
　血漿に APTT 試薬（リン脂質と接触因子活性化薬などを含んだ製剤）を加え，フィブリンが析出するまでの時間を測定します。内因系凝固因子（FⅦ以外）欠乏時には APTT が延長します。

[*2] プロトロンビン時間 prothrombin time（PT）
　かつて，フィブリン析出に関与するのは FⅡ だけと考えられたため，プロトロンビン時間と名付けられましたが，実際には外因系（FⅦ）と共通系（FⅠ，FⅡ，FⅤ，FⅩ）の欠乏状態を調べる検査です。外因系凝固因子欠乏時には PT は延長します。試薬によるばらつきを標準化したものが PT-INR（Prothrombin Time-International Normalized Ratio）です。

[*3] von Willebrand因子（vWF）
　血漿中に存在する糖蛋白質で，血小板の表面に存在する血小板膜糖蛋白（GPⅠb）と結合して，血管内皮下組織に血小板が粘着する（一次止血）のを促進します。

[*4] von Willebrand病
　多くは常染色体顕性遺伝します。先天的に vWF が欠如し，血小板の粘着能が低下した疾患で，幼小児期から鼻出血や紫斑などの出血傾向を繰り返します。軽症例では抜歯後の止血困難で本症が疑われますが，血友病とは異なって関節内出血は認められません。vWF の産生が低下しているⅠ型，異常な vWF が産生されるⅡ型，vWF が産生できないⅢ型に分類されます。

- インヒビター力価が低い場合：中和療法（インヒビター量を上回る大量のFⅧおよびFⅨを補充し抗体を中和する）
- インヒビター力価が高い場合：バイパス療法（FⅧ，FⅨでない他の血液凝固因子を使うルートで止血する）や免疫寛容療法（FⅧ，FⅨを継続投与してインヒビターの消失・低減を図る）

❸ 免疫性血小板減少症 immune thrombocytopenia（ITP）

> **STEP**
> ITP は
> - 0～7歳に好発
> - ウイルス感染の後，数週間して，突然の点状出血や粘膜出血で発症することが多い
> - 副腎皮質ステロイドと免疫グロブリンが第一選択

病態

　従来の**特発性血小板減少性紫斑病** idiopathic thrombocytopenic purpura と呼称されていたものです。ITP に特異的な検査法や所見はなく，除外診断が原則です。基礎疾患がないこと，薬剤が原因でないことなど，血小板減少を来し得る疾患がないことが条件となります（以下に示す診断基準：ただし，基礎疾患に続発するものを二次性免疫性血小板減少症とする場合はある）。

　小児期においては，麻疹・風疹・インフルエンザなどのウイルス感染やワクチン（特に麻疹・風疹・おたふくかぜ混合ワクチン）接種後，数週間（1～4週間程度）でITP を発症することが多く，発生頻度が高いのは0～7歳で，男：女の比は6：5程度とされています。

　感染症などに引き続いて，血小板に対する自己抗体（PAIgG：platelet associated IgG）が産生され，この抗体が付着した血小板が脾臓でマクロファージにより破壊されてしまい，血小板数が減少します。白血球・赤血球には異常は起きません。血小板数が10万/μL未満を血小板減少と定義します。10万/μL未満で点状出血が，3～5万/μL で粘膜出血が，3万/μL未満で消化管・泌尿器系・頭蓋内出血が，それぞれ起きやすくなります。

　10万/μL未満の持続期間によって，新規診断（newly diagnosed；診断～3か月未満），持続性（persistent；3か月～12か月未満），および慢性（chronic；12か月以上）に分類します。小児のITP の多くは6か月～1年以内に自然寛解し，慢性化するのは4例に1例前後です（発症年齢が高いと慢性化しやすい）。

症状

　発症の多くは突然で，点状出血（紫斑），粘膜出血（鼻出血，口腔出血，消化管出血，血尿）を来します（p.454図15）。

　重症度の評価は，出血症状に基づいた重症度分類によります。日本小児血液・がん学会が公表した2022年小児免疫性血小板減少症診療ガイドラインによれば，**重症度は，grade 0**（無），grade 1（軽微），grade 2（軽症），grade 3（5分以内の鼻出血などの「低リスク中等症」と5分超の鼻出血などの「高リスク中等症」），grade 4（脳や関節などの内出血など，重症），grade 5（頭蓋内出血など，生命を脅かす/致命的）の**6段階**（grade3は2つに分かれるので細かくは7段

第14章　血液・造血器疾患

階）に分けられます。grade1と2には点状出血はありますが，粘膜出血はありません。粘膜出血はgrade3以上で認められます。

図15 免疫性血小板減少症の殿部（左）と下肢（右）の写真

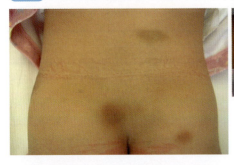

検　査

末梢血で血小板減少がみられますが，赤血球と白血球には異常はありません。出血時間の延長，血餅退縮能の低下，毛細血管抵抗性の減少が認められます。PT，PTT，凝固時間など凝固因子系に関する検査はすべて正常です。

脾臓での血小板破壊の亢進により，血小板寿命は短縮しています。

本症を疑う場合は骨髄穿刺を行い，骨髄で巨核球の増加傾向を確認します（図16）。また，巨核球には形態異常を認めませんが，血小板が付着していない幼弱型が増加しています。

本症の90％以上でPAIgGが陽性になりますが，膠原病，リンパ球増殖性疾患，肝硬変，薬物投与でも血小板にIgGが結合し陽性を示すことがある点に注意します。

図16 免疫性血小板減少症の骨髄血塗抹May-Giemsa染色標本

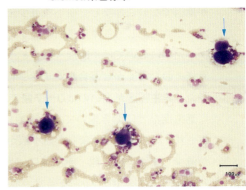

幼若な巨核球が多数認められる（↓）。

診　断

診断基準を表8（p.455）に示します。

治　療

治療の目標は，血小板数を正常化することではありません。自然寛解に至るまでの間，頭蓋内出血をはじめとする危険な出血を起こさせないことです。慢性化した場合には，血小板数を3～5万/μL以上に維持することが目標となり，このために必要な薬剤を最小量投与します。また，HRQoL（患者および家族の健康に関連した生活の質）を評価し，これを念頭において治療法を選択します。

新規診断例に対しては，重症度grade2以下であれば，原則として無治療経過観察です。grade3以上の場合，第一選択は副腎皮質ステロイドまたは免疫グロブリンのいずれでも可ですが，重症感染症や糖尿病の合併など副腎皮質ステロイド禁忌の場合などでは免疫グロブリンを使用します。

第一選択の治療が有効でない症例で，粘膜出血またはHRQoL低下があれば，トロンボポエチン受容体作動薬またはリツキシマブを，摘脾に優先して投与します。慢性化した例に対しては，摘脾が行われていましたが（7割前後の例で奏効），摘脾後には感染症などのリスクがあること，

また慢性化しても自然寛解があり得ることから，現在ではすぐには摘脾を行わず，まずトロンボポエチン受容体作動薬（TPO）やリツキシマブを投与して自然寛解を待つのが原則です。摘脾前は20価肺炎球菌ワクチンを接種し，摘脾後は，ペニシリン系抗菌薬を毎日，数年以上，内服させます。2歳以上では，23価肺炎球菌ワクチンを5年に1度の割合で接種します。通常は髄膜炎菌ワクチンも接種します。

血小板輸血は，緊急時以外は原則として行いません。

慢性化した例で，ヘリコバクター・ピロリ菌が陽性である場合，除菌を行っても必ずしも有効とは限らないとされていますが，将来の胃癌発生を予防するという目的もあり，除菌を検討します。

緊急時（消化管・頭蓋内出血など）の場合は，血小板数とは無関係に，免疫グロブリン療法を行います。これに副腎皮質ステロイドを追加することもあり，これでも出血のコントロールが困難な場合には血小板輸血も検討します。

表8 小児免疫性血小板減少症（ITP）の診断基準

1. 出血症状がある
　出血症状は紫斑（点状出血あるいは斑状出血）が主で，口腔内出血，鼻出血，下血，血尿，過多月経もみられる。関節出血は通常認めない。出血症状は自覚していないが，血小板減少を指摘され，受診することがある。
2. 下記の検査所見を認める
　1）末梢血液
　　（i）血小板減少
　　　100,000/μL以下。なお，自動血球計数のときは偽性血小板減少に留意する。
　　（ii）赤血球および白血球は数，形態ともに正常
　　　ただし，失血性または鉄欠乏性貧血を伴い，また，軽度の白血球増減を来すことがある。
　2）骨　髄
　　（i）骨髄巨核球数は正常ないし増加
　　　巨核球は血小板付着像を欠くものが多い。
　　（ii）赤血球および顆粒球の両系統は数，形態ともに正常
　　　顆粒球／赤芽球比（M/E比）は正常で，全体として正形成を呈する。
　　骨髄検査はルーチンに実施する必要はない。赤血球および（あるいは）白血球の数，形態の異常がみられるときなど，ITPの診断に疑いがもたれるとき，副腎皮質ステロイドの投与を考慮したとき，大量γ-グロブリン投与が無効のときなどには実施することが望ましい。
3. 血小板減少を来しうる各種疾患を否定できる[†1]
4. 1. および2. の特徴を備え，さらに3. の条件を満たせばITPの診断を下す[†2]
5. 病型鑑別の基準
　1）急性型：推定発病または診断から6か月以内に治癒した場合
　2）慢性型：推定発病または診断から6か月以上血小板減少が遷延する場合
　ウイルス感染症が先行し，発症が急激であれば急性型のことが多い。

[†1] 血小板減少を来す主要な小児疾患
　（i）主として産生の低下によるもの：薬剤または放射線障害，再生不良性貧血，白血病，骨髄異形成症候群，癌の骨髄転移など
　（ii）主として破壊の亢進によるもの：SLEおよびその類縁疾患，抗リン脂質抗体症候群，DIC，溶血性尿毒症症候群（HUS），血栓性血小板減少性紫斑病（TTP），血球貪食症候群，HIV感染症，Kasabach-Merritt症候群など
　（iii）産生低下と破壊亢進がともに関与しているもの：重症感染症など
　（iv）先天性血小板減少症：Bernard-Soulier症候群，Wiskott-Aldrich症候群，X染色体連鎖性血小板減少症，May-Hegglin症候群，Epstein症候群，Gray platelet症候群，von Willebrand病（2B型および血小板型），先天性無巨核球性血小板減少症など
[†2] 抗血小板特異抗体の測定はITPの診断に有用であるが，わが国では検査体制が整っていない。

（厚生省特定疾患研究班）

④ 血栓性血小板減少性紫斑病 thrombotic thrombocytopenic purpura（TTP）

● 病 態

何らかの理由によって細血管に多数の血栓が形成され，これによって血小板が次々と消費されるため，血小板減少による出血傾向（紫斑）が出現する疾患です。本症は Moschcowitz症候群（モシュコウィッツ）とも呼ばれます。

● 病 因

本症の病因として von Willebrand因子（☞p.452脚注）を切断する肝臓由来の酵素ADAMTS 13が同定されています。ADAMTS 13の活性が欠損すると，**超高分子量vWF マルチマー**が適切に切断されずに血中に蓄積し，血小板血栓が産生されると考えられています。

典型的な TTP はこの ADAMTS 13活性が欠損しており，その原因としては同遺伝子異常による先天性TTP（ほとんどが新生児期に発症し，Upshaw-Schulman症候群（アップショウ シュルマン）と呼ばれる）と，ADAMTS 13を標的とする自己抗体によって活性が低下した後天性TTP があります。

● 症 状

血小板減少，血管内溶血，精神神経症状，腎機能障害，発熱を五徴とします。精神神経症状としては意識障害，錯乱，麻痺，失語，視力障害などがみられます。

● 検 査

末梢血では，血小板減少，出血時間延長，血餅退縮能低下，毛細血管抵抗性減少が認められます。溶血を反映して，赤血球減少，網赤血球増加，間接ビリルビン，LDH（LD；I型），ASTがそれぞれ上昇，ハプトグロビンの低下といった所見が出現します。血栓に衝突するので**赤血球の断片化**fragmentation of erythrocyte（赤血球破砕症候群☞p.435）もみられます。骨髄は，溶血性貧血から過形成を示します。

腎機能障害が出現すれば，血清BUN，クレアチニンが上昇し，尿検査で蛋白尿，血尿を認めます。

PT や PTT などの凝固系検査，血漿フィブリノゲン値，血清FDP値はほぼ正常です。

● 治 療

ADAMTS 13が不足している**先天性**には，定期的に**新鮮凍結血漿**を輸注してこれを補充します。インヒビターが存在することの多い後天性には，**血漿交換**を行って**インヒビターを除去する**とともに ADAMTS 13の補充も行います。

> **参考**
>
> ### Kasabach-Merritt症候群（カサバッハ メリット）
>
> 乳幼児の四肢・軀幹の巨大血管腫（図17），血小板減少，播種性血管内凝固症候群（DIC）を主徴とする症候群です。
>
> 血管腫は未分化で，管腔形成が未熟なため血管腫内に出血を起こし，腫瘍内出血→凝固→血小板消費によりDICを起こします。したがってDICに至らぬように定期的なチェックが必要です。
>
> 凝固亢進により血漿フィブリノゲンは低下，二次線溶亢進に伴い血清FDPあるいはDダイマーは上昇します。血小板減少に伴い，反応性に骨髄巨核球が増加します。
>
> 自然消退は期待できません。治療は，腫瘍が放射線感受性大なので放射線療法，副腎皮質ステロイドの全身投与を行います。DICに対しては，ヘパリン投与，FOY点滴静注，血小板輸血等を行います。

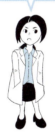

症例は生後4週の乳児です。出生時から左大腿の紅色腫瘤を指摘されていましたが，5日前から次第に増大し，元気が無くなったので来院しました。写真では暗赤色を呈した巨大な腫瘤が認められます。

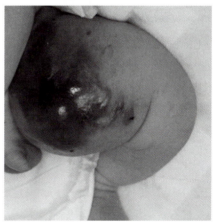

図17　Kasabach-Merritt症候群による巨大血管腫の大腿部の写真（110-I-48）

E リンパ・細網内皮系疾患

1 悪性リンパ腫 malignant lymphoma

悪性リンパ腫は，正常リンパ組織の構成細胞に由来する悪性腫瘍を総括した疾患名です。リンパ組織にはさまざまな細胞が存在するので，これが腫瘍化した本症も多数の疾患から構成されます。そこで，異常クローン細胞の起源によってこれを分類します。WHO分類では起源が未確定のHodgkinリンパ腫，およびそれ以外のリンパ腫（非Hodgkinリンパ腫）があり，後者を成熟B細胞腫瘍と成熟T細胞/NK細胞腫瘍に分類しています。

Hodgkin リンパ腫 Hodgkin lymphoma（HL）（Hodgkin病）

STEP
Hodgkin リンパ腫は
- 表在リンパ節腫脹で発症
- 発熱，盗汗，体重減少，皮膚瘙痒感などを呈する
- 治療はABVD療法が標準

病態

系統的リンパ節腫脹と脾腫を来すのがHodgkinリンパ腫で，少数の巨細胞を認めます。この巨細胞は広い細胞質と大きな核をもち，単核のものと2核以上のものがありますが，なかでも単核のものはHodgkin細胞，2核のものはReed-Sternberg細胞（RS細胞）（図18）と呼ばれます。ただし，Hodgkin細胞とReed-Sternberg細胞は同じものなので，まとめてHodgkin and Reed-Sternberg細胞（HRS細胞）と呼ばれるのが一般的です。

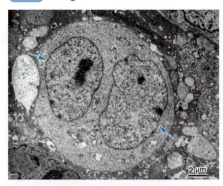

図18 Hodgkinリンパ腫の電顕像

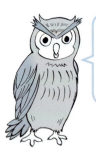

広い細胞質と2つの大きな核（↑）を有するReed-Sternberg（RS）細胞が明瞭に見てとれます。このRS細胞は，その形態からフクロウの眼 owl's eye とも呼ばれます。

● 症　状

　初発症状の多くは頸部リンパ節の腫脹ですが，縦隔，肺門，脾臓，腋窩などのリンパ節にもしばしば腫脹がみられます。このリンパ節腫脹は無痛性で，連続性に進展する傾向がみられます。そのほか症状の進行に伴って，発熱，盗汗，体重減少，皮膚瘙痒感などを来すことが多いという特徴もあります。

● 検　査

　末梢血で貧血，リンパ球減少，好酸球増加が，生化学検査では炎症症状に伴い赤沈亢進，CRP（＋），白血病細胞崩壊に伴う血清LDH（LD）上昇などが認められます。

　診断には腫瘤の生検が必要です。また，治療のためには胸部・腹部CT，^{67}Ga-citrate を用いた腫瘍シンチグラフィや骨髄生検などで病期を確定します。なお，近年では感度の高い FDG（^{18}F 標識グルコース)-PET検査を用いることが多くなっています。

● 治療・予後

　成人の早期症例には放射線治療が第一選択となります。しかし，小児の放射線治療では，晩期障害の問題が生じます。したがって，放射線治療を考慮する場合は，通常，部位を絞った低線量照射を行います。

　治療の主体は化学療法で，主にシクロホスファミド cyclophosphamide，ビンクリスチン vincristine，プロカルバジン procarbazine，プレドニゾロン prednisolone を用いた COPP療法（ビンクリスチンの商品名がオンコビン oncovin なので，その頭文字O を用いている）が用いられていました。しかし，ドキソルビシン doxorubicin，ブレオマイシン bleomycin，ビンブラスチン vinblastine，ダカルバジン dacarbazine を用いた4剤併用療法（ドキソルビシンの商品名がアドリアマイシン adriamycin なので，その頭文字A をとって ABVD療法とも呼ばれる）の方が，有効性が同じで，かつ有意に二次癌が少ないことがわかり，現在では ABVD療法が標準となっています。

　Hodgkin リンパ腫は，次に説明する非Hodgkin リンパ腫に比べ予後は良好で，90％以上に治癒が期待できます。

■ 非Hodgkin リンパ腫 non-Hodgkin lymphoma（NHL）

● 病　態

　非Hodgkin リンパ腫は，Hodgkin リンパ腫以外の悪性リンパ腫の総称です。欧米では Hodgkin リンパ腫が多くみられますが，わが国ではほとんどが非Hodgkin リンパ腫です。

　好発年齢のピークは5〜14歳で，リンパ組織の発育が盛んな時期に一致しています。

　小児に発生する非Hodgkin リンパ腫は病理組織型によって，リンパ芽球性リンパ腫，B細胞非Hodgkin リンパ腫（Burkitt リンパ腫および Burkitt 様リンパ腫），びまん性大細胞型リンパ腫，未分化大細胞リンパ腫の4つに分類されます。

● 症　状

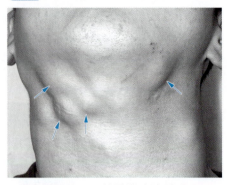

図19　非Hodgkinリンパ腫の頸部の写真

著明な頸部リンパ節腫脹（↑）を認める。

　Hodgkinリンパ腫と異なり，**全身症状を認めることはまれ**です。

　症状は原発部位により異なります。頸部原発では，**無痛性リンパ節腫大**を呈します（図19）。T細胞性はしばしば縦隔腫瘍として発症し，大きくなると気管を圧迫して**呼吸困難**を惹起したり，上大静脈を圧迫して顔面〜頸部・上肢の**浮腫**を起こす（上大静脈症候群）こともあります。また，このタイプは，**白血化**＊してALLとの鑑別が難しいものもあります（初診時すでに骨髄浸潤を起こしていることも多く，骨髄の芽球が25％未満であればリンパ腫，25％以上であればリンパ性白血病として扱う）。

　B細胞非Hodgkinリンパ腫は腹部原発が多く，回盲部の粘膜下に初発した腫瘤が先進部となって腸重積症状や腸閉塞症状を起こし，精査によってリンパ腫が見つかるということもあります（年長児でBurkittリンパ腫に多い傾向あり）。

　再発パターンは，非Hodgkinリンパ腫として起こるのみでなく，骨髄に浸潤して白血病と鑑別できない状態になるもの（白血化），中枢神経浸潤などがあります。

● 検　査

　胸部X線撮影で，**肺門部や傍気管部に拡大**が見られることが少なくありません（p.461図20）。また，腹部CTなどで**肝脾腫**が認められることもあります。

　末梢血では，初期には著変が認められず，リンパ球減少が確認できる程度ですが，白血化すると白血球増加，腫瘍細胞が出現すると貧血の悪化，血小板減少がみられるようになります。また，白血化しなければ骨髄もほぼ正常です。

　生化学検査では，腫瘍崩壊によりLDH（LD：特に病期Ⅱ，Ⅲ）の上昇と尿酸の増加がみられます。血清鉄低下もみられます。多くは赤沈亢進やツベルクリン反応の陰性化を認めます。

　Burkittリンパ腫の病理組織学検査では，細胞質に**空胞**を呈する**Burkittリンパ腫細胞**を認めます（p.461図21）。また，アポトーシスを起こした異常クローン細胞を貪食するためにマクロファージが遊走してくるため，異常クローン細胞を背景にこの**マクロファージが白く抜けて見え**ます。これは**星空様**starry sky appearanceと表現されます。

＊　**白血化** leukemic transformation
　末梢血中に異常クローン細胞が認められる状態のことです。

図20 非Hodgkinリンパ腫の胸部X線写真（上段）と胸部CT（下段）

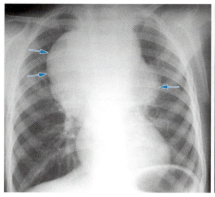
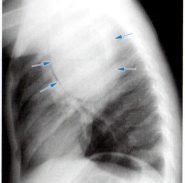

正面像　　　　　　　　　側面像

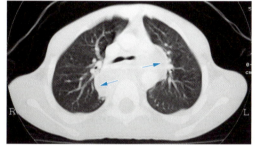

縦隔原発の腫瘍（←）である。

図21 Burkittリンパ腫の骨髄血塗抹May-Giemsa染色標本

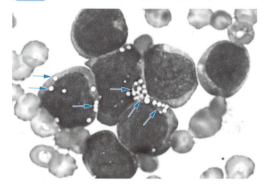
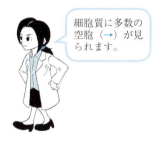

細胞質に多数の空胞（→）が見られます。

診断

リンパ節腫脹があれば，リンパ節生検を行って比較的容易に診断できます．しかし，リンパ節以外の症状で発症した場合では，どの部位で生検を行えばよいかの判断が難しく，診断できないことがあります．また，病理組織学的診断のみではいずれの細胞系統に属するのかが判明しないため，モノクローナル抗体を用いた免疫学的分類診断を行うことになります．

病期診断にはさらに，骨髄穿刺，胸腹部のCT，^{67}Gaシンチグラフィなどを行います．また，NHLの経過観察および寛解後のフォローアップのためにIL-2受容体精密測定が有用です．

治療・予後

放射線療法の効果は期待できないため，早期症例も含め**化学療法**がその中心です。

胸腺T細胞性は，ALLに非常に近い関係にあるため，ALLに用いる抗白血病薬がそのまま有効です。

② 血球貪食症候群 hemophagocytic syndrome（HPS）

病　態

結合組織などに存在する**マクロファージ系細胞（組織球）**が，**自己の血球を貪食**するのが血球貪食症候群です。

本症では，細胞傷害性T細胞（☞p.124脚注）やNK細胞（☞p.122）が機能異常を来し，病原体や異常クローン細胞を貪食することができません。その結果，**高サイトカイン血症**に陥り，**マクロファージが過剰に活性化し，血球まで貪食**してしまったものです。そのため，近年ではこの病態をストレートに反映した**血球貪食性リンパ組織球症** hemophagocytic lymphohistiocytosis（HLH）と呼ばれることが多くなっています。

診断基準

小児を念頭においたHLH診断基準を表9に示します。

表9 小児を念頭においた**血球貪食性リンパ組織球症（HLH）診断基準（HLH-2004）**

以下のいずれかを満たす場合，HLHの診断となる
1. 遺伝子異常が同定された場合
2. 以下の8項目のうち5項目を満たす場合
  a. 発熱
  b. 脾腫
  c. 2系統以上の血球減少
    ・Hb<9.0g/dL（4週未満の乳児では<10.0g/dL）
    ・好中球<1,000/μL
    ・血小板<100,000/μL
  d. 高トリグリセライド血症（>265mg/dL）および/または低フィブリノゲン血症（<150mg/dL）
  e. 骨髄または脾臓またはリンパ節での血球貪食像（p.457図22），悪性腫瘍の所見なし
  f. NK細胞活性低値またはNK細胞欠損
  g. 高フェリチン血症（>500μg/L）
  h. 可溶性CD25（可溶性IL-2R）高値（>2,400U/mL）

付記
  1）発症時に血球貪食像が証明されなければ，さらなる検索が推奨される。骨髄所見陰性の場合，多臓器の生検や経時的な骨髄穿刺検査を考慮する。
  2）診断を強く支持する所見：髄液細胞増加（単核球）および/または髄液蛋白増加，肝生検上慢性持続性肝炎に類似した組織所見。
  3）診断を支持する所見：脳・髄膜症状，リンパ節腫脹，黄疸，浮腫，皮疹，肝酵素異常，低蛋白血症，低ナトリウム血症，VLDL増加，HDL低下。

分　類

● 家族性血球貪食症候群 familial hemophagocytic syndrome

乳幼児期に発症する原発性の血球貪食症候群です。*PRF1*，*UNC13D*などの遺伝子異常が判

明しています。

● 感染症関連血球貪食症候群 infection-associated hemophagocytic syndrome

二次性血球貪食症候群です。ウイルスが原因の場合を virus-associated hemophagocytic syndrome（VAHS）と呼ぶことがあり，EB ウイルス感染の際に高頻度かつ重症例がしばしばみられます。ヘルペスウイルスや麻疹ウイルス，HIV，アデノウイルスなどを原因とすることもあります。本症では中枢神経症状や腎不全，さらには多臓器不全を呈することもあります（特に EB ウイルス感染の際）。

ウイルス感染によって，T リンパ球や NK 細胞が異常活性化され，炎症性サイトカインが異常高値を示すコントロール不能状態が，いわゆるサイトカインストーム cytokine storm です。

● 症　状

必発症状は持続する発熱です。そのほか，肝脾腫，リンパ節腫大，皮膚病変（出血斑，皮疹，黄疸，浮腫），中枢神経症状（けいれん，意識障害，髄膜刺激症状）がみられます。重症化すると DIC，腎不全などを呈することもあります。

● 検　査

検査所見としては，診断基準に記載された以外に，高 LDL 血症や高ビリルビン血症がみられることがあります。

末梢血または骨髄塗抹標本では，血球を貪食したマクロファージを認めます（図22）。

図22 血球貪食症候群の骨髄血塗抹 May-Giemsa 染色標本

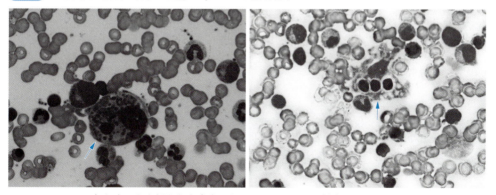

白血球，血小板などを貪食したマクロファージ（↑）がみられる。

● 治　療

急性期治療では，抗 DIC 療法，抗高サイトカイン血症療法としてシクロスポリン ciclosporin，エトポシド etoposide や副腎皮質ステロイドを用いるほか，輸血療法が行われます。

また，感染症対策としてアシクロビル aciclovir など抗ウイルス薬の投与，DIC や多臓器不全合併に対しては血漿交換が行われます。

そのほか，骨髄移植の適応となるものもあります。

このように，免疫化学療法や骨髄移植により予後は徐々に改善していますが，それでも全体の致命率は約40％とされ，予後良好な疾患とは言えません。

③ Langerhans細胞組織球症 Langerhans cell histiocytosis（LCH）

● 病　態

Birbeck顆粒を有するLangerhans細胞が，体のさまざまな部位において**増殖する疾患**で，原因はいまだ不明です。

● 分類・症状

本症は，かつてLetterer-Siwe病，Hand-Schüller-Christian病，好酸球性肉芽腫症に分類されていましたが，現在では，単一臓器型と多臓器型に大きく分類されています（表10）。

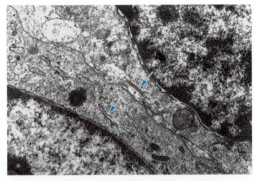

図23　Langerhans細胞組織球症の電顕標本

Birbeck顆粒（←）が細長い棒状の小体として多数認められる。

表10　Langerhans細胞組織球症の病型の比較

	単一臓器型	多臓器型
好発年齢	幅広い年齢で発症	3歳未満
症　状	①骨病変（頭蓋骨，下顎骨，椎骨，骨盤，大腿骨などの骨融解） ②皮膚病変（脂漏性湿疹様皮疹，出血を伴う丘疹） ③リンパ節腫脹 ※ほとんどが①の骨病変で頭蓋骨に最も多くみられる	①骨病変 ②尿崩症（下垂体への肉芽腫の浸潤） ③皮膚病変 ④肺病変（息苦しさ，空咳，気胸など） ⑤肝脾腫，リンパ節腫脹 ⑥造血器病変（貧血，血小板減少） ⑦脳病変（小脳症状，運動麻痺）
治　療	骨病変は切除または副腎皮質ステロイド注入，化学療法 皮膚病変は化学療法	副腎皮質ステロイド，ビンクリスチン，6-メルカプトプリン，メトトレキサートなどによる化学療法
予　後	予後不良は，①リスク臓器[†]に病変がある場合，②幼若例（1歳未満発症の場合，致命率が高い），③臓器浸潤の多い場合 予後良好は，①骨に限局した症例	

[†] 肝，脾，肺，造血器にLCH病変がある場合は致命率が高くなっているためリスク臓器と呼ばれる。

● 検　査

確定診断は，生検組織で組織球に**CD1a**または**CD207陽性**を証明するか，その電顕像でBirbeck顆粒（図23）を証明することで行います。

● 治　療

表11に示すように，単一臓器型か多臓器型かで大きく異なります。多臓器に進行性に浸潤・増殖するものを臨床的に悪性ととらえ，化学療法を行います。化学療法の効果がなく急速に進行する例では，同種造血幹細胞移植が試みられます。しかし，本症にはまだ確立した治療法はありません。

第15章

腎・泌尿器疾患
renal and urologic disease

> 乳児期発症の腎疾患は，腎症状よりも消化器症状（嘔吐や下痢など）や貧血症状が前景に立つことがあるので注意が必要です。また，小児の腎疾患は成人に比して治癒しやすく，病理所見も純型で軽微な病変が多いのが特徴です。
>
> 小児では，急性糸球体腎炎，ネフローゼ症候群，尿路感染症が多く，泌尿器先天奇形と遺伝性疾患がこれに次いでいます。

A 主要症候

❶ 蛋白尿 proteinuria

> 蛋白尿とは，文字どおり尿中に蛋白質が検出される状態ですが，正常でもある程度の蛋白質は排泄されています。これを生理的蛋白尿と呼びます。生理的蛋白尿には機能性蛋白尿と体位性蛋白尿があります。
>
> 小児科で臨床的に問題となる蛋白尿は，**尿蛋白／クレアチニン比**[*1]**1.0以上の場合です。**

■ 生理的蛋白尿 physiologic proteinuria

● 機能性蛋白尿 functional proteinuria

腎臓に器質的な異常を認めない蛋白尿です。原因は不明ですが，激しい運動後や精神的興奮後，発熱時などにみられることから，腎血流量の変化によるアルブミン[*2]の透過性亢進が関係していると考えられています。

● 体位性蛋白尿 postural proteinuria

> **STEP**
> **体位性蛋白尿は**
> - **小児期・思春期に好発**
> - **尿蛋白は臥位で陰性，立位で陽性**

[*1] **尿蛋白／クレアチニン比**
1回の尿中の蛋白濃度（mg/dL）を，尿中のクレアチニン濃度（mg/dL）で除して算出した値で，1日の尿蛋白量（g/日）とほぼ等しくなります。0.15以下が正常で，1.0以上は高度蛋白尿と判定します。

[*2] **アルブミン albumin（Alb）**
肝臓で合成される直径約7nmの比較的小さな蛋白質で，栄養素として用いられるほか，さまざまな物質の運搬も行っています。通常は糸球体を通過することができませんが，糸球体腎炎やネフローゼ症候群を来すと，糸球体の穴が大きくなるとともに基底膜の陰性荷電が喪失するため容易に通過し，糸球体性蛋白尿を来すようになります。ラテン語の alb は白の意。

第15章　腎・泌尿器疾患

● 機　序

立位や座位で腰部を前彎させた体位をとったときに認められる蛋白尿で，前者は起立性蛋白尿 orthostatic proteinuria，後者は前彎性蛋白尿 lordotic proteinuria と呼ばれます。

起立性蛋白尿は，臥位では認められない蛋白尿が，立位になると出現するものです。原因は不明ですが，立位によって引き起こされた血行動態の変化がアルブミン透過性を亢進させると考えられています。

前彎性蛋白尿は，前彎した腰椎が腎臓を圧迫し，腎血流量を変化させるためと考えられています。

両者ともに小児期～思春期に好発します。

● 症　状

自覚症状はなく，学校検尿や他の疾患に関わる尿検査で蛋白尿が見つかる（chance proteinuria）ことで，器質的疾患を疑われて精査するも何ら所見がみられず，前彎という負荷を加えた場合のみにみられることにより診断される，というのが一般的なエピソードです。

● 検　査

尿中蛋白量は，一般的には1.0g/日を超すことはありません。円柱尿や血尿を来すことも事実上ありません。その他の検査所見は正常で，腎生検組織像でも糸球体は正常かあっても軽微な変化を認めるにすぎません。

● 治　療

治療も運動制限も不要です。ほとんどが，20歳代で蛋白尿を認めなくなり，腎機能低下も起こりません。

■ 病的蛋白尿

病的蛋白尿は部位によって，腎前性，腎性，腎後性に分けられます。さらに，腎性蛋白尿は，糸球体性と尿細管性に分けることができます。

● 腎前性蛋白尿 prerenal proteinuria

腎臓に送り込まれる**蛋白質が多すぎる**ため，処理しきれずに漏れてしまう病態です。したがって，**overflow型蛋白尿**とも呼ばれます。

● 腎性蛋白尿 renal proteinuria

● 糸球体性蛋白尿 glomerular proteinuria

糸球体基底膜の網目のサイズが大きくなったり，陰性荷電が消失したりすれば，糸球体のバリアが働かなくなり，本来糸球体で**漏れるべきでない蛋白質が漏れて**しまう病態です。

● 尿細管性蛋白尿 tubular proteinuria

近位尿細管障害によって，β_2-ミクログロブリン，リゾチーム，レチノール結合蛋白質などの**再吸収が停滞**し，これらの低分子蛋白質が尿中に漏れ出してしまう病態です。

● 腎後性蛋白尿 postrenal proteinuria

腎盂よりも末梢の尿路で，**分泌物や組織崩壊産物**などが尿に混入して生じるものです。排泄される蛋白質の量はあまり多くありません。

❷ 血　尿 hematuria

● 病　態
　血尿は，尿中に**赤血球を異常に多く含む**状態ですが，健常者でも尿沈渣（顕微鏡で400倍に拡大）で1視野に1個くらいは認められます。そこで，1視野に5個以上の赤血球が認められた場合を**顕微鏡的血尿**，肉眼でも血尿とわかるものを**肉眼的血尿**としています。

● 原　因
　血尿を来す疾患は数多くあり，分類もいくつかありますが，ここでは糸球体性と非糸球体性に大別して説明します。

　糸球体性血尿のほとんどは**糸球体腎炎**が占めていますが，それ以外には運動性血尿（文字どおり，激しい運動後にみられる）があります。

　非糸球体性血尿としては，糸球体以外の腎由来の出血（腎盂腎炎，間質性腎炎，囊胞腎，**腎腫瘍**，腎外傷，nutcracker現象*など）があります。

❸ 浮　腫 edema

● 病　態
　間質液が異常に貯留した病態です。体液成分は，血管外に出る力としての静水圧と，血管内に引き戻そうとする力としての膠質浸透圧があり，それに毛細血管透過性が加わってバランスが保たれています。**膠質浸透圧が低下**して，このバランスが崩れると浮腫が生じます。

● 原　因
　例えば，乏尿を来す疾患では体液過剰によって静水圧が上昇します。**ネフローゼ症候群**などで蛋白質が尿中に漏出すると，血中の膠質浸透圧が低下します。そのほかは，**急性糸球体腎炎**や右心不全などでも浮腫がみられます。

---

* nutcracker現象
　左右の腎静脈は下大静脈に合流しています。このうちの左腎静脈は腹部大動脈と上腸間膜動脈の間を通過しているので，動脈圧が高く静脈圧が低いとこれらの動脈に圧迫されることがあります。すると，左腎とその周囲がうっ血し，血尿を来すことがあります。この腹部大動脈と上腸間膜動脈に挟まれて腎静脈がつぶされる様子がクルミ割りの道具に似ていることから，nutcracker現象と呼ばれます。

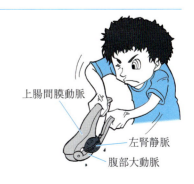

B 糸球体疾患
glomerular disease

① 急性糸球体腎炎 acute glomerulonephritis（AGN）

急性（日の単位で）に発症する腎炎を総称したのが**急性腎炎症候群**acute nephritic syndrome で，血尿および／または蛋白尿，GFR の低下，ナトリウム排泄障害（浮腫，高血圧，心不全）などを呈します。この急性腎炎症候群のうち，80％以上が急性糸球体腎炎です。

> **STEP**
> 急性糸球体腎炎は
> ・A群 β 溶連菌感染後の発症が多い
> ・血尿，浮腫，高血圧を主訴とするが，顕微鏡的血尿以外は1か月前後で消失
> ・血清補体価，C3の低下
> ・小児では90％以上が治癒する

病　態

比較的急激に発症・経過する**糸球体腎炎***です。臨床上は約90％が溶連菌感染（A群 β 溶血性連鎖球菌感染，扁桃炎などの上気道感染や膿痂疹が多い）から1〜3週後に発症するので，溶連菌感染後急性糸球体腎炎poststreptococcal AGN（PSAGN）とも呼ばれます。そのほか，ブドウ球菌，肺炎球菌，マイコプラズマ感染の後に発症することがあります。

好発年齢は5〜12歳で，溶連菌感染の好発年齢に一致し，しかも**男児**に多い傾向があります。本症は，溶連菌菌体成分が抗原となってIgG抗体が産生され，**免疫複合体**ができて，これが基底膜の外側に沈着して生じます（Ⅲ型アレルギー）。

症　状

血　尿 hematuria

糸球体の障害に起因するもので，肉眼的血尿は約50％，顕微鏡的血尿はほぼ100％にみられ，1〜2か月持続します。利尿期に入ると，以下に挙げる症状が1か月前後で軽快していくのに対し，顕微鏡的血尿は数か月以上残ることもあります。

蛋白尿 proteinuria

蛋白尿もほとんどのケースでみられますが，その量はそれほど多くありません。2〜3週以内に消失します。

乏　尿 oliguria

通常，数日で回復するのが一般的です。しかし，それ以降も乏尿（100〜400mL/日）の持続

---

*　**糸球体腎炎** glomerulonephritis（GN）
糸球体を中心とする炎症性疾患をいいます。ただし，臨床診断名ではなく，メザンギウム細胞と基質の増殖を伴う病態を意味する病理学上の形態概念です。

や，無尿（＜100mL／日）に進行する場合は，急速進行性糸球体腎炎が疑われます。

● 浮　腫 edema

細胞外液量過剰から浮腫を来しますが，血漿膠質浸透圧低下に起因するネフローゼ症候群より軽度です。浮腫は顔面，特に眼瞼部中心にみられ，全身性となることはまれです。

● 高血圧 hypertension

糸球体濾過量低下によりNaと水分が貯留し（体重増加が起こる），細胞外液量が過剰になるため，浮腫が軽度の割には高血圧を起こしやすく，約50％に中等度の**高血圧**が認められます。まれに，激しい頭痛，悪心，けいれん，錯乱などを呈する**高血圧性脳症**を来します。

◉ 病理所見

● 光学顕微鏡

ほとんどが，**びまん性管内増殖性糸球体腎炎** diffuse endocapillary proliferative GN です。したがって，90％以上の糸球体に病変が存在（＝びまん性）し，**メサンギウム細胞と毛細血管内皮細胞が増殖**します。また，多核白血球や単球が浸潤しています。糸球体内部には細胞成分が非常に多く，これを**富核** hypercellularity と呼びます。それに圧迫されて毛細血管内腔は狭小化し，虚血状態になります。

● 電子顕微鏡

基底膜外側に，免疫複合体と思われる高電子密度の沈着物を hump（ラクダの"こぶ"を意味する）として認めます（図1）。

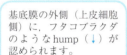

図1　急性糸球体腎炎の腎生検の電顕像

基底膜の外側（上皮細胞側）に，フタコブラクダのようなhump（↓）が認められます。

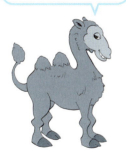

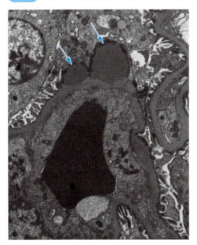

● 蛍光抗体法

IgG抗体とC3が，糸球体毛細管壁へ顆粒状に並んで沈着しています（p.470図2）。

◉ 検　査

● 尿検査

上述したように顕微鏡的血尿〜肉眼的血尿のほか，糸球体由来なので，沈渣に赤血球や赤血球円柱を認めます。また，蛋白尿をみることもあります。

図2 急性糸球体腎炎の蛍光抗体抗C3染色標本

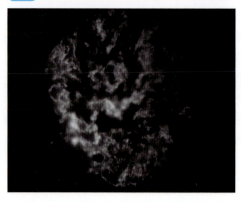
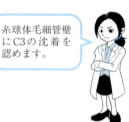

糸球体毛細管壁にC3の沈着を認めます。

● 腎機能検査

乏尿期には糸球体濾過量*は低下し，BUN，血清クレアチニン値，血清カリウム値の上昇を認めます。

● 溶連菌感染の証明

A群β溶連菌の抗体価（ASO，ASK）は上昇し，咽頭粘膜や皮膚病変からA群溶連菌が証明されます。

● 免疫学的検査

血清総補体価（CH50）および血清C3値は，免疫応答で消耗されて低下しますが，ほぼ全例が2～3か月以内に回復します。

治療

対症療法を行い，腎臓の負担を減らすために安静と保温を指導します。

● 食事療法

特に病初期が重要です。GFRが低下している急性期では，水分を制限し，低蛋白（0.5～1.0g/kg/日以下）減塩（3g/日以下）食とします。必要カロリーは，炭水化物と脂肪で補給します。症状の改善に伴って，蛋白質を増やします。

● 薬物療法

先行感染に対しては，抗菌薬を投与します。溶連菌ならペニシリン系やセフェム系，マクロライド系です。

高血圧およびこれに伴う脳症に対しては，即効性のあるCa拮抗薬を舌下投与したり，血管拡張薬を静注したりします。

---

* 糸球体濾過量 glomerular filtration rate（GFR）

単位時間（通常は1分）当たりに糸球体で濾過される血漿量のことです。したがって，腎血漿流量に比例して変動します。健常な日本人の糸球体濾過量は年齢により多少異なりますが，100～120mL/分です。糸球体で完全に濾過され，かつ尿細管で再吸収されないイヌリン inulin やクレアチニン creatinine のような物質のクリアランスとして測定されます。成人男性のeGFR推算式は日本腎臓学会が提唱しているものとしては，男性：eGFR = 194 × 年齢$^{-0.287}$ × 血清クレアチニン$^{-1.094}$，女性：eGFR = 0.739 × 194 × 年齢$^{-0.287}$ × 血清クレアチニン$^{-1.094}$です。小児のeGFRを推算する式はいくつかありますが，例えば，2歳以上11歳未満では0.35 × 身長(m)／血清クレアチニン(mg/dL) × 100を使います。

乏尿・無尿とそれに伴う浮腫に対しては，フロセミド furosemide などのループ利尿薬を投与します。

なお，副腎皮質ステロイドは，浮腫や高血圧を悪化させるおそれがあるので用いません。

合併症・予後

90%以上が1〜3か月で自然寛解する予後良好な疾患ですが，急性期には三大危険症状とも呼ばれる，急性腎不全，心不全，高血圧性脳症を警戒します。

② 急速進行性腎炎症候群 rapidly progressive glomerulonephritis syndrome

STEP

急速進行性腎炎症候群は
- 急速に末期腎不全に進行する予後不良の疾患
- 病理所見では半月体の形成が認められる
- Goodpasture症候群と関連する

病　態

急性に発症した糸球体腎炎で，血尿，蛋白尿，腎機能障害などを呈し，治療が奏効しなければこれらの症状が急激に増悪して数週間〜数か月で末期腎不全に陥ります。本症は単一疾患でなく，異なる複数のものが含まれると理解されています。本症候群は急速進行性糸球体腎炎 rapidly progressive glomerulonephritis（RPGN）とも呼ばれます。

症状・検査

全身倦怠感，発熱，悪心などとともに，血尿，蛋白尿，貧血，乏尿，浮腫，高血圧などの症状が急激に出現し，腎不全に進行します。病初期には血尿，蛋白尿とも急性糸球体腎炎より激しく，特に蛋白尿は一見ネフローゼ症候群（☞p.474）を連想させるほど高度なことがしばしばです。尿量減少もより高度で，無尿となることもあります。

病理所見

◉ 光学顕微鏡

糸球体係蹄壁の外側に，びまん性に増殖した細胞がみられ，半月体 crescent 形成が認められます。そのため，壊死性半月体形成性糸球体腎炎 necrotizing crescentic glomerulonephritis とも呼ばれます。

◉ 蛍光抗体法

次の3型に分類されますが，わが国で最も多いのは pauci-immune 型です。

- 抗糸球体基底膜抗体型：Ⅱ型アレルギーによるもので，基底膜を構成するⅣ型コラーゲンに対する自己抗体（そのほとんどが IgG）が存在するものです。Goodpasture症候群*と関連があります。
- 免疫複合型：Ⅲ型アレルギーによるもので，多くは急性糸球体腎炎に続発するほか，IgA腎

---

* **Goodpasture症候群**
　肺胞壁と糸球体基底膜に対する自己抗体が形成され，これが基底膜を攻撃することによって発症する疾患です。主症状は，肺胞出血（血痰や喀血を来す）と急速進行性腎炎症候群です。

症やループス腎炎を基礎疾患とすることもあります。係蹄壁に沿って **IgG** と **C3** が**顆粒状に沈着**している所見がみられます。

- **pauci-immune型**：**抗好中球細胞質自己抗体**（ANCA）が関与しています。多発動脈炎，Wegener肉芽腫症を基礎疾患とすることもあります。

● 治療・予後

半月体の線維化が発生するより前に，**副腎皮質ステロイドパルス療法**を行い，新たな抗体産生を抑制するために**免疫抑制療法**も行います。また，**血漿交換療法**による抗体や免疫複合体の除去も有効です。

予後不良な疾患ですが，近年は生命予後，腎予後とも改善されつつあります。

③ IgA腎症 IgA nephropathy

> **STEP**
> **IgA腎症は**
> - **多くは学校検尿などで偶然に発見**（したがって早期例が多い）
> - **質的に異常なIgAが産生される**が根本原因は不明，慢性の経過
> - **メサンギウム領域にIgAがびまん性に沈着**

● 病　態

メサンギウム領域に **IgAがびまん性に沈着**し，**メサンギウム増殖**を認める慢性糸球体腎炎です。根本的な原因は不明ですが，IgA関係の免疫の異常が全身的に存在すると考えられ，質的に異常なIgA（糖鎖の異常）が産生され，これが腎臓に沈着すると推測されています。

難病情報センターは，IgA腎症は小児における慢性糸球体腎炎の2割以上を占め，また成人IgA腎症が末期腎不全に至る確率は，診断10年後に15～20%，20年後に約40%弱で，小児例の予後はこれよりは良好，としています。また "小児IgA腎症治療ガイドライン1.0版" は，15年間で11%が慢性腎不全に進行したとしています。

● 症　状

毛細血管壁が損傷されることで**血尿**が生じます。本症の7～8割は**学校検尿**などでの偶然の発見を契機としていますが，その多くは**顕微鏡的血尿**で，肉眼的血尿（しばしば上気道感染に引き続く）による発見は1～2割程度です。したがって，学童期以降（特に10歳代）の患者が多数を占めます。また，基底膜透過性亢進による**蛋白尿**を生じますが，これも多くは軽度で，1日当たり1g以下（定性として±または＋）です。

● 病理所見

本症の確定診断には，腎生検が必須です。

● 光学顕微鏡

多くの例で，**メサンギウム増殖性腎炎**の所見を呈します（p.473図3左）。基質は増加します。管内増殖（糸球体毛細血管係蹄内への細胞浸潤），半月体もみられることがあります。

● 電子顕微鏡

高電子密度沈着物が，傍メサンギウム領域（メサンギウム領域の外周部）に認められます。免

疫複合体と考えられ，これによりIgA腎症が発症するものとみられていますが，詳細はわかっていません。糸球体基底膜は肥厚せず，かえって菲薄化することがあります。

蛍光抗体法

メサンギウム領域にびまん性に沈着したIgAが認められます（図3右）。これは，傍メサンギウム領域に認められる高電子密度沈着物に一致します。

図3 IgA腎症の腎生検のPAS染色標本（左）と蛍光抗体抗IgA染色標本（右）

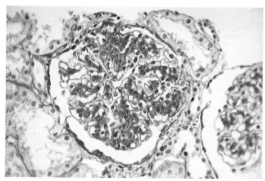
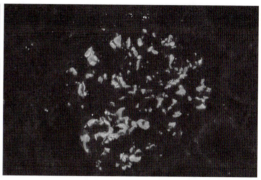

メサンギウム領域中心にIgAの顆粒状沈着を認める。　　メサンギウム細胞とその基質が分節状に増加している。

検　査

　血清IgA値の上昇は，成人例の50％以上に認められますが，小児例においては，血液検査で特異的な所見はありません。補体値が低下する例は少数です。診断時の腎機能も多くは正常です。
　鑑別を要するのは，ループス腎炎や，メサンギウム領域にIgAが沈着する紫斑病性腎炎（☞p.480）（糸球体病変から紫斑病性腎炎とIgA腎症とを区別することは困難，皮膚点状出血の有無などにより鑑別）などです。

治　療

　目標は，腎不全への進展を阻止することですが，小児IgA腎症は発症早期に治療を開始すれば，病勢の進行を食い止められる可能性は低くありません。
　蛋白尿の程度，腎機能および病理組織像から軽症と重症に分類します。軽症例に対してはアンジオテンシン変換酵素阻害薬（リシノプリル）を投与します。重症例に対しては副腎皮質ステロイド，免疫抑制剤（ミゾリビン），アンジオテンシン変換酵素阻害薬（リシノプリル）を投与します。口蓋扁桃摘出術は，軽症例に対しては推奨されませんが，重症例に対しては上記治療が奏効しない場合などには実施を検討してよい，とされています。

予　後

　蛋白尿が中等度〜高度（1.5〜2.0g/日以上）かネフローゼ症候群を呈する場合，高血圧を伴う場合，組織学的に線維化の顕著な場合，初診時すでに腎機能が低下している場合などは予後不良を示唆します。
　血尿の程度，血清IgA値の高低は，予後との関係はみられません。

④ ネフローゼ症候群 nephrotic syndrome（NS）

ネフローゼ症候群は，糸球体毛細血管障害により**高度蛋白尿**と**低アルブミン血症**，**全身性浮腫**を来す**病態**の総称です。つまり，病理組織学的な疾患名ではなく，臨床的な症候群を意味しています。

本症候群は，診断基準を満たす疾患の集合体であるため分類作業が必要で，先天性，特発性（一次性），続発性（二次性）の3つに大別されます。

■ ネフローゼ症候群の分類

- 先天性ネフローゼ症候群：基底膜やスリット膜の構成成分の先天異常に起因し，それらをコードする遺伝子の変異がこれまでにいくつも見つかっています。ただし，いずれも極めてまれにしかみられないので，本書ではこれ以上触れません。
- 特発性（一次性）ネフローゼ症候群：基礎疾患のないネフローゼ症候群で，**微小変化型ネフローゼ症候群**，**膜性腎症**，**巣状分節性糸球体硬化症**，**膜性増殖性糸球体腎炎**が代表的ですが，前述した急性糸球体腎炎，急速進行性腎炎症候群，IgA腎症もそのごく一部は本症に該当します。小児ではこの原発性が90％以上を占めますが，その大半は**微小変化型**です。
- 続発性（二次性）ネフローゼ症候群：糖尿病腎症，ループス腎炎，アミロイド腎，感染症（特にB型およびC型肝炎），薬剤（金製剤など），悪性腫瘍などの基礎疾患を有するネフローゼ症候群です。

■ 特発性（一次性）ネフローゼ症候群 idiopathic nephrotic syndrome

STEP
特発性ネフローゼ症候群は
- 2〜5歳の男児に好発
- 感染症合併が多く，ネフローゼ急症なども来す

● 病　態

国際小児腎臓病研究班は，①持続する**高度蛋白尿**（夜間蓄尿で$40\mathrm{mg/hr/m^2}$以上または早朝尿で尿蛋白クレアチニン比$2.0\mathrm{g/gCr}$以上）かつ②**低アルブミン血症**（血漿アルブミン$2.5\mathrm{g/dL}$以下）。この①，②を同時に満たし，**明らかな原因疾患がないものを小児特発性ネフローゼ症候群**と定義しています。

2〜5歳に好発し，男児に多くみられます。本症候群で最も多いのは後述する微小変化型ネフローゼ症候群です。

小児特発性ネフローゼ症候群における糸球体毛細血管障害の病因には，T細胞機能異常，液性因子，遺伝子異常などが考えられています。

症　状

　ほとんどが，**乏尿**と**浮腫**で気づかれます。浮腫は，肝臓での蛋白質合成が間に合わずに低アルブミン血症に陥り，膠質浸透圧が低下して生じます。低アルブミン血症が高度になると，胸水や腹水が出現することがあり，急激に循環血漿量が減少した場合には，腎前性腎不全を来すこともあります。肝臓では，アルブミンと同時にリポ蛋白の合成も亢進し，これにリポ蛋白リパーゼ活性の低下も相まって，脂質異常症を呈します。

検査・診断

　微小変化型では尿蛋白の選択性が高く（低分子量のアルブミンの排泄が多い），腎炎性では選択性が低くなっています（分子量に関係せず高分子蛋白も排泄）。急激に循環血漿量が減少すると低容量性ショック（☞p.409脚注）となり，Ht 55％，BUN/Cr比50などの値がみられることがあります。

　血尿も，微小変化型では顕微鏡的で一過性が多いのに対し，腎炎性では多くが持続します。いずれにしても，**血尿はさほど目立つものではなく**，中心となる尿所見は**蛋白尿**です。

　腎機能障害も，微小変化型では急性期にBUN上昇がみられるなど一過性が多いのに対し，腎炎性では腎機能障害が続くことがしばしばです。

合併症

　感染を併発しやすく，水痘や麻疹に罹患した場合（特に副腎皮質ステロイド投与中）は，致死的となることがあります。

　循環血漿量の急減時に，激しい腹痛，血圧低下，顔面蒼白などを呈するネフローゼ急症が出現します。これは，上気道感染などを契機に発症することがあります。

　肝臓ではフィブリノゲン合成が亢進します。一方，アンチトロンビンⅢやプロテインCなどの抗凝固因子は尿中に失われるため，血液は凝固しやすくなります。また，プラスミノゲンが尿中に失われるため，線溶系は低下します。脂質異常症，循環血漿量の低下，そして血管内皮細胞障害は，血栓を形成しやすい環境です。

治　療

　一般療法として**安静**と**食事療法**を指導します。浮腫が高度なら水分を制限し，高カロリー，低塩，高蛋白食（ただし，蛋白の負荷が腎機能障害を悪化させることがあるため，高窒素血症や腎機能障害が出現しているときは要注意）とします。

　また，副腎皮質ステロイドや免疫抑制薬などによる薬物療法を行います。

● 副腎皮質ステロイド

　特に微小変化型では第一選択です。プレドニゾロン prednisolone 60mg/m²/日の初期大量療法から行われるのが一般的です。ただし，副作用には十分な注意が必要です。

　なお，初期治療の4週間以内に蛋白尿が消失しないものをステロイド抵抗性，治療終了後6か月以内に2回以上または年に4回以上再発を繰り返すものを**頻回再発例**と呼びます。

● 免疫抑制薬

　頻回再発のために副腎皮質ステロイドの副作用が著明となる場合や，副腎皮質ステロイド抵抗性ネフローゼ症候群に対しては，シクロホスファミド cyclophosphamide やシクロスポリン ciclosporin などを用います。

第15章　腎・泌尿器疾患　475

● 抗血小板薬，抗凝固薬

免疫抑制薬と同様に，副腎皮質ステロイド抵抗性を示す症例に投与することがあります。

● アルブミン albumin，利尿薬

浮腫が著明な場合，血漿膠質浸透圧を上げる目的で緊急的にアルブミン静注を行うことがあります（アルブミンを静注しても，すぐに尿中に漏れてしまうために通常は行わない）。循環血漿量が増加するのでネフローゼ急症にも有効です。浮腫そのものの改善目的でアルブミンを投与する場合は，ループ利尿薬の同時投与が効果的です（浮腫改善に対するループ利尿薬の単独投与は，腎前性急性腎不全の危険がある）。

■ 微小変化型ネフローゼ症候群 minimal change nephrotic syndrome（MCNS）

STEP

MCNS は
- 血尿と高血圧は認められない
- 腎機能と血清補体価は正常
- 尿蛋白の選択性は高い
- 副腎皮質ステロイドによく反応するが，再発率も高い

● 病　態

前述したように，ネフローゼ症候群は臨床症候から付いた疾患名ですが，微小変化型は病理所見から付けられたものです。本症は特発性ネフローゼ症候群に属しますが，光学顕微鏡所見では糸球体は正常で，蛍光抗体法では IgG や補体成分の沈着も認められません。また，電子顕微鏡所見では糸球体に上皮細胞（たこ足細胞）の足突起の融合が見られます。これが"微小な変化"です。

本症の好発年齢は2～6歳（5歳までに半数以上が発症）で，男児に多くみられ，特発性小児ネフローゼ症候群の約80％を占めています。

● 症状・検査

比較的急速に発症し，特別な前駆症状なしに大量の蛋白尿が突然出現して，1週間以内に低アルブミン血症に陥ります。すると全身性に浮腫が生じ，来院するというのが典型例です。血尿などの腎炎症状や高血圧は通常みられません。循環血漿量の低下が著しいと，腎前性急性腎不全やショックを起こすことがあります。このような場合には，一過性に BUN 上昇がみられます。

血液検査では脂質異常症が認められます。血清補体価は正常範囲内です。また，尿蛋白の選択性は高くなっています。

● 治療・予後

● 一般的治療

まず，安静と保温を指導します。

浮腫・乏尿期には，低アルブミン血症（血漿膠質浸透圧低下）から循環血液量が低下し，尿への Na 排泄が減少するため食塩制限が必要です。水分制限は，浮腫の程度によります。循環血漿量が減少しているときに過剰の水分制限を行うと，腎前性急性腎不全を招くおそれがあるので注

意を要します。

　本症候群では多量の蛋白質が失われますが，**高蛋白食にはしません**。もちろん，蛋白の摂取制限は行いません。ただし，腎機能低下を示すようになれば，BUN上昇を抑えるため制限が必要になります。**エネルギー**は，抑制すると体内の蛋白異化を促進することがあるため，**浮腫・乏尿期には標準よりやや少なめとし**（過剰は肥満を招く），**寛解期には標準**とします。

● 薬物療法

　約90％は，副腎皮質ステロイドによく反応し，4週ほどで寛解します。再発を考慮して，初発時に十分量を投与し，時間をかけ漸減します。それでも，約40％が頻回再発します。このような症例では，ときに免疫抑制薬（シクロスポリン，シクロフォスファミド，ミゾリビンなど）が必要となります。

■ 巣状分節性糸球体硬化症 focal segmental glomerulosclerosis（FSGS）

> **STEP**
> ### FSGS は
> - 糸球体が巣状で節性に硬化
> - 副腎皮質ステロイド抵抗性のネフローゼ症候群を呈する
> - 血尿と高血圧もみられる

● 病　態

　本症は，糸球体が巣状でかつ分節性に硬化した病理組織所見から名付けられた疾患で，副腎皮質ステロイド抵抗性のネフローゼ症候群を呈します。原因は不明で，学童をはじめとした若年者に好発します。本症には，特発性と続発性があります。

● 症状・検査

　多くは微小変化型ネフローゼ症候群と同様の症状で発症しますが，学校検尿で偶然に蛋白尿を指摘されて診断されることもあります。血尿を合併したり，高血圧を認めたりすることもあります。

　通常，尿蛋白の選択性は低くなります。また，血清IgG値も補体価もほぼ正常です。

● 病理所見

● 光学顕微鏡

　上述したように巣状分節状の硬化病変が認められます（p.478図4左）。巣状変化は，腎皮質と髄質の境界部の糸球体から始まり，分節状変化は血管極から始まります。

● 電子顕微鏡

　非硬化部に微小変化型と同様の足突起の融合や消失が見られます。

● 蛍光抗体法

　硬化病変に一致してIgMと補体成分（特にC3）の沈着が認められます（p.478図4右）。

第15章　腎・泌尿器疾患　　**477**

図4 巣状糸球体硬化症の腎生検のPAS染色標本（左）と蛍光抗体抗IgM染色標本（右）

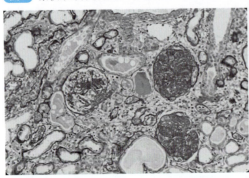
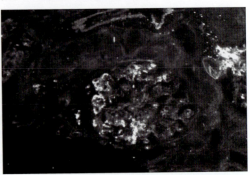

3個の糸球体のうち，左側の1個は糸球体の一部に硬化が認められ，右側の2個は糸球体全体が硬化し荒廃に陥っている．尿細管の萎縮，間質の線維化も認められる．

糸球体の一部にIgMの顆粒状沈着を認める．

治療・予後

ネフローゼ症候群の治療として副腎皮質ステロイドを投与すると，約20％は反応しますが，残りは抵抗します．ただし，副腎皮質ステロイド反応性でも再発時には反応しなくなることがしばしばです．

副腎皮質ステロイド抵抗性の症例に対してはステロイドパルス療法，シクロスポリンciclosporinやミゾリビンmizoribineなどの免疫抑制薬，抗血小板薬，抗凝固薬，アンジオテンシン変換酵素阻害薬，LDL吸着療法などによる治療が行われ，予後は改善されつつありますが，長期的に腎不全に至る率は高いままです．

膜性増殖性糸球体腎炎 membranoproliferative glomerulonephritis（MPGN）

> **STEP**
> MPGNは
> ・メサンギウム領域の増殖と基底膜の肥厚を特徴とする
> ・C3およびCH50は低値を示す

病態

メサンギウム領域の増殖と基底膜の肥厚を特徴とする疾患で，蛋白尿が出現し，多くが経過中にネフローゼ症候群を呈します（ネフローゼ症候群の約5～10％が本症と考えられる）．
年長児に好発しますが，近年は減少傾向にあります．

症状

初発症状はネフローゼ症候群や急性腎炎症候群が多くみられますが，半数以上は無症候性蛋白尿として学校検尿で見つかります．ネフローゼ症候群で初発しない症例でも，多くが経過中にネフローゼ症候群となります．

また，メサンギウム領域の増殖性変化によって，毛細血管内腔が狭小化し，血尿を呈することもあります．

病理所見

● 電子顕微鏡

沈着物の存在部位からⅠ～Ⅲ型（Ⅲ型はⅠ型の亜型）に分類します。代表的なⅠ型では，基底膜と内皮細胞の間に免疫複合体と推定される**高電子密度沈着物**が生じます。

● 光学顕微鏡

メサンギウム細胞と基質の増加が認められ，基質増加が高度になると糸球体係蹄は**分葉構造** lobular pattern となります。PAS染色およびPAM染色で基底膜肥厚が認められます。Ⅰ型では，メサンギウム細胞の突起が内皮細胞下腔に侵入し，基底膜が分裂し，**二重輪郭** double contour となります。また，10～20%に**半月体形成**が見られます。

● 蛍光抗体法

糸球体係蹄壁やメサンギウム領域への顆粒状の**C3沈着**が認められます。

検査・診断

原因不明ですが，**補体が消耗性に低下**し，持続性に**C3**および**CH50**が**低値**を示します（持続性低補体血症）。

治療・予後

副腎皮質ステロイドの投与を行います。かつては，10～15年後に約半数が腎不全へ進行するといわれていましたが，近年では早期発見，早期治療により予後は大きく改善しています。

■ 膜性腎症 membranous nephropathy（MN）

> **STEP**
>
> **MN は**
> ・**免疫複合体が糸球体基底膜上皮下に沈着したもの**
> ・**基底膜はびまん性に肥厚し，スパイクを形成**
> ・**IgG値や補体価は正常**

病　態

何らかの理由によって**免疫複合体が糸球体基底膜上皮下に沈着**し，**基底膜がびまん性に肥厚**した疾患です。**ネフローゼ症候群**の約1%とされています。

抗原が未知の特発性と，他疾患に起因する続発性に分けられ，前者が大半を占めています。後者の代表的な基礎疾患は，**全身性エリテマトーデス**と**B型肝炎**です。

症　状

自覚症状も他覚症状も乏しく，**無症候性蛋白尿**を学校検尿で指摘されて発見されるのが典型例です。経過とともにネフローゼ症候群を呈するようになりますが，同じネフローゼ症候群でも急激に発症する微小変化型と異なり，多くは発症も緩徐です。

10～20%に軽度の**血尿**をみますが，**肉眼的血尿はまれ**です。これは，細胞成分の増殖（炎症性変化）がほとんどないことに起因します。

B 糸球体疾患

病理所見

光学顕微鏡

上述したように基底膜にびまん性の肥厚が認められますが，メサンギウム領域の増殖は認められません。PAM染色では，基底膜（係蹄壁）からBowman囊内腔にスパイク spike（糸球体基底膜から上皮細胞側へ向かって突出したもの）が見られます。

電子顕微鏡

上皮細胞下に免疫複合体の高電子密度沈着物が認められます。

蛍光抗体法

係蹄壁に沿いIgGと補体成分（特にC3）が顆粒状に沈着しているのが見られますが，メサンギウム領域への沈着は認めません。

検　査

血清IgG値や補体価は，原則として正常です。これは，進行が緩徐であることが理由と考えられています。また，尿蛋白の選択性は低くなっています。

確定診断は腎生検より行いますが，上述した続発性膜性腎症を否定しなくてはなりません。

治療・予後

ネフローゼ症候群を呈するものには副腎皮質ステロイド投与，無症候性のものには積極的な治療を行わず，続発性の場合は基礎疾患の治療を行う，というのが治療の基本です。

約30％は長期の経過観察中に自然寛解しますが，10～40％は十数年の経過ののち腎不全に進行します。

C　全身疾患に伴う腎疾患

① 紫斑病性腎炎 purpura nephritis

IgA血管炎（☞p.208）の三大症状である点状出血（紫斑），関節症状，腹部症状が軽快するころに，血尿や蛋白尿などの腎炎症状を呈する疾患です。小児の二次性腎炎では最多で，続発性ネフローゼ症候群となるものもあります。

> **STEP** 紫斑病性腎炎は
> ・IgA血管炎の三大症状が軽快するころに血尿や蛋白尿で発症
> ・腎生検所見はIgA腎症に類似

症　状

上述した三大症状が先行するため，腎炎が目立たないことが多く，注意を要します。

肉眼的血尿，急性腎炎症候群，ネフローゼ症候群を呈することもありますが，多くは，紫斑発

現後1か月以内に，無症候性血尿や蛋白尿で発症します。つまり，自覚症状はありません。

● 病理組織学検査

腎生検所見は IgA 腎症に類似しています。

光学顕微鏡では，巣状・分節性病変からびまん性・全節性病変までさまざまなパターンのメサンギウム領域の増殖がみられます。また，ときには小さな半月体形成も認められます。

電子顕微鏡では，メサンギウム領域に免疫複合体と考えられる高電子密度沈着物が認められます。

蛍光抗体法では，メサンギウム領域に顆粒状の IgA の沈着物が認められます。

● 治 療

確立された治療法はなく，病態やその程度に応じて対症療法を行います。一般的には，安静，保温，食事制限，感染防止など，急性糸球体腎炎に準じます。

重症例では，副腎皮質ステロイドパルス療法，カクテル療法（副腎皮質ステロイド，抗血小板薬，抗凝固薬，免疫抑制薬の併用），血漿交換療法などが行われています。

● 予 後

再発を繰り返すことが多いものの，ほとんどは（特に尿所見が軽微な場合）数週以内に軽快し，予後良好です。ただし，約5％が急速進行性糸球体腎炎となり，急速に悪化して腎不全となります。また，発症早期に急性腎炎症候群やネフローゼ症候群を来した場合や，組織学的に重症な場合では，いったん尿所見が改善しても長期的には腎不全に進行するものもあります。

② ループス腎炎 lupus nephritis（LN）

> **S T E P**
> ループス腎炎は
> ・SLE に起因する
> ・病理所見では wire loop lesion がポイント

● 病 態

全身性エリテマトーデス（SLE）に起因する免疫複合体の沈着によって生じた腎障害がループス腎炎です（Ⅲ型アレルギー）。SLE 発症と同時または経過中に約70％の症例でみられます。圧倒的に女児に多くみられます。

● 病理所見

本症は表1（p.482）に示すようにⅠ～Ⅵ型に分類され，光学顕微鏡では次のような特徴的な組織所見がみられます。

免疫複合体の沈着部位として多いのは，基底膜と内皮細胞の間およびメサンギウム領域で，増殖性腎炎像（Ⅲ型とⅣ型）を呈します。上皮細胞と基底膜の間や，基底膜のなかに沈着する場合は，膜性腎症類似の症状を呈します。また，Ⅳ型では wire loop lesion*が特徴的です。

---

* wire loop lesion
本来は薄くしか見えない係蹄壁が，太く塗りつぶされて曲がった針金（wire loop）のように見える所見です。

全身疾患に伴う腎疾患

第15章　腎・泌尿器疾患　481

表1 ループス腎炎のISN/RPS分類（2003年）
Ⅰ型：微小メサンギウムループス腎炎 　　　光顕では正常だが，蛍光抗体法・電顕でメサンギウムに免疫 　　　複合体沈着 Ⅱ型：メサンギウム増殖性ループス腎炎 　　　光顕でメサンギウム細胞または基質の拡大，メサンギウムに 　　　免疫複合体沈着 　　　蛍光抗体法・電顕で内皮下・上皮下沈着を認めることもある Ⅲ型：巣状ループス腎炎 　　　全糸球体の50％未満に管内・管外病変が存在 Ⅳ型：びまん性ループス腎炎（S：分節性，G：全節性を記載） 　　　全糸球体の50％以上に管内・管外病変が存在 Ⅴ型：膜性ループス腎炎 　　　全節性または分節性の連続した上皮下免疫沈着物 Ⅵ型：進行性硬化性ループス腎炎 　　　90％以上の糸球体が硬化，残存腎機能は認められない

ISN/RPS：International Society of Nephrology/Renal Pathology Society

● 症 状

腎症状は多彩で，無症状（特にⅠ型），無症候性蛋白尿（特にⅡ型），Ⅲ型とⅣ型は血尿と蛋白尿を認め，ときにネフローゼ症候群を伴います。また，Ⅴ型はネフローゼ症候群を呈し，しばしば難治です。

● 治 療

原則は，臓器障害の原因となる自己抗体産生を抑制することであり，SLE に対する大量のプレドニゾロン prednisolone の経口投与が第一選択です。これが有効であれば腎症も軽快します。

副腎皮質ステロイド抵抗性例や重篤例には，免疫抑制薬のシクロホスファミド cyclophosphamide のパルス療法を行います。

D 溶血性尿毒症症候群
hemolytic uremic syndrome（HUS）

STEP HUS は

- 小児の急性腎不全の原因として最多
- 溶血性貧血（破砕赤血球），血小板減少，急性腎不全が三徴
- 前駆症状として腹痛，下痢，嘔吐

● 病 態

本症候群は，溶血性貧血，血小板減少，急性腎不全を三徴とする疾患で，乳幼児期に多く，小児の急性腎不全の30％前後は本症候群ともいわれています。

本症候群では，出血性腸炎（なかでも腸管出血性大腸菌の O157:H7 によるものが約70％を占める）を呈するものが多く，これは大腸菌の産生するベロ毒素が誘因として考えられています。

そのほかの誘因には，赤痢菌やサルモネラ菌の感染，薬物ではシスプラチン cisplatin，シクロスポリン ciclosporin，マイトマイシン C mitomycin C の投与が挙げられます。骨髄移植後に発症することもあります。

● 病理所見

光学顕微鏡では，糸球体毛細血管および細小動脈の血栓形成，腎血管内皮細胞障害（類線維素性壊死）が確認されます。

電子顕微鏡では，内皮細胞障害に伴う，内皮細胞の腫大と内皮下腔の拡大が認められます。

また，蛍光抗体法では原則として免疫グロブリン沈着は見られません。

● 症　状

前駆症状として，腹痛，下痢（ときに粘血便），嘔吐などの消化器症状や上気道感染症を呈し，3～14日後に，溶血による急激な黄疸，出血・血小板減少による紫斑，貧血，腎不全症状（無尿・乏尿，浮腫，高血圧，ときに脱水）が出現します。重篤例では，傾眠，けいれん，昏睡などの神経症状（急性脳症）や肝機能障害も伴います。

● 検　査

末梢血では，血小板減少，出血時間延長，血餅退縮能低下，毛細血管抵抗性減少が認められます。溶血を反映して，赤血球減少，網赤血球増加，総ビリルビン（間接ビリルビン）および LDH（LD；I型）そして AST が上昇し，ハプトグロビンは低下します。腎障害を反映して，BUN とクレアチニンの上昇，総蛋白低下などの所見が出てきます。

血栓による機械的破壊で赤血球の断片化（破砕赤血球）もみられます（図5）。

尿検査では尿蛋白と血尿を認めます。

急性腎不全に進行すると，血清K値上昇，代謝性アシドーシス，尿中NAG（N-アセチル-β-D-グルコサミニダーゼ）やβ_2-ミクログロブリンの上昇などを認めます。

図5 溶血性尿毒症症候群の末梢血塗抹 May-Giemsa 染色標本

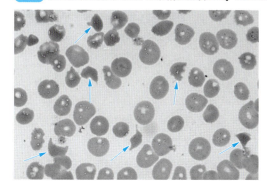

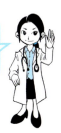

赤血球が断片化し，三角形やヘルメット型を呈している（↑）のがわかります。

● 治　療

治療の基本は支持療法です。

● 一般的支持療法

下痢と腹痛を主症状とする病初期には，水・電解質管理を行います。

浮腫を認めれば，投与水分量は不感蒸泄量＋尿量以下とし，**フロセミド** furosemide による利尿を行います。

高K血症がみられる場合は，食事および補液中のカリウム制限を行い，血清K値が6mEq/Lを超えれば陽イオン交換樹脂の投与が必要になります。

代謝性アシドーシスに対しては $NaHCO_3$ の投与を行います。

利尿薬に反応せず体液過剰となってしまい，うっ血性心不全を起こしている，高血圧のコントロール不能，6mEq/L以上の高K血症，重度のアシドーシス，けいれん重積など重症神経症状出現をみる場合は，腹膜透析や血液透析を開始します。

なお，血小板輸血は出血傾向のあるとき，外科的処置の前に限られます。

● 特異的治療法

新鮮凍結血漿輸注，血漿交換や γ-グロブリン投与，ビタミンE投与などが試みられていますが，腸管出血性大腸菌による HUS に対する有効性は確立されていません。

● 予　後

急性腎不全に対して透析療法の早期導入が行われることにより，予後は改善し，致命率は数%ですが，長期的にはおよそ1/3の症例において，さまざまな程度の腎障害が残ります。

E 遺伝性腎疾患
hereditary kidney disease

① Alport症候群

● 病　態

進行性の糸球体腎炎に，**感音難聴***や**白内障**などを合併するもので，遺伝性糸球体腎炎の1つです。糸球体基底膜の主成分であるⅣ型コラーゲンの，α3，4，5鎖に遺伝子異常があります。α5異常が約80%を占め，**X連鎖顕性遺伝**を示しますが，α3またはα4異常による常染色体潜性型のほか常染色体顕性型や孤発例もあります。重症症状を示すのは男児発症例です。

● 症状・検査

乳幼児期に**肉眼的血尿**が出現し，精査で本症と診断されるものもありますが，多くは**顕微鏡的血尿**程度なので，学校検尿などで偶然に発見されます。通常，小児期の腎機能は正常です。女児はこの状態からほとんど進行しません。しかし，**男児は次第に腎機能が低下**し，蛋白尿が出現するとともに**難治性ネフローゼ症候群**を示し，多くが20〜30歳くらいで腎不全に陥ります。

出生時の聴力は正常ですが，10歳ころより高周波数領域の低下（**感音難聴**，男児の方が高度）が約40%にみられます。また，**白内障や円錐水晶体**などの眼症状が約15%にみられます。

---

* 感音難聴 sensorineural hearing loss
内耳から聴覚中枢までの神経が侵されることによる難聴を指します。内耳にまで音が伝わっていても聞こえないことを意味しています。

病理所見

光学顕微鏡では，病初期はほぼ正常ですが，徐々にメサンギウム細胞と基質の増殖が明らかになります。進行すると，糸球体上皮細胞（たこ足細胞）に泡沫細胞*が出現し，糸球体は硬化・萎縮します。

電子顕微鏡では，糸球体基底膜に不規則な肥厚，断裂，層状化，菲薄化が出現し，互いに絡み合い網目状に見えます。本症に特異的な所見です。

蛍光抗体法では，通常，染色性は見られません。

治　療

現在のところ根治療法はありません。対症的にアンジオテンシン変換酵素阻害薬やアンジオテンシン受容体拮抗薬を用いた腎保護療法が行われます。

② 基底膜菲薄化症候群 thin basement membrane syndrome

病態・症状

糸球体基底膜の菲薄化に起因した血尿を来す病態のことで，多くは常染色体顕性遺伝を示し，両親ないし兄弟にも同様の症状を認めます。本症候群は良性家族性血尿 benign familial hematuria とも呼ばれます。

学校検尿で血尿が指摘され（無症候性顕微鏡血尿），精査のうえで経過観察を行いますが，一生涯にわたり腎機能低下が起こらないものです。一方，少ないながらも，肉眼的血尿を示す症例もあります。また，蛋白尿は原則として陰性ですが，ときに軽度陽性を示すこともあります。

検査・治療

光学顕微鏡では，糸球体の変化は微小変化程度しか認められませんが，電子顕微鏡では，糸球体基底膜にびまん性の菲薄化が認められます。

本症では，治療の必要はありません。

F 腎不全
renal failure

① 急性腎不全 acute renal failure（ARF）

■ 急性腎不全（ARF）と急性腎障害 acute kidney injury（AKI）

急性腎不全は "数時間～数日の経過で腎機能が急激に低下し，体液の恒常性を維持できなくなる病態" です。本症の原因には可逆性の疾患がいくつもありますが，診断・治療が遅れるとその予後は大きく悪化します。そこで，登場したのが次に挙げる急性腎障害という概念です。

---

*　泡沫細胞 foam cell
マクロファージが大量の LDL コレステロールを取り込み，コレステロールだらけで泡状になった細胞のことです。

急性腎障害は"急激（48時間以内）に血清クレアチニン値（sCr）が0.3mg/dL増加または1.5倍に増加するか，尿量0.5mL/kg/時以下が6時間以上持続する病態"と定義されます。経験上，sCrの上昇に先行して時間当たり尿量が減少するので（sCrの上昇は，GFRが低下して24時間以上経過しないと明らかにならない），**尿量のみで早期診断が可能です**。また，従来は腎機能低下のレベルが明示されていませんでしたが，急性腎障害では具体的な数値が掲げられており，判断しやすくなりました。ただし，集中治療室以外で時間当たり尿量を測定するのは比較的まれなので，尿量のみで診断すると集中治療室に搬送されない病態は診断から漏れてしまいます。

このように，急性腎不全と急性腎障害は対象となる病態が必ずしも重なるとは限りません。

以下では従来どおり**急性腎不全**という概念を用いて説明を続けます。

急性腎不全の原因

時期別にみた原因として重要なものを表2にまとめます。

表2	時期別にみた急性腎不全の原因

時　期	原　　因
新生児期	周産期障害を基礎とした急性尿細管壊死，腎静脈血栓症
乳幼児期	脱水による急性尿細管壊死，薬物による急性尿細管壊死，溶血性尿毒症症候群
年長児期	薬物による急性尿細管壊死，糸球体腎炎

急性腎不全の分類

急性腎不全は，腎前性，腎性，腎後性の3つに分類されます。

● 腎前性急性腎不全 pre-renal ARF

脱水，出血，心不全による全身の有効動脈血流量の減少と，**腎血流量の減少**で生じます。

● 腎性急性腎不全 renal ARF

腎臓自体が障害されたために生じた腎不全です。原因の所在部位によって，糸球体性，間質性，尿細管性に分けられます。

小児で多いのは，急性腎炎，エルシニア感染による急性尿細管間質性腎炎，溶血性尿毒症症候群，横紋筋融解症[*1]や挫滅症候群[*2]などのミオグロビン血症による腎障害，尿細管障害性のある薬物（アミノグリコシド系抗菌薬，造影剤，シスプラチン，バンコマイシン）によるものです。

＊1　横紋筋融解症 rhabdomyolysis
骨格筋細胞が急激に破壊され，その構成成分であるミオグロビンが血中に逸脱する病態です。外傷性と非外傷性に分類されます。外傷性は熱中症や過度な運動，非外傷性はスタチン系やフィブラート系薬などの脂質異常症治療薬が主な原因となります。本症では筋の疼痛とともに赤褐色尿が出現します。治療は，生理食塩水の大量輸液を行って血管内容量を増加させ，ミオグロビンによる尿細管閉塞を予防し，尿量を確保することです。また，誘因となる可能性のある薬剤はすべて中止します。

＊2　挫滅症候群 crush syndrome
事故や災害などに起因して，重量物によって長時間にわたり骨格筋が圧迫されると，四肢に知覚障害や感覚障害を生じます。この重量物を除去すると血流が再開され，ミオグロビンやカリウムの流出，出血，体液の喪失などが起こり，急性腎不全，不整脈，低容量性ショック（☞p.409脚注）などを生じるものです。

● 腎後性急性腎不全 post-renal ARF

　　尿路に通過障害を起こす病態で生じます。小児では，後部尿道弁が重要です。

急性腎不全の症状

乏尿期

　　乏尿（250mL/m²/日未満）とその結果として，食欲低下，悪心・嘔吐のほか，高窒素血症が進行すると，呼吸困難，浮腫，意識障害，貧血症状，出血傾向が出現します。実際には，乏尿を認めない急性腎不全も30〜50％存在するため，尿量のみで腎不全を診断することはできません。また，新生児や乳児ではクレアチニンはもともと低値であるため，腎不全に陥っても必ずしも高値を示しません。

　　緊急に治療を要するのは，心不全の原因となる**高K血症**と**溢水**です（p.488）。血清K値が6mEq/L以上になると，ECGでT波増高，QRS延長，房室ブロック出現，P波消失を来します。

利尿期

　　ナトリウムとカリウムが尿中に失われやすく，**低Na血症**や**低K血症**を来すことがあります。電解質異常や感染症により死亡することもあるので油断できません。

急性腎不全の検査

　　急性腎不全が疑われたら，まず，超音波検査で尿路閉塞の有無を調べます。これで腎後性かそれ以外かの区別はほぼ可能です。

　　腎後性が否定できたら，腎前性と腎性の鑑別（表3）を行います。両者は，水分管理上は逆になります。腎前性では正常な尿細管がしっかりと働いており，腎血流減少に対抗して水とNa再吸収が亢進しています。腎性では尿細管機能が障害されていることが多いため，尿中NAGやβ_2-ミクログロブリンの増加が確認されることがあります。

表3 腎前性腎不全と腎性腎不全の鑑別

	腎前性	腎性
尿浸透圧	＞500mOsm/L	＜350mOsm/L
尿Na⁺濃度	＜20mEq/L	＞40mEq/L
FENa†	＜1％	＞2％
Ucr/Pcr比	＞40	＜20

† ナトリウム分画排泄率

　　利尿薬の投与やKを含まない生理食塩水などでの輸液負荷を行い，30mL/時以上の尿量増加を認めれば腎前性，認めなければ腎性，と予想を立てることもできます。

急性腎不全の治療

腎前性腎不全

　　明らかな**脱水**が存在すれば，循環血液量を取り戻すために**急速輸液**を行います。ソリタ®T1や生理食塩水を20〜30mL/kgで30分〜1時間で点滴静注します。脱水症の初期輸液と同様，**Kを含まない**（☞p.71「輸液製剤」の項）ものを使います。これで利尿がつかないときには，利尿薬のフロセミド furosemide を投与します。

腎性腎不全

　　緊急治療について解説します。

第15章　腎・泌尿器疾患　　487

● 高K血症

年長児は血清K値7mEq/L以上（新生児と乳児は7.5mEq/L以上）の場合は，8.5％グルコン酸Ca静注，そしてKの細胞内移動を目的として7％重炭酸ナトリウムまたはインスリン＋ブドウ糖の静注を行います。ただし，これらの効果は一過性であるため，8mEq/L以上になれば直ちに透析を開始します。

● 溢水（循環血液量過多 hypervolemia による高血圧やうっ血性心不全）

腎性腎不全では体液は過剰になっているため，通常，低Na血症を呈しています。前日尿量を参考に，水，Na，Kの摂取を制限します。また，除水のために持続緩徐型血液濾過を用いることもあります。急性腎不全であるためアンジオテンシン変換酵素阻害薬は禁忌です（輸出細動脈を拡張させて糸球体濾過量が減少するため）。

● 透析療法

急性腎不全では，一定の基準を超えたら直ちに透析療法を開始します。慢性腎不全と異なり，腎機能が回復すればもとの生活に戻れるため，透析は緊急避難的意味合いが強いといえます。なお，乳幼児では循環血液量が少ないこと，またシャント形成ができないことから，血液透析は行えず，腹膜透析や血液濾過を行います。

② 慢性腎不全 chronic renal failure（CRF）

■ 慢性腎不全（CRF）と慢性腎臓病 chronic kidney disease（CKD）

慢性腎不全は "月または年の経過で腎機能障害が進行し，体液の恒常性を維持できなくなる病態で，原則として GFR＜30mL/分をもって腎機能障害" と定義されます。しかし，GFR≧30mL/分でも蛋白尿などの異常所見も認められることがあり，また軽度の腎機能障害であっても心血管疾患の独立した危険因子になることが明らかにされたことから，腎疾患の認識を広げ（診断が容易にできるようにし），早期介入を目指すため，次に挙げる慢性腎臓病という概念が生まれました。

慢性腎臓病は "①尿異常，画像診断，血液，病理で腎障害の存在が明らか。②GFR＜60mL/分/1.73m^2。①および②のいずれか，または両方が3か月以上持続すること" と定義されます。この慢性腎臓病の概念はすでに広く用いられていますが，本稿では便宜上，慢性腎臓病の趣旨を取り入れつつ，慢性腎不全という単語を使用します。

■ 慢性腎臓病の重症度分類

上述のように，早期発見と早期介入を目指した慢性腎臓病は慢性腎不全を包含する広い概念です。ここではその慢性腎臓病の重症度分類を示します（p.489表4）。

この重症度は，原因（Cause：C），腎機能（GFR：G），蛋白尿（アルブミン尿：A）によるCGA分類によって評価されます。蛋白尿区分は，原疾患が糖尿病の場合には尿アルブミンで評価し，原疾患が高血圧や腎炎など糖尿病以外の場合には尿蛋白で評価します。

G1およびG2は自覚症状に乏しく，G4以上で慢性腎不全の症状がはっきりしてきます。

表4 慢性腎臓病の重症度分類（2012）

原疾患	蛋白尿区分		A1	A2	A3
糖尿病関連腎臓病	尿アルブミン定量（mg/日）		正常	微量アルブミン尿	顕性アルブミン尿
	尿アルブミン/Cr比（mg/gCr）		30未満	30〜299	300以上
高血圧性腎硬化症 腎炎 多発性嚢胞腎 移植腎 不明 その他	尿蛋白定量（g/日） 尿蛋白/Cr比（g/gCr）		正常	軽度蛋白尿	高度蛋白尿
			0.15未満	0.15〜0.49	0.50以上
GFR区分 (mL/分/1.73m²)	G1	正常または高値	≧90	緑	黄	オレンジ
	G2	正常または軽度低下	60〜89	緑	黄	オレンジ
	G3a	軽度〜中等度低下	45〜59	黄	オレンジ	赤
	G3b	中等度〜高度低下	30〜44	オレンジ	赤	赤
	G4	高度低下	15〜29	赤	赤	赤
	G5	高度低下〜末期腎不全	<15	赤	赤	赤

※重症度は原疾患・GFR区分・蛋白尿区分を合わせたステージにより評価する。CKDの重症度は死亡，末期腎不全，CVD死亡発症のリスクを緑のステージを基準に，黄，オレンジ，赤の順にステージが上昇するほどリスクは上昇する。

（日本腎臓学会：CKD診療ガイド2024．東京医学社，p8，2024より引用）

慢性腎不全の原因

　小児に慢性腎不全をもたらす原因疾患の1位は先天性の腎・尿路奇形です（約30％）。2位は巣状糸球体硬化症（約20％）で，以下，慢性腎炎症候群（慢性糸球体腎炎），逆流性腎症，急速進行性糸球体腎炎，溶血性尿毒症症候群となっています。

慢性腎不全の治療

安　静

　基本は激しい運動の禁止ですが，患児の精神面も重視し，過度の制限にならないように配慮します。

食事療法

蛋白摂取制限

　摂取した蛋白質は異化されて窒素性老廃物となり，尿毒症症状の誘因となります。また，蛋白質を過剰に摂取すると，腎は尿素窒素を過剰に排泄しなければならず，残存ネフロン数の少ない慢性腎不全においては，このような過剰濾過は糸球体内圧を上昇させ，糸球体硬化を促進します。したがって，これらを回避する意味でも，**蛋白制限食は重要**になります。

塩分・水分摂取制限

　経過中に，腎濃縮力障害で多尿を認める時期があります。この時期に過度の塩分および水分の摂取制限を行うと脱水を起こし，腎機能悪化を誘発することがあります。

第15章　腎・泌尿器疾患

腎不全が進行し，**高血圧や浮腫**が出現した場合には，**塩分・水分摂取制限**が必要になります。水分は尿量＋不感蒸泄量を基準として決めます。

● カリウム（K）摂取制限

尿中K排泄は，腎不全末期まで維持されることが多く，K摂取制限はその時期までは必要ありません。制限を考える基準は，血清K値が5〜6mEq/L以上となった場合です。

● リン（P）摂取制限

Pの貯留により腎性骨異栄養症（腎性骨ジストロフィーともいい，骨の粗鬆化や病的骨折が起こる）が生じます。クレアチニンクリアランスが25〜30mL/分/1.73m^{2}以下になればP摂取を制限します。

● 薬物療法

● 高血圧

水分・塩分摂取制限で改善しない場合は，GFRに影響しない**ループ利尿薬**を用います。サイアザイド系利尿薬はGFRを低下させ，BUNの排泄を減少させ，高BUN血症を招くので，通常用いません。レニン・アンジオテンシン・アルドステロン系が亢進したものでは，アンジオテンシン変換酵素阻害薬が用いられます。

● 浮腫，心不全

基本は水分・塩分摂取制限と利尿薬投与ですが，コントロールできなくなれば透析を行います。この場合は，日常生活に制限が生じにくい持続的腹膜透析（CAPD）がしばしば用いられます（この場合注意するのは腹膜炎）。

● 高K血症

急激な高K血症は，急性腎不全に準じます。したがって，K摂取制限をするとともに，陽イオン交換樹脂を投与します。

● 貧　血

腎性貧血に対しては，遺伝子組換えエリスロポエチン製剤を1〜3回/週で静注します。

参考

腎疾患の病態と病因

表5（p.491）にこれまで取り上げた腎疾患の病態と病因をまとめます。

表5 腎疾患の病態（臨床症候）と病因（腎病変）の対応

腎病変 ＼ 臨床症候	蛋白尿	血尿 顕微鏡	血尿 肉眼	慢性腎炎症候群	ネフローゼ症候群	急性腎炎症候群	急速進行性腎炎症候群	急性腎不全	症例の特徴
微小型糸球体病変	＋	○	○		●				
巣状糸球体硬化症	＋			○	●				治療抵抗性で腎不全に進行
膜性腎炎（腎症）	＋			○	●				自然寛解が約半数
膜性増殖性腎炎	＋	○	○	○	●	○	○	○	持続する低補体血症あり
管内増殖性腎炎	－～＋	○	○	○	○	●		○	溶連菌感染後急性腎炎多い
メサンギウム増殖性腎炎	＋	○		●	○				
半月体形成性腎炎	＋～＃	○		○			●		予後不良
IgA腎症	－,＋,～＃	○	●	●	○	○			無症候性の顕微鏡的血尿
二次性糸球体腎炎　紫斑病性腎炎	－～＋	○	○	○	○	○	○	○	腹痛と紫斑
二次性糸球体腎炎　ループス腎炎	－～＃	○	○	○	●	○	○	○	全身性エリテマトーデス
二次性糸球体腎炎　糖尿病性糸球体硬化症	＋～＃			○	●				糖尿病の経過中に腎障害
二次性糸球体腎炎　アミロイド腎	＃			○	●				治療抵抗性のネフローゼ
急性間質性腎炎	－～＋	○	○			○		●	
慢性間質性腎炎	－～＃	○		●					

●：代表的な臨床症状
※病態と病因は必ずしも1対1の対応でない点に注意すること。

G 先天性腎尿細管機能異常
congenital renal tubular dysfunction

① 腎性尿崩症 nephrogenic diabetes insipidus

● 病　態

抗利尿ホルモン（ADH）に対する遠位尿細管・集合管の V$_2$受容体[*1]障害とアクアポリン2[*2]障害でみられるもので，それぞれ X 連鎖潜性，常染色体潜性遺伝と考えられています。

● 症　状

高張性脱水を起こしやすく，出生直後より**不明熱，便秘，嘔吐**などの症状がみられます。主症状は，多尿，口渇，多飲です。多飲は，食欲低下，エネルギー不足を招き，発育障害の原因となります。バソプレシン負荷に無反応です。

● 治　療

対症療法のみです。尿量を減少させるように，塩分摂取制限とサイアザイド系利尿薬を用います。

＊1　V$_2$受容体
抗利尿ホルモンの受容体の1つで，主に腎臓の主細胞に存在し，水の再吸収を亢進させます。
＊2　アクアポリン2 aquaporin 2（AQP2）
アクアポリンは細胞膜に存在する水チャネルのことで，細胞内と細胞外の水の運搬に従事しています。アクアポリン2は水分子のみを通過させ，他の分子は一切通過させません。aqua（水），por（孔）。

❷ Hartnup病

● 病　態

Hartnup病はトリプトファン[*1]代謝異常症で，尿細管と消化管（特に小腸粘膜）における**中性アミノ酸の再吸収機能**が障害されるものです。トリプトファンから合成されるニコチン酸欠乏による症状が出現します。常染色体潜性遺伝を示します。

● 症　状

NAD（ニコチンアミドアデニンジヌクレオチド）合成障害から，**ペラグラ[*2]様発疹，日光過敏性皮膚炎**が出現します。そのほか**小脳性運動失調**では，歩行障害，企図振戦，眼振が現れます。精神神経症状としては，情緒不安定，精神発達遅滞が現れます。

● 検査・治療

血中トリプトファンは低値ですが，その他のアミノ酸値は正常です。各種中性アミノ酸の尿中排泄が確認されます。

治療は，ニコチン酸アミドの投与で，生命予後は良好です。

❸ 尿細管性アシドーシス renal tubular acidosis（RTA）

尿細管性アシドーシスは，**尿細管の機能異常によって生じたアシドーシス**で，Ⅰ型（遠位RTA），Ⅱ型（近位RTA），Ⅲ型（混合型RTA），Ⅳ型（高カリウム血性遠位RTA）の4つに分けられます。ただし，Ⅲ型は乳幼児に多くみられるⅠ型の重症型とされ，現在は分類には用いられていません。

■ 遠位尿細管性アシドーシス distal renal tubular acidosis（dRTA：Ⅰ型）

● 病　態

遠位尿細管における H^+ の排泄障害で，先天性と後天性に分類されます。先天性は H^+ 分泌に関わるチャネルやポンプの異常です。後天性は基礎疾患をもつ続発性で，特に頻度が高いのはSjögren症候群[*3]です。

● 症　状

乳幼児期よりみられる**高Cl血症性アシドーシス**に基づく発育障害，**多呼吸**，**多尿**（濃縮力障

＊1　トリプトファン tryptophan（Trp）
中性アミノ酸に属する必須アミノ酸の1つで，食物からの摂取が必須である芳香族アミノ酸です。トリプトファンは，成長ホルモンの分泌を促進するほか，セロトニン serotonin やニコチン酸nicotinic acid の原料となります。

＊2　ペラグラ pellagra
ニコチン酸（ナイアシン）の欠乏で生じる疾患で，皮膚炎，下痢，認知症を三徴とします。

＊3　Sjögren症候群
眼や口が乾燥する原因不明の慢性炎症性疾患で，自己免疫機序が想定されています。唾液腺や涙腺を観察すると，多数の炎症性細胞の浸潤が認められます。主症状は口腔内乾燥と乾性角結膜炎ですが，そのほかにも，リンパ節腫脹，間質性肺炎，遠位尿細管性アシドーシス，Raynaud現象など多彩な腺外症状を示します。

害），口渇，便秘，骨軟化症で発見されることが多く，嘔吐，脱水症，発熱を来します。Ca尿症からは腎結石が，低K血症からは筋緊張低下や四肢麻痺が出現します。

● 検査・治療

検査所見は，高Cl血症性アシドーシス，低K血症，低Ca血症，Ca尿中排泄増加，アンモニア排泄低下などです。

単純X線撮影で，骨にくる病所見が，腎臓には石灰化や結石が見られることがあります。

治療は，アルカリ療法，K補充，くる病にビタミンD大量投与を行います。早期に治療を開始すれば，成長などに対する影響を抑えられます。

■ 近位尿細管性アシドーシス proximal renal tubular acidosis（pRTA：Ⅱ型）

● 病　態

近位尿細管におけるHCO_3^-の再吸収障害で，先天性と後天性，Fanconi症候群（p.494）を伴うものと伴わないものの4つに分類されます。

孤発性と遺伝性があり，後者は常染色体顕性遺伝と常染色体潜性遺伝ともに報告されています。

● 症状・治療

HCO_3^-の再吸収障害によって代謝性アシドーシスを来し，乳児期に嘔吐や発育障害で発症します。また，食欲不振や多尿などFanconi症候群（次頁）類似の症状を認めます。

検査所見も低K血症などFanconi症候群類似の所見を示し，治療法もそれに準じた対症療法（アルカリ療法，Kの補充）を行います。

■ 高カリウム血性遠位尿細管性アシドーシス hyperkalemic distal renal tubular acidosis（Ⅳ型）

● 病　態

アルドステロン[*1]欠乏または作用減弱によって，集合管α間在細胞のH^+ポンプだけでなく，主細胞血管側のNa^+-K^+対向輸送体まで機能しなくなった疾患です。その結果，Ⅰ型やⅡ型と異なり，高カリウム血症を呈します。

● 病　因

アルドステロン欠乏を招く疾患としては，Addison病，糖尿病腎症，間質性腎炎などがあります。糖尿病腎症と間質性腎炎では，傍糸球体装置障害によってレニンが産生されず，結果的にアルドステロン欠乏に陥ります（低レニン性低アルドステロン症）。

アルドステロン作用減弱（アルドステロン抵抗性）としては，偽性低アルドステロン症Ⅰ型[*2]や利尿薬のスピロノラクトン spironolactone などがあります。

[*1]　アルドステロン aldosterone
副腎皮質ホルモンの1つで，球状帯でコルチコステロンから18-ヒドロキシコルチコステロンを経て合成されます。アルドステロンは，遠位尿細管でNa^+の再吸収を促進する働きがあります。また，K^+の排出を促進します。
[*2]　偽性低アルドステロン症Ⅰ型 pseudohypoaldosteronism type Ⅰ
上皮型ナトリウムチャネル（ENaC）の先天異常によって，管腔からNa^+を汲み上げることができず，これを打開するためにアルドステロン分泌は亢進しますが，その効果が発揮されない疾患です。つまり，アルドステロン欠乏に類似した症状を呈するものの，実際にはアルドステロン分泌が亢進しています。

G
先天性腎尿細管機能異常

④ Fanconi 症候群

病態・原因

Fanconi症候群（ファンコニー（ファンコーニ））は，**近位尿細管の物質輸送系異常による再吸収障害**で，特発性，遺伝性，後天性があります。特発性は原因不明です。遺伝性は，シスチン蓄積症，チロシン血症，糖原病Ⅰ型，ガラクトース血症，Wilson病，Lowe症候群，ミトコンドリア病，嚢胞腎などに起因します。後天性は，テトラサイクリン，重金属中毒，Sjögren症候群（☞p.492脚注），アミロイドーシス，ネフローゼ症候群などを原因とします。ファンコニー貧血（☞p.429）とは全く別の疾患です。

症　状

生後6か月以内に，発育障害，食欲不振，嘔吐，多飲・多尿（尿濃縮力低下による），脱水症，発熱などで発症します。また，低K血症から，筋力低下，麻痺，不整脈が現れます。問題となるのは，シスチンによる尿路結石，低リン血症性くる病，近位尿細管性アシドーシスです。

検　査

近位尿細管機能障害から，汎アミノ酸尿，リン酸尿，糖尿，尿細管性蛋白尿（β_2-ミクログロブリン，リゾチームなど）を認めます。

血液所見では，代謝性アシドーシス（HCO_3^-再吸収の低下が原因），低P血症，低K血症，ALP高値が認められます。

糖尿，高Cl血症性アシドーシス，低K血症に，くる病所見を伴うときには，まず本症を疑う必要があります。

治療・予後

原因疾患の検索が重要ですが，根本的な治療法はありません。

くる病にリン酸製剤やビタミンD大量投与，アルカリ療法によるアシドーシスの補正，Kの補正など，対処療法が行われます。

腎機能は徐々に低下し，最終的には慢性腎不全となります。透析療法を行うことになりますが，死亡することがしばしばです。

H 尿路感染症
urinary tract infection（UTI）

① 非特異的尿路感染症 non-specific urinary tract infection

病態・原因菌

一般細菌による尿路感染症は，原因菌が異なっても病像は同じなので，**非特異的尿路感染症**と総称されます。尿路上部の代表は腎盂腎炎で，下部の代表は膀胱炎です。

原因菌は，大腸菌，プロテウス，クレブシエラがほとんどです。特に尿路系に先天奇形などの基礎疾患をもたない単純性尿路感染症に限れば，**大腸菌が約80%**を占めています。

疫　学

0〜2歳ころに最も高頻度にみられます。

494　各　論

0〜1歳ころにみられる尿路感染は**男児に多く**，この場合は**膀胱尿管逆流**[*1]や腎盂尿管移行部狭窄[*2]といった**尿路奇形**を有していることがしばしばです。つまり，基礎疾患がある複雑性尿路感染症ということになり，水腎症や腎盂腎炎も起こりやすくなります。

幼児期以降の尿路感染は，**女児に多く**なります。これは，**尿道が短い**ことが関係し，単純性尿路感染症ということになります。

症　状

下部尿路感染症の**膀胱炎**では，膀胱刺激症状（**排尿痛**），**頻尿**，**尿混濁**が認められます。ただし，これらの症状がみられるのは**学童期以降**です。上部尿路感染症では，これに全身症状として，高熱，悪寒，悪心，全身倦怠感などが，局所症状として腎部痛が加わります。なお一般的に，症状は急性単純性より慢性複雑性の方が軽度です。

新生児〜乳児では，**嘔吐**と**黄疸**が尿路感染における2大症状で，それ以外は，以下に述べる乳幼児期の非特異的症状がみられるにとどまることがしばしばです。

乳幼児の症状は非特異的で，**嘔吐**，**下痢**，**食欲不振**など胃腸症状や**発熱**などの全身症状が前面に出ることもあり，他疾患との鑑別が難しいのが実情です。黄疸は，大腸菌が原因菌の場合に比較的よくみられ，細菌毒素による中毒性肝炎，あるいは溶血が原因といわれています。いずれにせよ，**乳幼児**で**高熱**があるのに明らかな**上気道感染症状がみられない**ときには，考えるべき疾患の1つは**尿路感染症**です。

検査・診断

まず尿の混濁を確認します。尿沈渣では，白血球や円柱などがみられます。原因菌は尿培養で10^5/mL以上みられることで証明されます。尿培養の際のポイントは，正しい採尿（中間尿の採取）です。

小児では，何らかの基礎疾患が背後に存在することが多いので，さらに超音波検査，CT，尿路造影検査などが必要になることもしばしばです。

腎盂腎炎を起こしていれば**尿細管障害**，さらには**糸球体障害**を続発することもあるため，症例によっては腎シンチグラフィなどで腎機能検査も必要となります。

治　療

単純性では，安静，水分補給，頻回に排尿させる，抗菌薬投与を行います。基礎疾患が存在すれば，その治療を行います。

② 出血性膀胱炎 hemorrhagic cystitis

概念・症状

肉眼的血尿を伴う**膀胱炎**を出血性膀胱炎といいます。6〜15歳の小児，男児にやや多くみられます。

＊1　膀胱尿管逆流 vesicoureteral reflux（VUR）
膀胱から尿管への逆流防止機能が低下あるいは破綻してしまうもので，2歳以上では女性に多くみられます。先天性のものと，尿道狭窄や神経因性膀胱などに続発するものがあります。
＊2　腎盂尿管移行部狭窄 pyeloureteral junction stenosis
腎盂尿管移行部の粘膜下組織が線維化を起こして狭窄し，それに起因する尿の通過障害から水腎症・水尿管症を来す先天性疾患です。

症状は突然始まる肉眼的血尿，尿意急迫，頻尿，排尿痛で，発熱はときに認める程度です。

● 原因・検査

原因の多くはアデノウイルス11型および21型で，一般に出血性膀胱炎といえばウイルス性を指します。したがって，尿培養しても原因菌は確認できません（症状に膿尿はない）。尿沈渣に白血球は少なく，赤血球に大小や破壊はみられません。円柱を認めることもありません（糸球体性の特徴がない）。

● 治　療

経過および予後は良好で，水分を多めに摂らせる，出血が高度の場合は止血薬を投与する，痛みが強ければ鎮痛薬を与える，などの対症療法のみを行うことがほとんどです。通常は数日で自然治癒します。

なお，抗癌薬のイホスファミド ifosfamide やシクロホスファミド cyclophosphamide の投与によって**出血性膀胱炎**をみることがあります。この**予防**には，イホスファミドやシクロホスファミド泌尿器系障害発現抑制薬の**メスナ** mesna を投与します。

I 夜尿症
nocturnal enuresis

● 病　態

夜間の睡眠時に排尿してしまうものです。多くは不随意です。

睡眠中の抗利尿ホルモンの分泌が十分でない，膀胱に尿が貯留して排尿刺激が亢進しているのに目が覚めない（覚醒障害）などのほか，身体・精神的ストレスなどが関係しているといわれていますが，**原因は明らかではありません**。弟や妹が生まれた，転校した，などの環境変化で，今までなかったのに夜尿を認めるようになる**心因性**のものもあります。男児に多くみられます。

● 診　断

原則的には，膀胱の容量が大きくなって夜間尿を貯められるようになる，尿意に際して目覚めるように脳が発育すれば，夜尿はみられなくなります（通常3～5歳）。それより年長児において夜間に尿をもらす場合に本症を考えることになりますが，問診および診察を行い，糖尿病や尿崩症など多尿を来す疾患，尿路感染症，尿路奇形などを鑑別しないと診断は下せません。

● 治　療

種々の方法が試みられていますが，確実な治療法はありません。ただし，患児を**叱責**したり，**侮辱**することは**厳禁**で，根気よく接することが大切です。

三環系抗うつ薬，**抗利尿ホルモン**が薬物療法で用いられています。行動療法として夜尿アラーム療法が用いられることもあります。

多くの場合，青年期までに消失します。

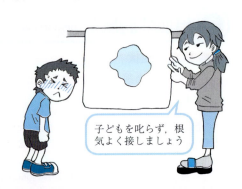

子どもを叱らず，根気よく接しましょう

停留精巣 undescended testis

　停留精巣は，精巣が腹腔内から陰嚢底に下降する途中で停留した状態です。停留する位置としては，腹腔内，鼠径管，鼠径部陰嚢内などがありますが，性分化異常を伴わないものでは，内鼠径輪の近くにあるものがほとんどです。出生時に内鼠径輪付近に停留している場合でも，多くは1歳までに自然下降しますが，その後はほとんど下降しません。本症では鼠径ヘルニアの合併率が高くなっています。低出生体重児に多くみられます。

　外観上，陰嚢が小さいとか，陰嚢内に精巣が触れにくいことから疑われ，超音波検査やMRIで診断されます。

　陰嚢は外気に触れるため，精巣は体内に比べて低温に保たれています。精子形成細胞は温度に敏感なため，停留すると高温環境に放置されることになり，造精機能が障害され，男性不妊の原因となります。

　また，停留精巣は，正常精巣に比べて約10倍の悪性化率を示すと考えられています。

　造精機能低下の防止を考慮して，1〜2歳までに精巣固定術を行う方が望ましいとされ，片側例であっても，両側例と同様の対応を行います（ただし，両側例は，手術を行った場合でも不妊率は高い）。

第16章
神経系疾患
nervous system disease

A 主要症候

① けいれん convulsion

病　態

　　全身または身体の一部の筋群に，**不随意で発作性の収縮**がみられる状態で，生体に起きた非特異的反応の1つです。

　　ちなみに，けいれんが持続している場合を**けいれん重積**といいます。**国際てんかん連盟**では，“けいれん発作が30分以上持続するもの，またはけいれん発作を反復し，間欠期にも意識が回復しない状態が30分以上持続するもの”を**けいれん重積**としています。そして，アメリカの**Neurocritical Care Society** では，“けいれん発作が5分以上持続するか，または短い発作でも反復し，その回復がないまま5分以上持続する状態”を**けいれん重積**としています。

　　小児のけいれん性疾患の原因は，成長段階によって異なることが多いため，診断には年齢が参考になります（表1）。ちなみに，けいれんそのものは，**生後2歳**ころまでの発現が**高頻度**です。

表1　小児にけいれんを来す原因疾患

新生児期前期 （0～2週）	頭蓋内出血（難産や分娩外傷による硬膜下出血，早産・低出生体重児や無酸素症〈仮死〉による脳内出血），新生児低血糖症，低カルシウム血症，ビタミンB_6依存症，核黄疸，先天代謝異常（特にメープルシロップ尿症），感染症（髄膜炎，脳炎があるが，特にTORCH症候群。また，新生児破傷風）
新生児期後期 （3～4週）	分娩時脳損傷を基礎とする脳発達異常，先天性脳奇形，低血糖症（特発性乳児低血糖症など），感染症（髄膜炎，脳炎），先天代謝異常（糖原病〈特にⅠ型〉，ガラクトース血症，チロシン血症，ロイシン過敏性低血糖症など）
乳児期前期 （1～5か月）	先天性脳奇形，感染症（髄膜炎，脳炎），てんかん（特に点頭てんかん），低血糖症（特にロイシン過敏性低血糖症）
乳児期後期 （6～11か月）	熱性けいれん，憤怒けいれん，急性小児片麻痺，急性脳症（特にReye症候群），てんかん（特に点頭てんかん），先天代謝異常（特にフェニルケトン尿症），中枢神経変性疾患，感染症（髄膜炎，脳炎）
幼児期 （1～5歳）	熱性けいれん，てんかん（特にLennox-Gastaut症候群，大発作），感染症（髄膜炎，脳炎），脳血管障害，脳腫瘍，頭部外傷，急性脳症（特にReye症候群），低血糖症（特にケトン性低血糖症）
学童期 （6～12歳）	てんかん（特に白律神経発作），脳腫瘍，頭部外傷，感染症（髄膜炎，脳炎），急性脳症（特にReye症候群）
思春期 （13～18歳）	てんかん（特に精神運動発作），頭部外傷，感染症（髄膜炎，脳炎）

注意：髄膜炎，脳炎といった感染症によるものは年齢に関係なくみられる。また，小児は脱水症に際してけいれんを起こすこともある。

要　因

　　新生児期にみられるけいれんの要因として多いのは，出生時低体重，早産，母体糖尿病，遷延分娩，難産などです。

498　各　論

● 診　断

けいれんを呈する疾患の診断に際しては，**発熱を伴うか否か**がポイントとなります。発熱が認められれば，熱性けいれん，髄膜炎，脳炎（脳症）などが疑われます。また，発熱が認められなければ，てんかんや代謝異常が疑われます。

② 意識障害 disturbance of consciousness

小児が救急で来院する際の症状として，意識障害は重要かつ比較的高頻度です。小児の場合，その原因は多岐にわたりますが，炎症や代謝障害であることが多く，けいれんの原因に似ています。

● 病　態

意識障害とは，文字どおり意識が障害された状態で，"清明度の低下"，"広がりの低下"，"質的な変化"があります。

清明度の低下には，意識の清明度が失われた**意識混濁**（単に**意識障害**と呼ばれる）と，眼を閉じたままで全く動かず，外界からの刺激にも全く反応しない**昏睡状態**（意識障害の最も重い状態）があります。

広がりの低下（**意識狭窄**）は，清明度の軽度低下（JCSの1桁：表2）を前提としています。意識狭窄においては，幻覚，一過性の妄想，夢体験，不安などの精神症状を伴うことが多く，これを質的な変化（**意識変容**）と呼びます。この意識変容の具体例が"せん妄*1"や"もうろう状態*2"です。

● 意識の清明度の評価法

わが国ではJapan coma scale（JCS）が広く用いられています（表2）。本法は覚醒機能を大きく3段階に分け，さらにそれらを認知機能によって3段階に分けています。そして，これらを1桁，2桁，3桁の数値で表示するので**3-3-9度方式**とも呼ばれます。

表2 Japan coma scale

I	開眼している
1	だいたい意識清明であるが，今ひとつはっきりしない
2	見当識障害†がある
3	自分の名前，生年月日が言えない
II	刺激すると開眼する
10	普通の呼びかけで，容易に開眼する
20	大きな声または体を揺さぶることにより開眼する
30	痛み刺激を加えつつ呼びかけを繰り返すと，かろうじて開眼する
III	刺激しても開眼しない
100	痛み刺激に対し，払いのけるような動作をする
200	痛み刺激で少し手足を動かしたり，顔をしかめる
300	痛み刺激に全く反応しない

† 自分の置かれた状況（日時，居場所，周囲の人物など）についての認知が困難になったものです。軽度の意識混濁だけでなく，認知症でもよくみられます。

---

*1　**せん妄** delirium
　軽度の意識混濁と強い意識狭窄に高度な認知障害が加わった意識の変容です。しばしば錯覚や幻覚が出現し，混乱や動揺を示します。「せん」は「譫」と書き，「うわごと」の意味です。
*2　**もうろう状態** twilight state
　"せん妄"と同様に，意識混濁に意識狭窄が加わり，さらに幻覚，一過性の妄想，夢体験，不安などの精神症状を伴った意識変容状態です。

第16章　神経系疾患　**499**

● 検 査

意識障害が認められれば，病歴，既往歴，発症時状況の確認はもちろんのこと，末梢血，血糖値，Na や K などの電解質，BUN，アンモニア，肝機能のチェックも大至急行います。

意識障害レベルが変動しているか否かも診断ポイントの1つです。**意識レベルが不変**でかつ神経学的に**局所症状**が認められれば，**頭蓋内占拠性病変**の可能性が高く，CT や MRI を行います。ヘルペス脳炎では，CT などで異常が見つかるほか，多くは行動異常，幻覚，性格変化といった側頭葉症状が確認できます。

意識レベルが変動する場合は，脳炎や脳症のほか，種々の**代謝異常**が考えられます。髄膜炎や脳炎の場合には，腰椎穿刺（禁忌に注意：p.501参考）で，それに応じた所見が得られます。髄液所見が正常であれば中毒を考えます。

B　脳神経学的な診察と検査

① 基本的な診察

> **STEP** 脳神経障害を疑う小児の診察では，発達のチェック，姿勢反応，原始反射，筋緊張，運動の異常が重要

■ 視　診 inspection

姿勢の異常を調べます。例えば，**筋緊張低下**や**麻痺**が存在する児は**フロッピーインファント** floppy infant（☞p.529）と呼ばれ，**蛙肢位** frog-leg posture などをとります。後弓反張があれば，脳幹部より中枢の障害が考えられます。

次に，頭蓋の大きさや形の異常，つまり大頭や小頭，水頭症などを見ます。先天異常や奇形症候群では顔貌に特徴が現れることがあります。そのほか，小奇形（口蓋の位置が高い，内眼角贅皮，両眼開離，耳介低位など），皮膚の色素沈着や脱失，そして母斑や血管腫，歩行の問題の有無などを調べます。

■ 神経学的診察 neurologic examination

脳神経のチェックをはじめ，大泉門の早期閉鎖の有無，大泉門の膨隆や頭囲拡大の有無をチェックします。2歳以下では原始反射のチェックも忘れてはいけません。

■ 筋緊張 muscle tone（**筋トーヌス** muscle tonus）の異常

骨格筋は，伸展や過度の関節運動に抵抗したり，姿勢を保持したりするために，ある程度の硬さを保っています。この**筋のある程度の硬さが筋緊張**（筋トーヌス）です。

筋緊張の異常には，亢進と低下があります。一般に**筋緊張亢進**（痙直がみられる場合）は深部腱反射の亢進を伴っていて，それに加えて病的反射が認められれば錐体路障害が存在すると判断してよいでしょう。**深部腱反射の減弱や消失**は，下位ニューロンの障害や筋疾患を示唆します。

髄液検査 examination of cerebrospinal fluid

症状としては発熱やけいれんがみられるとき，そして疾患としては髄膜炎や脳炎など，中枢神経系の炎症や出血が疑われるときに行います。ただし，**新生児では120mg/dL程度の蛋白増加，20/mL程度の細胞数増加，キサントクロミー**＊**などは正常でも認められることがあります。**

神経放射線学的検査

頭部X線撮影，CT，MRIなどが中枢神経系の構造異常，腫瘍，出血の診断に用いられます。

> **参考**
>
> **腰椎穿刺の禁忌**
>
> 穿刺部位に**感染**がある場合と**脳圧亢進状態**では腰椎穿刺は**禁忌**です。前者は髄膜炎の原因となるおそれがあり，後者は減圧による脳ヘルニアを起こす危険があるからです。つまり，**大泉門が膨隆している場合は要注意**です。一方，**大泉門が陥凹している場合は禁忌**とはなりません。
>
> 一度に多量の髄液を採取すると，脳ヘルニアを誘発し得るので，避けなければなりません。穿刺部位は，脊髄損傷を避けるために**L3-L4間以下**で行います。術後は，頭を低くして安静とします。

❷ 脳波検査 electroencephalography（EEG）

> 小児の脳は発育途上で，シナプス形成が進行している時期なので，それに伴って脳の電気的活動の状況も変わります。

覚醒時

覚醒時の後頭部の脳波（基礎波）は，健常児でも成人に比べ，周波数が低い，振幅が大きい，左右差を認めることがある，といった特徴があります。つまり，生後4か月くらいまではδ波が，1歳くらいまではθ波が基礎であり，3〜5歳でα波とθ波が半々となり，10歳くらいになって後頭葉優位でα波が主体となります（p.502表3）。

＊　キサントクロミー xanthochromia
　くも膜下出血などによって，ヘモグロビンで赤く染まった髄液が，時間が経過するとヘム heme が還元されてできたビリルビンによって黄色に染まったものをいいます。ギリシャ語で xantho- は黄，chrom は色の意。

脳波	周波数（Hz）	波　形	特　徴
δ波	0.5〜3		成人→異常波，徐波
θ波	4〜7		小児→優勢波，徐波
α波	8〜13		安静閉眼時，開眼で消失
β波	14〜30		安静閉眼時，速波

表3　脳波の種類と周波数

睡眠時

　新生児期は覚醒時の脳波とあまり差がみられず，生後2か月ころから高振幅徐波が出現することがあり，軽睡眠期の瘤波humpの，深睡眠期の紡錘波spindleの出現をみながら，次第に成人の脳波に近づきます。

異常脳波 abnormal electroencephalogram

● 棘　波 spike
　上向きの尖った波で，神経細胞からの過剰な放電で描出されます。持続時間は20〜70秒です。

● 鋭　波 sharp wave
　棘波が少し横に延びた波で，やはり神経細胞からの過剰な放電で描出されます。持続時間は70〜200秒です。

● 棘徐波複合（棘徐波結合）spike and wave complex
　棘波に引き続いて徐波が出現し，1つのパターンを形成したものです。棘波の始まりから徐波の終わりまで3Hzの周期となります。**欠神発作**に特徴的にみられます。

● 鋭徐波複合（鋭徐波結合）sharp and slow wave complex
　鋭波に引き続いて徐波が出現したものです。周波数は1.5〜2.5Hzと遅いため，緩徐性棘徐波複合slow spike and wave complexとも呼ばれます。Lennox-Gastaut症候群が代表的です。

● 多棘徐波複合（多棘徐波結合）multiple spike and slow wave complex
　棘波が2個以上続き，その後に徐波が出現したものです。棘波のみが2個以上連続するものは多棘複合multiple spike complexと呼ばれます。**ミオクロニー発作**が代表的です。

● 周期性同期性放電 periodic synchronous discharge（PSD）
　突発性の異常波が，1秒前後の短い周期で比較的規則的に出現するものです。亜急性硬化性全脳炎やCreutzfeldt-Jakob病が代表的です。

C けいれん性疾患
convulsive disorder

けいれんを伴う疾患を総称してけいれん性疾患と呼びます。急性非反復性のものと慢性反復性のものとに分類するのが一般的です。前者は，熱性けいれんや髄膜炎などが代表的で，後者は，てんかん（てんかんを症候とする代謝性疾患を含む）などが代表的です。

1 熱性けいれん febrile seizure（FS）

STEP
熱性けいれんは
- 38℃以上の発熱に伴う発作性疾患
- 複雑型と単純型に分類される

熱性けいれんとは

乳幼児に体温の上昇に伴って出現するけいれんですが，熱性けいれん診療ガイドライン2023（日本小児神経学会監修）では「おもに生後6か月から60か月までの乳幼児期に起こる，通常は38℃以上の発熱に伴う発作性疾患（けいれん性，非けいれん性を含む）で，髄膜炎などの**中枢神経感染症**，代謝異常，その他の明らかな発作の原因がみられないもので，てんかんの既往があるものは除外される」としています。

生後6か月〜5歳に初発し，1〜2歳に好発します。小児人口の約3％にみられ，小児のけいれんの40％前後を占めるとされています。

病　態

明確な病態は不明ですが，熱性けいれんの家族歴がみられることが多く，遺伝性の体質の関与が考えられます。小児では脳組織が発育途上にあるため，発熱によって脳細胞膜の透過性が亢進し，かつ酸素消費も増加することで，細胞興奮性が高まって発症すると考えられています。

原　因

扁桃炎や咽頭炎が最も多く，中耳炎，胃腸炎，発疹性ウイルス感染症（**突発性発疹**や麻疹），予防接種後などにもみられます。

分類・症状

熱性けいれん診療ガイドライン2023では，熱性けいれんのうち，
①焦点性発作（部分発作）の要素
②15分以上持続する発作
③同一発熱機会の，通常は24時間以内に複数回反復する発作
の3項目の1つ以上をもつものを**複雑型熱性けいれん**とし，これらのいずれにも該当しないものを**単純型熱性けいれん**としています。

第16章　神経系疾患　503

● 複雑型熱性けいれん complex febrile seizure

発症年齢不定，けいれん発作の持続時間15分以上と長い，重積状態となる，非対称性（焦点性）である，24時間以内に複数回反復する，けいれん後に意識障害がある，発作後に一過性運動麻痺（Todd麻痺*）を認める，などの特徴を有します。熱性けいれんの数％程度にすぎませんが，てんかんに移行しやすい熱性けいれんです。

● 単純型熱性けいれん simple febrile seizure

左右対称性の強直間代けいれんを来しますが，けいれん終息後には運動麻痺を残しません。7歳以降になるとけいれんはみられなくなり，後遺症を残すこともなく，予後は良好です。熱性けいれんの大多数を占めます。

● 鑑別診断

好発年齢と症状からは，最も鑑別すべきは髄膜炎です。特に，上気道感染に代表される感染症においては，熱性けいれんも髄膜炎もみられることがあるのでなおさらです。髄膜刺激症状がなく，判断に迷う場合（特に生後18か月未満の場合）は，頭部CTで頭蓋内の異常がないことを確認し，髄液検査を行います。また，これらの年齢で認めやすい全身の代謝異常や，水分電解質異常なども除外しなくてはなりません。

発作性の異常脳波がみられることもありますが，単純型では，てんかんへの移行もさほど心配する必要はありません。

● 治療

単純型熱性けいれんなら，数分間で発作が治まるので，投薬の必要はなく，呼吸しやすいように側臥位または背臥位に寝かせ，誤嚥しないように顔を横に向け，吸引の用意をしておきます。

複雑型熱性けいれんで，けいれんが持続している場合は，気道の確保やアンビューバッグ等での人工呼吸，抗けいれん薬のジアゼパム diazepam（坐薬または静注）やミダゾラム midazolam（静注）の投与などを行います。それでも治まらなければ，15分後に再度ジアゼパムを投与します。本症では発症の機序が不明なため，非発作時の対応として確立されたものはありません。

複雑型で，発熱時に再発予防を念頭に抗けいれん薬を投与する場合は，ジアゼパム坐薬が呼吸抑制をはじめ他の薬物でみられる副作用の心配が少ないので，これを用います。

現在のところ，解熱薬の投与は熱性けいれんの予防とはならないと考えられています。

② てんかん epilepsy

● てんかんとは

WHOでは「てんかんは，種々の成因によってもたらされる慢性の脳疾患であって，大脳ニューロンの過剰な発射に由来する反復性の発作（てんかん発作）を特徴とし，それにさまざまな臨床症状ならびに検査所見を伴うもの」（1973年）と定義しています。

ちなみに，てんかんが疾患名であり，てんかん発作が症状名（大脳の神経細胞が突然一斉に過剰に興奮するために起きる現象で，てんかんの一症状）です。また，必ずしも，1つのてんかんに対して1種類のてんかん発作が起こるというわけではありません。

---

* Todd麻痺

てんかん発作の後，数分〜数時間，上肢または下肢あるいは身体半側に一過性の運動麻痺を来すことです。

分類

今まで、てんかんの分類として広く用いられてきたのは、1989年に国際抗てんかん連盟 International League Against Epilepsy；ILAE）から発表された「てんかん、てんかん症候群および関連発作性疾患の分類」でしたが、2017年には同連盟が**新たな分類体系**（図1）を発表しました。ここでは、発作型、てんかん病型、てんかん症候群という3段階の構成になっています。

図1　てんかん分類の枠組み

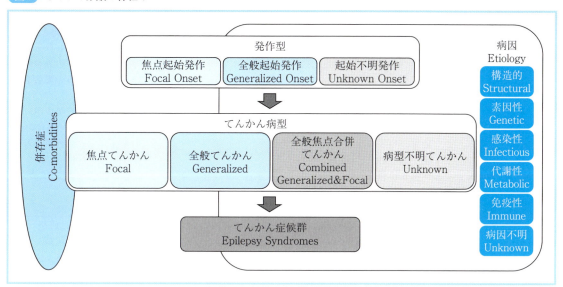

発作型

発作型は焦点起始発作、全般起始発作、起始不明発作の3つに分類されています。ここでは焦点起始発作と全般起始発作について説明します。

①**焦点起始発作**：ILAE の2017年改訂では、再構成がなされたことと名称が変更されたことにより、従来の名称とは完全に1対1の関係にはなっていませんが、焦点起始発作は、従来、**部分発作**と呼称されていたものにほぼ相当します。

脳の限局した部位に興奮が生じ、焦点となっている部位から誘導される脳波には、棘波や鋭波がみられます。

- **意識保持焦点発作**（従来の**単純部分発作**にほぼ相当）：片側大脳半球の限局した部位に興奮が起こり、発作時に意識障害はなく、筋痙攣、幻覚・幻聴・疼痛、また自律神経発作と呼ばれる悪心・嘔吐、腹痛などが起こります。
- **意識減損焦点発作**（従来の**複雑部分発作**にほぼ相当）：発作時に意識障害があります。動作停止発作や、自動症発作と呼ばれる"口・舌や手を動かす"、"歩き回る"などの症状を呈します。
- **焦点意識保持運動発作**（従来の**Jackson型発作**にほぼ相当）：焦点をもつ発作が両側大脳半球に広がるもので、焦点に関連した症状に始まり、最終的には全身痙攣となります。発作後に一過性の患肢麻痺が起こることがあります（Todd麻痺）。脳腫瘍や脳血管障害が原因となることもあります。

第16章　神経系疾患

②全般起始発作

　従来の**全般発作**にほぼ相当します。大脳半球全体に興奮が生じ，多くは意識障害を生じます。全般起始発作には，**全般運動発作**（強直間代発作，ミオクロニー発作，脱力発作〔従来の失立発作〕など）と（表4），**全般非運動発作**（欠神発作など）があります。

表4　**全般起始発作の代表的なもの**

	症　状	脳　波	治　療	特　徴
強直間代発作 tonic-clonic seizure	突然意識喪失 ↓ 強直発作（数十秒以内） 　凝視，腱反射消失，嘔吐， 　牙関緊急，瞳孔散大， 　失禁，流涎，蒼白，発 　汗などの自律神経症状 ↓ 間代発作（ミオクロニー 　発作のリズミカルな反 　復）（数十秒〜1分程度） もうろう状態を経て睡眠 （数十分〜数時間） 覚醒後発作時の記憶なし	間欠時 全般性）棘波 焦点性）〜棘徐波 （定型的なものなし）	多くの薬剤が有効 バルプロ酸ナトリウム，フェノバルビタール，プリミドン，フェニトイン，カルバマゼピン	最も多い発作型 10歳代に多い 光刺激でも誘発 強直発作のみや間代発作のみの場合もある 予後良好が多い 代表：Lennox-Gastaut症候群，若年性ミオクロニーてんかん
ミオクロニー発作 myoclonic seizure	四肢，体幹筋が左右対称性に瞬間的に不随意けいれんする 意識障害（＋）〜（−）	multiple spike and wave complex（多棘徐波複合）	バルプロ酸ナトリウム，クロナゼパム，ニトラゼパム	3〜10歳に好発 光刺激で誘発 代表：Lennox-Gastaut症候群，若年性ミオクロニーてんかん
失立発作 astatic seizure （脱力発作 atonic seizure）	突然姿勢保持ができなくなり倒れる	1.5〜2Hz slow spike and wave complex	バルプロ酸ナトリウム，クロナゼパム	幼児期に好発 知的能力障害あり 運動発達遅延あり 難治
定型欠神発作 absence seizure （全般非運動発作）	短時間の意識喪失が突然起こるが，数秒〜数十秒で回復し，何事もなかったかのように，発作前の状態に戻る	発作時左右対称，diffuse 3Hz spike and wave complex（3サイクル棘徐波複合）	エトスクシミド，バルプロ酸ナトリウム，クロナゼパム	5〜8歳の女児に多い 器質的脳病変なし 1日数回発症 過呼吸で発作誘発 知能正常 思春期以降消失するものが多い QT延長症候群との鑑別に注意 代表：小児欠伸てんかん

🔵 てんかん病型

　焦点てんかんと全般てんかんに加え，**全般焦点合併てんかん**と**病型不明てんかん**の2つが新設され，全部で4つに分類されています。診断は発作型，病型，てんかん症候群の3つのレベルで行うとしています。また，病因のカテゴリーは，構造的，素因性，感染性，代謝性，免疫性，病

因不明の6つに分類されています。

てんかん症候群

　ILAE は，2022年にてんかん症候群の分類を発表しました（表5）。これは，発症年齢，発作型・病型，予後，併存症・病因を考慮したかなり細かい分類となっています。年齢の観点からは，新生児期・乳児期（＜2歳），小児期（2-12歳），さまざまな年齢（≦18歳＋19歳≦）の3つに分けられています。また，"発達性"が全年齢に存在するのに対し，"自然終息性"は12歳以下だけ，などといった分類上の特徴もみられます。

表5 てんかん症候群（ILA2022）

新生児期・乳児期（＜2歳）	小児期（2-12歳）	さまざまな年齢（≦18歳＋19歳≦）
自然終息性てんかん 自然終息性新生児てんかん（SeLNE） 自然終息性家族性新生児乳児てんかん（SeLFNIE） 自然終息性乳児てんかん（SeLIE） 素因性熱性けいれんプラス（GEFS+） 乳児ミオクロニーてんかん（MEI）	自然終息性焦点てんかん（SeLFEs） 中心側頭部棘波を示す自然終息性てんかん（SeLECTS） 自律神経発作を伴う自然終息性てんかん（SeLEAS） 小児後頭視覚てんかん（COVE） 光過敏後頭葉てんかん（POLE）	焦点てんかん （COVE, POLE） 家族性内側側頭葉てんかん（FMTLE） 聴覚症状を伴うてんかん（EAF） 海馬硬化を伴う内側側頭葉てんかん（MTLE-HS） 睡眠関連運動亢進てんかん（SHE） 多様な焦点を示す家族性焦点てんかん（FFEVF）
発達性てんかん性脳症（DEE） 早期乳児DEE（EIDEE） 遊走性焦点発作を伴う乳児てんかん（EIMFS） 乳児てんかん性スパズム症候群（IESS） Dravet症候群（DS） 病因特異的発達性てんかん性脳症 *KCNQ2*-DEE ピリドキシン依存性（*ALDH7A1*-）DEE（PD-DEE） ピリドキシリン酸依存性（*PNPO*-）DEE（P5PD-DEE） *CDKL5*-DEE *PCDH19*群発てんかん GLUT1欠損症（GLUT1DS-）DEE Sturge-Weber症候群（SWS） 視床下部過誤腫による笑い発作（GS-HH）	素因性全般てんかん（GGEs） 小児欠神てんかん（CAE）* 眼瞼ミオクロニーを伴うてんかん（EEM） ミオクロニー欠神発作を伴うてんかん（EMA） *CAEはIGEの1つ 発達性あるいはてんかん性脳症（D/EE） ミオクロニー脱力発作を伴うてんかん（EMAtS） Lennox-Gastaut症候群（LGS） 睡眠時棘徐波活性化を示す（発達性）てんかん性脳症（EE/DEE-SWAS） 発熱感染症関連てんかん症候群（FIRES） 片側けいれん・片麻痺・てんかん（HHE）	全般焦点合併てんかん 読書誘発発作を伴うてんかん（EwRIS） 特発性全般てんかん（IGEs） （CAE） 若年欠神てんかん（JAE） 若年ミオクロニーてんかん（JME） 全般強直間代発作のみを示すてんかん（GTCA） 発達性あるいはてんかん性脳症（D/EE） 進行性神経退行を呈するてんかん（FIRES） Rasmussen症候群（RS） 進行性ミオクローヌスてんかん（PME）

DEE：developmental and epileptic encephalopathy（発達性てんかん性脳症），EE：epileptic encephalopathy（てんかん性脳症）

診　断

　てんかんの診断では，発作型の問診のほか，発作回数，発作頻度，発作の強弱の程度，誘発因子，家族歴，発達歴，出産歴を詳細に調べ，基礎疾患や合併症の有無，脳波，CT や MRI などを総合して，最終的なてんかんの発作型とてんかん病型を決定することになります。

治　療

薬物療法

　疾患の性質上，長期にわたる薬剤投与を避けることができません。したがって，発育中の小児には薬剤の副作用にも十分な配慮が必要です。

　てんかんおよびてんかん発作に適合した**抗けいれん薬**を単剤で，有効最小限量投与します（服用中は薬の血中濃度を測定し，投与量を調整する）。第一選択薬が効かなければ，第二選択薬に切り替えます。これでも効果がないときには，多剤療法を行うことになります。

　抗けいれん薬の一般的な**副作用**には，眠気，失調，脱力のほか，薬疹もあります。注意すべき副作用は，カルバマゼピン carbamazepine による Stevens-Johnson 症候群*（p.508脚注），カルバマゼピンとバルプロ酸ナトリウム sodium valproate による血小板減少症，カルバマゼピンと

エトスクシミド ethosuximide による再生不良性貧血，バルプロ酸ナトリウムによる重症肝炎，高アンモニア血症などです。

2〜3年の間，臨床発作が認められず，その間脳波にてんかん波を認めない場合は，3〜6か月をかけて投与量を漸減し，最終的に断薬とするのが一般的です。**急激な断薬**では，**発作が再燃**することもあるので危険です。

● 日常生活の指導

まず，保護者に抗けいれん薬内服の必要性を理解してもらいます。光に敏感な児は偏光眼鏡をかけるようにし，睡眠不足や疲労，過度の緊張を強いるようなことや発熱などの誘発因子を避けるように指導します。通常，水泳，木登り，自転車は禁止（溺れる，転落する，交通事故の危険）しますが，それ以外のスポーツは制限しないのが一般的です。

● 予 後

てんかん全般でみると，薬物療法で約70％が発作の完全抑制が可能と考えられています。ただし，後述する難治性のてんかん（West症候群や Lennox-Gastaut症候群，乳児重症ミオクロニーてんかんなど）における完全抑制は，10％前後の低い水準にあると考えられています。

③ 代表的なてんかん

■ West症候群（乳児てんかん性スパスム症候群）

> **STEP**
>
> West症候群は
> - 乳児期に発症し，痙屈がシリーズ形成
> - 発作間欠時の脳波は特有な hypsarrhythmia
> - 治療は ACTH 投与やビタミン B_6 大量投与

● 病 態

てんかん発作の1つで，乳児期（大部分が生後6か月ころをピーク）に発症し，**点頭てんかん**とも呼ばれます。生後2か月以前や12か月以降に発症するものはまれです。

病因として，脳奇形，結節性硬化症（☞p.525），サイトメガロウイルス感染などの先天感染が確認されたものがありますが，病因の明らかでないものもあります。

● 症状・検査

首や肘，膝などの屈筋群に，左右対称性に強く現れる**短い強直性の筋肉の攣縮（痙屈）**を特徴とします。これらは数分間に何度も繰り返し起こります（シリーズ形成）。発作は入眠時に多くみられます。

診断は，発症年齢，発作型，発作間欠時の特有な脳波，そして多くは発症までに確認されている精神運動発達の遅延などから行います。発作間欠時にみられる脳波は，ヒプスアリスミア

---

* Stevens-Johnson症候群
感染や薬剤投与に起因する多形（滲出性）紅斑の重症型のことです。高熱や関節痛を伴いながら，多形紅斑が全身に出現します。紅斑には水疱や出血を伴うことが多く，びらんとなります。

図2 West症候群の脳波（98-A-45）

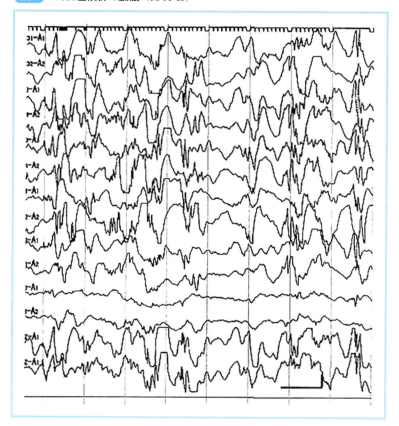

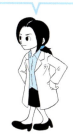

症例は7か月の男児です。前屈発作を主訴に来院しました。3週間前から上半身を一瞬前屈し、同時に腕と大腿とを曲げる発作が出現しました。発作は数秒間隔で何度も反復します。脳波からは、hypsarrhythmiaが認められます。

hypsarrhythmiaと呼ばれる**リズムも振幅も規則性がみられない**ものです（図2）。

● 治 療

　作用機序は不明ですが**ACTH**＊が有効です。通常の抗けいれん薬には反応しないことが多いのですが、バルプロ酸ナトリウムも一部の症例で有効です。近年、抗けいれん薬の**ビガバトリン**も用いられるようになりました。

　早期治療により改善されつつありますが、本症候群は**知的能力障害**が残ることが多く、**予後は不良**です。また、消失する一部の発作を除いては、強直間代発作やLennox-Gastaut症候群などの他の発作型に移行します。

＊　ACTH
　副腎皮質刺激ホルモン adrenocorticotropic hormone の略です。ペプチドホルモンで、副腎皮質の細胞膜に存在する受容体と結合し、その直下にあるG蛋白（Gc蛋白）の立体構造を変化させ、環状アデノシン一リン酸（cAMP）の産生とキナーゼAの活性化を経て、コルチゾールが産生されます。

Lennox-Gastaut症候群
レノックス　ガストー

> **STEP**
> Lennox-Gastaut症候群は
> ・幼児期に好発し，発作型はさまざま
> ・脳波は発作間欠期に1.5〜2.5Hzの緩徐性棘徐波複合

病態・症状

　強直発作，非定型欠神，脱力発作，ミオクロニー発作など多彩な発作を呈し，しかも頻回に，ときにはけいれん重積発作もみられるてんかんです。上述したWest症候群から移行したものも多く，好発年齢は3〜5歳です。

　脳形成異常，低酸素性脳症などの既往がしばしばみられます。

検査・治療

　脳波では，発作間欠期に1.5〜2.5Hzの緩徐性棘徐波複合 slow spike and wave complex を示すのが特徴的です（図3）。

　多くは頭部CTで脳萎縮が見られ，抗けいれん薬のバルプロ酸ナトリウム sodium valproate やクロナゼパム clonazepam，催眠・鎮静薬のニトラゼパム nitrazepam を投与しても抵抗性を示し，知的能力障害を起こす予後不良な難治性てんかんです。

図3 Lennox-Gastaut症候群の脳波（84-E-39）

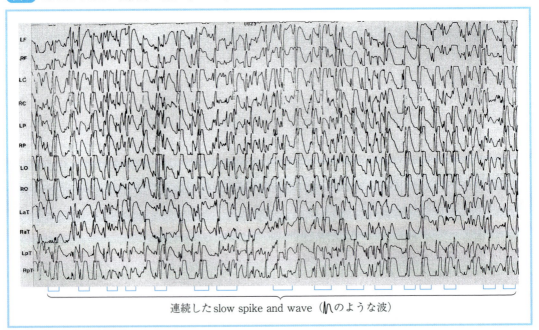

連続したslow spike and wave（∭のような波）

けいれん性疾患

Dravet症候群

病態

　乳児期に発症する**難治性てんかん**で，発症時期と難治性という意味では West 症候群と双璧をなします。本症は**乳児重症ミオクロニーてんかん** infantile severe myoclonic epilepsy とも呼ばれます。

症状

　生後4〜6か月に，しばしば**発熱**あるいは**入浴**によって**誘発**される全身けいれんまたは半身けいれんとして発症します（したがって，本症は**熱性けいれんと誤診**されることがある）。

　けいれんの持続時間は比較的長く，重積症となることもあります。最初はこれらのけいれんが2か月に1回くらいの頻度でみられますが，次第に無熱性けいれんに移行します。次いで，**1〜4歳にミオクロニー発作**が出現します。そのほかに，非定型欠神，部分発作，二次性全般化発作を伴うこともあります。

検査

　脳波は，1歳までは正常を示すことが多いのですが，加齢に伴って発作間欠時は徐波化し，全般性棘徐波，焦点性あるいは**多焦点性棘波**を示すようになるのが一般的です。発作時脳波は，発作型に対応した発作波がみられます。

治療

　抗けいれん薬のクロナゼパムやバルプロ酸ナトリウム，催眠・鎮静薬のニトラゼパムを投与していましたが，現在では特効薬の**スチリペントール** stiripentol が用いられています。

小児欠伸てんかん childhood absence epilepsy（CAE）

病態

　学童期にみられる"てんかん"で，好発期は4〜10歳，女児に多い傾向があります。突然意識を失って数秒〜30秒ほど固まる発作（欠伸発作）を，1日に複数回（10〜数十回）繰り返します。

症状・検査

　それまで行っていた動作を突然中断し，呼びかけに反応しなくなります。この発作も突然終わり，何事もなかったように直前の動作を再開します。欠伸発作は過呼吸によって誘発されます。

　脳波では，重ね合わせたらピタリと重なるような広範性の3Hz棘徐波複合（p.512図4）が認められます。

図4 小児欠伸てんかんの棘徐波複合（117-D-63）

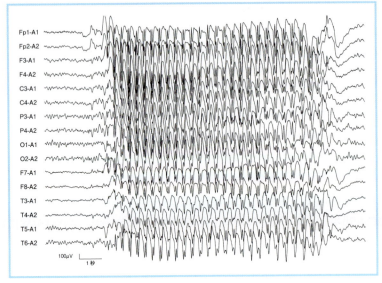

症例は7歳の女児。過呼吸時の脳波で、10秒前後の広範性の3Hz棘徐波複合が認められます。

● 治療

治療にはバルプロ酸ナトリウムとエトスクシミドが有効です。また、多くは12歳ころまでに治癒します。

中心・側頭部棘波を示す自然終息性小児てんかん

self limited epilepsy with centrotemporal spikes（SeLECTS）

● 病態

前頭葉と頭頂葉の境をなすRolando溝（ローランド）下部付近の大脳皮質に焦点が存在するとされるてんかんで、ローランドてんかん（Rolandic epilepsy）とも呼ばれます。多くは夜間睡眠中に起こります。最近までは中心・側頭部棘波をもつ良性小児てんかんbenign childhood epilepsy with centrotemporal spikesと呼ばれていました。

小児のてんかんのなかで最も多いものの1つです。4〜12歳くらいの男児に多く、遺伝的素因もあると考えられています。

● 症状

顔面や口腔の周辺にけいれんを起こす、よだれを垂らす、発作が起こると話せなくなる、などの症状を認めます。ただし、意識障害はみられません。

● 検査・治療

脳波では、発作間欠時に疾患名のとおり中心・側頭部に**焦点性の棘波**がみられます。

精神発達に問題はなく、思春期以降になると発作も脳波異常も消失することが多く、**予後良好**なてんかんと考えられ、通常、治療を要しません。

④ てんかん重積状態 status epilepticus

病　態

　国際抗てんかん連盟では，"発作がある程度の長さ以上に持続するか，または，短い発作でも反復し，その間の意識がないもの"をてんかん重積状態と定義しています。持続時間については，30分以上とするのが一般的でしたが，現在はより短い時間を設定していることも多く，統一はされていません。けいれん発作を伴うものと，伴わないものに分類されます。

　本症の原因はてんかんに限りません（表6）。

症　状

　意識状態は，混濁程度のものや，意識障害が認められない持続性部分発作や，失語に代表される脳機能障害の状態も含みます。

表6　けいれん性てんかん重積状態の原因
1. 慢性非進行性 　　てんかん，熱性けいれん 2. 急性進行性 　　低酸素脳症 　　急性脳症（Reye症候群，肝性昏睡） 　　脳炎，髄膜炎 　　脳腫瘍 　　脳血管障害（出血，梗塞） 　　先天代謝異常 　　代謝疾患（低血糖，低Ca血症） 　　尿毒症 　　頭部外傷 　　薬物中毒（テオフィリン）

治　療

◖ 一般的治療

　治療を行うにあたり，慢性非進行性か，急性進行性かを判断する必要があります。急性進行性の場合はさまざまな病態（表6）があり，それを治療しなくてはなりません。

　まず，意識レベルとバイタルサインのチェックを行い，気道確保，静脈確保して**抗けいれん薬**の投与を行います。

　長時間に及ぶけいれんによって，呼吸抑制が生じた場合には酸素投与を，低血糖を来した場合にはグルコースの投与を行います。

　てんかん重積のみで脳浮腫を呈することはまれですが，脳症，髄膜炎，脳腫瘍，脳出血などでは，**脳圧亢進**を呈することがあります。このような場合には，濃グリセリン（グリセオール®）やマンニトール mannitol の投与を行います（これらは浸透圧利尿薬）。

◖ けいれんの抑制

　第一選択薬はジアゼパム diazepam（原則として静注，不可能なら注腸）またはミダゾラム midazolam（静注）を投与します。静穏作用と筋弛緩作用があり，催眠作用は強くありません。これで重積が治まらない場合は，5分後に同量のジアゼパムを追加投与します。ジアゼパムで効果が認められない場合や，しばらく後に再発するものには，フェニトインのプロドラッグである**ホスフェニトイン** fosphenytoin を静注します。それでも無効の場合は，チオペンタール thiopental の静注を行います。

⑤ 憤怒けいれん breath-holding spells

病態・症状

　憤怒（"ふんぬ"とも）けいれんは小児にだけにみられる特異な発作で，"泣き入りひきつけ"とも呼ばれます。怒りや痛みなど，種々の刺激によって急に呼吸停止に陥り，**顔面のチアノーゼ**

や蒼白，意識消失，筋の弛緩状態を来すものです。多くは1分以内で治まりますが，長引くと後弓反張や間代けいれんなど起こすこともあります。

本症は，生後6か月〜1歳6か月に発症し，1〜2歳ころに発作頻度が高いことなどから，てんかんとの鑑別がポイントとなります。

● 原　因

神経発達が未熟な状態での**突然の感情的興奮**による反応と考えられていますが，詳細は不明です。しかし，本症の発症には**家族性**が明らかに認められます。また，憤怒けいれんを起こす児は，自己を抑制できない，親が過保護・過干渉，というように，精神面や親子関係にも発症の背景があるとされています。

● 脳波検査

発作間欠期には異常がみられず，発作時に広範な高振幅徐波（δ波）を認め，次項に述べる硬直状態ではしばしば平坦化します。急性脳虚血時によくみられる脳波所見です。

● 分類・発症機構

◉ 青色発作 blue spell

怒りなどの情緒的刺激を受けた後に，急に激しく泣いたまま，最後の呼気で呼吸が止まり，チアノーゼを起こして**意識を喪失**するものです。最初は，四肢には硬直伸展がみられ，その後に脱力します。多くは数秒〜十数秒で意識が戻り，また泣き始めますが，一部は発作が持続してけいれん状態となります。胸腔内圧が上昇することによって，右心への静脈血還流が妨げられて起こると考えられています。

◉ 白色発作 white spell

突然の予期しない**不快な刺激や疼痛**に引き続いて，**突然の呼吸停止**が起こり，**意識を失う**ものです。**チアノーゼを示さず**，蒼白になり，全身は脱力しています。多くは短時間で意識を回復しますが，ときに後弓反張や間代けいれんを起こすものもあります。迷走神経を介して心臓の無収縮が起こるために脳血流が減少し，脳の低酸素状態が生じるためと考えられています。

● 治　療

発作時に転倒して二次外傷を負わないように注意します。薬物治療は不要です。

てんかんとは全く異なり，発作により脳障害を残すことはなく，一般的に予後は良好で，6歳ころになると消失します。

保護者には，児への過度な干渉をしないように，また甘えを許容することを控え，児の自制心を養うように指導します。

D ｜ 急性小児片麻痺
acute infantile hemiplegia

● 病　態

それまで全く健康であった乳幼児や小児に（通常は6歳以前），上気道炎，感冒，急性胃腸炎（嘔吐や下痢）など先行感染を思わせる症状の後に，**突然，意識障害や片側優位の全身性間代性けいれん**などが起こり，その後，**同側の麻痺**（痙性麻痺が多い）を残すものです。

麻痺が数時間〜数週間で消失し，後遺症なく治癒するものが約20％いる半面，**永続的に痙直性片麻痺**を残し，患肢には**発育障害**を生じるもの，**てんかん**を来すようになるもの（難治性複雑部分発作や Lennox-Gastaut 症候群が多い）や**知的能力障害**が明らかになるものもあります。

片麻痺がけいれんに伴って起こり，しばしば半身けいれんを繰り返す場合を**片側けいれん片麻痺てんかん症候群**hemiconvulsion hemiplegia epilepsy（HHE）syndrome と呼ぶこともあります。

● 原　因

大脳血管系の何らかの関与が考えられていますが，特別の感染症や免疫異常とは関係がないようで，それ以上のことは不明です。

● 検　査

けいれんに加えて発熱もみられれば，第一に中枢神経への感染症を疑い，血液検査，髄液検査およびそれらの培養検査などが必要となります。

頭部の占拠性病変や出血，血栓・塞栓，脳膿瘍，萎縮性病変などを疑えば頭部の CT や MRI が必要です。動静脈奇形や血管腫，もやもや病*があれば同時に造影を行うことで情報を得ることができます。

てんかんとの鑑別のためには脳波検査が有用です。

● 治　療

けいれん発作抑制のためにジアゼパム diazepam を投与し，脳浮腫に対しては濃グリセリン（グリセオール®）などの点滴，意識状態の改善のために脳代謝賦活薬などの投与を行います。

また，原因疾患が明らかになればそれに対する治療を行います。

E | 急性脳症
acute encephalopathy

急性脳症は，感染を契機に，サイトカインやケモカイン，酸化ストレスなどにより，間接的に**広範な脳機能不全状態を急激に起こす**ものです。また，自己免疫性によって起こることもあります。通常は，中毒性疾患や代謝性疾患を原因とするものが本症の範疇です。臨床的には，急激に意識障害が出現し，重症の場合は昏睡状態となり，けいれんや呼吸麻痺を来し，死亡することも少なくありません。

急性脳症では巣症状は認められません。また，髄液検査では**著しい細胞増加は認められず**，病理組織学的には著明な脳浮腫がみられるものの，**炎症性変化は認められません**。

＊　もやもや病 moyamoya disease
何らかの理由によって，Willis 動脈輪を構成する内頸動脈終末部が閉塞・狭窄すると，前大脳動脈と中大脳動脈に流入すべき血液が滞り，これを代償するために側副血行路が生じます。しかし，この代償が不完全なために脳虚血症状を呈したのが本症です。脳血管撮影を行うと，この側副血行路が"もやもや"した異常血管影として認められるところから"もやもや病"と名付けられました。

第16章　神経系疾患　**515**

① 原因不明の急性脳症

病　態

　急激に脳機能不全が出現したために，中枢神経への感染もしくは感染後の免疫応答異常を疑って検査を行っても，**何ら異常所見が得られない**ものです。

　このような経過を示すものは**予後不良**で，約1/3は死亡し，急性期を脱したものでも，ほとんどに後遺症が残ります。しかし，生存例に対して検査をしても原因が何であったのかはわかりません。また，死亡例に対して病理解剖を行った場合でも，脳浮腫がみられるのみで炎症所見はみられません。

原　因

　ウイルスや細菌などの感染に対する反応，毒素の影響などが疑われますが，上述のように原因は不明です。

症　状

　感冒症状，上気道炎，下痢といった先行する症状の後，もしくは，今まで元気だった小児が不機嫌になったり嘔吐や下痢を認めたりした後に，急激に高熱（39〜40℃），意識障害（昏睡状態），けいれん発作を起こします。けいれんは難治性で重積状態へ移行することもまれではありません。**1〜2歳に好発**します。

　初期には筋緊張低下や腱反射減弱がみられます。けいれんの持続に伴い，腱反射亢進，四肢硬直，後弓反張を認め，球麻痺症状（嚥下障害，呼吸障害）が出現し，約1/3は2〜3日で死に至ります。急性期を脱した児も，**精神運動発達障害**など重篤な後遺症を残すのが一般的です。

検　査

　メチルマロン酸血症methylmalonic acidemia などの**先天性有機酸代謝異常症**が原因となる場合も少なくないので，採血してこれらの代謝障害の有無をチェックします。

　髄液では，脳浮腫による脳脊髄圧亢進症状以外，原則として細胞増加や蛋白増加あるいは出血などの炎症所見は認められません。ただし，**脳圧亢進**が強い場合には**腰椎穿刺は禁忌**です。

　眼底検査で乳頭浮腫がないこと，さらには頭部CT でも頭蓋内に占拠性病変がないことを確認することが必要です。

　脳波では，脳症に伴う全汎性不規則高振幅徐波が見られるのみです。また，頭部の CT や MRI で脳浮腫や出血，低酸素脳症像の有無などを調べます。

治　療

　対症療法しかありませんが，早期発見と早期治療が予後に影響することはわかっています。

　治療の中心は**脳浮腫の改善**で，濃グリセリン（グリセオール®）点滴静注を行います。これに関連して，輸液量は通常の場合より75％程度と少なめにして，電解質の補正も行います。副腎皮質ステロイドも試みられます。

　けいれんに対しては，特に重積症では抗けいれん薬のジアゼパムdiazepam の静注を行います。呼吸・循環系の抑制が高度の場合，リドカイン lidocaine の点滴を行うこともあります。

　そのほか，糖新生障害による低血糖や異化亢進の抑制目的で，10％ブドウ糖溶液を輸液することもあります。

② Reye症候群

● 病　態

Reye症候群は，小児にみられる**急性脳症**に，**非炎症性・無黄疸性の肝障害**を伴うものです。性差は認められず，1〜2歳に好発します。1980年代以降，**アスピリン使用**が減ったこともあり，わが国での発生はまれとなっています。

● 症　状

急性ウイルス感染症などの**先行感染**に引き続き，元気がない，嘔吐する，などを経て急激に発症します。易刺激性，**意識障害**，けいれん，後弓反張，除脳硬直，除皮質硬直などの急性脳症を来します（表7）。

肝腫大，肝機能低下，出血傾向を来しますが，上述のように**黄疸は認められません**。

低血糖を伴うことが多いのですが，本症候群で認める低血糖の発症には，ミトコンドリア障害が関係していると考えられます。

表7 Reye症候群の臨床期分類

Ⅰ期	嘔吐，嗜眠，眠気
Ⅱ期	見当識障害，せん妄，闘争的，過換気，腱反射亢進
Ⅲ期	昏睡，過換気，除皮質硬直，対光反射と眼球前庭反射の残存
Ⅳ期	深昏睡，除脳硬直，瞳孔散大固定，眼球前庭反射の消失
Ⅴ期	けいれん・腱反射消失，呼吸停止，筋弛緩

● 病　因

多くの症例で，**ウイルス感染症に引き続いて1週前後で発症**します（特に，インフルエンザや水痘で発症頻度が高い）。また，発熱の際にシクロオキシゲナーゼ阻害薬のアスピリン aspirin（アセチルサリチル酸）を投与されると，本症の発症率が高くなるという報告があります。アスピリンによるミトコンドリア内の呼吸鎖への障害と，それに続くATP[*1]の産生阻害が病因と考えられています。アスピリンは水痘やインフルエンザにはもちろん，そもそも小児に対して投与されることはありません（川崎病やリウマチ熱を除く）。このため，本症候群は減少の一途を辿ることになりました。

● 検　査

眼底検査で，脳圧亢進を反映してうっ血乳頭が確認できます。

病理組織学検査では，肝生検でKupffer細胞[*2]の腫大，小脂肪滴の散在といった**肝細胞の脂肪変性**が，電子顕微鏡で肝細胞のミトコンドリアの膨化が，それぞれ認められます。

＊1　ATP

アデノシン三リン酸adenosine triphosphateの略です。生体内でエネルギーを保存したり，取り出したりすることに関与する中心的なプリンヌクレオチドです。物質の合成に関しては，ATPが加水分解されるときに放出されるエネルギーが用いられます。

＊2　Kupffer細胞

星状大食細胞とも呼ばれます。肝臓の類洞壁に存在するマクロファージ系の細胞で，旺盛な貪食能をもち，老廃した赤血球や異物の処理などを行います。

第16章　神経系疾患　**517**

生化学検査では，肝障害によりアンモニア代謝に関わる諸酵素の活性低下（高アンモニア血症），低血糖，血清AST高値，プロトロンビン時間延長がみられます。

髄液では圧上昇しますが，細胞数は正常で，大脳では脳浮腫や乏血性変化，そしてニューロン消失が確認されるのが特徴的所見です。

診　断

Reye症候群の診断基準を表8に示します。

治療・予後

対症療法しかありません。原因不明の急性脳症の項で記載した治療と基本的には同じです。

脳浮腫に対しては濃グリセリン（グリセオール®）を用い，これが無効な場合は血漿交換を行うこともあります。

表8　Reye症候群の診断基準（アメリカCDC）
1. 急性非炎症性脳症（意識低下，嘔吐，けいれん，進行または重症では除皮質ないし除脳硬直肢位） 2. 脳脊髄液の細胞数が≦8/μL 3. 生検または剖検肝の微細脂肪沈着 　または 　血清AST，ALT，またはアンモニアの正常値の3倍以上の上昇 4. 脳症状や肝障害を説明できる他の成因がない

低血糖の是正には，50%ブドウ糖1〜2mg/kg静注を行います。

高アンモニア血症に対しては，抗菌薬のカナマイシンkanamycinや消化器用薬のラクツロースlactuloseを，第Ⅱ期までの早期ならL-カルニチンL-carnitineを投与します。

凝固障害が高度な場合は新鮮凍結血漿を投与し，脳障害の予防にはバルビツレート製剤を投与します。

予後は著しく不良で，救命できても，ほとんどに後遺症が残ります。

③ 急性小脳失調症 acute cerebellar ataxia（ACA）

病　態

急激（突然）に発症する原因不明の疾患です。約70%にウイルス感染または予防接種（特に麻疹）が先行していることから，原因としては交叉免疫*説が有力と考えられています。2〜4歳に好発し，性差は認められません。

症　状

急性の小脳失調症状であるため，体幹失調，失調性歩行，眼振，測定障害，企図振戦，変換運動障害，筋緊張低下などが主体となります。これらの症状は，2週以内にピークを迎え，その後は次第に軽快していき，通常，6か月以内に後遺症を残すことなく治癒します。

発熱，頭痛，嘔吐，意識障害，けいれんなどの大脳の急性脳症にみられるような症状は現れません。

検　査

髄液は正常，あるいは軽度の細胞増加や蛋白の上昇を認めます。

脳波は，急性期には広範に徐波を認めますが，これも特異的なものではありません。

頭部MRIでは，T2強調像で小脳に高信号領域を認める場合があります。

＊　交叉免疫 cross immunity
ある特定の型の病原体に対する免疫が，他の類似した型の病原体や自らの組織・細胞に対しても，ある程度の攻撃力を有しているということです。

● 治療・予後

　上述したように**予後は良好**で，特別な治療法もなく，また必要もありません。ただし，本症を引き起こした基礎疾患によっては遷延や再発が起こることがあります。症状が遷延する場合は副腎皮質ステロイドの投与が行われます。

F | 感染症，炎症性疾患
infectious disease, inflammatory disease

① 単純ヘルペス脳炎 herpes simplex encephalitis

> **STEP**
>
> 単純ヘルペス脳炎は
> - 比較的急性に頭痛，発熱などで発症する
> - 異常行動や性格変化などをみることがある
> - 治療は早期のアシクロビル投与

● 原因・症状

　単純ヘルペスウイルス1型herpes simplex virus type 1（HSV-1）による髄膜脳炎ですが，HSV-2でもみられます。小児の場合，主に初感染として発症します。

　頭痛，発熱などから急性または亜急性に発症し，記銘力障害，幻覚，異常行動，性格変化などの精神症状，失語症，片麻痺，運動失調，脳神経麻痺が出現し，多くはけいれんから意識障害へと進行します。

● 検　査

　髄液はウイルス性髄膜炎像を示しますが，赤血球が認められたり，その名残のキサントクロミーxanthochromia（☞p.501脚注）を呈したりすることもあります。通常は，髄液圧上昇，リンパ球優位の髄液細胞数増加，髄液蛋白濃度上昇がみられますが，髄液糖濃度は正常です。

　発症後1週ほどで，髄液中HSV-1抗体価の上昇が確認できます。したがって，診断はPCR法によるHSVのDNA検出が決め手となります。

　側頭葉や前頭葉下面が侵されやすく，頭部MRIでは早期からT2強調像とプロトン密度強調像で高信号が，頭部CTでは1週ほどしてから低吸収域（p.520図5）を認めることがあります。病理組織上は壊死です。

　脳の活動低下や異常興奮から，脳波では，側頭葉に片側優位の徐波やてんかん様棘波がみられることがあります。

● 治　療

　第一選択薬は抗ヘルペス薬のアシクロビルaciclovirです。脳浮腫やけいれんには対症療法を行います。

図5 単純ヘルペス脳炎の頭部単純CT（83-E-2）

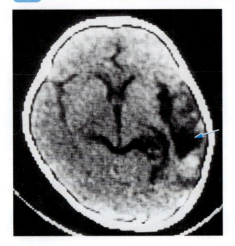
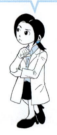

症例は5歳の男児です。5日前から発熱し、頭痛を訴えていました。今朝から意味不明なことを口走っていましたが、夕刻に嘔吐し、意識障害が進行してけいれんがみられました。CTからは、浮腫状を呈した部分が低吸収域（←）を示しているのがわかります。

② 脳膿瘍 brain abscess

● 病態

黄色ブドウ球菌や連鎖球菌などの細菌感染（乳幼児ではグラム陰性桿菌によるものも少なくない）に起因して脳実質内に化膿性の膿瘍を形成する疾患です。

本症は、中耳炎、副鼻腔炎、右→左短絡をもつチアノーゼ型先天性心疾患を基礎疾患に有する者に多くみられます。

● 症状

本症は限局性病変で、発熱や悪寒などの全身の炎症性反応はほとんどみられません。ただし、炎症によって著明な浮腫を起こすため、頭痛、嘔吐、意識障害などの頭蓋内圧亢進症状がみられることがあります。また、膿瘍の圧迫に起因する片麻痺やけいれん発作などの巣症状もみられます。

● 検査・治療

頭部CTでは、壊死組織は低吸収域として黒く、その周囲は被膜がやや白く写り、造影によりはっきりします（リング状増強効果：p.521図6）。頭部MRIではいっそう明らかとなります。

髄液では、細菌性髄膜炎の結果が得られるはずですが、膿瘍は占拠性病変であるため脳圧亢進症を来していることが多く、腰椎穿刺は脳ヘルニアを誘発する危険性が高いので禁忌です。

治療は、原因菌に感受性のある抗菌薬の投与と並行し、外科的ドレナージや、膿瘍摘出を行います。

図6 脳膿瘍の頭部造影CT

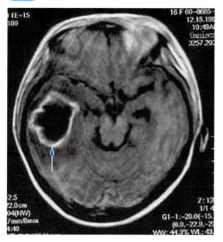

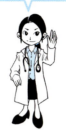

黒く描出された壊死組織が，白い被膜でリング状に覆われている（↑）のがわかります。

G 脳性麻痺
cerebral palsy

STEP
脳性麻痺は
- 脳障害の後遺症で，非進行性の運動障害であり，永続性がみられる
- 主たる原因は周産期の低酸素症
- 症状は，抱くと反り返る，よく驚く，動きが悪い，足が交叉している，ミルクがうまく飲めない，など

● 定　義

厚生省脳性麻痺研究班（1968年）では"脳性麻痺とは，受胎〜新生児（生後4週間未満）までの間に生じた脳の非進行性病変に基づく永続的な，しかし，変化し得る運動および姿勢の異常である。その症状は2歳までに発現する。進行性疾患や一過性運動障害，または将来正常化するであろうと思われる運動発達遅延は除外する"と定義しています。本症は症候群であり，成因は単一ではありません。

● 病態・原因

本症の本態は"運動および姿勢の異常"ですが，近年は，超低出生体重児の生存率も高くなったことから，**知的能力障害やてんかん発作**などを合併する例が増え，脳障害の内容も複雑化してきています。

原因は，障害が起こった時期によりさまざまで，出生前，周産期，出生後に分けられます（p.522表9）。

医療水準の向上で出生後に原因があるものは減少し，大半が**出生前に母体や児が有する要因に周産期の要因が加わる**ことで起こるものとなってきています。

表9	時期別にみた脳性麻痺の原因
時　期	原　因
出生前	胎内感染，胎盤機能不全，胎児期の脳血管障害，大脳皮質形成異常
周産期	胎児の無酸素・低酸素症，脳循環障害（本症の1/3は胎児仮死がある），頭蓋内出血（帝王切開，墜落分娩などによる），核黄疸
出生後	核黄疸，頭蓋内感染症，脳炎，脳出血

分　類

運動障害の型によって，痙直型，アテトーゼ型，混合型，筋緊張低下・失調型，の4つに分類されます。痙直型とアテトーゼ型がともにみられるのが混合型で，共同運動や平衡障害が前面に出るのが失調型です。これらのうちで最も多いのは痙直型（約50％）で，アテトーゼ型は減少しています。また，混合型と筋緊張低下・失調型は，どちらも非常に少なくなっています。

● 痙直型 spastic type

錐体路障害で，痙性麻痺[*1]がみられます。低出生体重児に高率に認められます。早産・低出生体重児の脳室周囲白質軟化症[*2]による痙直型両麻痺では，けいれん発作や知的能力障害の程度は比較的軽い傾向にあります。

● アテトーゼ型 athetoid type

大脳基底核を中心とした錐体外路の障害です。高ビリルビン血症を起こす病態が存在すれば核黄疸（☞p.117）に結びつき，本型を招きます。ただし，現在では，高ビリルビン血症によるアテトーゼ型は減少し，重度仮死による無酸素脳症によるものの割合が増加しています。

本型では不随意の非共同性の筋緊張を呈します。皮質障害が軽く，てんかんの合併はまれです。核黄疸によるものでは，知的能力障害は軽度であるのが一般的です。

症　状

抱くと反り返る，よく驚く，関節が硬くて動きが悪い，足が交叉している，ミルクがうまく飲めない，泣いてばかりいる，などの筋緊張の異常は，麻痺の出現より早く確認できるため，見落とさないことが大切です。

生後6か月以後になると，首のすわりの遅れ，原始反射の残存などが明らかとなり，その後各型の症状が前面に出現してきます。アテトーゼ型では，物をつかもうとする際に，途中で動作に関係のない首や上肢に捻れがみられるなど，余計な動きが起こるなどします。

症状は3〜4歳で固定します。

＊1　痙性麻痺 spastic paralysis
上位運動ニューロンの障害によって生じるもので，手足が突っ張って思うように動かない状態です。この状態での歩行を痙性歩行といいます。
＊2　脳室周囲白質軟化症 periventricular leukomalacia（PVL）
在胎27〜32週の低出生体重児に好発する病理学的変化です。脳血流量コントロール機能が未熟なため，血圧変動によって容易に脳血流量が減少し，脳室周囲白質が軟化するものです。好発部位が錐体路の内側，下肢領域への神経経路なので，多くは下肢に強い痙性対麻痺を呈します。障害範囲が広がれば，体幹や上肢にも麻痺が出現し，痙性両麻痺や四肢麻痺を呈することになります。

検査・診断

発達歴の検討と神経学的検査，画像診断（超音波検査，CT，MRI）による異常所見から診断しますが，知的能力障害，Werdnig-Hoffmann病（☞次項），Duchenne型筋ジストロフィー（☞p.532）などとの鑑別が必要になります。

治　療

発育途上にある小児の場合では，障害を受けても，早期からトレーニングを行うことで，他の経路を通じた代償機能の発達が期待できます。そこで，患児の運動能力を最大限発達させることを目的に，症状が固定する前に理学療法と作業療法を開始することが重要です。また，言語障害を伴う場合はそのリハビリテーションも重要です。

筋緊張が強い場合は，抗けいれん薬のジアゼパム diazepam などが有効なことがあります。

運動機能障害のみでなく，てんかん，知的能力障害，視覚および聴覚の障害，情緒障害を合併しているときには，それに対する治療も行います。

放置すると全身の筋緊張（☞p.500）に不均衡が生じ，関節拘縮，脱臼，骨変形，筋肉線維化が起こってしまいます。一次的障害であるこれら運動機能障害について，本人・家族とも受容する必要があるので，精神面のケアとして，精神科との連携も必要です。

H｜脊髄性筋萎縮症
spinal muscular atrophy（SMA）

脊髄前角細胞（運動ニューロン）の変性・消失を主病変とし，**下位運動ニューロンだけを系統的に障害**する疾患です。重症型のⅠ型（Werdnig-Hoffmann病），中間型のⅡ型（Dubowitz病），および軽症型のⅢ型（Kugelberg-Welander病）に分類されます（Ⅳ型もあるが，これは成人発症）。

本症は，5q13に存在する *SMN1*（運動神経細胞生存 survival motor neuron）遺伝子に原因があることまでは判明しています。常染色体潜性遺伝を示します。

■ Werdnig-Hoffmann病

病態・症状

上述のように，脊髄性筋萎縮症の重症型（Ⅰ型）です。多くは生後数週のうちに筋緊張低下で発症します。したがって，自発運動が少なく，重力に逆らって四肢を挙上することができません。筋力低下は近位筋に強いので，肩関節部や股関節部の運動がみられず，**蛙肢位**（☞p.529）をとります。また，哺乳力も弱いことが多く，**フロッピーインファント** floppy infant（☞p.529）に属する疾患です。筋力低下はほとんどの筋に起こり，首のすわりもなく，肋間筋の障害から**呼吸困難**も来します。

代償的に横隔膜で呼吸するので，呼気時に胸が上がる**奇異呼吸***となります。痰をうまく喀出

---

*　**奇異呼吸** paradoxical breathing
通常の呼吸とは逆に，吸気時に胸郭が陥凹し，呼気時に膨隆するため，有効換気量が著しく低下した呼吸です。

することができず，呼吸器感染症が繰り返し起こるようになります。なお，心筋は侵されません。

腱反射の消失や線維束攣縮がみられます。知的能力障害を呈することはありません。最初の数か月で症状の大半が確定し，以後はほとんど変化せず，停止したような状態となります。

検査・予後

神経原性であることが，筋電図や筋生検で，さらには**血清CK値**，アルドラーゼ値が**正常**なことからわかります。

重症例では，乳児期〜幼児期早期に，呼吸不全や呼吸器感染症で死亡します。軽症例では，学童期〜思春期まで生存できることもあります。

Dubowitz 病

脊髄性筋萎縮症の中間型（Ⅱ型）です。1〜2歳ころまでに筋力低下で本症を疑われます。多くのケースで座位は可能ですが，起立や歩行は困難です。やはり，呼吸機能が徐々に低下し，10歳代で死亡します。

Kugelberg-Welander 病

脊髄性筋萎縮症の軽症型（Ⅲ型）です。本症は**自立歩行が可能**で，乳児期に気づかれることはほとんどありません。やがて，**筋力低下**と**筋萎縮**が生じますが，その年齢は小児期〜思春期までさまざまです。この筋力低下と筋萎縮は特に**下肢帯筋**（下肢の近位筋）に著明で，Duchenne 型筋ジストロフィー（☞p.532）と同様に**動揺歩行**[*1]や**登はん性起立**[*2]を認めます。本症の生命予後は良好で，天寿の全うも期待できます。

なお，神経原性筋萎縮は遠位筋，筋原性筋萎縮は近位筋に優位という原則があります。下位運動ニューロン障害である脊髄性筋萎縮症は神経疾患なのですが，例外的に近位筋優位の筋萎縮を呈します。筋電図や筋生検では神経原性変化のパターンをとります。

[*1] **動揺歩行** swaying gait
　骨盤を左右に大きく揺らしながら歩く歩行で，Trendelenburg 歩行とも呼ばれます。主に中殿筋の筋力低下に起因するもので，体重のかかる足に骨盤を固定できないために生じます。動揺歩行を来す代表的な疾患は，Duchenne 型筋ジストロフィーと多発性筋炎・皮膚筋炎，および発育性股関節形成不全で成人後に脱臼を残す例などです。
[*2] **登はん性起立** climb own body
　立ち上がるときにまず四つんばいになり，上肢で床や自分の大腿をしっかり押すようにして徐々に上半身を持ち上げる現象で，自分の身体をよじ登っているように見えます。Gowers 徴候とも呼ばれます。「はん」は「攀」と書き，「よじのぼる」の意味です。

I 神経皮膚症候群，母斑症
neurocutaneous syndrome, phacomatosis

母斑nevusとは，皮膚の色や形態の異常が出生時すでに存在している，あるいは出生時には認められないものの発育につれて出現してくるものです。母斑症は，皮膚以外の器官にも母斑性病変を認めるものですが，特に脳神経症状が出現することが多く（神経と皮膚はどちらも外胚葉由来），そのようなものは神経皮膚症候群と呼ばれます。

本項では結節性硬化症とSturge-Weber病について解説します。

結節性硬化症 tuberous sclerosis（TS）

STEP

結節性硬化症は
- 乳児期に West症候群で発症することが多い
- 主症状は，知的能力障害，木の葉様白斑，顔面血管線維腫

病 態

知的能力障害，てんかん発作，顔面血管線維腫を三徴とする疾患で，常染色体顕性遺伝を示しますが，突然変異例もみられます。原因遺伝子としては，9番染色体長腕（9q34）のTSC1遺伝子と，16番染色体短腕（16p13.3）のTSC2遺伝子が特定されています。これら遺伝子のいずれかに機能喪失変異があれば診断は確定します。本症はBourneville-Pringle病とも呼ばれます。

症 状

皮膚症状

生後数か月までに，木の葉様白斑（葉状白斑）と呼ばれる皮膚の不完全な色素脱失（p.526図7）が出現します。乳児に，この白斑とWest症候群（☞p.508）の合併を認めたときは，積極的に本症を疑う必要があります。

4〜6歳ごろから顔面の頬部や鼻の上に赤い小さな**丘疹状の結節**（顔面血管線維腫）ができ，次第に増加して大きくなります。

思春期以降には，爪郭部から爪甲に突出するように暗赤褐色の硬い小結節（**爪囲線維腫**と呼ばれる）が生じます。

そのほか，躯幹，特に腰仙部に真皮の膠原線維増殖（結合組織母斑）を生じ，**シャグリンパッチ（粒起革様皮）**と呼ばれます。

全身症状

てんかん発作と知的能力障害を主とした中枢神経症状を呈します。乳児期には精神運動発達は正常ですが，その後，約60％に種々の程度の知的能力障害が現れます。

また，眼病変として網膜腫瘍（網膜過誤腫）が約50％に認められるほか，心病変（**心臓横紋筋腫**とそれに伴う不整脈），腎病変（腎血管筋脂肪腫や**多発性腎嚢腫**）や肺病変（リンパ脈管筋

腫症）も認められます。

図7　葉状白斑の大腿部の写真（96-A-44）

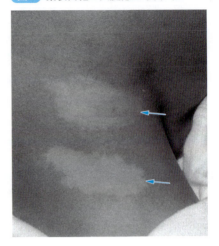

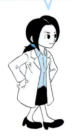

症例は生後4か月の乳児です。両手を挙上する発作を主訴に来院しました。この発作は1日に20シリーズ以上を生じるようになりました。来院時の大腿外側部の写真では，比較的大きな葉状白斑（←）が一目瞭然です。

● 検　査

頭部のCTやMRIで脳室周辺部や皮質に点状石灰化像（図8）が認められます。通常，出生時にすでに存在し，乳幼児期に増加を示します。これは本症に特徴的です。

West症候群を認めることも多く，その場合は特徴的なけいれんの発作型や脳波が認められます。

図8　結節性硬化症の頭部単純CT（86-E-44）

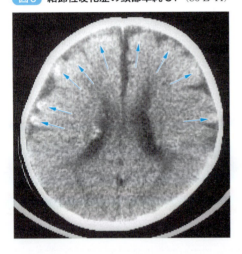

症例は7か月の乳児です。3週間前から，頭部を屈曲し上下肢を挙上するけいれんがシリーズをなして起こるようになりました。来院時の頭部単純CTで，皮質の石灰化像（↑）が多数認められます。

● 治　療

本症に対する根治療法はありません。てんかんに対しては抗けいれん薬を投与するなど，それぞれの症状に対して対症的に行うしかありません。

■ Sturge-Weber病
スタージ　　　　　ウェーバー

> **S T E P** Sturge-Weber病は
> ・顔面血管腫と軟膜の静脈性血管腫
> ・神経症状は，けいれん発作，片麻痺，精神発達遅滞，先天性緑内障

● 病　態

　胎生期に，神経管の周囲に発生した**脈絡血管**が，発育過程で消失せずに**異常血管として残存**し，脳の軟膜に沿った静脈性血管腫や顔面に血管腫を来した疾患です。本症には遺伝傾向は認められません。

● 症　状

　血管腫，神経症状，緑内障を三徴とします。

　出生時から顔面に血管腫がみられます。この血管腫は片側の三叉神経第1枝（ときには第2枝も含む）に分布し，表面は平坦でポートワイン斑port wine stain と呼ばれます。

　神経症状としてはけいれん発作，片麻痺，精神発達遅滞などを呈します。また，本症は前房隅角の形成異常を伴いやすく，**先天性緑内障**（発達緑内障）を合併します。これを放置すれば眼圧上昇によって眼球は拡大し，牛眼となります。

● 検　査

　頭部単純CT および頭部単純MRI で，**大脳の萎縮**と大脳皮質内の石灰化巣（前者は高吸収域，後者は T2短縮効果）を認めます。また，頭部造影CT および頭部造影MRI では脳軟膜の血管腫が強く増強され，その広がりを把握することができます。

● 治　療

　皮膚症状に対しては**レーザー治療**が行われ，血管腫をある程度は消退させることができます。

　神経症状に対しては，**抗けいれん薬**を投与しますが，必ずしもコントロールは容易ではありません。そのようなケースには脳葉切除（血管腫だけの切除はできないので，脳葉ごと摘出）が行われますが，侵襲に見合うだけの効果があるかは確定していません。

　先天性緑内障に対しては，なるべく早い時期に**線維柱帯切開術**などの眼科手術を行います。

J｜白質ジストロフィー
leukodystrophy

　　白質ジストロフィーは，先天性代謝異常によって中枢神経の髄鞘をうまく形成できず，脆い髄鞘が破壊される疾患の総称です。髄鞘は白質に存在するので，肉眼的には白質病変としてとらえられます。白質ジストロフィーに含まれる疾患は多数に及びますが，ここでは代表的な疾患のみを取り上げます。

第16章　神経系疾患　　**527**

副腎白質ジストロフィー adrenoleukodystrophy（ALD）

病　態

　染色体Xq28上の*ABCD1*遺伝子欠損により，ペルオキシゾーム膜異常（脂肪酸分解異常）を生じるもので，テトラコサン酸（C24:0），ヘキサコサン酸（C26:0）などの**極長鎖飽和脂肪酸***が蓄積し，**副腎皮質と神経白質の進行性機能障害**を示す疾患です。本症は**X連鎖潜性遺伝**を示します。

　副腎機能障害は，蓄積した極長鎖飽和脂肪酸がコレステロールとエステル結合することでステロイド合成が障害されると考えられています。ヘキサコサン酸の増加は原形質膜の粘度を増すため，受容体や他の細胞機能も障害すると考えられています。

症　状

　小児期に発症するもののうちで，最も代表的なのが小児大脳型の副腎白質ジストロフィーです。一般に4〜8歳で初発症状が出現します。最も多い初発症状は**多動**で，それまで良好だった**学業成績の低下**で気づかれることが多いため，しばしば注意欠如・多動症と誤診されます。そのほか，視覚認知・聴覚認知障害，視神経障害，小脳失調などがみられます。

　ACTH刺激に対するコルチゾール応答障害（副腎皮質機能不全）が約80％にみられ，軽度の**色素沈着**，低血圧，低血糖を来します。

　上位運動ニューロン徴候として，痙性四肢不全麻痺，拘縮，運動失調，仮性球麻痺による嚥下障害を呈します。

　未治療の場合，最初の神経症状が出現してから約2年で植物状態となり，数年で死亡します。

検査所見

　最も特異的で重要な検査所見は，血清，赤血球，培養線維芽細胞での**極長鎖飽和脂肪酸濃度の異常な上昇**です。これは発症前から認められるため，出生前診断も可能です。

　小児大脳型では，頭部単純MRIのT2強調像で頭頂部と後頭葉後部の血管周囲の白質に減衰パターンを示す対称性の大脳白質病変が見られます（**脱髄**）。頭部造影MRIで脱髄周囲が増強され，**環状陰影**となります。CTよりもMRIの方が，白質の正常と異常の境界が明瞭です。

治　療

　副腎皮質機能低下に対しては，副腎皮質ステロイドの投与が効果的ですが，神経白質の進行性機能障害には効果がありません。

　早期発見例に**造血幹細胞移植**を行うことがありますが，リスクが高いことから適応は絞られます（メカニズムも不明）。すでに重度脳障害を来している場合には効果は期待できません。

異染性白質ジストロフィー metachromatic leukodystrophy（MLD）

病　態

　髄鞘には，セレブロシド cerebroside とスルファチド sulfatide という2つの糖脂質が存在し，4対1の比になっています。本症では，**アリルスルファターゼA** arylsulfatase A というスルファ

---

*　**極長鎖飽和脂肪酸** very long chain saturated fatty acid（VLCSFA）
　炭素数が24個以上で，枝分かれをしていない脂肪酸のことです。

チドを分解するリソゾーム酵素が**欠損**または**低下**しているために，スルファチド代謝の盛んな髄鞘などにこの**スルファチド**が蓄積し，セレブロシドとのバランスが崩れ，その結果として**不完全な髄鞘形成**と**脱髄**を呈する疾患です。

本症は常染色体潜性遺伝の形式をとり，原因遺伝子は第22番染色体長腕（22q13.33）に同定されている *ARSA* 遺伝子です。

● 症　状

発症時期によって乳幼児型とそれ以外に分類されますが，多くは乳幼児型で，アリルスルファターゼ A は完全に欠損しています。乳幼児型は，生後約1歳より，精神発達遅滞，小脳失調，歩行障害，四肢麻痺，視神経障害など多彩な神経症状を呈し，8歳ころに死亡するのが典型的です。

眼底に **cherry-red spot**（☞p.266脚注）を認め，髄液検査で蛋白細胞解離が確認されます。

K │ 神経・筋疾患
neuromuscular disease

① フロッピーインファント floppy infant

> **STEP**
>
> フロッピーインファントは
> - 先天的に筋緊張が高度低下している児
> - 中枢性，前角細胞より上→非麻痺性，筋力低下なし
> - 脊髄前角細胞～筋に原因がある→麻痺性，筋力低下あり

● 概要・症状

先天的に**筋緊張**が**高度**に**低下**しているため，①自発運動が低下し，関節が過伸展して**蛙肢位**のような不自然な姿勢をとる，②受動運動に際して関節に抵抗が感じられない，③関節可動域が拡大している（**スカーフ徴候**），などの徴候を呈しているものを **floppy infant** と呼びます（ぐにゃぐにゃ児とも呼ばれます）。

全身の筋緊張が低下すると，四肢をべたっと床につけた，独特な姿勢となります（肩関節の外旋，膝の屈曲・股関節の外転外旋）。これが**蛙肢位**です。正常正期産児では，検者が，例えば右手拳を持って左側に引っ張ると，左肩に届くだけですが，筋緊張が低下していると，左肩を越えて腕がスカーフの様に首に巻きつきます。これが**スカーフ徴候**です。

● 分　類

Floppy infant の病変部位は，大脳や小脳などの中枢神経，脊髄，末梢神経，筋など多岐に渡りますが，**筋力低下**を伴っているものと，伴っていないものに大別されます。筋力低下を伴うものは，筋原性疾患（先天性筋ジストロフィー，先天性ミオパチーなど）または神経原性疾患（脊髄性筋萎縮症）が，筋力低下を伴わないものは，染色体異常（21トリソミー）や中枢神経障害（脳性麻痺）が，それぞれの例です（p.530図9）。

なお，中枢神経系ではさらに次のように細分されます．

- **大脳皮質の障害**：錐体路の障害で，反射が正常〜亢進，原始反射がみられる，母指内転や母趾背屈がみられる，小奇形が確認される，病状の進行がみられる，知的退行がみられる，などです．
- **基底核の障害**：錐体外路であるため，ジストニア，アテトーゼ，舞踏病様運動といった不随意運動がみられます．
- **小脳の障害**：運動失調や測定障害 dysmetria などがみられます．

大脳皮質，基底核，小脳の障害の場合は，抗重力運動ができます（筋力低下はなく，非麻痺性）．これに対して，脊髄前角細胞〜筋肉の経路では抗重力運動がみられません（筋力低下があり，麻痺性）．

図9 フロッピーインファントの鑑別

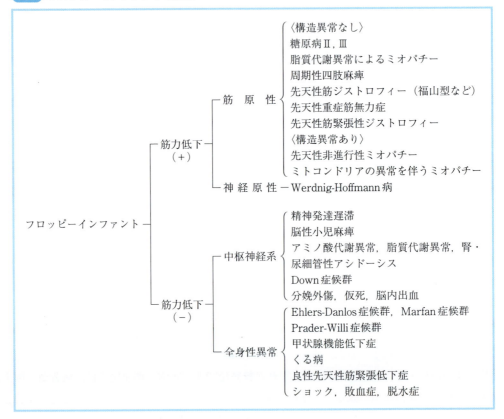

❷ 先天性筋ジストロフィー congenital muscular dystrophy（CMD）

病理学的に**筋線維の壊死・変性と再生**を認める一方，**炎症性変化がみられない遺伝性疾患**の総称が筋ジストロフィーです。そして，**出生直後〜乳児期早期に発症**する筋ジストロフィーを先天性筋ジストロフィーと呼んでいます。わが国では，この先天性筋ジストロフィーの99％以上を福山型先天性筋ジストロフィーが占めています。

STEP

筋ジストロフィーのうち
- 基本的に高度な心筋障害を伴うのは Duchenne 型と福山型
- 知的能力障害は，Duchenne 型（±），福山型（＋），その他は（−）
- 筋仮性肥大は，Duchenne 型と Becker 型では腓腹筋に，福山型で頬部に著明

■ 福山型先天性筋ジストロフィー Fukuyama-type congenital muscular dystrophy（FCMD）

● 病　態

　先天性筋ジストロフィーに脳奇形を伴う**常染色体潜性遺伝疾患**です。ほぼ日本人のみにみられます。原因遺伝子は第9番染色体長腕（9q31）に同定され，*FKTN* 遺伝子（その蛋白はフクチン fukutin）と命名されました。

　本症では，正常な *FKTN* 遺伝子に別の位置からやって来た遺伝子が勝手にはまりこみ，**フクチンが合成できなくなって発症**したものです。

● 症　状

　乳児期早期より全身に**筋力低下**や**筋緊張低下**がみられます（フロッピーインファント）。これが後述する Duchenne 型筋ジストロフィーとの大きな相違です。関節拘縮も早期から出現することが多く，乳児期から股関節が脱臼してしまうことがあります。

　近位筋が侵され，多くの場合に**仮性肥大**[*]がみられます。顔面筋にも筋力低下を認め，頬部には仮性肥大を来し，これは哺乳力低下につながります。呼吸筋の筋力低下は，気道感染の重篤化を招来しやすくなります。脳に奇形を伴うことが多く，**知的能力障害**やけいれんが現れます。

● 検　査

　出生時よりすでに CK 値は高値を示し，筋生検では筋線維のジストロフィー様変性がみられます。頭部CT では，異常な陰影が確認されます。

● 経過・予後

　出生時から**筋線維変性**が進みますが，神経系は発達することから，かなりの遅れを認めながらも，お座りが可能になり，3〜4歳でようやく這うことができるまでになります。しかし，処女

＊　仮性肥大 pseudohypertrophy
　壊死した筋線維の隙間を，脂肪組織が増殖して埋めたものです。触診すると，ゴムのような感触を受けます。

歩行をみることなく，全身の筋萎縮と関節拘縮が現れ，これが進行して，最終的には寝たきり状態となり，10〜20歳で心不全（心筋障害）あるいは呼吸不全（呼吸筋障害）で死亡します。

Duchenne型筋ジストロフィー Duchenne muscular dystrophy（DMD）

病　態

次項の Becker 型筋ジストロフィーとともに「ジストロフィン異常症」と呼ばれます。X染色体短腕（Xp21）に存在する *DMD* 遺伝子の変異により，筋線維細胞膜を補強するジストロフィン*1 が合成できず，筋線維が脆弱となって変性・破壊が起こります。

X連鎖潜性遺伝で，男児のみに発症します。臨床上は，突然変異によると思われる孤発例が約1/3にみられます。

症　状

歩行開始が遅く，2〜3歳から"転びやすい"，"走れない"，"階段が昇れない"などの異常に気づきます。約1/3の患児には軽度の知的能力障害が認められ，これを主訴として来院し，検査で本症と診断されることもあります。

腰帯筋の筋力低下により，動揺歩行（☞p.524脚注）や登はん性起立（☞p.524脚注）がみられます。また，腓腹筋には仮性肥大がみられます（脂肪・結合組織の増殖）。

筋力のアンバランスから，脊椎の前彎や側彎も出現します。股関節や膝関節の拘縮のほか，上肢近位筋，特に前鋸筋が侵されることで翼状肩甲*2 を来します。

筋力低下に伴って深部反射は早期より減弱します。ただし，遠位筋の支配するアキレス腱反射は一般に最後まで残ります。

多くの場合，10歳前後で筋力低下と関節の変形と拘縮から歩行不能となり，20歳前後で呼吸不全あるいは心不全で死亡します。本症は，拡張型心筋症の原疾患の1つです。

しかし，女性でも Duchenne 型筋ジストロフィーと同様の症状を示すことがあるほか，加齢に伴って心不全や筋力低下などの症状を示すものがあります。また，検査の項で説明するようにクレアチニンキナーゼ（CK）が高値を示したりします。このようなケースを女性ジストロフィノパチー female dystrophinopathy（女性ジストロフィン異常症）と呼びます。

検　査

無症状の新生児期から，血液中の CK，AST，ALT，LDH（LD），アルドラーゼは異常高値を示します。筋での利用が減少するクレアチンの尿中排泄が増加します。

筋電図では，筋原性パターンが確認できます。

筋生検では，筋線維の大小不同，壊死と再生，脂肪・結合組織の増殖がみられるほか，ジストロフィン抗体による免疫染色を行っても膜が染まりません。

現在では，先に侵襲性のない遺伝子診断を行って遺伝子変異を調べ，変異の認められない例に

---

*1　ジストロフィン dystrophin（Dys）
筋の収縮や弛緩から細胞を保護する細胞質蛋白質です。

*2　翼状肩甲 scapula alata
肩甲骨の内側縁がもち上がり，あたかも背中に羽が生えたように見えるものです。三角筋拘縮症でみられる所見ですが，Duchenne 型筋ジストロフィーなどで前鋸筋の機能が低下した場合にもみられます。

おいて筋生検を行い，免疫組織染色により確定診断を行います。

● 生活指導

　根治療法がないため，生活指導として関節拘縮や廃用性萎縮を予防するリハビリテーション，呼吸不全の進行を遅らせるための呼吸訓練，筋萎縮の進行を遅らせるための栄養指導などを行います。

　現在では，アンチセンス核酸と呼ばれる合成核酸を用いた新たな治療法の研究が進められています。

■ Becker型筋ジストロフィー Becker muscular dystrophy（BMD）

● 病　態

　ジストロフィンの減少や異常によるもので，Duchenne型の軽症例であり，その程度はさまざまです。本症もX連鎖潜性遺伝です。

● 症　状

　上述したように，軽症～重症までタイプはさまざまです。多くの場合で知能は正常ですが，障害を認めることもあります。また，ほとんどの場合，Duchenne型と同様に下腿に仮性肥大がみられます。

■ 顔面肩甲上腕型筋ジストロフィー facioscapulohumeral muscular dystrophy（FSHD）

● 病　態

　顔面，肩甲，上腕近位部を障害する筋ジストロフィーで，常染色体顕性遺伝を示します。遺伝子座は第4番染色体長腕末端（4q35-qter）に同定されています。表現型はまちまちです。

● 症　状

　発症年齢は10～30歳であることが多く，顔面筋群が侵されるため，表情に乏しい，口笛が吹けない，などが初発症状となることがあります。また，上肢挙上困難や翼状肩甲を呈しますが，前腕や指先の筋肉は侵されません。筋の仮性肥大，関節拘縮，知的能力障害などは認められませんが，低身長，難聴，網膜異常を高率に合併します。

● 検　査

　筋電図や筋生検は筋原性パターンですが，血清CK値上昇は顕著ではありません。進行は非常に緩徐で，生命予後は良好です（天寿を全うすることが多い）。

■ 肢帯型筋ジストロフィー limb-girdle muscular dystrophy（LGMD）

● 病　態

　本症は肢体（四肢近位筋）を冒すジストロフィーのうち，常染色体潜性遺伝の形式をとるものをいいます。

● 症　状

　発症年齢が1歳くらいの場合もあれば，学童期の場合もあるほか，症状進行も早いものから遅いものまでさまざまです。臨床症状はDuchenne型に類似しています。

③ 筋強直症候群 myotonic syndrome

筋線維が興奮しやすく，また一度興奮すると静止状態に戻りにくい（筋強直を示す）状態が筋強直症で，それを主症状とする疾患群が筋強直症候群です。強直症状としては，**把握性筋強直** grip myotonia（手をぎゅっと握った後に，急に開こうとしてもできない）と，**叩打性筋強直** percussion myotonia（母指球筋を叩打すると，母指は内転してもとに戻らない。舌を叩くと盛り上がる）が特徴的です。

この筋強直は，一般的に寒冷刺激で増悪し，運動を繰り返すと減弱する傾向があります。

筋強直性ジストロフィー myotonic dystrophy

● 病 態

筋強直症と筋ジストロフィーを来す疾患で，常染色体顕性遺伝を示します。原因遺伝子が第19番染色体長腕（19q13）に同定された1型と，第3番染色体長腕（3q13〜24）に同定された2型に分類されますが，わが国でみられるのはもっぱら1型です。1型では19番染色体にある *DMPK* 遺伝子の CTG の反復が多くなっています。

一般的には20歳以上に発症しますが，世代を経るに従って発症は早まり，症状も重くなるため（塩基の反復回数が増加：表現促進 anticipation），小児期の発症例もあります。

● 症 状

筋強直と**筋力低下**が主症状です。多くの場合，歩き始めがぎこちなくなる，うまくしゃべれない，把握性筋強直，叩打性筋強直などの筋強直症（ミオトニア）が初発症状となります。

筋力低下は全身性で，四肢の遠位筋が侵されます。顔面筋や頸部筋（胸鎖乳突筋）が初期に萎縮することが多いため，顔の下半分がやせてきます（西洋斧のような逆三角形の顔貌 hatchet face と呼ばれる）。咽頭筋障害（構音障害），心筋障害，消化器系筋障害（嚥下障害や胃拡張）を来すこともあります。

そのほか，白内障や知的能力障害，甲状腺機能低下，糖代謝異常，男性では前頭脱毛や精巣萎縮，女性では月経異常がみられます。

● 検査・治療

血清生化学検査の特徴は，筋原性疾患にもかかわらず CK 値があまり上昇しないことです。

筋電図では筋強直放電*（ミオトニア放電）を呈します。根治療法はなく，対症療法が中心となります。

---

* **筋強直放電** myotonic discharge
筋に針を刺入すると，痛みのために筋は収縮しますが，筋強直症では弛緩できません。これを筋電図で見ると，漸減しながらしばらく持続する放電として認められます。この放電を音エネルギーに変換すると，爆撃機の急降下爆撃音 dive bomber sound のように聴こえます。

■先天性筋強直性ジストロフィー congenital myotonic dystrophy

●病 態

筋強直性ジストロフィーの家系で，出生時より強い筋力低下と筋緊張低下に加え，知的能力障害など重い症状を認めるものです。片親が無症候または軽症の患者であることが多く，胎児期に羊水過多を認めたり，胎動が感じにくかったりすることがあります。Werdnig-Hoffmann病（☞p.523）との鑑別が難しい例も多くみられます。

●症 状

本症では，筋緊張低下でフロッピーインファント floppy infant を呈しますが，筋強直症状はみられません。また，腱反射は軽度減弱しています。

出生時より顔面筋の萎縮がみられるほか，哺乳障害や呼吸困難，知的能力障害，運動発達遅滞もみられます。乳幼児期に死亡する重症例が多いのですが，この時期を乗り越えると，3歳を過ぎるころから筋強直症状が徐々に現れてきます。

■先天性筋強直症 myotonia congenita

●病 態

乳幼児期から筋強直を呈する疾患で，原因遺伝子が第7番染色体長腕（7q35）に同定されています。常染色体顕性遺伝（Thomsen病）を示すものと，常染色体潜性遺伝（Becker病）を示すのもあります。骨格筋細胞膜のCl⁻チャネルの遺伝子変異によって生じます。Becker病は，Thomsen病に比べて発症は遅いが症状は重い，という特徴があります。

●症 状

多くは出生直後～10歳代までに発症します。乳児期に発症する場合は，寒いときにミルクがうまく飲めない，瞬目直後に眼が開かない，などが主症状となります。幼児期では，やはり寒いときに顔がこわばる，小さいものが握れなくなる，歩き始めに1歩めが出ずに転びやすい，などが主症状です。

筋ジストロフィーではないので，筋力低下や筋萎縮は起こらず，むしろ全身に筋肥大がみられます。血清CK値やアルドラーゼ値は正常です。生命予後は良好で，知的能力障害もありません。

④ 先天性ミオパチー congenital myopathy

先天的な筋線維の異常により，筋力低下と筋緊張低下を認める疾患群を先天性ミオパチーと呼びます。常染色体顕性遺伝と常染色体潜性遺伝がともにみられます。治療は対症療法しかありません。

■ ネマリンミオパチー nemaline myopathy

● 病　態

　　Gomori-Trichrome染色で，筋線維に糸くず状のネマリン小体*が認められるミオパチーです。細胞骨格の構成因子であるアクチン actin や，筋フィラメントを構成するミオシン myosin の結合に関与するいくつかの**蛋白質の合成異常**で，効率的な収縮ができなかったり，細い筋線維であるアクチンフィラメント actin filament が絡まったりして発症すると考えられています。

　　家族例，孤発例ともに認められ，一般に乳児期に発症します。重症例もみられます。遺伝的に1〜7型に分類されています。

● 症　状

　　出生時〜乳児期に発症するタイプは，フロッピーインファント floppy infant を呈し，呼吸困難や嚥下困難のために月単位の短い経過を経て死の転帰をとります。小児以降に発症するタイプは，いったんは運動能力を獲得しますが，10〜20歳代で筋力低下を来します。ただし，生命予後はそれほど不良ではありません。

■ セントラルコア病 central core disease

● 病　態

　　筋線維の中心部に，筋小胞体やミトコンドリアがないため，**酸化酵素染色で染まらない部分が**ある疾患です。この染まらない中心部が central core です。本症は常染色体顕性遺伝疾患で，原因遺伝子は第19番染色体長腕（19q13）に同定されています。

● 症　状

　　多くは出生時〜乳幼児期早期に，筋力と筋緊張の低下を生じてフロッピーインファント floppy infant となりますが，比較的軽度です。生命予後も比較的良好です。

■ 筋管様ミオパチー myotubular myopathy

● 病　態

　　胎生期の筋管（初期の筋細胞）は成熟過程で消失しますが，出生後にもこの**筋管に類似した構造物が残存**したのが本症です。

　　したがって，II-E染色を行うと胎生期の筋線維にみられる**筋管様物質**を認めます。つまり筋線維が未熟なままです。重症例と軽症例が存在します。

　　本症は，X連鎖潜性遺伝（原因遺伝子はXq28に同定），常染色体潜性遺伝（原因遺伝子は2q14に同定），常染色体顕性遺伝（原因遺伝子は19q13に同定）の3種の遺伝形式がありますが，そのコードする蛋白の機能は不明です。

● 症　状

　　X連鎖潜性遺伝の症例では，出生時から筋力と筋緊張の低下がみられ，フロッピーインファン

＊　**ネマリン小体** nemaline body
　筋原線維蛋白質であるアクチン actin とミオシン myosin からなる筋フィラメントの筋節を仕切る Z 帯に類似した形態をした構造体です。

ト floppy infant となって早期に死の転帰をとります。常染色体潜性遺伝の症例では乳児期〜小児期に発症し，筋力と筋緊張の低下がみられますが，比較的軽症にとどまります。また，常染色体顕性遺伝の症例では学童期以降に発症しますが，常染色体潜性遺伝と同様に筋力と筋緊張の低下がみられるものの，比較的軽症にとどまります。

⑤ ミトコンドリア病 mitochondrial disease

STEP

ミトコンドリア病は
- ミトコンドリアの働きの低下で起こる疾患
- 変異点は母から子に伝達する
- 小児期発症が多いのは，MELAS と MERRF
- 原因不明の脳卒中様症状やミオパチーがみられるときに疑われる

病態

ミトコンドリア*の DNA の異常により，その働きが低下して引き起こされる遺伝病です。このミトコンドリア DNA はすべて母から伝わります。父由来の精子のミトコンドリアは受精時に卵子に入れません。たとえ入ったとしても，父由来のミトコンドリアは消滅します。したがって，本症は母系遺伝を示します。また，本症はあらゆる年齢階層の人にみられるうえ，男女差も認められません。

ミトコンドリアは，心臓，腎臓，中枢神経，骨格筋に多量に存在していますが，その働きが低下するため，心筋症，尿細管障害，中枢神経障害，ミオパチーを呈することがしばしばです。

さらに，本症ではヘテロプラスミー heteroplasmy（1つの細胞に正常ミトコンドリア DNA と異常ミトコンドリア DNA が共存していること）がみられ，かつその割合が細胞ごと，臓器ごとに異なり，それによって症状の現れ方に違いが生じています。

検査

筋生検標本を Gomori-Trichrome 染色すると，通常のミトコンドリアは赤く染まります。しかし，本症では筋線維内に異常ミトコンドリアが増加するため，筋線維全体が赤く染まり，かつ随所にひび割れたような部分が見えることから赤色ぼろ線維 ragged-red fiber と表現されます。

分類

本症には，臨床症状による分類と生化学的異常による分類があります。臨床症状による分類は疾患名が付いた分類であり，10を超える疾患が発見されています。以下では，本症の約70％を占める3つの型を解説します。

---

*　ミトコンドリア mitochondria（単数形は mitochondrion）
　ほとんどすべての細胞に存在する糸状，杆状あるいは顆粒状の細胞内小器官で，糸粒体と訳されます。酵素を利用して ATP（アデノシン三リン酸）を産生します。ミトコンドリアは細胞内の小器官にもかかわらず，細胞の核が有する DNA とは別に，独自の DNA（mtDNA）を有しています。この DNA は母親由来です。ギリシャ語 mito は糸，chondros は粒。

慢性進行性外眼筋麻痺 chronic progressive external ophthalmoplegia（CPEO）

病態・症状

文字どおり慢性に進行性の外眼筋麻痺を来す疾患です。小児期～成人期にかけ，片側性眼瞼下垂で発症→両側性眼瞼下垂→高度になる→（数年経過）→全方向性の眼球運動障害が出現，と進行するのが典型例です。本症のほとんどは孤発例です。

そのほかにも網膜色素変性症による視力低下と心伝導障害（脚ブロック，房室ブロック）を認めるものがあり，これはKearns-Sayre症候群と呼ばれます。

検　査

血液検査では血中乳酸値の上昇を，筋生検では筋力の低下の有無にかかわらず赤色ぼろ線維を認めます。

MELAS

病　態

正式な疾患名は"乳酸アシドーシスと脳卒中様発作を伴うミトコンドリア脳筋症 mitochondrial encephalomyopathy with lactic acidosis and stroke-like episodes"です。つまり，本症は乳酸アシドーシス（高乳酸血症）と脳卒中様発作を来す疾患です。

母系遺伝をとり，母親から受け継いだ異常mtDNAが一定の割合を超えることによって発症します。

症　状

多くは15歳までに最初の脳卒中様発作（発作性の嘔吐を伴う頭痛，けいれん，一過性片麻痺，半盲）を起こし，それが反復します。発作後，頭部CTやMRIで局所性の虚血性変化が確認できます（図10）。

図10 MELASの頭部単純MRIのT2強調像
（100-A-47）

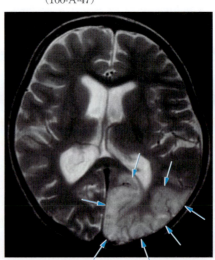

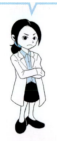

症例は4歳の女児です。けいれん発作を主訴に来院しました。MRIでは，後頭葉に多数の虚血巣（↑）を認めます。

ミトコンドリア内 TCA サイクルが十分機能しないことから，ピルビン酸→乳酸という経路が進行して（好気性解糖系が障害，嫌気性解糖系が亢進）乳酸アシドーシスとなります。筋線維の壊死の進行とともに，筋力低下や筋萎縮が出現します。

● 検 査

血清 CK，AST，ALT が上昇します。筋生検では，**赤色ぼろ線維**が認められます。

脳卒中様発作の反復に伴い，精神神経症状は重症化し，知的退行も出現し，最終的には死に至ります。

■ MERRF

● 病 態

正式な疾患名は"赤色ぼろ線維を伴うミオクローヌスてんかん myoclonus epilepsy with ragged-red fibers"で，**ミオクローヌスてんかん**や**小脳失調**を来します。

母系遺伝をとり，約80％に mtDNA の変異を認めます。

● 症 状

多くは10歳前後にミオクローヌスで発症し，けいれん発作を反復するてんかんを呈するようになります。そして，進行性の小脳失調，筋力低下，筋萎縮，知能低下を来し，寝たきり状態となって死に至ります。

⑥ 周期性四肢麻痺 periodic paralysis

文字どおり"四肢筋に周期性の弛緩性麻痺がみられる"のが周期性四肢麻痺で，易疲労性やしびれを呈しますが，発作間欠時は原則として無症状です。本症は発作時の血清カリウム（K）値によって，高K血症と低K血症に分かれますが，わが国では低K血症が約95％を占めています。

■ 低カリウム性周期性四肢麻痺 hypokalemic periodic paralysis

● 病 態

原発性と続発性がありますが，わが国では圧倒的多数が続発性です。

● 原発性

常染色体顕性遺伝を示し，原因遺伝子は第1番染色体長腕（1q31～32）に同定されています。男児に多く，7～21歳に好発しますが，わが国ではまれにしかみられません。

● 続発性

甲状腺機能亢進症，アルドステロン症，Bartter 症候群，尿細管性アシドーシスなどに続発しますが，最も多いのは**甲状腺機能亢進症**です。若年者に好発し，男女比は20～30：1と圧倒的に男性に多くなっています。

● 症状・検査

脱力は下肢に始まり，やがて上肢に及ぶものの，顔面筋，咽頭筋，呼吸筋は通常侵されませ

ん。意識障害も伴いません。麻痺発作は数時間〜数日間持続しますが，のちに消失し後遺症を残しません。

発作時には血清カリウム値が3.0mEq/L以下と低値を示しますが，これも非発作時では正常です。Ca^{2+}チャネルまたはNa^+チャネルの異常によると考えられています。

● 治　療

麻痺発作が認められるときには，血清K値を上昇させるべくカリウム製剤を内服させます（静注は危険）。

また，本症による麻痺の既往があれば，予防的に抗アルドステロン薬（カリウム保持性利尿薬）であるスピロノラクトン spironolactone やトリアムテレン triamterene を投与します。これは，特にアルドステロン過剰となっている病態で重要です。

■ 高カリウム性周期性四肢麻痺 hyperkalemic periodic paralysis

● 病　態

本症のほとんどは原発性で，常染色体顕性遺伝を示し，原因遺伝子は第17番染色体長腕（17q23〜25）に同定されています。この遺伝子は骨格筋のNa^+チャネルをコードしていますが，これに異常を来すことによって高K血症時にNa^+が細胞内に流入してしまうのが本症です。わが国ではまれにしかみられません。

● 症状・検査

幼児期〜学童期に好発しますが，乳児期発症もあります。また，性差は認められません。低カリウム性周期性四肢麻痺と同様の四肢麻痺が起こりますが，本症では，日中に起こりやすい，低カリウム性の麻痺に比べて軽く下肢の不完全麻痺にとどまるものが多い，持続時間は1時間以内が多い，1日に何度も発作を繰り返す，などが特徴です。

本症も，発作間欠時には血清K値は正常です。カリウムを豊富に含む食事の摂取時，運動後の休養時，寒冷などにしばしば誘発されます。

● 治　療

発作は短時間で回復するので，発作時の治療は必要ありません。ただし，心不全の懸念があれば心筋保護のためカルシウム製剤の静注を行います。予防としては，低カリウム食を勧めます。また，炭酸脱水酵素阻害薬のアセタゾラミド acetazolamide も予防に有効です。

⑦ 重症筋無力症 myasthenia gravis

> **STEP** 小児にみられる重症筋無力症は
> ・眼筋型が多く症状も軽い
> ・抗ACh受容体抗体の陽性率が低い
> ・胸腺摘出を行わずとも抗ChE薬投与で治癒することが多い

● 病　態

骨格筋の神経筋接合部（NM junction）における興奮伝達障害により，筋力低下と易疲労感を

主症状とする疾患です。ただし，学童期に満たない小児の場合は，症状を訴えることは少ないので，見落としがちになります。

一般的な重症筋無力症は，**抗アセチルコリン（ACh）受容体抗体**の出現により起こる自己免疫疾患ですが，小児の場合では，まれながら自己免疫機序でない遺伝性のものが存在します。

分　類

先天性筋無力症候群 congenital myasthenic syndrome

自己免疫機序でなく，**神経筋接合部異常**によるものです。常染色体潜性遺伝と常染色体顕性遺伝が確認されています。

乳児期に筋緊張の低下で発症し，その後，**嚥下困難**や**眼瞼下垂**など，次第に全身の筋力低下を示す症状が出現してきます。経過は慢性です。

治療は，病態に応じて有効な薬剤が存在するものもありますが，自己免疫型で用いられる免疫抑制療法や血漿交換療法は通常無効なため，予後も不良です。

新生児筋無力症 neonatal myasthenia

重症筋無力症の母親から生まれた児にみられる一過性の筋無力症で，母親から，抗ACh受容体抗体（IgG）が胎盤を通して胎児に移行するために生じるものと考えられています。生後2～3日以内に眼瞼下垂のみでなく，泣き声が弱い，筋緊張低下，哺乳力低下，呼吸困難で発症します。

重症であればネオスチグミン筋注を行いますが，症状は一過性（数日～数十日）で自然に軽快・消失するため，この時期を乗り越えれば，その後は問題ありません。

若年型重症筋無力症 juvenile myasthenia gravis

小児期に発症した，先天性筋無力症候群を除くものです。成人発症例に比べると，眼筋型が多い，症状が軽い，抗ACh受容体抗体の陽性率が低い（これは特に眼瞼型でその傾向がみられる），抗コリンエステラーゼ（ChE）薬のみで寛解が期待できる，**全身型への移行が少ない**，胸腺腫の合併が少ない，などが特徴となっています。

成人型では，疲労，ストレス，感染症，予防接種，外傷などが増悪因子ですが，小児もこれらを契機に発症することがあります。また，経過中にもこれらの因子が作用すると悪化することがあります。

症　状

眼筋型

2～3歳の女児に多くみられます。外眼筋麻痺症状なので，眼瞼下垂（ほぼ必発：図11），斜視，複視，眼球運動障害がみられます。片眼から発症し，経過中に他眼にも出現することがあります。成人型と同様，これらの症状に日内変動がみられます。

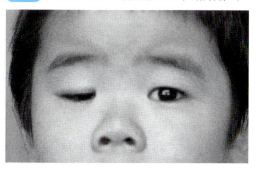

図11 重症筋無力症の右眼瞼下垂（4歳男児）（92-F-40）

● 全身型

近位筋中心の四肢の脱力と易疲労性です。全身型であるため，眼筋型や次に説明する球型の症状がみられることもあります。

● 球　型

舌・咽頭筋がうまく動かせなくなり，鼻声や嗄声などの構語障害，嚥下障害，咀嚼筋障害，呼吸困難などがみられます。

● クリーゼ Krise（crisis）

Krise はドイツ語で"生命の危機に直面した状態"を意味します。本症の経過中に，感染，外傷，ストレスなどを誘因として，急激な呼吸筋麻痺が起こり人工呼吸器の管理が必要となる緊急事態を来すことが，ここでいうクリーゼです。原因には，病状の悪化による筋無力性クリーゼと，抗ChE薬の過剰投与によるコリン作働性クリーゼがあります。

● 検査・診断

血清IgG値の上昇が認められるほか，抗ACh受容体抗体が検出されます。ただし，成人に比べ陽性率は高くありません（特に眼筋型の陽性率が低い）。

テンシロンテスト[*1]で一時的な症状改善がみられます。また，誘発筋電図で waning[*2]が認められます。

● 治　療

● 薬物療法

抗ChE薬を投与し，これのみで寛解することがあります。しかし，全身型や重症の眼筋型では，副腎皮質ステロイドの投与が必要となることがほとんどです。副腎皮質ステロイドを投与する際の注意は一過性増悪です。副腎皮質ステロイド投与で寛解が得られた場合は，抗ChE薬は中止となります。

● 外科的治療

小児例では，12歳以上の全身型で副腎皮質ステロイドに反応が悪いものに限り，胸腺摘出を行います。

● その他の治療

以上の治療でも症状改善をみない場合は，アザチオプリン azathioprine やシクロスポリン ciclosporin といった免疫抑制薬が用いられます。また，γ-グロブリン大量療法や血漿交換療法も試みられます。

＊1　テンシロンテスト Tensilon test
テンシロン®とは，抗コリンエステラーゼ薬であるエドロホニウム塩化物の商品名の1つで，現在は市販されていません。代わりに，わが国ではアンチレクス®という商品で行われています。このエドロホニウム塩化物の静注により，筋力の改善効果をみることで，重症筋無力症の診断に利用される検査です。

＊2　waning
誘発筋電図で，筋の分極を示す波形（M波）の振幅が，1発目，2発目，3発目と徐々に小さくなっていくことで，減衰現象とも呼ばれます。

第17章
精神疾患
psychiatric disease

A 神経発達症群／神経発達障害群
neurodevelopmental disorders

❶ 知的能力障害 intellectual disability（知的発達症／知的発達障害 intellectual developmental disorder）

● 病 態

DSM-5（Diagnostic and Statistical Manual of Mental Disorders 5th edition：精神疾患の診断・統計マニュアル）では次の3つを満たすものを知的能力障害としています。

- 知能検査によって確かめられる知的機能の欠陥
- 社会的責任の水準を満たすことができないほどの適応機能の欠陥
- 上述の欠陥が発達期の間に発症する

このように，知的能力障害は病態像であり，何らかの原因に起因する疾患ではありません。

● 分 類

◉ 知能指数 intelligence quotient（IQ）による分類

IQ の分布は，平均値を100として標準偏差がほぼ15の正規分布となっています。これをもとに，知的能力障害の程度を軽度（IQ50〜55からおよそ70），中等度（35〜40から50〜55），重度（20〜25から35〜40），最重度（20〜25以下）と，4段階に分類しています。

IQ による分類は，平均からの偏りで分類しているため，−2標準偏差以下，すなわち一般人口の2.3％は知的能力障害に該当することになります。

◉ 原因による分類

重度〜最重度のものは，染色体異常（Down症など），出生前・周産期・出産後の障害など，多くは身体に何らかの特徴的な所見がみられます。ただし，知的能力障害の約40％は原因不明であり，軽度のものほど原因の特定は困難です。

❷ 自閉スペクトラム症／自閉症スペクトラム障害
autism spectrum disorder

> DSM-Ⅳ-TR の広汎性発達障害で取り上げていた**自閉性障害**，**Asperger障害**＊，**特定不能の広範性発達障害**の3つを，DSM-5では自閉スペクトラム症／自閉症スペクトラム障害としてひとまとめにしました。

● 病 態

対人的相互反応における質的な障害，コミュニケーションの質的な障害，限定された反復的で

＊ Asperger障害

　言語発達が保たれるため，早期に診断されることが少なく，大半が就学後に診断されます。症状としては，対人関係における質的な障害（仲間を作れない，場の空気が読めない），限定された反復的で常同的な興味や活動（決まった遊びを続ける）などが挙げられます。

常同的な興味や活動などの特徴をもつ病態です。

多因子・多遺伝子遺伝と考えられていて，男児に多いとされています。多くは3歳までに診断が可能です。

症　状

対人関係における質的な障害

乳児期は，泣き笑いの少ないおとなしい児で，抱いてもそれに対する反応が感じられず，かまっても反応がないなど，むしろ育てやすい子だったと表現される傾向にあります。

幼児期では，視線を合わせない，母親がいなくても平気，名前を呼んでも振り向かない，人と関わるのを嫌がる，人をものと同じように扱う，などがみられます。これらは，対人関係の発達が障害されていて，人に対する興味が薄いことを表します。

コミュニケーションの質的な障害

場面にそぐわない単語，無意味な独り言，話しかけられるとそれをオウム返しする（反響言語），自分をあなたという（代名詞反転），ごっこ遊びができない，などがみられます。

限定された反復的で常同的な行動

同一性保持にこだわるほか，物・行動・順序などに極端にこだわり，変化することを嫌います。数字などに対して異常な執着を示すこともあります。

付随する症状

落ち着きがない（多動），不器用である（運動発達の異常），偏食，感覚刺激に対する異常反応（感覚過敏），てんかんの合併などがあります。かんしゃくを起こす，衝動的行動をとる，自傷行為を行う，わずかな物事の変化にパニック的な反応を示す，といった情緒面の異常もあります。

知　能

良好な発達を示すものから，重度の精神障害を示すものまでさまざまです。記憶力や芸術面に並外れた才能を示すこともあります。しかし，成長するに従い，対人関係の障害，言語の欠如が続くために，知的刺激の少ない状態に置かれる結果，概して知能は遅滞してきます。多くが，IQ35～50と中等度の知的能力障害を呈します。

治療・予後

根治療法はありません。したがって，生活訓練や対人関係訓練などをできるだけ早期から開始し，これを根気よく続けるという教育的アプローチが中心となります。療育方法の1つとしてTEACCH*プログラムが行われています。

独立した社会生活を営めるようになるものは少数で，多くが施設への入所や保護者による援助が必要となります。

---

*　TEACCH

Treatment and Education of Autistic and related Communication handicapped Children（自閉症，およびそれに準ずるコミュニケーション課題を抱える子ども向けのケアと教育）の略です。

③ 注意欠如・多動症／注意欠如・多動性障害

attention-deficit/hyperactivity disorder（ADHD）

● 病　態

　注意が散漫で，極端に落ち着きがなく，衝動的な行動をとるものです。原因は不明ですが，遺伝的な背景も推測されています。また，脳内ドパミン神経系の異常がみられるとの報告もあります。小児の約3～5％にみられ，男児に多いとされています。

● 症　状

　年齢により変化します。多動は7～9歳ころに顕著となりますが，後に改善することもあります。これに対して，不注意症状や衝動性は持続傾向がみられます。また，学習障害が10～20％にみられます。

● 診　断

　DSM-5の診断基準（精神科の成書を参照）から行います。DSM-Ⅳ-TRでは症状の徴候があった年齢を7歳としていましたが，このDSM-5では12歳に引き上げられました。

● 治　療

　カウンセリング，心理療法，特殊教育プログラムなどのほか，薬物療法としてアトモキセチンatomoxetineやグアンファシンguanfacine，メチルフェニデートmethylphenidate（中枢神経刺激薬）が有効なことがあります。

　思春期～青年期に至って，多動も減少して社会適応が可能な状態となるものもあります。

④ チック症群／チック障害群 tic disorders

● 病　態

　突然，不特定筋群（顔面，頸部，舌，四肢などの筋肉）に不随意な速い収縮が瞬間的に起こり，しかもそれが不規則な間隔で反復します。これを運動性チックと呼びます。具体的には，首振り，瞬目，顔しかめなどですが，本人が意識して行っているわけではありません。瞬目と首振りで，初発症状の60～70％を占めるとされています。

　咳払いや，発声（“うー”や“あー”というような単純なものから，意味不明の言葉，“くそ”や“ばか”あるいは“死ね”など汚い言葉「汚言症」coprolalia）を認める音声チックもあります。

　発症は学童期に多く，年齢とともに症状が変化する傾向もみられます。知能および脳波は正常です。睡眠中には認められません。男児に多くみられ，精神的ストレスが加わることで現れやすくなります。

● 分　類

　DSM-5では，トゥレット症／トゥレット障害，持続性（慢性）運動または音声チック症／持続性（慢性）運動または音声チック障害，暫定的チック症／暫定的チック障害の3つに分類されます。

● トゥレット症／トゥレット障害 Tourette's disorder

　1年以上にわたり，多彩な運動性チック（首振り，瞬目，顔しかめ，頷き）および1つまたはそれ以上の音声チック（咳払い，鼻を鳴らす，汚言を発する）を有するものです。発症年齢は

18歳以前です。本症には，強迫症／強迫性障害，注意欠如・多動症／注意欠如・多動性障害を合併していることもあります。

● **持続性（慢性）運動または音声チック症／持続性（慢性）運動または音声チック障害**

1年以上にわたり，1つまたは多彩な運動性チックまたは音声チックが存在していたことがあり，しかもこれらのチックが同時にはみられないものです。やはり，発症年齢は18歳以前です。

● **暫定的チック症／暫定的チック障害**

1年未満の，1つまたは多彩な運動性チックまたは音声チックを有するものです。本症も発症年齢は18歳以前です。

● 経　過

自然治癒傾向が強く，多くは思春期までに治ります。しかし，一部のもの，特に体幹や下肢にも及ぶような多彩なものでは，成人まで持続することがあります。

● 治　療

止めるように**強要しない**，心理面での背景があればそれを除くようにする，同時に心理療法を行う，などです。多発性，遷延性の場合やトゥレット症／トゥレット障害では，**抗精神病薬の**ハロペリドール haloperidol投与も有効です。

⑤ 小児期発症流暢症（吃音）／小児期発症流暢障害（吃音）
childhood-onset fluency disorder（stuttering）

年齢や言語能力に比して，滑らかに話すことが困難な状態をいいます。語音や音節が繰り返し反復されること，あるいは延長されることで，通常の会話が障害されます。**小学校低学年期の男児に多くみられ，小児の約5％に存在する**と考えられています。

吃音がみられる初期には，本人は気づいていませんが，周りから指摘されることで意識するようになります。多くの場合，成長とともに軽快し，思春期以前にみられなくなります。

無理に治させようとすると，むしろ悪化することが多くなります。

New Simple Step

索　引

和文索引

あ

あえぎ呼吸　58, 298
アクアポリン2　491
アシクロビル　139, 148, 519
アシドーシス　20
アスピリン　55, 151, 204, 207, 302, 366, 517
アスペルギルス　132
アセチルコリンエステラーゼ　384
アセトアミノフェン　55, 160, 302
アテトーゼ　31, 118
アテトーゼ型　522
アテトーゼ型脳性麻痺　271
アセトン血性嘔吐症　282
アセトン臭　273, 282
アデノイド　303
アデノイド増殖症　305
アデノウイルス感染症　160
アデノシン三リン酸　517
アトピー型気管支喘息　188
アトピー性湿疹　130
アトピー性皮膚炎　148, 184, 194, 196
アトピー性皮膚炎の診断基準　195
アトピー性皮膚炎様湿疹　130
アトピー素因　194
アドレナリン　193, 194, 279, 306
アトロピン　58
アナフィラキシーショック　193, 196
アフタ　158
アフタ性口内炎　147, 158
アポトーシス　122
アミノ酸代謝異常　247
アミノフィリン　191
アミラーゼ　18
アリルスルファターゼA　528
アルギニン　43, 217
アルコール　88
アルドステロン　232, 234, 493
アルドラーゼ　532
アルブミン　117, 465, 476
アレルギー性鼻炎　184, 194
アレルギー反応　183
アレルギーマーチ　184
アロプリノール　272
アンジオテンシン変換酵素　269
アンジオテンシン変換酵素阻害薬　473, 488, 490
アンドロゲン不応症　245
アンピシリン　53, 153, 175
亜鉛　288
亜鉛欠乏症　288
亜急性硬化性全脳炎　143, 144
亜急性連合性脊髄変性症　430
曖気　374
悪性腫瘍　202, 410
悪性貧血　430
悪性リンパ腫　321, 442, 455
圧痛　166, 390

い

いちごゼリー状の粘血便　387
いびき　305
イソニアジド　178
イソロイシン　251
イチゴ舌　165, 205, 304
イブプロフェン　55
イマチニブ　448
イレウス　381
インクレチン関連薬　277
インスリノーマ　281
インスリン　110, 275

インスリン抵抗性改善薬　277
インスリン様成長因子I　213
インスリン療法　275, 277
インターフェロン-γ　124
インターロイキン　185
インフルエンザ　453, 517
インフルエンザウイルス感染症　159
インフルエンザ菌b型　307
インフルエンザ筋炎　159
インフルエンザ菌感染症　175
インフルエンザ菌肺炎　312
易感染性　126, 130
易刺激性　225
易疲労感　273
易疲労性　354
胃・十二指腸疾患　376
胃食道逆流症　374
胃洗浄　56
胃腸炎　161, 385
異型リンパ球　153, 304
異常遺伝子　77
異常脳波　502
異食症　425
異所性ACTH産生症候群　235
異所性甲状腺　221
異所性石灰化　227
異所性動脈　317
異染性白質ジストロフィー　528
意識減損焦点発作　505
意識障害　56, 159, 287, 499, 504, 519, 520
意識保持焦点発作　505
維持輸液量　68
遺伝形式　76
遺伝子組換えエリスロポエチン製剤　490

遺伝性球状赤血球症　78, 147, 431
遺伝性疾患　76
遺伝性腎疾患　484
遺伝的女性　244
遺伝的男性　243
一次結核症　176
一次孔型心房中隔欠損　335
一過性新生児甲状腺機能亢進症　225
一過性多呼吸　108, 319
一般化膿菌　136
溢血斑　451
溢水　488
溢乳　371
咽後膿瘍　305
咽頭炎　160, 503
咽頭結膜熱　160
咽頭・喉頭異物　59
咽頭痛　165, 304
咽頭扁桃　305
咽頭・扁桃炎　152
咽頭扁桃増殖症　305
陰核肥大　231

うっ血性心不全　352
ウイルス感染の潜伏期間　136
ウイルス性胃腸炎　391
ウイルス性クループ　306
ウイルス性疾患　140
ウイルス性髄膜炎　138
ウイルス性肺炎　315
ウイルス血症　146
右軸偏位　328, 329, 332
右室肥大　328, 337, 345
右心系優位　97
運動機能の発達　31
運動障害　140
運動性チック　545
運動療法　276

え

エストロゲン　41, 100
エストラジオール　239
エタンブトール　178
エトスクシミド　508, 512
エリスロポエチン　416, 425, 428
エリスロマイシン　163
エンテロウイルス　136, 139
壊死性腸炎　108, 386
壊死性半月体形成性糸球体腎炎　471
永久歯　13
永久乳　41
永続的性腺機能低下症　241
栄養　37
栄養不良　49
液性因子　122
液性免疫　98, 123
円錐水晶体　484
炎症性下痢　368
遠位尿細管性アシドーシス　492
遠城寺式乳幼児分析的発達検査法　35
塩化第二鉄反応　251
塩喪失型　231
塩喪失症　234
猿線　84
嚥下障害　59, 80, 305
嚥下反射　97

おむつ皮膚炎　180
オウム返し　544
オキシトシン　40
オセルタミビル　160
悪寒・戦慄　166
悪心・嘔吐　281
往復雑音　327
黄色ブドウ球菌　132, 170
黄色ブドウ球菌性肺炎　312, 319
黄体形成ホルモン　21

黄疸　108, 111, 113, 222, 399, 405, 432, 483
嘔吐　57, 61, 68, 105, 254, 370, 376, 379, 389, 391, 392, 520
横隔膜ヘルニア　316, 396
横紋筋肉腫　411, 420
横紋筋融解症　486
音声チック症　546
音声チック障害　546
温度覚　29

か

かぜ症候群　302
ガスクロマトグラフィ質量分析　255
カゼイン　42
ガソリン　56, 58
カタラーゼ　132
カタル期　141, 174
カタル症状　141
カテコールアミン　237, 411
ガラクトキナーゼ欠損　261
ガラクトース-1-リン酸　261
ガラクトース血症　76, 250, 260, 400
ガラクトセレブロシダーゼ　268
カルシウム　39
カルシトニン　229
カルバマゼピン　507
ガングリオシド　266
ガンシクロビル　151
カンジダ血症　181
カンピロバクター　392
下気道疾患　308
下垂体　21, 215
下垂体腺腫　235
下垂体前葉機能低下症　215
下垂体ホルモン単独欠損症　215
化学療法　418, 444, 459
化骨　12
化膿性胸膜炎　318
化膿性髄膜炎　136
化膿性扁桃炎　165

化膿性連鎖球菌感染症　164
火傷　63
仮性球麻痺　202
仮性クループ　306
仮性小児コレラ　391
仮性肥大　531, 532
家族性血球貪食症候群　462
家族歴　503
痂皮　149, 288
痂皮性膿痂疹　166
過期産児　92
過呼吸　511
過粘稠度症候群　436
顆粒球・単球コロニー刺激因子　448
顆粒球減少症　225
牙関緊急　172
鵞口瘡　126, 180
回復期　174
回帰感染　147
灰白症候群　53
灰白色便　399
開放性二分脊椎　103
潰瘍　58, 157, 209
壊血病　287
咳嗽　59, 60, 141, 174, 189, 306, 310, 313
外鼠径ヘルニア　395
外反肘　86
外鼻変形　80
楓糖尿症　251
蛙肢位　500, 523, 529
角膜 Kayser-Fleischer 輪　402
拡張期逆流性雑音　326
拡張期雑音　326
拡張期ランブル　327
核黄疸　53, 115, 117, 522
喀痰検査　189
楽音様雑音　327
顎下腺腫脹　155
片親性ダイソミー　91
活性型ビタミンD　227

活性化部分トロンボプラスチン時間　452
脚気　49, 287
褐色細胞腫　237
褐色尿　399
蟹爪状　387
川崎病　136, 205, 365
川崎病診断の手引き　208
肝移植　400
肝芽腫　107, 418
肝機能障害　152, 211, 225
肝硬変　400
肝疾患　398
肝腫大　257, 324
肝内胆汁うっ滞　400
肝脾腫　152, 198, 269, 399, 443, 460, 463
完全右脚ブロック　348
完全型 AVSD　336
完全大血管転位症　358
陥没呼吸　104, 189, 290, 295, 310, 340
乾性胸膜炎　318
乾酪性肺炎　177
間質性肺炎　203, 313
間接 coombs 試験　116
間接ビリルビン　112, 118
嵌頓　396
寒冷凝集素　314
寒冷凝集素症　435
寒冷凝集反応陽性　314
感音難聴　90, 139, 151, 484
感冒　302, 309
感冒様症状　146
感染症　136
感染症関連血球貪食症候群　463
感染性心内膜炎　340, 346
関節炎　145
関節痛　443, 451
関節内出血　451
関節リウマチ　198
緩徐性棘徐波複合　510
緩速均等輸液　72

環軸関節不安定性　85
環状染色体　82
眼球結膜出血　100
眼球突出　224, 444
眼瞼下垂　538, 541
眼脂　141
眼底出血　100
顔面奇形　129
顔面血管線維腫　525
顔面肩甲上腕型筋ジストロフィー　533
顔面神経麻痺　107
顔面蒼白　281, 282, 366

キメラ　82
キメラ遺伝子　447
キサンチン誘導体　187
キサントクロミー　501, 519
木靴心　345
気管・気管支異物　60
気管支異物　290
気管支拡張薬　186
気管支喘息　184, 187, 194, 291
気管支肺異形成　300
気管支平滑筋攣縮　193
気胸　319
気道異物　291
奇異呼吸　523
奇形腫　321
奇乳　100
起座呼吸　290
起立性調節障害　366
基礎代謝量　7
基底膜菲薄化症候群　485
機能性心雑音　327
機能性蛋白尿　465
偽性偽性副甲状腺機能低下症　228
偽性低アルドステロン症Ⅰ型　493
偽性副甲状腺機能低下症　226, 227

偽膜　152, 162
吃音　546
逆位　82
逆三角形の顔貌　534
吸気性呼吸困難　290, 305
吸気性喘鳴　60, 291, 306, 307
吸収不良症候群　385
吸啜反射　26
急性B型肝炎　398
急性咽頭炎　303
急性灰白髄炎　156
急性気管支炎　308
急性巨核芽球性白血病　441
急性下痢症　368
急性喉頭蓋炎　143, 175, 307
急性硬膜下血腫　63
急性骨髄芽球性白血病　439
急性骨髄性白血病　429, 439
急性骨髄単球性白血病　440
急性細気管支炎　160, 189, 309
急性糸球体腎炎　164, 467, 468
急性小児片麻痺　514
急性小脳失調症　518
急性腎炎症候群　468, 478
急性腎障害　485
急性腎不全　485
急性膵炎　156, 406, 407
急性声門下喉頭炎　306
急性前骨髄球性白血病　439
急性単球性白血病　441
急性虫垂炎　372, 389
急性脳症　483, 515
急性白血病　438
急性鼻咽頭炎　302
急性副腎不全　235
急性扁桃炎　160, 164, 304
急性リンパ性白血病　439, 441
急速初期輸液　71
急速進行性糸球体腎炎　471
急速進行性腎炎症候群　471
牛乳　42
巨細胞性封入体病　151
巨赤芽球性貧血　430

巨舌　259
巨大血管腫　457
巨大結腸　383
巨大児　110
巨大舌　222
狭小腸管　383
胸骨後ヘルニア　396
胸式呼吸　17
胸腺形成不全　129
胸腺低形成　129
胸部X線撮影　189
胸腹部X線撮影　61
胸腹裂孔ヘルニア　396
胸膜炎　318
胸膜摩擦音　318
頬部紅斑　146, 200, 202
橋中心髄鞘崩壊症　72, 221
驚愕反射　267
極長鎖飽和脂肪酸　528
近位尿細管性アシドーシス　493
筋管様ミオパチー　536
筋強直症候群　534
筋強直性ジストロフィー　534
筋強直放電　534
筋緊張　500
筋緊張亢進　501
筋緊張低下　84, 523, 531, 535
筋性防御　390
筋トーヌス　500
筋肉内出血　451
筋力低下　202, 236, 529
緊張性気胸　320
緊張性頸反射　26

く

くも膜下出血　103
クラススイッチ　128
クラミジア感染症　162
グラム陰性桿菌感染症　173
グラム陽性桿菌感染症　172
グラム陽性球菌感染症　164
クリーゼ　542
グリコーゲン　247, 256, 421

クループ　59, 143, 159, 291
クループ症候群　306
グルカゴン　217, 257
グルコース-6-ホスファターゼ　257
グルコース-6-リン酸脱水素酵素欠損症　434
グルコン酸カルシウム　229
クレチン顔貌　222
クレチン症　11, 221, 371
クロナゼパム　506, 510
グロボトリアオシルセラミド　267
クロム親和性細胞　237
クロラムフェニコール　53
空気嚥下症　374
空気感染　176
空腹時低血糖　258
頸立ち直り反射　27
群発・抑制交代　144

けいれん　105, 138, 226, 228, 252, 279, 287, 463, 498, 517, 519, 538
けいれん重積　498
けいれん重積発作　510
けいれん発作　250, 527
ケトアシドーシス　273, 276
ケトーシス　273, 280
ケトン性低血糖症　280
ケトン体　248
ケトン尿　282
下血　371, 381, 389, 449
下熱　154
下痢　68, 125, 126, 286, 288, 368, 392, 483
下痢による脱水　369
解毒薬　57
解熱薬　55
経口血糖降下薬　277
経産道感染　148, 162
経胎盤感染　151

経皮的肺動脈弁形成術　355
痙笑　172
痙性クループ　306
痙性麻痺　522
痙直型　522
痙咳期　174
傾眠　139
憩室炎　389
頸部リンパ節腫脹　152, 205, 304, 459
欠失　82
血圧　16
血液型不適合　111, 116
血液系の発育　13
血液検査　136
血管腫　527
血管内溶血　456
血球貪食症候群　199, 462
血球貪食性リンパ組織球症　462
血腫　451
血漿交換療法　472
血小板　16, 453
血小板減少　130, 269, 453, 456, 483
血小板ペルオキシダーゼ　441
血小板輸血　444
血清カリウム　540
血清サイトカイン測定　185
血清総IgE　185
血清ナトリウム　66
血清α-フェトプロテイン　419
血栓性血小板減少性紫斑病　435, 456
血尿　272, 467, 468, 471, 475, 479, 480
血便　130, 387, 392
血友病　79, 450
結痂　149
結核　176
結核性胸膜炎　178
結核性髄膜炎　178
結節性硬化症　315, 508, 525
犬吠様の咳嗽　306

言語の発達　30
原始反射　4, 23
原発性高ゴナドトロピン性性腺機能低下症　242
原発性乳糖不耐症　385
原発性無月経　86, 231, 233
原発性免疫不全症　125
倦怠感　68
顕在性二分脊椎　103
顕性耳下腺炎　155
顕微鏡的血尿　467, 484

ごっこ遊び　30
コクサッキーウイルス　157, 158
ゴナドトロピン　21, 239
コルチゾール　230, 233, 234
木の葉様白斑　525
古典的膠原病　197
古典的テタニー　229
呼気性呼吸困難　189, 290, 309
呼気性喘鳴　189, 291, 310
呼吸　94
呼吸器系の発育　17
呼吸窮迫症候群　104, 108, 110, 167, 292, 295, 300, 319, 360
呼吸困難　60, 193, 290, 312, 316, 378, 397, 460, 542
呼吸障害　104, 298
呼吸数　18
呼吸性呻吟　295
呼吸性チアノーゼ　104
呼吸生理学的検査　190
呼吸促迫　138
呼吸中枢　105
呼吸調節中枢　105
呼吸不全　203
固形食　47
誤飲　56
誤飲への対処　56
誤嚥性肺炎　203
口囲蒼白　166
口蓋扁桃　52, 303

口蓋扁桃肥大　52
口蓋扁桃肥大症　305
口渇　68, 218, 273
口腔カンジダ症　107, 180
口腔出血　453
口唇ヘルペス　147
叩打性筋強直　534
甲状腺　22
甲状腺機能亢進症　49, 223, 539
甲状腺刺激ホルモン　22
甲状腺疾患　221
甲状腺腫　224
交感神経節細胞　411
交換輸血　116
交叉性伸展反射　24
交叉免疫　518
好中球　15, 122
好中球減少症　437
光線過敏症　53
光線療法　115
行軍ヘモグロビン尿症　436
行動異常　144
好酸球　190
好酸球数　185
肛門周囲膿瘍　133, 394
抗ChE薬　541
抗dsDNA抗体　201
抗Jo-1抗体　203
抗Sm抗体　201
抗TSH受容体抗体　224
抗アレルギー薬　186
抗けいれん薬　88, 507
抗ヒスタミン薬　186, 196
抗ヒストン抗体　201
抗リンパ球グロブリン　429
抗凝固薬　476
抗胸腺細胞グロブリン　429
抗菌薬　171, 186, 392
抗血小板薬　476
抗原特異的IgE　185
抗好中球細胞質自己抗体　472
抗破傷風ヒト免疫グロブリン注射　173

抗利尿ホルモン　22, 220, 496
後天性甲状腺機能低下症　223
虹彩毛様体炎　198
紅斑　154, 170, 288
紅斑性小丘疹　157
高Cl血症性アシドーシス　493, 494
高IgE症候群　437
高IgM症候群　128
高LDL血症　463
高圧浣腸　388
高アミラーゼ血症　406
高アンモニア血症　254
高インスリン血症　211
高カリウム（K）血症　109, 232, 487, 488
高カリウム血性遠位尿細管性アシドーシス　493
高カリウム性周期性四肢麻痺　540
高サイトカイン血症　462
高チロシン血症　253, 400
高ナトリウム（Na）血症　7
高ビリルビン血症　111, 463, 522
高リン（P）血症　227, 228
高間接ビリルビン血症　112
高血圧　237, 469, 473, 476, 477
高血圧性脳症　469
高出生体重児　93
高身長　91, 252
高張性脱水　66, 67
高直接ビリルビン血症　113
高乳酸血症　258
高尿酸血症　258, 271
高熱　145, 148, 165
高濃度酸素負荷試験　104
硬貨　61
硬膜外出血　102
硬膜下出血　102
喉頭軟化症　308
項部硬直　138, 139, 140
絞扼性イレウス　382, 389, 396
構音障害　80

膠原病　197
合成T$_4$製剤　223
黒色肝　120
黒色便　449
骨格系の発育　11
骨髄異形成症候群　429, 438
骨髄移植　126, 428, 429
骨髄穿刺　426
骨髄抑制　443
骨粗鬆症　236
骨痛　443
骨年齢遅延　223
骨発育障害　53
骨盤位分娩　216
混合栄養　46
混合感染　136

サイトカインストーム　463
サイトメガロウイルス感染症　150
サイロキシン　22
サイログロブリン異常　221
ザナミビル　160
サーモンパッチ　99
サリドマイド　88
サルファ剤　53
左軸偏位　337
左心系優位　97
嗄声　59, 306
鎖肛　105, 392
挫滅症候群　486
痤瘡　236
再生不良性貧血　427
細菌感染症　164
細菌性髄膜炎　139, 168
細菌性腸炎　392
細菌性肺炎　136, 311
細胞外液　5
細胞性因子　122
細胞性免疫　98, 124
細胞内修復液　70
細小血管障害性溶血性貧血　435

最終身長の予測　214
催奇形性　89
催吐　56
臍ヘルニア　100, 395
臍帯ヘルニア　394
在胎相当体重児　93
在胎不当過体重児　93
在胎不当軽体重児　93
索状陰影　298
擦過傷　63
三環系抗うつ薬　496
三尖弁形成不全　347
三尖弁閉鎖症　348
三尖弁閉鎖不全　347
産瘤　100
酸・塩基平衡　20
酸性スフィンゴミエリナーゼ　270
酸性ホスファターゼ　269
酸素吸入　310, 346
酸素飽和度　97
暫定的チック症　546
暫定的チック障害　546

ジアゼパム　504, 513, 515, 516
ジアゾキシド　282
ジギタリス製剤　346, 364
シクロホスファミド　415
シスタチオニンβ合成酵素　252
ジストロフィン　532, 533
シーソー呼吸　104
シナプス形成　23
シャグリンパッチ　525
シンナー　56
支持療法　444
四肢麻痺　493
糸球体機能　20
糸球体疾患　468
糸球体腎炎　468
糸球体性腎炎　467
糸球体性蛋白尿　466
糸球体濾過量　20, 470

弛張熱　198
肢帯型筋ジストロフィー　533
思春期　2
思春期早発症　214, 239
思春期遅発症　213, 241
思春期貧血　425
姿勢反射　27
脂質　18, 38, 42, 44
脂質異常症　211, 258
脂質代謝異常　247
脂肪髄　427
脂溶性ビタミン　39, 40
脂溶性ビタミン欠乏　405
視覚　29
視床下部　215
歯牙黄染　53
歯牙の発育　12
歯列異常　80
紫斑　89, 151, 427, 453, 456, 483
紫斑病性腎炎　480
嗜眠　282
自己主張期　30
自己免疫性溶血性貧血　131, 434
自己溶血試験　432
自傷行為　272
自閉症スペクトラム障害　543
自閉スペクトラム症　543
自由水　71
児童相談所　63
磁気共鳴胆管膵管撮像　406
色素沈着　230, 231, 233
湿性胸膜炎　318
若年型重症筋無力症　541
若年性骨髄単球性白血病　448
若年性骨髄単球性白血病の診断
　　基準　449
若年性特発性関節炎　197
若年性特発性関節炎の分類　197
手掌把握反射　24
腫脹　179, 205, 209
腫瘍崩壊症候群　445
腫瘤状陰影　317
授乳回数　46

授乳の禁忌　47
収縮期逆流性雑音　326, 336, 340
収縮期駆出性雑音　326, 332, 345,
　　354, 363
収縮期雑音　204, 326, 343, 423
周期性四肢麻痺　539
周期性同期性高振幅徐波　144
周期性同期性放電　144, 502
修飾麻疹　142
終生免疫　173
十二指腸十二指腸吻合術　379
重症筋無力症　540
重症出血性麻疹　142
重症肺炎　160
重症複合免疫不全症　125, 126
重炭酸ナトリウム　378
重複　82
絨毛診断　81
縦隔腫瘍　321
出血傾向　427, 456
出血性疾患　449
出血性ショック　409
出血性腸炎　482
出血性膀胱炎　161, 495
出血斑　151
出生前診断　80
純型肺動脈閉鎖症　355
循環　95
循環器系の機能的発育　16
循環血液量減少性ショック　409
循環抗凝固因子　452
初感染　148, 149, 152, 519
初感染結核　176
初乳　41
女性化乳房　87
除脳硬直　144
徐波　144
小顎　85
小球性低色素性貧血　424
小球性貧血　424
小泉門　11
小腸・結腸疾患　380
小頭症　9, 89, 151

小児悪性腫瘍　410
小児気管支喘息　187
小児気管支喘息の発作強度の判
　　定　191
小児期発症流暢症　546
小児期発症流暢障害　546
小児欠神てんかん　511
小児免疫性血小板減少症の診断
　　基準　455
小脳失調　539
小脳性失調　131
小舞踏病　204
消化　97
消化管異物　61
消化管出血　203, 286, 371
消化管穿孔　58
消化器系の発育　18
症候性肥満　212
焦点意識保持運動発作　505
焦点起始発作　505
焦点てんかん　506
猩紅熱　164, 165
上気道感染　468
上気道疾患　302
上大静脈症候群　443
常染色体異常　83
常染色体顕性遺伝　78, 91, 363,
　　401, 432, 485, 533, 534, 535,
　　539, 540
常染色体顕性遺伝疾患　78
常染色体潜性遺伝　76, 257, 262,
　　401, 523, 533, 535
常染色体潜性遺伝疾患　76, 531
静脈管　95, 96
静脈コマ音　327, 343, 423
静脈雑音　327
食事療法　276
食道疾患　372
食道裂孔ヘルニア　396
食物アレルギー　193, 196
食物依存性運動誘発アナフィラ
　　キシー　194
食物繊維　38

食欲不振　177
触覚　29
心炎　204
心奇形　90
心筋炎　198, 203, 366
心筋症　363
心筋障害　365, 534
心雑音　16, 326, 331
心雑音の聴取部位　328
心室充満性雑音　327
心室中隔欠損　344, 346
心室中隔欠損症　90, 327, 336, 338, 352
心室中隔の奇異性運動　333
心室肥大　330
心タンポナーデ　366
心電図　328
心伝導障害　538
心内膜床　335
心拍数　18
心肥大　259
心不全　324, 342, 490
心房中隔欠損　356
心房中隔欠損症　331, 348
心膜炎　198, 366
心理的虐待　63
心臓横紋筋腫　525
呻吟　104, 290
身体計測　4
身体的虐待　63
身体発育遅延　84
身長　4
神経・筋疾患　529
神経芽腫　107, 411
神経芽腫の予後因子　412
神経系の発達　23
神経原性腫瘍　321
神経皮膚症候群　525
真菌症　180
浸透圧性下痢　368
唇裂・口蓋裂　80
進行性家族性肝内胆汁うっ滞症Ⅰ型　401

進行性小脳運動失調　131
深在性カンジダ症　181
振戦　229, 340
滲出性下痢　368
滲出性中耳炎　84
新生児　92
新生児-乳児消化管アレルギー　369
新生児-乳児食物蛋白誘発胃腸炎　369
新生児TSS様発疹症　171
新生児TSS様発疹症の臨床診断基準　172
新生児一過性多呼吸　297
新生児一過性低血糖症　280
新生児胃破裂・胃穿孔　378
新生児仮死　292
新生児肝炎　45, 113, 399, 404
新生児期　2
新生児筋無力症　541
新生児月経　100
新生児出血性疾患　449
新生児赤血球増加症　436
新生児遷延性肺高血圧症　360
新生児中毒性紅斑　99
新生児テタニー　129
新生児特発性高ビリルビン血症　113
新生児の異常徴候　101
新生児の呼吸　95
新生児封入体結膜炎　162
新生児腹膜炎　378
新生児ヘルペスウイルス感染症　148
新生児マススクリーニング　249
新生児メレナ　45, 286, 449
新生児落屑　99
新生児ループス　201
人工栄養　42
人工肺サーファクタント療法　296
腎・泌尿器系の発育　20
腎盂尿管移行部狭窄　495

腎横紋筋肉腫様腫瘍　416
腎芽腫　415
腎機能　20, 98
腎機能障害　456, 471
腎血流量　20
腎後性急性腎不全　487
腎後性蛋白尿　466
腎腫瘍　467
腎性急性腎不全　486
腎性腎不全　487
腎性蛋白尿　466
腎性尿糖　248
腎性尿崩症　218, 491
腎前性急性腎不全　486
腎前性腎不全　487
腎前性蛋白尿　466
腎不全　471, 485
蕁麻疹　193

スカーフ徴候　529
スクラッチテスト　190
ステロイド産生急性調節蛋白　234
ストレプトキナーゼ　164
ストレプトマイシン　178
スパイク　480
スフィンゴ糖脂質　266
スフィンゴミエリン　270
スリガラス様陰影　296
スルホニル尿素薬　277
頭蓋骨　11
頭蓋内hCG産生腫瘍　239
頭蓋内出血　45, 102, 108, 287
頭蓋癆　286
頭血腫　101, 451
頭痛　155, 159, 237, 519, 520
水銀　57
水腎症　107
水痘　149
水痘・帯状疱疹ウイルス　149
水頭症　7, 140
水分組成　7

水平感染　137
水疱　148, 149, 158
水疱性膿痂疹　166, 170
水溶性ビタミン　39
垂直感染　137
推定エネルギー必要量　37
睡眠　29
膵管胆管合流異常　405
膵酵素　408
膵疾患　407
錐体路　144
髄液検査　501
髄外造血　13, 14
髄膜炎　138, 156, 175, 220
髄膜刺激症状　139, 140

せん妄　499
セイルサイン　322
セラチア・マルセッセンス　133
セントラルコア病　536
正中部母斑　99
正期産児　92
正球性正色素性貧血　424, 427, 432
正色素性貧血　424
生理液　70
生理食塩水　69, 275
生理的黄疸　111, 113, 115, 118
生理的下痢症　369
生理的体重減少　5
生理的蛋白尿　465
成熟異常　107
成熟乳　41
成人ヘモグロビン　14
成長　2
成長期の分類　2
成長曲線　9
成長の評価　8
成長パターン　3
成長ホルモン　21, 218
成長ホルモン分泌不全性低身長症　216

性器出血　100
性決定　243
性染色体異常　86, 244
性的虐待　63
性分化疾患　243
性ホルモン分泌過剰　240
精神運動発達の遅延　508
精神機能　29
精神機能の発達　29
精神神経症状　456
精神発達遅滞　84
精巣炎　156
精巣決定因子　243
精巣性女性化症候群　245
赤色ぼろ線維　538, 539
赤色ぼろ線維を伴うミオクローヌスてんかん　539
赤芽球　15, 147
赤芽球癆　429
赤沈　310, 314
赤白血病　441
赤血球　14
赤血球指数　423
赤血球浸透圧抵抗試験　432
赤血球破砕症候群　435, 456
脊髄髄膜瘤　103
脊髄性筋萎縮症　523
脊柱後彎　263
石灰化　414
接触皮膚炎　186
癤　169
絶食試験　279
遷延性黄疸　45, 222
穿孔　386
先天性アミノ酸代謝異常症　250
先天性肝線維症　406
先天性肝内胆管拡張症　406
先天性巨大結腸症　382
先天性筋強直症　535
先天性筋強直性ジストロフィー　535
先天性筋ジストロフィー　531
先天性筋性斜頸　107

先天性筋無力症候群　541
先天性甲状腺機能低下症　84, 221
先天性心血管異常　129
先天性十二指腸閉鎖症・狭窄症　379
先天性小腸閉鎖症・狭窄症　380
先天性食道閉鎖症　105, 372
先天性心疾患　85, 86, 331
先天性心疾患の心電図　330
先天性腎尿細管機能異常　491
先天性性腺形成不全　242
先天性喘鳴　291, 307
先天性胎児全身水腫　116
先天性胆道拡張症　113, 405
先天性乳糖不耐症　262
先天性風疹症候群　89, 107, 146
先天性副腎皮質過形成　230, 235
先天性副腎皮質酵素欠損症　76
先天性ミオパチー　535
先天性有機酸代謝異常症　516
先天代謝異常　81, 247
染色体異常　81
染色体不分離　82
泉門　11
潜在性二分脊椎　103
潜伏期　174
線維状赤血球凝集素　173
全般運動発作　506
全般起始発作　506
全般焦点合併てんかん　506
全般てんかん　506
全般非運動発作　506
全般発作　506
全身性エリテマトーデス　199, 479, 481
全身性炎症反応症候群　137
前縦隔腫瘍　443
前彎　532
喘息様気管支炎　308
喘鳴　193, 290, 305, 310

そ

ソーセージ様腫瘤　387
ソリタ®T1液　73
粗大運動　31
粗大運動の発達　31
爪囲線維腫　525
双胎間輸血症候群　110
早期新生児　92
早期新生児期　2
早産児　92
早発黄疸　111
早発思春期　214
早発乳房　240
相対的リンパ球増加　136, 143, 155
挿入　82
巣状分節性糸球体硬化症　477
蒼白　237
総肺静脈還流異常症　356
造血　13
造血幹細胞移植　446, 448, 528
僧帽弁逸脱症候群　91, 334
僧帽弁狭窄症　334
僧帽弁閉鎖不全症　336
臓器浸潤　443
足底把握反射　24
側彎　532
粟粒結核　177
続発性乳糖不耐症　385
蹲踞　345, 366

た

ダニ　188
タバコ　57
タール便　371
田中-Binet式知能検査　36
多飲　218, 272
多因子遺伝性疾患　76, 80
多因子遺伝病　80
多関節炎　198, 204
多形滲出性紅斑　315
多血症　346

多呼吸　18, 104, 290, 295, 297, 325, 340
多動　528, 544
多尿　273, 492
多発骨折　63
多発性筋炎　202
多発性骨髄腫　88
多発性腎嚢腫　525
多発性嚢胞腎　107
代謝疾患　247
代謝性アシドーシス　109, 231, 232, 252, 273
代理ミュンヒハウゼン症候群　64
体位性蛋白尿　465
体位変換性チアノーゼ　60
体液喪失　64
体温　93
体温喪失　94
体質性思春期遅発症　242
体質性低身長症　213
体重　5
体重減少　177
体重増加　6
体表面積　7
対立遺伝子　78
耐糖能異常　211
胎芽期　2
胎脂　99
胎児期　2
胎児循環　95, 97, 328, 360
胎児水腫　116, 147
胎児赤芽球症　116
胎児発育不全　108
胎児ヘモグロビン　14, 95
胎盤機能不全症候群　111
胎便　19, 97
胎便吸引症候群　104, 292, 298, 319, 360
胎便排泄遅延　97
退行現象　247
帯状疱疹　149
大奇形　88

大球性貧血　424
大泉門　11
大泉門膨隆　138, 154
大腸菌　139, 394
大動脈騎乗　344
大動脈縮窄　86
大動脈縮窄症　351
大動脈縮窄複合　352
大動脈弁狭窄症　325, 326
大動脈弁閉鎖不全　86
大葉性肺炎　311
第VIII因子製剤
第XIII因子　210
第5指の短縮　84
第一反抗期　30
第三世代セフェム系抗菌薬　175
脱水　65, 275, 346, 371, 391
脱髄　528
脱水症　64, 272, 376
脱水症の分類　66
脱毛　288
脱力　539
垂井病　260
楯状胸　86
樽状胸郭　17
丹毒　166
単一II音　349
単一遺伝子病　76
単純X線撮影　60
単純型大動脈縮窄症　351
単純型熱性けいれん　504
単純性肥満　211
単純男性型　231
単純部分発作　505
単純ヘルペスウイルス　147
単純ヘルペスウイルス1型　519
単純ヘルペスウイルス感染症　147
単純ヘルペス性角膜炎　148
単純ヘルペス脳炎　148, 519
胆汁性嘔吐　380, 381
胆汁性肝硬変　405
胆道系疾患　402

胆道閉鎖症　45, 113, 286, 399, 402
炭水化物　38, 44
蛋白質　37, 41, 42, 43
蛋白尿　465, 468, 471, 473, 476, 481
男性化徴候　232, 233, 236

チアノーゼ　104, 174, 177, 290, 292, 310, 312, 316, 324, 344, 347, 349, 354, 355, 358, 373, 378, 397
チアノーゼ型心疾患　324
チアノーゼ型先天性心疾患　520
チアマゾール　225
チック障害群　545
チック症群　545
チロシン　250
チロシンキナーゼ阻害薬　448
知的能力障害　89, 140, 151, 252, 524, 543
知的発達症　543
知的発達障害　543
知能指数　36, 543
知能低下　144
遅発思春期　213
遅発性ウイルス感染　144
中耳炎　80, 168, 520
中心・側頭部棘波を示す自然終息性小児てんかん　512
中心性チアノーゼ　104
中心性肥満　236
中枢神経症状　278
中枢性思春期早発症　239
中枢性低ゴナドトロピン性性腺機能低下症　242
中枢性尿崩症　218
中性温度環境　94, 109
中毒性紅斑　153
中毒性表皮壊死症　171
注意欠如・多動症　545
注意欠如・多動性障害　545

超低出生体重児　92
腸回転異常症　381
腸管出血性大腸菌　392, 482
腸管壁内神経節細胞　382
腸管無神経節症　382
腸軸捻症　381
腸重積　372
腸重積症　209, 386
腸性肢端皮膚炎　289
腸チフス　136
腸閉塞　389
蝶形紅斑　146, 200, 202
聴覚　29
直接Coombs試験　116
直接ビリルビン　111, 120
直腸・肛門の疾患　392
直腸肛門反射　384

ツベルクリン反応　143, 179, 186
ツルゴール　50, 73, 376
津守・稲毛式乳幼児精神発達診断法　35
痛覚　29

て

てんかん　88, 140, 504
てんかん重積状態　513
てんかん症候群　507
てんかん発作　504, 525
てんかん分類　505
デオキシコルチコステロン　232
デオキシコルチゾール　232
テオフィリン中毒　187
デキサメタゾン　236
デキサメタゾン抑制試験　236
テストステロン　21, 243, 246
デスモプレシン　219, 452
テタニー　39, 226
テトラサイクリン　53
テトラサイクリン系抗菌薬　314
テンシロンテスト　542
手足口病　158

低Cl性代謝性アルカローシス　376
低アルブミン血症　474, 476
低カリウム（K）血症　376, 487, 493
低カリウム性周期性四肢麻痺　539
低カルシウム（Ca）血症　22, 105, 108, 110, 226, 227, 228
低ナトリウム（Na）血症　220, 231, 232, 487
低フェニルアラニン乳　254
低メチオニン食　253
低リン（P）血症　494
低リン血症性くる病　494
低血圧　193
低血糖　106, 276, 278
低血糖症　105, 110
低血糖発作　257
低酸素血症　310
低酸素症　97
低酸素発作　344
低出生体重児　92, 97, 107, 139, 497, 522
低身長　63, 86, 91, 222, 231, 236, 257
低身長症　212, 239
低体温　106, 222
低張性脱水　66, 68
低容量性ショック　409
停留精巣　107, 242, 497
笛音　174, 189, 291
適応不全症候群　108
摘脾　433, 455
鉄　39
鉄欠乏性貧血　15, 45, 424
点状丘疹　166
点状出血　63, 209, 287, 443, 453
点状石灰化像　526
点滴開始液　70
転座　82
転座型　83
伝染性紅斑　146, 432

伝染性単核（球）症　152
伝染性膿痂疹　166, 170
電気軸　329

トゥレット症　545
トゥレット障害　545
トキソイド注射　173
トリプトファン　492
トリプトファン代謝異常症　492
吐血　371
吐乳　252, 373
飛び跳ね反応　28
跳び直り反応　28
努力呼吸　325
灯油　56, 58
透析療法　488
疼痛　204, 209
登はん性起立　202, 524, 532
等張液　70
等張術後回復液　70
等張性脱水　66, 68
等張維持液　70
糖原病　256
糖原病0型　260
糖原病Ⅰ型　257
糖原病Ⅱ型　258
糖原病Ⅲ型　259
糖原病Ⅳ型　259
糖原病Ⅴ型　260
糖原病Ⅵ型　260
糖原病Ⅶ型　260
糖原病Ⅸ型　260
糖質コルチコイド　232, 235
糖質代謝異常　247
糖尿　494
糖尿病　272
糖尿病性ケトアシドーシス　273
糖尿病性昏睡　275
糖新生　280
頭囲　6
頭尾の法則　6, 31
頭部外傷　63

同腕染色体　82
同種造血幹細胞移植　135
動悸　237
動脈管　95, 96
動脈管開存症　90, 97, 296, 327, 342, 358
動脈血酸素分圧　97
動揺性歩行　131, 202
動揺歩行　524, 532
銅　289
銅キレート剤　402
特異的IgE抗体　190
特異的顔貌　263
特異的防御機構　123
特発性再生不良性貧血　428
特発性思春期遅発症　242
特発性自然気胸　320
特発性ネフローゼ症候群　474
突発性発疹　154, 503

ナトリウム必要量　69
ナフタリン　59
内眼角贅皮　84
内視鏡的逆行性胆道膵管造影検査　404
内耳性難聴　156
内分泌系の発育　21
内分泌疾患　211
永山斑　154
軟口蓋　154, 157
軟部腫瘍　420
喃語　30
難治性てんかん　510, 511
難治性ネフローゼ症候群　484
難聴　305

ニコチン　57
ニューマトセル　312
二次結核症　177
二次性Fanconi症候群　254
二次性徴　22, 86, 233, 239

二次性低ゴナドトロピン性性腺機能低下症　242
二分脊椎　103
二次性糖尿病　238
二峰性発熱　141
肉眼的血尿　467, 479, 484
日光過敏性皮膚炎　492
乳酸アシドーシス　539
乳酸アシドーシスと脳卒中様発作を伴うミトコンドリア脳筋症　538
乳酸脱水素酵素　419
乳酸ナトリウム　378
乳歯　13
乳児一過性低γ-グロブリン血症　125, 127
乳児期　2
乳児寄生菌性紅斑　180
乳児下痢症　369
乳児下痢症の主な原因　369
乳児重症ミオクロニーてんかん　511
乳児難治性下痢症　385
乳児便　19
乳児ボツリヌス症　173
乳児用調製粉乳　43
乳汁潮来　41
乳汁分泌　40
乳糖除去食　262
乳糖不耐症　385
乳幼児突然死症候群　120
乳幼児揺さぶられ症候群　63
尿　248
尿細管機能　20
尿細管性アシドーシス　492
尿細管性蛋白尿　466
尿蛋白／クレアチニン比　465
尿毒症　254
尿の性状　248
尿の定性反応　249
尿崩症　218
尿崩症の分類　219
尿路感染症　494

人形様顔貌　257
妊娠高血圧症候群　107

ネグレクト　63
ネズミ尿臭　250
ネフローゼ症候群　467, 474
ネマリン小体　536
ネマリンミオパチー　536
寝返り　30
猫鳴き症候群　86
熱感　166
熱傷　62
熱性けいれん　155, 159, 503, 511
粘血便　392, 483
粘膜外幽門筋切開術　378
粘膜カンジダ症　180
捻転　381

ノルアドレナリン　93
ノルメタネフリン　238
脳炎　143, 220
脳血栓　346
脳室周囲白質軟化症　108, 521
脳室内出血　103, 108
脳症　159, 174, 302
脳性麻痺　24, 108, 521
脳卒中様発作　538
脳内石灰化　89, 151
脳内石灰沈着　89
脳膿瘍　140, 346, 520
脳波検査　501
脳浮腫　516
膿胸　312, 318, 319
膿疱　149
囊胞状陰影　301

はしか　141
ハイリスク児　107
ハイムリッヒ（ハイムリック法）
　　59

ハウスダスト　188
パーセンタイル曲線　9
パーセンタイル値　9
バソプレシン　22, 218
バソプレシン負荷　219
バニリルマンデル酸　238, 414
ハプトグロビン　432
パラインフルエンザウイルス
　　306
パラジクロルベンゼン　59
パラシュート反射　27
バリン　251
ハルトマン液　70
バルプロ酸ナトリウム　88, 507,
　　512
パルボウイルスB19　146, 430
パッチテスト　186, 190
ハロペリドール　546
把握性筋強直　534
把握反射　24
破砕赤血球　483
破傷風　172
播種性血管内凝固症候群　142,
　　407, 435, 439, 457
杯状陥凹　285
背反射　24
肺うっ血　358
肺炎　60, 220
肺炎球菌感染症　168
肺炎球菌性肺炎　311
肺炎球菌ワクチン　169, 312
肺高血圧　96, 339
肺コンプライアンス　295
肺サーファクタント　94, 295
肺水腫　324
肺性心　300
肺塞栓　346
肺動脈　96
肺動脈狭窄症　90, 349, 353
肺動脈領域雑音　327
肺動脈漏斗部狭窄　344
肺化膿症　312
肺気腫　18, 60, 300

肺気腫像　310
肺硝子膜　295
肺囊胞症　315
肺分画症　316
肺門リンパ節結核　176
肺葉外肺分画症　316
肺葉内肺分画症　316
胚芽期　2
梅毒　89
配偶子病　81
敗血症　137, 168, 203, 386
敗血症性ショック　138
排尿量　21
白質ジストロフィー　527
白色便性下痢症　391
白苔　152, 181
白内障　84, 90, 107, 194, 261, 484
白血化　460
白血球　15, 143, 145, 175
白血球機能異常症　437
白血球減少　136, 200
白血球減少症　437
白血病　423, 437
白血病性髄膜炎　444
白血病裂孔　438, 444, 447
麦粒腫　169
発育　3
発育指数　8
発育不全　125
発汗過多　237
発達　3
発達指数　35
発達遅滞　35, 90
発熱　54, 106, 138, 139, 141, 146,
　　149, 152, 154, 155, 157, 158,
　　160, 166, 170, 172, 177, 204,
　　206, 304, 313, 389, 391, 392,
　　456, 459, 499, 519
発熱毒素　164
反射　24
反転像　373
反復感染　127, 130
反復性嘔吐　282

反響言語　544
半月体　471
半固形食　47
汎アミノ酸尿　494
汎下垂体機能低下症　215
汎血球減少　200, 427, 429
斑状陰影　298
斑点状陰影　177

ひとり歩き　30
びまん性管内性増殖性糸球体腎
　　炎　469
びまん性泡沫状陰影　300
びらん　170, 209, 288
ビグアナイド薬　277
ヒスタミン H_2 受容体拮抗薬
　　375
ヒスタミン遊離試験　185
ビタミン　39, 42, 44
ビタミンA誘導体　88, 446
ビタミン B_{12} 欠乏　430
ビタミン B_{12} 欠乏性貧血　430
ビタミンD欠乏性くる病　45,
　　284, 399
ビタミンK　42, 53, 450
ビタミンK欠乏症　108, 286
ヒトエンテロウイルスA　157,
　　158
ヒト絨毛性ゴナドトロピン　239,
　　418
ヒト白血球抗原　428
ヒトヘルペスウイルス6型　154
ヒトメタニューモウイルス感染
　　症　162
ヒト免疫グロブリン　127
ヒドロコルチゾン　232
ヒドロビリルビン　19
ピーナッツ　60
ヒプスアリスミア　508
ヒポキサンチン - グアニンホスホ
　　リボシルトランスフェラーゼ
　　271

ピラジナミド　178
ビリベルジン　19
ビリルビン　19, 111
ビリルビン血症　119
ビリルビン代謝　111
ビリルビン胆石　432
ビリルビン脳症　117
ピルビン酸　433
ピルビン酸キナーゼ欠損症　433
ピンクファロー　344
ビンクリスチン　415
皮下結節　204
皮下出血　63
皮内反応　186
皮膚感覚　29
皮膚カンジダ症　180
皮膚感染症　166
皮膚筋炎　202
皮膚線条　236
皮疹　149, 166
皮質性ミオクローヌス　144
肥厚性幽門狭窄症　49, 105, 163,
　　376
肥大型心筋症　363
肥大型非閉塞性心筋症　363
肥大型閉塞性心筋症　363
肥満　10, 84, 91, 211
肥満細胞　183
肥満症の鑑別診断　212
肥満度　9, 211
非Hodgkinリンパ腫　411, 459
非ステロイド性抗炎症薬　199
非対称性　504
非対称性心室中隔肥厚　364
非定型欠神　510
非特異的尿路感染症　494
非特異的防御機構　122
飛沫核感染　149, 176
飛沫感染　173
被角血管腫　268
被虐待児症候群　63
脾腫　432, 447
微細運動　31

微細運動の発達　31
微生物学検査　137
微小変化型ネフローゼ症候群
　　474, 476
微量元素　44
微量元素欠乏　288
鼻咽頭ぬぐい液　159
鼻根部扁平　84
鼻汁　141
鼻出血　453
鼻翼呼吸　104
必須アミノ酸　37
必要水分量　64
人見知り　30
百日咳　136, 173
百日咳毒素　174
百日咳様顔貌　174
表在性カンジダ症　180
表皮剥脱毒素　170
病型不明てんかん　506
貧血　125, 423, 432
頻脈　68, 138, 224, 225, 340

フェニトイン　88, 506
フェニルアラニン　250
フェニルケトン尿症　76, 250
ブドウ球菌性熱傷様皮膚症候群
　　170
ブドウ球菌性皮膚軟部組織感染
　　症　169
ブドウ糖　279
フマリルアセト酢酸　253
フマリルアセト酢酸加水分解酵
　　素　253
プール熱　160
プレグナンジオール　41
プレドニゾロン　475, 482
プロゲステロン　41
プロスタグランジン　55
プロスタグランジン E_1　350,
　　353, 356, 359

プロスタグランジン生合成阻害薬　362
フロセミド　59, 471, 484
フロッピーインファント　500, 523, 529, 535
プロトロンビン時間　450, 452
プロトンポンプ阻害薬　375
プロピオン酸血症　255
プロピルチオウラシル　225
プロラクチン　40, 100
ブロンズベビー症候群　116
不感蒸泄　5
不感蒸泄量　64
不完全型AVSD　336
不完全右脚ブロック　332, 337
不機嫌　139
不規則索状　300
不顕性感染　140
不整脈　325
不定形発疹　205
不明熱　198, 219, 491
浮腫　220, 324, 460, 467, 469, 475, 490
浮腫性紅斑　166
浮腫性小紅斑　149
富核　469
腐食性物質　57
部分肺静脈還流異常症　331, 334
部分発作　505
風疹　143, 145, 453
風疹ウイルス　89
風疹IgM抗体価　90
複合型下垂体ホルモン欠損症　215
副甲状腺　22
副甲状腺機能低下症　226
副甲状腺形成不全　129
副甲状腺疾患　226
副甲状腺ホルモン　226
副腎癌　236
副腎クリーゼ　231, 232, 233, 235
副腎疾患　230
副腎出血　235

副腎性器症候群　230
副腎腺腫　236
副腎白質ジストロフィー　528
副腎皮質機能低下症　234
副腎皮質刺激ホルモン　22, 509
副腎皮質ステロイド　187, 191, 196, 205, 306, 475, 477, 542
副腎皮質ステロイドパルス療法　472
福山型先天性筋ジストロフィー　531
福祉事務所　63
腹式呼吸　17, 95
腹痛　372, 389, 392, 405, 408, 483
腹痛を来す主な原因　372
腹部陥凹　282
腹部腫瘤　52, 405, 411, 416, 481
腹部膨満　378, 379, 380, 382, 383, 386, 418
腹壁緊張低下　282
腹壁破裂　395
複雑型熱性けいれん　504
複雑部分発作　505
憤怒けいれん　513
噴水状嘔吐　376
噴門弛緩症　49, 374
噴門無弛緩症　375
糞便　19
分泌性下痢　368
分娩損傷　101
分離性チアノーゼ　352, 361

ペグインターフェロン　399
ベタイン　253
ヘテロ接合体　76, 78
ペニシリンG　204
ペニシリン耐性肺炎球菌　168
ヘモグロビン　95, 423
ヘモグロビン尿　435
ペラグラ　287, 492
ペラグラ様発疹　492
ヘリオトロープ疹　202

ペルオキシダーゼ陽性巨大顆粒　135
ヘルニア　394
ヘルパンギーナ　157, 158
ヘルペスウイルス　136
ヘルペス性歯肉口内炎　147
ベロ毒素　482
ベンジルペニシリンカリウム　173
ペントースリン酸経路　433
平均赤血球血色素濃度　324
平均赤血球血色素量　324
平均赤血球体積　423
平衡反応　28
閉塞性障害　190
閉塞性鼻声　305
片側けいれん片麻痺てんかん症候群　515
変異遺伝子ヘミ接合　78
便秘　173, 371, 383
扁桃炎　80, 164, 166, 303, 468, 503

ポートワイン斑　527
ホスフェニトイン　513
ホスホフルクトキナーゼ　260
ホスホリラーゼ　259
ボタン電池　58, 61
ホモシスチン尿症　252
ホモシステイン　252
ホモ接合体　76
ホモバニリン酸　414
ポリオ　136, 156
ポリオウイルス　156
歩行反射　24
保護の怠慢ないし拒否　63
哺乳困難　252
哺乳反射　26
哺乳力低下　126, 138, 139
母体糖尿病児　110
母乳　40, 42
母乳栄養　44, 286

母乳栄養の確立　45
母乳黄疸　41, 119
母乳不足　46
母斑症　525
放射性アレルゲン吸着法　190
泡沫細胞　485
蜂窩織炎　166
蜂巣炎　166
乏尿　220, 468, 475
房室中隔欠損症　84, 328, 335
房室ブロック　328
帽状腱膜下血腫　451
帽状腱膜下出血　101
膀胱尿管逆流　495
発作性寒冷ヘモグロビン尿症　435
発作性上室性頻拍　348
発疹　152, 154, 158, 172, 198, 206
発疹期　141
発赤　165, 166, 170, 179, 205, 304
奔馬調律　326, 348, 363

ま

マイクロバブルテスト　296
マイコプラズマ肺炎　313
マクロファージ　122, 434, 462
マクロライド系抗菌薬　175, 314
マターナルPKU　251
麻疹　140, 144, 453
麻疹様ウイルス　144
麻痺性イレウス　371, 389, 408
魔乳　100
膜性腎症　474, 479
膜性増殖性糸球体腎炎　474, 478
末梢原始神経外胚葉腫瘍　421
末梢性思春期早発症　239
末梢性チアノーゼ　98, 354
満期産児　92
満月様顔貌　236
慢性B型肝炎　398
慢性下痢症　49, 368
慢性甲状腺炎　223
慢性骨髄性白血病　447

慢性湿疹　148
慢性進行性外眼筋麻痺　538
慢性腎臓病　488
慢性腎不全　213, 488
慢性肉芽腫症　125, 132, 437
慢性肺疾患　104, 108, 292, 299
慢性白血病　438
慢性扁桃炎　305

ミエロペルオキシダーゼ染色　438
ミオクローヌスてんかん　539
ミオクローヌス発作　144
ミオグロビン尿　159
ミオトニア放電　534
ミトコンドリア　537
ミトコンドリア病　537
ミルクアレルギー　369
未熟児後期貧血　425
未熟児早期貧血　425
未熟児動脈管開存症　361
未熟児網膜症　109, 296
味覚　29
水・電解質管理　484
水中毒　20
脈拍　16

む

ムコ多糖　248
ムコ多糖症　262
ムコ多糖代謝異常　248
ムンプスウイルス　139, 155
無害性心雑音　327
無機質　39, 42, 44
無気肺　18, 60, 295, 310
無菌性髄膜炎　138, 158
無形成発作　147, 430, 432
無効造血　430
無呼吸　310
無呼吸発作　104, 108, 174
無酸素発作　344
無症候性血尿　481

無症候性蛋白尿　478
無痛性リンパ節腫大　460

め

メサンギウム増殖　472
メサンギウム増殖性腎炎　472
メサンギウム領域　478, 481
メタネフリン　238
メチオニン　252
メチシリン耐性黄色ブドウ球菌　171
メチルフェニデート　545
メチルプレドニゾロン・パルス療法　199
メチルマロン酸血症　255
メープルシロップ臭　252
メープルシロップ尿症　250, 251
メラノサイト　99
明細胞肉腫　416
免疫グロブリン　123, 127
免疫血清学検査　137
免疫疾患　122
免疫性血小板減少症　145, 210, 453
免疫不全症　125
免疫抑制薬　475
免疫抑制療法　429, 472

もうろう状態　499
もやもや病　515
モザイク　82
モザイク型　84
モラクセラ・カタラーリス肺炎　313
モルヒネ　346
毛細血管拡張　131
毛細血管拡張性失調症　131
毛細血管再充満時間　17
蒙古斑　99
網状顆粒状陰影　296
網赤血球　15
網脈絡膜炎　90, 151

物忘れ　144
門脈圧亢進症　407

や

やせ　10, 63, 211
夜尿症　496
夜盲症　287
薬疹　225

ゆ

輸液　310
輸液成分　70
輸液療法　68
有機酸代謝異常症　254
誘発試験　186

よ

ヨード剤　225
予防接種　175
羊水診断　81
葉酸欠乏　430
葉状白斑　525
溶血性黄疸　111, 113
溶血性尿毒症症候群　392, 435, 482
溶血性貧血　147, 392, 431
溶血毒素　164
溶血発作　432
溶連菌感染後急性糸球体腎炎　468
腰椎穿刺の禁忌　501
癧　169
翼状肩甲　532
翼状頸　86

ら

らい性結節性紅斑　88

ライエル症候群　171
ラクターゼ　262, 385
ラクトフェリン　122
落屑　205
落陽現象　102
卵円孔　95, 96
卵円孔開存　356, 358
卵精巣性性分化疾患　245
卵巣炎　156
卵胞刺激ホルモン　21

り

リウマチ性環状紅斑　204
リウマチ熱　164, 203
リウマチ熱診断基準　204
リソソーム　122, 262, 266
リゾチーム　122
リピドーシス　266
リファンピシン　178
リポイド副腎過形成症　234
リング状増強効果　520
リンゲル液　70
リンゴ病　146
リン酸尿　494
リンパ球　15, 200
リンパ球減少症　437
リンパ球刺激試験　185
リンパ系悪性腫瘍　131
リンパ節腫大　463
リンパ節腫脹　145, 198, 443
利胆薬　401
利尿薬　342, 476
離乳　40, 47
離乳のスケジュール　47
流行性角結膜炎　160
流行性耳下腺炎　155, 408
流産　92

粒起革様皮　525
硫酸アトロピン　378
両眼開離　84
両側性Glenn手術　350
両室肥大　337
良性家族性血尿　485
緑色腫　444
輪状紅斑　204
輪状膵　407

る

ループス腎炎　200, 481
ループ利尿薬　490

れ

レジオネラ肺炎　313
レシチン　94
レース様網状紅斑　146
レチノイド　88
レニン　416
レプリーゼ　174
冷感　193
連鎖球菌性肺炎　313
連続性雑音　327, 343, 355

ろ

ローランドてんかん　512
ロイシン　251, 81
ロイシン過敏性低血糖症　281
ロイシン負荷試験　281
ロタウイルス下痢症　391
ロタウイルスワクチン　391
濾胞性結膜炎　160
労作時呼吸困難　354

欧文索引

記号・数字

Ⅰ型アレルギー反応　183
Ⅰ型完全大血管転位症　358
Ⅱ音の固定性分裂　332
Ⅱ型アレルギー反応　183
Ⅱ型完全大血管転位症　358
Ⅲ型アレルギー　200, 209
Ⅲ型アレルギー反応　183
Ⅲ型完全大血管転位症　358
Ⅳ型アレルギー反応　184
1型糖尿病　273, 275
1度房室ブロック　337
2型糖尿病　273, 276
3β-HSD欠損症　233
3β-水酸化ステロイド脱水素酵素欠損症　233
5p欠失症候群　86
5の法則　62
9の法則　62
11β-OHlase欠損症　232
11β-水酸化酵素欠損症　232
13-トリソミー症候群　85
17α-OHlase欠損症　233
17α-水酸化酵素欠損症　233
17α-ヒドロキシプロゲステロン　232
18-トリソミー症候群　85
21-OHlase欠損症　231
21-水酸化酵素欠損症　231
21-トリソミー　83
22q11.2欠失症候群　129
46,XX性分化疾患　231, 245
46,XY性分化疾患　234, 245
^{99m}Tcシンチグラフィ　389

• • •

α-fetoprotein　419
α-ガラクトシダーゼ欠損　267
α-グルコシダーゼ阻害薬　277
β-ヘキソサミニダーゼA　267
β-ヘキソサミニダーゼB　267
β_2刺激薬　191
β受容体刺激薬　346, 364
β受容体遮断薬　364
γ-グロブリン大量点滴治療　207, 366
γ-グロブリン分画　144

A

A型肝炎　398
A群溶連菌　164
A群β溶血性連鎖球菌　302
A群β溶血性連鎖球菌感染　204, 468
ABO式血液型不適合　115, 116
ACA　518
acetonemic vomiting　282
achalasia　375
acrodermatitis enteropathica　289
ACTH　22, 230, 509
activated partial thromboplastin time　452
acute adrenal insufficiency　235
acute appendicitis　389
acute bronchiolitis　309
acute bronchitis　308
acute cerebellar ataxia　518
acute diarrhea　368
acute encephalopathy　515
acute epiglottitis　307
acute glomerulonephritis　468
acute hepatitis B　398
acute infantile hemiplegia　514
acute kidney injury　485
acute leukemia　438

acute lymphoblastic leukemia　441
acute megakaryoblastic leukemia　441
acute monocytic leukemia　441
acute myelomonocytic leukemia　440
acute nasopharyngitis　302
acute nephritic syndrome　468
acute pancreatitis　407
acute pharyngitis　303
acute promyelocytic leukemia　439
acute renal failure　485
acute tonsillitis　161, 304
ADAMTS13　456
adenoid　303
adenosine triphosphate　517
adenovirus infection　160
ADH　22, 220
ADHD　545
ADH不適合分泌症候群　220
adrenal cortex hypofunction　234
adrenal crisis　235
adrenal gland disease　230
adrenocorticotropic hormone　509
adrenoleukodystrophy　528
AFD児　93
AFP　419
AGA児　93
AGN　468
AHO　227
AHT　63
AIHA　434
AKI　485
Alagille症候群　113, 401

Albright遺伝性骨異栄養症　227
ALD　528
ALG　429
ALL　441
ALP　400
Alport症候群　80, 484
ALT　153, 404, 532
AMH　243
AML with maturation　439
AML without maturation　439
AMMoL　440
AMoL　441
ampicillin　153
anaphylactic shock　193
Andersen病　259
anemia　423
anemia of puberty　425
annular pancreas　407
antilymphocyte globulin　429
antithymocyte globulin　429
Apert症候群　90
Apgar score　293
APL　439
aplastic anemia　427
aplastic crisis　430
appropriate for dates infant　93
appropriate for gestational age
　infant　93
APTT　452
Apt試験　450
ARF　485
artificial feeding　42
Artzの基準　62
ASD　331
ASH　364
Asperger障害　543
asphyxia neonatorum　292
AST　153, 404, 532
asthma　187
asthmatic bronchitis　308
asymmetric septal hypertrophy
　364
AT　131

ataxia telangiectasia　131
ATG　429
atopic dermatitis　194
ATP　517
ATRA症候群　446
atrial septal defect　331
atrioventricular septal defect
　335
attention-deficit　545
Auer小体　439
Augsberger式　53
autism spectrum disorder　543
autohemolysis test　432
autoimmune hemolytic anemia
　434
AVSD　335

B

B型肝炎　398, 479
B群溶連菌　166
B群溶血性連鎖球菌感染症　167
B細胞　123
BA　402
Babinski反射　27
bacterial enteritis　392
bacterial meningitis　139, 168
bacterial pneumonia　311
Basedow病　224
battered child syndrome　63
BCG接種　179
Becker型筋ジストロフィー
　533
Becker muscular dystrophy
　533
Beckwith-Wiedemann症候群
　415
benign childhood epilepsy with
　centrotemporal spikes　512
benign familial hematuria　485
Beutler法　250
biliary atresia　402
biliary liver cirrhosis　405
Birbeck顆粒　464

Blalock-Taussig手術　346, 350,
　356
blood group incompatibility　116
Blumberg徴候　390
BMD　533
Bochdalek孔ヘルニア　397
Bourneville-Pringle病　525
brain abscess　520
breast milk　40
breast milk jaundice　119
breath-holding spells　513
Brockenbrough現象　364
bronze baby syndrome　116
Brudzinski徴候　139
Bruton型無γ-グロブリン血症
　127
Bruton's tyrosine kinase　127
BSP試験　120
BTK遺伝子　127
buffalo hump　236
Burkittリンパ腫　442, 460
burn　62

C

Ca拮抗薬　364
CAD　435
CAE　511
café-au-lait斑　240
CAH　230
cAMP　226
candidemia　181
caput succedaneum　100
carbamazepine　507
cardiac failure　324
cardiac tamponade　366
carditis　204
CCSK　416
cell-mediated immunity　98
central core disease　536
central diabetes insipidus　218
central pontine myelinolysis　72
central precocious puberty　239
cephalohematoma　101

cerebral palsy　521
CGD　132
Charcot-Leyden結晶　189
CHD　331
Chédiak-Higashi症候群　125,
　　134, 439
cherry-red spot　266, 270
CHF　406
childhood absence epilepsy　511
childhood-onset fluency disorder
　　546
*Chlamydia trachomatis*感染症
　　162
*Chlamydia trachomatis*肺炎
　　163
*Chlamydophila pneumoniae*感染
　　症　163
chloroma　444
chorea minor　204
chronic diarrhea　368
chronic granulomatous disease
　　132
chronic hepatitis B　398
chronic kidney disease　488
chronic leukemia　438
chronic lung disease　299
chronic myelocytic leukemia
　　447
chronic progressive external
　　ophthalmoplegia　538
chronic renal failure　488
chronic tonsillitis　305
Chvostek徴候　226
circulating anticoagulant　452
CK　532
CKD　488
CLD　299
clear cell sarcoma of the kidney
　　416
cleft lip-cleft palate　80
climb own body　524
clonazepam　510
Clostridium tetani　172

CMD　531
CML　447
CMV　150
CMV特異IgM抗体　151
CoA　351
coarctation of the aorta　351
coeur en sabot　345
cold agglutinin　314
cold agglutinin disease　435
colon cut off sign　408
colostrum　41
common cold　302
complete TGA　358
complete transposition of great
　　arteries　358
complex febrile seizure　504
congenital adrenal hyperplasia
　　230
congenital biliary dilatation　405
congenital duodenal atresia/
　　stenosis　379
congenital esophageal atresia
　　372
congenital heart disease　331
congenital hepatic fibrosis　406
congenital hypothyroidism　221
congenital intrahepatic ductal
　　dilatation　406
congenital lactose intolerance
　　262
congenital laryngeal stridor
　　307
congenital megacolon　382
congenital muscular dystrophy
　　531
congenital myasthenic syndrome
　　541
congenital myopathy　535
congenital myotonic dystrophy
　　535
congenital rubella syndrome　89
congenital small intestinal
　　atresia/stenosis　380

constipation　371
constitutional short stature　213
continuous murmur　327
convulsion　105, 498
Coombs試験　434
Cori病　259
cough　189
CPEO　538
cretinism　221
CRF　488
CRH負荷試験　236
cri-du-chat syndrome　86
Crigler-Najjar症候群　112, 119
cross immunity　518
crossed extensor reflex　24
croup syndrome　306
CRP　175, 201, 204, 310, 314
CRP陽性　199, 203
crush syndrome　486
Cullen徴候　408
Cushing症候群　235
Cushing病　236, 237
cyanosis　104, 324
cyanotic heart disease　324
*CYP11B1*遺伝子異常　232
*CYP21*遺伝子異常　231
cytomegalovirus infection　150

Dance徴候　387
deep candidiasis　181
défense musculaire　390
dehydration　64
delayed puberty　213, 241
delirium　499
dermatomyositis　202
DHR-123法　134
diabetes insipidus　218
diabetes mellitus　272
Diamond-Blackfan貧血　429
diaphragmatic hernia　396
diarrhea　368
diastolic murmur　326

diastolic regurgitant murmur 326
diastolic rumble 327
diazepam 513, 516
DIC 142, 199
diffuse endocapillary proliferative GN 469
DiGeorge症候群 129, 226, 344
disorder of organic acid metabolism 254
disorders of leukocyte function 437
disorders of sex development 243
disseminated intravascular coagulation 142
distal renal tubular acidosis 492
disturbance of consciousness 499
diverticulitis 389
DM（dermatomyositis） 202
DM（diabetes mellitus） 272
DMD 532
double bubble sign 379, 381
Down症候群 83, 335
DPP-4阻害薬 277
DQ 35
Dravet症候群 511
dRTA 492
dry pleurisy 318
DSD 243
DSM-5 543, 545
Dubin-Johnson症候群 113
Dubowitz新生児神経学的評価法 109
Dubowitz病 524
Duchenne型筋ジストロフィー 79, 202, 532
Duchenne muscular dystrophy 532
Duhamel法 384
Dys 532
dyspnea 290

dystrophin 532

EB 178
EBウイルス 152, 304, 463
Ebstein奇形 347
edema 467
EEG 501
Eisenmenger症候群 331
EKC 160
electroencephalography 501
Ellsworth-Howard試験 228
Embden-Meyerhof経路 433
epidemic keratoconjunctivitis 160
epidural hemorrhage 102
epilepsy 504
ERCP 404
erythema infectiosum 146
erythema marginatum 204
erythema toxicum 153
erythrocyte indices 423
erythrocyte osmotic fragility test 432
erythroleukemia 441
esophageal hiatal hernia 396
ET 170
ethosuximide 508
eukodystrophy 527
Ewing肉腫 411, 421
examination of cerebrospinal fluid 501
exanthema subitum 154
exfoliative toxin 170
expiratory dyspnea 189
expiratory stridor 189
expiratory wheezing 291

FAB分類 439
Fabry病 267
facioscapulohumeral muscular dystrophy 533

faggot 440
FAH 253
Fallot四徴症 129, 344
familial hemophagocytic syndrome 462
Fanconi症候群 494
Fanconi貧血 429
fatty marrow 427
FCMD 531
febrile seizure 503
feeding reflex 26
Fernandes負荷試験 257
fever 54
fever of unknown origin 298
fish mouth様顔貌 130
floppy infant 500, 529
foam cell 485
focal segmental glomerulosclerosis 477
Fontan手術 351
football sign 378
Forbes病 259
frog-leg posture 500, 529
FS 503
FSGS 477
FSH 21, 242
FSHD 533
Fukuyama-type congenital muscular dystrophy 531
fumarylacetoacetate hydrolase 253
functional murmur 327
functional proteinuria 465
FUO 198
furosemide 471

G6Pase 257
galactosemia 260
Galant反射 24
gallop rhythm 348
gastroenteritis 161

gastroesophageal reflux disease 374

gastroschisis 395

Gaucher細胞 269

Gaucher病 269

GBS 167

GERD 374

GFR 20, 470

GH 21

GH分泌刺激試験 217

GHD 216

Gianotti病 398

Gilbert症候群 112, 119

Glenn手術 351

glomerular filtration rate 470

glomerular proteinuria 466

glomerulonephritis 468

GLP-1受容体作動薬 277

glucose-6-phosphatase 257

glucose-6-phosphate
  dehydrogenase deficiency
  434

glycogen storage disease 256

GM-CSF 448

GM$_1$ガングリオシドーシス 266

GM$_2$ガングリオシドーシス 267

GN 468

Goodpasture症候群 471

goose neck sign 337

Gottron徴候 202

Gram-negative bacillary infection 173

Gram-positive bacillary infection 172

Gram-positive coccal infection 164

granulocyte-macrophage colony-stimulating factor 448

Graves病 224

Grey Turner徴候 408

grip myotonia 534

Gross分類 373

group B *Streptococcus* infection 167

Gs蛋白 227

Guthrie法 249

H

H$_2$受容体拮抗薬 409

Haemophilus influenzae infection 175

Haemophilus influenzae
  pneumonia 312

hand, foot and mouth disease 158

haptoglobin 432

Harnack換算表 53

Hartnup病 492

hatchet face 534

Hb 95

HbF 95

hCG 239, 418

HCM 363

HDP 108

heavy for gestational age infant 93

Heimlich法 59

hematemesis 371

hematopoietic stem cell
  transplantation 446

hematuria 467, 468

hemiconvulsion hemiplegia
  epilepsy syndrome 515

hemolytic anemia 431

hemolytic uremic syndrome 482

hemophagocytic
  lymphohistiocytosis 462

hemophagocytic syndrome 462

hemophilia 450

hemorrhagic cystitis 161, 495

hemorrhagic disease of newborn 447

hemorrhagic shock 409

hepatitis A 398

hepatitis B 398

hepatoblastoma 418

hereditary spherocytosis 431

herpangina 157

herpes simplex encephalitis 148, 519

herpes simplex keratitis 148

herpes simplex virus infection 147

herpes simplex virus type 1 519

herpes zoster 149

herpetic gingivostomatitis 147

Hers病 260

HGA児 93

HGPRT 271

Hirschsprung病 80, 97, 371, 382

HL 458

HLA 428

HLH 462

HNCM 363

HOCM 363

Hodgkin lymphoma 458

Hodgkin病 458

Hodgkinリンパ腫 458

Holzknecht徴候 60

homocystinuria 252

homovanillic acid 414

hopping reaction 28

Horner症候群 413

HPS（hypertrophic pyloric
  stenosis） 376

HPS（hemophagocytic
  syndrome） 462

HS 431

HSCT 446

HSV-1 147, 519

HSV-2 147

human chorionic gonadotropin 418

human leukocyte antigen 428

humoral immunity 98

hump 469
Hunter症候群 79, 262, 264
Hunter舌炎 430
Huntington舞踏病 78
Hurler症候群 76, 263
HUS 482
HVA 414
hydrops fetalis 116
hypsarrhythmia 509
hyper-IgE syndrome 437
hyperactivity disorder 545
hyperammonemia 254
hypercellularity 469
hyperkalemic distal renal tubular acidosis 493
hyperkalemic periodic paralysis 540
hypertensive disorders of pregnancy 108
hyperthyroidism 223
hypertrophic cardiomyopathy 363
hypertrophic nonobstructive cardiomyopathy 363
hypertrophic obstructive cardiomyopathy 363
hypertrophic pyloric stenosis 376
hypertyrosinemia 253
hyperviscosity syndrome 436
hypocalcemia 228
hypokalemic periodic paralysis 539
hypoparathyroidism 226
hypopituitarism 215
hypothermia 106
hypovolemic shock 409
hypoxanthine-guanine phosphoribosyl transferase 271

ICG試験 120

IDI 385
idiopathic aplastic anemia 428
idiopathic nephrotic syndrome 474
idiopathic thrombocytopenic purpura 453
IDM 110
IgA 123, 126, 209, 386
IgA血管炎 184, 208, 372, 480
IgA欠損症 125, 129
IgA腎症 209, 472
IgA nephropathy 472
IgA vasculitis 208
IgAV 208
IGF-Ⅰ 213, 217
IgG 123, 126, 128, 131, 144, 435, 471, 477, 477
IgGサブクラス欠損症 125, 128
IgM 123, 126, 130, 479
immune thrombocytopenia 453
imperforate anus 392
in vitro検査 185
in vivo検査 186
inborn error of amino acid metabolism 250
indirect inguinal hernia 395
infant of diabetic mother 110
infantile diarrhea 369
infantile severe myoclonic epilepsy 511
infection-associated hemophagocytic syndrome 463
infectious mononucleosis 152
infective endocarditis 340
influenza virus infection 159
INH 178
innocent murmur 327
inspection 500
inspiratory stridor 291
intellectual developmental disorder 543
intellectual disability 543

intelligence quotient 36, 5443
intestinal aganglionosis 382
intestinal obstruction 389
intracranial hemorrhage 102
intractable diarrhea of infancy 385
intracutaneous reaction 186
intrahepatic cholestasis 400
intraventricular hemorrhage 103
intussusception 386
IQ 36, 543
iridocyclitis 198
iron-deficiency anemia 424
ITP 453

Jackson型発作 505
Japan coma scale 499
Jatene手術 359
JIA 197
JMML 448
juvenile idiopathic arthritis 197
juvenile myasthenia gravis 541
juvenile myelomonocytic leukemia 448

Kallmann症候群 242
Kaposi varicelliform disease 148
Kaposi水痘様発疹症 148
Kasabach-Merritt症候群 457
Kaup指数 8, 211
Kearns-Sayre症候群 538
Kernig徴候 139
ketotic hypoglycemia 280
Klinefelter症候群 87
Koch's phenomenon 179
Koch現象 179
Koplik斑 141
Krabbe病 268
Kugelberg-Welander病 524

Kupffer細胞 269, 517
Kussmaul呼吸 273

L-アスパラギナーゼ 408
lactate dehydrogenase 419
lactose intolerance 385
Ladd手術 382
Ladd靱帯 381
LAH 234
Landau反射 27
Landau reflex 27
Langerhans cell histiocytosis 464
Langerhans細胞組織球症 464
Lanz点 390
large VSD 340
laryngomalacia 308
LCH 464
LDH 203, 419, 532
Legionella pneumonia 313
Lennox-Gastaut症候群 502, 508, 510
Lesch-Nyhan症候群 79, 271
leucine sensitive hypoglycemia 281
leukemia 437
leukemic meningitis 444
leukopenia 437
Levineの分類 326
LGMD 533
LH 21, 242, 246
LHRHアナログ 240
limb-girdle muscular dystrophy 533
lipidosis 266
lipoid adrenal hyperplasia 234
liver cirrhosis 400
LN 481
Louis-Bar症候群 131
low birth weight infant 92
lupus nephritis 200, 481
Lutembacher症候群 334

lymphopenia 437
lysosome-α-1,4-glucosidase 259

macrocytic anemia 424
magnetic resonance cholangiopancreatography 406
major histocompatibility complex 428
malabsorption syndrome 385
malignant lymphoma 458
malnutrition 49
malrotation of intestine 381
maple syrup urine disease 251
march hemoglobinuria 436
Marfan症候群 78, 91, 252
Maroteaux-Lamy症候群 265
MAS 298, 319
mature milk 41
May-Giemsa染色 439
McArdle病 260
McBurney点 390
McCune-Albright症候群 239
MCH 424
MCHC 424
MCNS 476
MCV 423
MDS 429
mean corpuscular hemoglobin 424
mean corpuscular hemoglobin concentration 424
mean corpuscular volume 423
measles 140
Meckel憩室 372, 388
meconium 97
meconium aspiration syndrome 298
mediastinal tumor 321
megacolon 383
megaloblastic anemia 430

MELAS 538
melena 449
membranoproliferative glomerulonephritis 478
meningeal irritation sign 140
MERRF 539
Merseburg三徴 224
metachromatic leukodystrophy 528
MHA 435
MHC 428
microangiopathic hemolytic anemia 435
microcytic hypochromic anemia 424
miliary tuberculosis 177
minimal change nephrotic syndrome 476
mitochondrial disease 537
mitochondrial encephalomyopathy with lactic acidosis and stroke-like episodes 538
mitral regurgitation 336
mitral stenosis 334
mitral valve prolapse syndrome 334
mixed feeding 46
MLD 528
MN 479
moderate VSD 340
modified measles 142
mongolian spot 99
Moraxella catarrhalis pneumonia 313
Morgagni孔ヘルニア 396
Moro反射 25
Moro reflex 25
Morquio症候群 264
moyamoya disease 515
MPGN 478
MPO染色 438
MPS 262

欧文索引 571

MPS Ⅰ型　263
MPS Ⅱ型　264
MPS Ⅲ型　264
MPS Ⅳ型　264
MPS Ⅵ型　265
MPS Ⅶ型　265
MR　336
MRCP　406
MRSA　171
MS　334
MSBP　64
MSUD　251
mucopolysaccharidosis　262
multiple bubble sign　381
mumps　155
Münchausen syndrome by proxy　64
muscle tone　500
muscle tonus　500
muscular defense　390
musical murmur　327
MVP　334
myasthenia gravis　540
mycoplasma pneumonia　313
mycosis　180
myelodysplastic syndrome　429
myoclonus epilepsy with ragged-red fibers　539
myotonia congenita　535
myotonic discharge　534
myotonic dystrophy　534
myotonic syndrome　534
myotubular myopathy　536

NADPH オキシダーゼ　132
narrow segment　383
NBT 還元能試験　134
neck righting reflex　27
necrotizing crescentic glomerulonephritis　471
necrotizing enterocolitis　386
nemaline body　536

nemaline myopathy　536
neonatal erythema toxicum　99
neonatal gastric rupture/perforation　378
neonatal hepatitis　399
neonatal herpes virus infection　147
neonatal lupus erythematosus　201
neonatal myasthenia　541
neonatal toxic shock syndrome-like erythematous disease　171
nephroblastoma　415
nephrogenic diabetes insipidus　218, 491
nephrotic syndrome　474
neurocutaneous syndrome　525
neutropenia　437
NHL　459
Niemann-Pick 病　270
Niemann-Pick 病 A 型/B 型　270
Niemann-Pick 病 C 型　270
Nikolsky 現象陽性　171
NK 細胞　122
NM junction　540
nocturnal enuresis　496
non-Hodgkin lymphoma　459
non-specific urinary tract infection　494
Noonan 症候群　90
normochromic anemia　424
normocytic normochromic anemia　424
NPDA 型/B 型　270
NS　474
NSAIDs　199
NTED　171
nutcracker 現象　467
Nylander test　249

O 脚　285

O157:H7　392
O_2 step up　338, 343
obesity　211
OD　366
omphalocele　394
onion peel appearance　421
orthostatic dysregulation　366
oxyhyperglycemia　224

PA　430
PaO_2　97
PAPVR　334
parachute reflex　27
paradoxical breathing　523
parathyroid disease　226
paroxysmal cold hemoglobinuria　435
partial anomalous pulmonary venous return　334
patch test　186
patent ductus arteriosus　342
patent ductus arteriosus in premature infant　361
PCF　160
PCH　435
PCR 法　137
PDA　342
percussion myotonia　534
percutaneous transluminal pulmonary valvuloplasty　355
perianal abscess　394
periodic paralysis　539
periodic synchronous discharge　502
peripheral precocious puberty　239
peripheral primitive neuroectodermal tumor　421
periventricular leukomalacia　522
pernicious anemia　430

persistent pulmonary hypertension of newborn 360
pertussis 173
PFIC-Ⅰ 401
PFKase 260
Ph染色体 447
phacomatosis 525
pharyngoconjunctival fever 160
Phe 250
phenylketonuria 250
pheochromocytoma 237
Philadelphia染色体 447
phosphofructokinase 260
phosphorylase 259
PHP 227
physiologic proteinuria 465
PIF 43
PIVKA-Ⅱ 450
PKU 250
placental dysfunction syndrome 111
platelet peroxidase 441
pleurisy 318
PM 202
pneumatocele 312
pneumococcal pneumonia 311
pneumothorax 319
poliomyelitis 156
polyarthritis 204
polycythemia neonatorum 436
polymyositis 202
Pompe病 258
portal hypertension 407
post-renal ARF 487
postrenal proteinuria 466
postterm infant 92
postural proteinuria 465
Pottss手術 396
powdered infant formula 43
PPA 355
PPHN 360
PPHP 228
PPLO培地 314

pPNET 421
PPO 441
PQ時間 328
PR時間 328
Praaghの分類 118
Prader-Willi症候群 91
PRCA 429
pre-renal ARF 486
precocious puberty 239
prednisolone 482
prerenal proteinuria 466
preterm infant 92
primary lactose intolerance 385
primary tuberculosis 176
progressive familial intrahepatic cholestasis type I 401
protein induced by vitamin K absence-Ⅱ 450
proteinuria 465, 468
prothrombin time 452
provocation test 186
proximal renal tubular acidosis 493
PRSP 168
pRTA 493
PS 353
PSD 144, 502
pseudohypertrophy 531
pseudohypoaldosteronism type Ⅰ 493
pseudohypoparathyroidism 227
pseudokidney sign 387
PT 452
PTH 227
PTH/PTHrP受容体 227
PTPV 355
pulmonary artery stenosis 353
pulmonary cyst 315
pulmonary sequestration 316
pure pulmonary atresia 355
pure red cell aplasia 429
purpura nephritis 480
purulent pleurisy 318

PVL 522
pyeloureteral junction stenosis 495
pyloromyotomy 378
pyothorax 318
pyrexia 106
PZA 178

Q

Q波 329
QRS 329
Quincke浮腫 209

R

R波 329
RA 198
radioallergosorbent test 190
Ramstedt手術 378
rapidly progressive glomerulonephritis 471
rapidly progressive glomerulonephritis syndrome 471
RAS蛋白 448
RAST 190
Rastelli手術 359
Raynaud現象 203, 435
RBF 20
RDS 295, 319
red cell fragmentation syndrome 435
Reed-Sternberg細胞 458
regurgitation 371
Reifenstein症候群 246
renal ARF 486
renal failure 485
renal proteinuria 466
renal tubular acidosis 492
respiratory distress syndrome 295
respiratory syncytium 308
retinopathy of prematurity 109, 296

retropharyngeal abscess 305
Reye症候群 55, 150, 159, 255, 302, 517
RF 203
RFP 178
Rh血液型不適合 117
rhabdoid tumor of the kidney 416
rhabdomyolysis 486
rhabdomyosarcoma 420
rheumatic fever 203
rheumatoid arthritis 198
Rohrer指数 8, 211
Roland epilepsy 512
ROP 109
Rosenstein徴候 390
Rotavirus diarrhea 391
Rotor症候群 113, 120
RPGN 471
RS 308
RSウイルス 161
RSウイルス感染症 161
RS virus infection 161
RSV 161
RTA 492
RTK 416
rubella 145

S

S波 329
sabot heart 345
saddle bag sign 378
sail sign 322
SAM 363
Sanfilippo症候群 264
Sandhoff病 267
SBS 63
Scammonの発育曲線 3
scapula alata 532
scarf sign 529
scarlet fever 165
Schultz-Charlton消退現象 167
SCID 126

secondary lactose intolerance 385
secondary obesity 212
secondary tuberculosis 177
SeLECTS 512
self limited epilepsy with centrotemporal spikes 512
sensorineural hearing loss 484
sentinel loop sign 408
sepsis 137
severe combined immunodeficiency 126
severe hemorrhagic measles 142
severe pneumonia 160
SFD児 93
SGA児 89, 93
SGLT2阻害薬 277
shaken baby syndrome 63
short stature 212
SHP-2 448
SIADH 220
SIDS 120
simple febrile seizure 504
SIRS 137
Sjögren症候群 492
SK 164
SLE 199
SLO 164
slow spike and wave complex 510
Sly症候群 265
SM 178
SMA 523
small for gestational age infant 93
small VSD 339
SMV 381
Soave法 384
sodium valproate 510
soft tissue tumor 420
spastic paralysis 522
SPE 164

spinal muscular atrophy 523
SSPE 144
SSSS 170
staphylococcal scalded skin syndrome 170
staphylococcal skin and soft tissue infection 169
Staphylococcus aureus pneumonia 312
StAR 234
StAR欠損症 234
status epilepticus 513
stepping reflex 24
steroidogenic acute regulatory protein 234
Stevens-Johnson症候群 507
Still雑音 16, 327
streptococcal pneumonia 313
streptococcal pyrogenic exotoxin 164
Streptococcus pneumoniae infection 168
Streptococcus pyogenes infection 164
streptokinase 164
streptolysin O 164
stridor 290
Sturge-Weber病 527
stuttering 546
subacute combined degeneration of spinal cord 431
subacute sclerosing panencephalitis 144
subaponeurotic hemorrhage 101
subarachnoid hemorrhage 103
subcutaneous nodule 204
subdural hemorrhage 102
sudden infant death syndrome 120
superficial candidiasis 180
superior vena cava syndrome 443

swaying gait 524
Swenson法 384
syndrome of inappropriate
　secretion of ADH 220
systemic inflammatory response
　syndrome 137
systemic lupus erythematosus
　199
systolic anterior motion 363
systolic ejection murmur 326
systolic murmur 326
systolic regurgitant murmur
　326

Tリンパ芽球性白血病 443
T波 329
T細胞 124
TA 348
TAPVR 356
target sign 377, 387
Tay-Sachs病 76, 267
TEACCH 544
TEF 373
Tensilon test 542
term infant 92
tetanus 172
tetany 39, 226
tetralogy of Fallot 344
Th 128
theophylline intoxication 187
thiamazole 225
thin basement membrane
　syndrome 485
Thomsen病 535
thrill 340
thrombotic thrombocytopenic
　purpura 456
thrush 180
tic disorders 545
to-and-fro murmur 327
Todd麻痺 504
TOF 344

tonic neck reflex 26
tonsillitis 164, 303
TORCH症候群 89
total anomalous pulmonary
　venous return 356
tracheoesophageal fistula 373
transient
　hypogammaglobulinemia of
　infancy 127
transient hypoglycemia of the
　newborn 280
transient neonatal
　hyperthyroidism 225
transient tachypnea of the
　newborn 297
Treitz靭帯 371
tricuspid atresia 348
triple bubble sign 380
Trousseau徴候 226
trunk incurvation reflex 24
TS 525
TSH 22
TSH結合阻害免疫グロブリン
　224
TSH-receptor antibody 224
TSST-1 171
TTN 297
TTP 456
tuberculosis 177
tuberculous meningitis 178
tuberculous pleurisy 178
tuberous sclerosis 525
tubular proteinuria 466
tumor lysis syndrome 445
Turner症候群 86, 351
twilight state 499
twin-to-twin transfusion
　syndrome 110
Tyr 250
Tzanck試験 149

umbilical hernia 395

undescended testis 497
uniparental disomy 91
Unna母斑 99
Upshaw-Schulman症候群 456
urinary tract infection 494
UTI 494

V_2受容体 491
VAHS 463
vanillylmandelic acid 414
varicella 149
venous hum 327
ventricular septal defect 338
very long chain saturated fatty
　acid 528
vesicoureteral reflux 495
viral gastroenteritis 391
viral pneumonia 315
virus-associated hemophagocytic
　syndrome 463
vitamin D-deficient rickets 284
vitamin K deficiency 286
VLCSFA 528
VMA 414
volvulus of intestine 381
vomiting 105, 370
von Gierke病 257
von Willebrand因子 452
von Willebrand病 78, 452
VSD 338, 358
VUR 495
vWF 452
VZV 149

WAGR症候群 415
Waldeyer咽頭輪 303
Wangensteen-Rice法 393
waning 542
Waterhouse-Friderichsen症候群
　235
Wechsler児童用知能検査 36

Werdnig-Hoffmann病　523
West症候群　508
wet pleurisy　318
wheezing　290
whooping　174
whooping cough　173
Wilms腫瘍　107, 394, 415
Wilms tumor　415
Wilson病　401
Wilson-Mikity症候群　301

wire loop lesion　481
Wiskott-Aldrich症候群　125, 130
WPW症候群　348
Wright-Giemsa染色　439

X連鎖顕性遺伝　79, 484
X連鎖顕性遺伝疾患　80

X連鎖潜性遺伝　78, 127, 130, 262, 528, 532
X連鎖潜性遺伝疾患　79
X連鎖潜性遺伝病　271
X連鎖無γ-グロブリン血症　127
X-linked agammaglobulinemia　127
xanthochromia　519
XLA　127

『New Simple Step 小児科　第2版』写真ご提供者一覧（ご提供時所属）

■総　論■

第3章　図3

古田　康　先生（手稲渓仁会病院耳鼻咽喉科／頭頸部外科）

■各　論■

第9章　図5

服部　司　先生（市立札幌病院新生児科）

第11章　図3，図8，図11，図14／第13章　図5

金廣裕道　先生（奈良県立医科大学消化器・総合外科）

**第5章　図1／第9章　図9，図10，図15／
第11章　図13／第16章　図6**

鹿野高明　先生（KKR札幌医療センター小児センター小児科）

第7章　図2，図5

田島敏広　先生（北海道大学大学院医学研究科・小児科学分野）

第10章　図31

濱田　勇　先生（札幌徳洲会病院小児科）

第15章　図3，図4

武越靖郎　先生（町立別海病院小児科）

第15章　図5

岡　敏明　先生（札幌徳洲会病院小児科）

●監修者略歴

西　基　　北海道医療大学生命基礎科学講座 教授

1982年北海道大学医学部卒業。医学博士，日本専門医機構認定小児科専門医，日本医師会認定産業医，日本公衆衛生学会認定公衆衛生専門家，介護支援専門員。

小林　良二　　社会医療法人北楡会札幌北楡病院 副院長・小児思春期科 主任部長

1984年旭川医科大学医学部卒業。医学博士，日本小児科学会認定小児科専門医・指導医，日本血液学会認定血液専門医・指導医，日本がん治療認定医機構暫定教育医・がん治療認定医，日本小児血液・がん学会認定小児血液・がん専門医・指導医，日本造血・免疫細胞療法学会認定医，北海道大学客員教授。

信太　知　　江別市立病院小児科

1984年北海道大学医学部卒業。医学博士，日本小児科学会認定小児科専門医・指導医，日本医師会認定産業医。

＊本書籍の訂正などの最新情報は，当社ホームページ（https://www.sogo-igaku.co.jp）をご覧ください。

New Simple Step　小児科　第2版

2020年 9 月10日発行	第1版第1刷
2024年11月25日発行	第2版第1刷©

監修者　西　基，小林　良二，信太　知
発行者　渡辺嘉之
発行所　株式会社　総合医学社
　　　　〒101-0061　東京都千代田区神田三崎町1-1-4
　　　　電話　03-3219-2920　　FAX　03-3219-0410
　　　　URL　https://www.sogo-igaku.co.jp
本文イラスト　大内志乃

Printed in Japan　　　　　　　　　　　　　　　　倉敷印刷株式会社
ISBN 978-4-88378-933-7

JCOPY ＜出版者著作権管理機構 委託出版物＞

・本書に掲載する著作物の複製権・翻訳権・上映権・譲渡権・公衆送信権（送信可能化権を含む）は株式会社総合医学社が保有します。
・本書を無断で複製する行為（コピー，スキャン，デジタルデータ化など）は，「私的使用のための複製」など著作権法上の限られた例外を除き禁じられています。大学，病院，企業などにおいて，業務上使用する目的（診療，研究活動を含む）で上記の行為を行うことは，その使用範囲が内部的であっても，私的利用には該当せず，違法です。また私的使用に該当する場合であっても，代行業者等の第三者に依頼して上記の行為を行うことは違法となります。複写される場合は，そのつど事前に，JCOPY 出版者著作権管理機構（電話 03-5244-5088，FAX 03-5244-5089，e-mail：info@jcopy.or.jp）の許諾を得てください。

国試対策に欠かせない1冊！ 好評発売中

New Simple Step
公衆衛生 第2版

●著　高橋 茂樹　医学博士・弁護士・労働衛生コンサルタント
　　　西　　基　北海道医療大学生命基礎科学講座・教授

● 3年ぶりの改訂。新型コロナウイルスの流行による世の中の変化や，平成27年の人口モデルを用いた年齢調整死亡率など，内容が大きく変わりました。

● 圧倒的な情報量でしっかり，確実に学びたい学生にお勧めです。

● 本書『公衆衛生 最速トレーニング365問』との併用が効果的です。

目 次

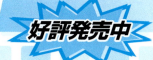

保健医療論
- 第1章　予防医学と健康増進
- 第2章　疫　学
- 第3章　人口統計・保健統計
- 第4章　社会保障制度と医療経済
- 第5章　保健・医療の仕組み
- 第6章　保健・医療・福祉の資源
- 第7章　地域保健と地域医療
- 第8章　保健・医療関係法規と証明書
- 第9章　医療事故とその防止
- 第10章　国際保健

公衆衛生各論
- 第1章　母子保健
- 第2章　成人保健
- 第3章　高齢者保健および介護保険
- 第4章　障害者保健福祉
- 第5章　精神保健
- 第6章　感染症とその対策
- 第7章　国民栄養と食品保健
- 第8章　学校保健
- 第9章　産業保健
- 第10章　環境保健
- 第11章　終末期ケアと死
- 第12章　医師のプロフェッショナリズム

B5判／本文430頁
定価（本体6,500円＋税）
ISBN978-4-88378-931-3

総合医学社　〒101-0061　東京都千代田区神田三崎町1-1-4
TEL 03(3219)2920　FAX 03(3219)0410　https://www.sogo-igaku.co.jp

国試対策に欠かせない1冊！

好評発売中

New Simple Step

公衆衛生最速トレーニング

365問

著●西　基　北海道医療大学生命基礎科学講座・教授

- 医療系の職種すべての公衆衛生分野の国家試験対策に使える問題集。
- 国家試験の公衆衛生の問題は，内容はどの職種にも共通しており，かつ難易度にもほぼ差ないことから，各職種の過去問題などから365問を厳選。
- 苦手な学生が多い計算問題も多数掲載。
- 国家試験対策用の書籍『New Simple Step 公衆衛生（第2版）』にも対応。

目次

1	予防医学と健康増進	11	母子保健
2	疫学・計算問題	12	成人保健
	①疫学	13	高齢者保健および介護保険
	②計算問題	14	障害者保健福祉
3	人口統計・保健統計	15	精神保健
4	社会保障制度と医療経済	16	感染症とその対策
5	保健・医療の仕組み	17	国民栄養と食品保健
6	保健・医療・福祉の資源	18	学校保健
7	地域保健と地域医療	19	産業保健
8	保健・医療関係法規	20	環境保健
9	医療事故とその防止	21	終末期ケア
10	国際保健	22	医療者のプロフェッショナリズム

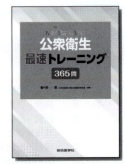

B5判／本文280頁
定価（本体3,800円＋税）
ISBN978-4-88378-932-0

総合医学社　〒101-0061　東京都千代田区神田三崎町1-1-4
TEL 03(3219)2920　FAX 03(3219)0410　https://www.sogo-igaku.co.jp